中国科学院教材建设专家委员会规划教材

全国高等医药院校规划教材

案例版™

供临床、预防、基础、口腔、麻醉、影像、药学、检验、护理、法医等专业使用

中 医 学

第 2 版

主　　编　王桂敏　　魏　铭

副 主 编　杜立阳　　战丽彬　　刘克林

编　　委　（以姓氏笔画为序）

王桂敏（辽宁医学院）　　　　叶振宇（广州医学院）

付　晓（辽宁医学院）　　　　刘克林（泸州医学院）

安莉萍（新疆医科大学）　　　杜立阳（中国医科大学）

李和平（新疆医科大学）　　　张志敏（广州医学院）

赵玉堂（承德医学院）　　　　郝传铮（南通大学医学院）

战丽彬（大连医科大学）　　　郭玉成（承德医学院）

翟宏颖（辽宁医学院）　　　　黎　威（辽宁医学院）

魏　铭（滨州医学院）

U0351553

科 学 出 版 社

北 京

郑　重　声　明

为顺应教育部教学改革潮流和改进现有的教学模式,适应目前高等医学院校的教育现状,提高医学教学质量,培养具有创新精神和创新能力的医学人才,科学出版社在充分调研的基础上,引进国外先进的教学模式,独创案例与教学内容相结合的编写形式,组织编写了国内首套引领医学教育发展趋势的案例版教材。案例教学在医学教育中,是培养高素质、创新型和实用型医学人才的有效途径。

案例版教材版权所有,其内容和引用案例的编写模式受法律保护,一切抄袭、模仿和盗版等侵权行为及不正当竞争行为,将被追究法律责任。

图书在版编目(CIP)数据

中医学:案例版 / 王桂敏,魏铭主编. —2 版. —北京:科学出版社,2013.2
中国科学院教材建设专家委员会规划教材·全国高等医药院校规划教材
ISBN 978-7-03-036691-7

Ⅰ. 中⋯　Ⅱ.①王⋯ ②魏⋯　Ⅲ. 中医学-医学院校-教材　Ⅳ. R2

中国版本图书馆 CIP 数据核字(2013)第 026814 号

责任编辑:周万灏/责任校对:林青梅
责任印制:赵　博/封面设计:范璧合

科　学　出　版　社 出版
北京东黄城根北街 16 号
邮政编码: 100717
http://www.sciencep.com

新科印刷有限公司 印刷
科学出版社发行　各地新华书店经销
*
2007年1月第　一　版　　开本:850×1168 1/16
2013年2月第　二　版　　印张:19
2017年1月第十二次印刷　字数:655 000
定价:42.80元
(如有印装质量问题,我社负责调换)

再版前言

在国家教育部提倡教育改革及教材多元化的精神指导下,科学出版社于 2007 年组织出版了案例版《中医学》教材。该教材主要用于全国高等医学院校临床医学各专业中医学理论、实践教学的辅导和考试复习,中医及中西医结合临床医生提高临证水平的参阅以及执业医师资格考试与中西医结合研究生入学考试的复习等。该教材在全国范围内,颇受广大专业师生的欢迎。

为了反映最新的教学模式、教学内容和医学进展的最新成果,2011 年决定对原有教材进行再版修订。

在国外 PBL(problem-based learning)教学模式总原则的指导下,提出再版的修订原则:

1. 有错必纠 对第 1 版中遗留的错误,包括错别字、使用不当的标点符号、欠规范的名词术语等进行纠正。

2. 精益求精 对表述欠准确的观点、表达欠流畅的文字和与本科教育培养目的不相适应的内容,予以修改、精练、删除。

3. 精编瘦身 针对目前课时有限,教材却越编越厚的现象,要求精简内容、精练文字、缩编瘦身。根据以上原则,吸收了更多院校富有专业知识和一线教学经验的老师参加修订,以期使第 2 版教材语言更加精炼、规范,内容更加准确,结构更加合理,教学适应性更强,成为本学科的精品教材,为更多的院校所使用;并且希望通过教材这一"纽带",增进各院校间的沟通、交流和联系。

除了内容方面的修订,在体例、印刷和装帧方面,力求做到既有启发性,又能引起读者的兴趣,从而使本教材的内容和形式都跃上一个新的台阶。

在编写第 2 版教材时,一些曾担任第 1 版编委的教授们由于各种原因,此次不再参与编写工作,但他们对再版工作给予了高度关注,并提出了很多宝贵的意见,谨在此表示诚挚地感谢。

本教材的出版凝聚了全体编者的心血,衷心希望其能在"百花齐放"的教材建设中再次脱颖而出,为我国的高等医学教育事业贡献一份力量。

尽管本教材的编者都是多年工作在教学第一线的教师,但基于现有水平,书中难免存在不妥之处,欢迎广大师生和读者批评指正。

编　者
2012 年 5 月

第一版前言

案例版《中医学》教材是在科学出版社的组织下,为了适应新世纪我国高等医学院校教育发展的需要,深化课程体系与教学方法改革,提高高等医学教育教学质量,借鉴国外 PBL(Problem-Based Learning)教学模式,融临床典型案例于教材中,既丰富了教学内容,又提高了学生应用中医及中西医结合理论知识处理临床实际问题的能力及学生学习理论知识的效率。

本教材以中医基础理论为核心,结合中医望、闻、问、切四诊的独特诊疗方法,针对病因、病机进行临床辨证,让学生形成以中医脏腑为中心的整体观念,并将这一观念运用到临床诊治中去,使学生在认识疾病中能够更好地运用中医理论及中医思维模式,从而提高临床诊疗水平及实践能力,更好地培养临床应用型人才。

本教材的编写形式是重视临床思辨能力培养,以临床典型案例为切入点,选择临床常见的中医治疗有优势的典型案例 150 余种。本教材适用于全国高等医学院校学生,充分考虑到医学院校学生与中医院校学生知识结构的区别,精心设计教材内容,注重中西医的相互联系及融会贯通,使学生临床诊治疾病的思维更加开阔,知识结构更加严谨。通过案例式教学使学生在临床中初步掌握中医基础理论的核心、中医药处方用药特色、临床证候辨别要点等。本教材侧重基本技能的训练和培养,培养学生独立思考能力。

本书涵盖了中医基础理论、中医诊断学、中药学、方剂学及中医内科学等内容,在编写中做到条理清晰、框架合理,注重理论与实践相结合,便于教学。选取案例的原则是临床常见而中医药治疗有特色和优势的疾病案例,使教学内容适应中西医结合及临床实践的需要。

本教材所涉及的名词术语,均遵照全国名词审定委员会审定的规范科学标准。所有文字、标点符号、计量单位均符合现行国际标准、国家标准;中西医病名不一致的传染病名,一律采用国际、国家的法定病名;病案诊断尽可能用中西医双诊断。

本教材主要用于全国高等医学院校临床医学各专业中医学理论课教学,也用于实践教学中的辅导与考试复习,还可以用于提高临床医生中医及中西医结合临证水平参阅使用,并能作为医师资格考试和中西医结合研究生入学考试的复习辅导用书。

此外,根据国务院国发[1993]39 号《关于禁止犀牛角和虎骨贸易的通知》,这两种药品已停止供药,本教材中古医籍或方剂涉及这两药时,仅供参考,建议使用其代用品。

在本教材的编写中,得到了辽宁医学院第一临床学院、泸州医学院、广州医学院第一附属医院、南通大学附属医院、滨州医学院、新疆医科大学第一附属医院及新疆医科大学附属中医院的热情支持,谨在此表示谢意。

由于水平有限,书中不妥之处在所难免,敬请各院校师生和广大读者提出宝贵意见,以便进一步修改、完善。

编　者
2006 年 8 月

目　　录

第1章 绪 论

中医学,即中国传统医学,是以中国传统社会历史文化为背景,以中国传统医学理论和实践为主体,研究人体生命活动中健康与疾病转化规律及其预防、诊断、治疗、康复和保健的一门综合性学科。中医学植根于中国古代文化土壤之中,是富有中国文化特色的医学,它蕴含着中国传统优秀文化的丰富内涵,是中华民族五千年文明史中一颗璀璨的明珠。中医学以其博大精深的思想内涵、独特而完整的理论体系、丰富的实践经验、显著的临床疗效,不仅为中华民族的繁衍昌盛作出了巨大贡献,而且,在科学技术突飞猛进的今天,它仍在有效地指导着临床医疗实践,在世界医学的发展中也发挥着积极的作用。

第1节 中医学的发展概况

(一) 中医学的起源

从远古时期到春秋时期,人类在生产劳动和生活实践中,在与各种创伤和疾病作斗争的过程中,不断地摸索能医治创伤、疾病的药物和方法,从偶然的发现到有意识的寻找,从点滴的经验到共同经验,从感性认知到理性实践,逐渐形成了原始的医药卫生知识。

1. 药物知识的积累 《史记·补三皇本纪》中"神农……始尝百草,始有医药"的记述,说明了药物的发现和原始人类长期的生产劳动、生活实践分不开。在远古时期,我们的祖先靠采摘植物果实、掘取植物根茎或出猎来获取食物。在长期的生活实践中,经过无数次口尝身受,逐步认识到哪些植物可以食用,哪些植物可以治疗疾病,从而逐步积累了一些植物药的知识,有了原始的食物疗法和药物疗法。《淮南子·修务训》记载"神农……尝百草之滋味,水泉之甘苦,令民知所避就。当此之时,一日而遇七十毒",是古代劳动人民发现药物、积累经验的真实写照。进入氏族公社时期以后,随着多种石制工具和弓箭的发明,人们能够通过捕鱼、狩猎来获取较多的肉类、鱼类、蚌壳类食物。与此同时,也发现了一些动物的肝胆、壳甲、骨骼等具有一定的治疗作用,于是,又逐步积累了动物药的知识。随着矿物业的发展以及人们对矿物性能的了解,矿物药也相继出现了。陶器的发明和应用,又为多种药物组成复方并煎熬成汤液创造了条件,古书中记载的"伊尹始创汤液",便是汤液剂型的鼻祖。

2. 原始医疗工具的应用 到了新石器时代,人们掌握了磨制技术。随着各种类石器的制造,也有了我国最早的原始医疗工具——砭针。砭针有剑形、刀形、针形、锥形、三棱形等,可用于切割痈疡、放血排脓、按摩、热熨等。后世的刀、针便是在砭针的基础上发展而成的。

3. 外治方法的发明 早期人类在逃避敌害、与野兽搏斗和部落战争中,常有外伤发生。对于受伤部位,人们自然地会用手抚摸和按压,用树皮、泥土、捣烂的草茎或树叶涂敷伤口。久而久之逐步发现了外用药,有了外治法,形成了最早的按摩术和止血术。火的发明和应用,为原始的热熨法创造了条件。因火而发生的烧伤、烫伤,意外地减轻或消除了某些原有的病痛,随着经验的积累,便产生了灸法。

总之,中医学的起源经历了漫长又复杂的过程。疾病的危害、人类固有的自我保护意识及消除病痛的本能是医学产生的最初动力。但人类一开始就是在思维支配下活动的,我们能够把同疾病作斗争的经验积累起来,传递给后代,这与动物单纯求生的本能有着本质区别。生产劳动和广泛的生活实践深化着人们的认识,丰富了与疾病作斗争的经验,提供了医用器具和丰富的药物知识,使人们得以更深入地认识疾病,更好地积累医学经验。可以说,古人同疾病作斗争的需求和有意识地积累、传播医学知识,是中医学起源的真正源头。中医学起源的历史,也就是人类的文明史。

(二) 中医学理论体系的确立

社会生产力的发展,促进了经济、科技、文化的发展。在医学领域,人们从简单的医疗活动逐步深化到对人体的外在形态、内脏器官、生理现象以及疾病原因的理性认识,使长时间积累的大量医药知识得以整理总结,为中医学理论体系的形成提供了素材。精气、阴阳、五行等古代哲学思想的确立,为中医学理论体系的形成奠定了自然观、方法论的基础。《黄帝内经》《难经》《伤寒杂病论》和《神农本草经》等医学典籍的相继问世,标志着中医学理论体系的初步形成。

1.《黄帝内经》 简称《内经》,约成书于战国时期,分为《素问》《灵枢》两部分,各9卷,合计18卷;每卷9篇,合计162篇,是我国现存最早的较为系统阐述中医理论体系的专著。书中借助古代哲学思想,遵循"天人合一"的系统整体观,用精、气、神、阴阳、五行等学说,对人体脏腑、经络、病因、病机、诊法、治则、辨证、针灸、摄生等问题进行阐发,并论述了藏象学说、气血津液学说、经络学说、病因病机学说等,从而奠定了中医学的理论基础。该书在阐述医理的同时,还对当时代表文化进步的古代哲学思想,如精气、阴阳、五行、天人关系、形神关系等,进行了深入地探讨,并用医学科学的成果丰富和发展了古代哲学思想。千百年来,《内经》始终有效地指导着我国传统医学的临床实践,不仅在国内为历代医学家所重视,对世界医学的发展亦有重要影响。

2.《难经》 原名《黄帝八十一难经》,约成书于西汉时期,共计 3 卷(亦有 5 卷本),传说为战国秦越人(扁鹊)所作。全书以问答解疑形式论述了包括脏腑、经络、脉学、腧穴、针法、三焦、命门等 81 个问题。其以基础理论为主,内容简要,辨析精微,尤其在脉学方面,首创"寸口诊脉法",将《内经》上、中、下三部九候的全身诊脉法简化,为后世医家所遵循。该书对经络、命门、三焦的论述,则在《内经》的基础上有所发展,是继《内经》之后的又一部中医学经典著作。

3.《伤寒杂病论》 为东汉末年张仲景所著,原书曾经晋代医家王叔和整理、编次,后世将其分为《伤寒论》及《金匮要略》两部分。《伤寒论》以六经辨证为纲,对伤寒各阶段的辨脉审证大法和立方用药的规律作了全面的论述,共记载方剂 113 首;《金匮要略》以脏腑分证为纲,论述了内伤杂病的辨证论治规律和原则,共记载疾病 40 余种,方剂 262 首。《伤寒杂病论》中理、法、方、药齐备,确立了中医学辨证论治的理论体系,为后世中医临床医学的发展奠定了坚实的基础。书中所载大部分方药至今在临床上仍被广泛运用。

4.《神农本草经》 简称《本草》或《本草经》,共 3 卷(亦有作 4 卷),约成书于东汉时期,托名神农,是我国现存最早的药物学专著。书中收载药物 365 种,其中植物药 252 种,动物药 67 种,矿物药 46 种。根据药物性能功效的不同,分为上、中、下三品,这是中国药物学中最早、最原始的药物分类方法。书中概括论述了药物的四性(寒、热、温、凉)、五味(酸、苦、甘、辛、咸),提出了单行、相须、相使、相畏、相恶、相反、相杀的"七情和合"等药物配伍理论,为组方提供了重要依据,从而奠定了后世中药学理论体系的基础。

(三)中医学理论体系的发展

随着科学的发展和社会的进步,医学理论和医疗技术也不断发展和提高,特别是大量医疗实践的积累、医学专科的发展及众多医药文献、著作的问世,使中医学自汉代以后进入了全面发展的阶段。

1. 晋唐时期 晋唐时期是中医临床医学发展的重要阶段。综合性医书、方剂及本草著作相继问世,政府设立太医署等中医管理和教育机构,这为宋金元时期中医学的新学肇兴奠定了坚实的基础。

(1)中医基础理论研究方面:晋代太医令王叔和撰成我国现存最早的脉学专著——《脉经》,首次对脉诊进行了全面总结。《脉经》的问世,标志着中医脉学的成熟。隋代巢元方总结我国 7 世纪以前多种疾病的病因、病机证候学成就,撰写《诸病源候论》,是我国现存的第一部论述病源证候学专著,对后世病因证候学的发展影响很大。晋唐时期,全元起、杨善上、王冰等医家开始注疏诠释《内经》,王叔和编次整理《伤寒杂病论》,孙思邈提出三方证治,这对宋代大规模研究《内经》和《伤寒论》等古典医籍产生较大的影响。

(2)临床各科发展方面:这一时期,中医学分支学科在分化中逐渐成熟,临床各科蓬勃发展。对脚气病、消渴病、精神病、黄疸、绦虫病、麻风病、天花、狂犬病等诸多内科疾病的认识已达到较高的水平,外科治疗方法呈现多样化,妇产科、儿科、骨伤科、急救专著《经效产宝》、《颅囟经》、《仙授理伤续断秘方》、《肘后备急方》相继问世。晋唐时期是针灸理论体系的形成时期,魏晋皇甫谧撰写的《针灸甲乙经》是我国现存第一部针灸学专著。

唐代有了我国第一部由国家颁发的药典——《新修本草》(简称《唐本草》),这也是世界上最早的药典。唐代医学家孙思邈的《备急千金要方》、《千金翼方》两部巨著,所载医论、医方系统地反映了唐初以前的医学成就。它发展了脏腑辨证理论,代表了盛唐时期的医学发展水平,具有较高的学术价值。

隋唐是封建社会的鼎盛时期,随着对外交往的深入,国外的药材和医学著作开始传入我国,并产生了一定的影响。

2. 宋金元时期 宋金元时期是中医学承前启后的重要时期,是中医理论深入探索的重要阶段。随着一大批著名医学家的涌现,各具特色的医学流派和具有独创见解的医学理论应运而生,基础理论和临床实践的发展和创新,对中医学的发展兴盛起到了积极的推动作用。

宋代陈无择提出的"三因学说",将复杂的疾病按病源分为外感六淫、内伤七情及不内外因三大类,其所著《三因极一病证方论》对后世病因学的发展影响极为深远;宋神宗时我国已发明人痘接种术,开创了免疫学的先河;气味学说、归经学说、升降浮沉学说的创立使中药药性理论得到新的发展;《太平惠民和剂局方》收录了当时医家和民间习用的有效中药方剂,共载方剂 788 首,是一部由官方制定颁布的流传甚广、影响颇大的方书;宋慈所著《洗冤录》的问世,标志着法医学的成熟,该书曾被译成朝鲜、日本、英国、德国、法国、荷兰等多个国家的语言文字,流传于国际间,是我国历史上现存第一部系统的司法检验专著,也是世界上较早的法医学专著。

金元医家在继承总结前人经验的基础上,结合自己的临床实践,敢于怀疑,标新立异,争创新说,产生了最具盛名的"金元四大家"。刘完素(河间)倡导火热论,认为百病多因于火,故治疗中主寒凉清热,善用寒凉药物，被后人称为"寒凉派"，其学术思想和临床经验对温病学说的形成具有深刻的影响；张从正（子和）力主攻邪，认为疾病的形成多由邪气使然，主张"邪去则正安"，善用汗、吐、下三法，被誉为"攻下派"；李杲（东垣）提出"内伤脾胃，百病由生"，主张治疗当以补脾胃为先，善用温补脾胃治法，后世推崇为"补土派"；朱震亨（丹溪）倡导"相火论"，认为"阳常有余，阴常不足"，治病主张滋阴降火，善用养阴药，被后世称为"滋阴派"。各种学术流派的出现，从不同角度丰富和发展了中医学理论体系，充实了临床辨证论治的内容。学术的争鸣，有力地推动了中医学的发展。

3. 明清时期 明清时期中医学理论体系已臻于成熟，临床各科诊治水平明显提高，中医全书、类书、丛书及各科著作大量涌现。因该时期瘟疫流行，促使医家研究瘟疫的防治办法。明末医家吴又可提出传染病病因新见解，指出"戾气"是特殊的致病因素，其传染途径多从口、鼻而入。"戾气说"是传染病病因学上的卓越创见，它对后世温病学说的形成产生了重要影响。清代，以叶天士、吴鞠通为代表的温病学家，对外感温热病进行了深入探讨，并经过大量的临床实践，创立了卫气营血辨证学说和三焦辨证学说，与张仲景的伤寒六经辨证相辅相成，成为外感热病辨证施治的两大体系，对温病学说的建立与发展及多种急性发热性疾病、传染性疾病的诊治具有很大的指导意义。

明代李时珍《本草纲目》一书的问世，成为中药学高度发展的标志。该书总结了16世纪以前我国药物学研究的成就，提出了先进的药物分类法，系统论述了中药学知识。该书不仅是一部中药学著作，同时，由于书中涉及的内容极为广泛，在生物、化学、天文、地理、地质、采矿甚至历史等方面都具有一定的成就，因而也是一部具有世界性影响的博物学著作。这部巨著在科学史上具有崇高的地位，被译成多国文字流传国外，成为中华民族优秀文化的重要组成部分。

4. 近现代时期 随着中国社会的变革和西方文化、科技的大量传入，中西文化出现了大碰撞。西方医学传入我国，对中医学产生了较大的影响。中西医两种医学体系的长期争论、中西医的汇通和中医学理论科学化思潮的形成，产生了以唐宗海、朱沛文、恽铁樵、张锡纯等医家为代表的具有近代科学思想的中西医汇通派。该学派认为中西医各有所长，主张汲取西医之长以发展中医。张锡纯所著《医学衷中参西录》是中西医汇通的代表作，强调从理论到临床都应衷中参西，开创了临床中西医并用的先河。与此同时，众多的医家则继续从事收集和整理前人学术经验的文献研究工作。20世纪30年代曹炳章主编的《中国医学大成》，即是一部集魏晋至明清时期128部中医药学著作汇编而成的宏大的医学丛书。

民国时期，国民党政府试图以立法形式废除中医，使其面临着生存危机。然而，中医学自身不容忽视的医疗价值以及大批仁人志士的奋力抗争，使其得以顽强生存下来。民间中医教育的大力发展，中医学术团体的大量涌现，使中医学得以进步。

新中国成立以来，我国政府相继成立了管理中医药的行政机构，颁布了一系列发展中医药的政策和措施，中医药事业有了长足的发展。如今中医药教育、医疗、科研机构已形成规模，与中医药学相关的本科教育、20世纪70年代后期开始的中医药研究生教育以及跟师带徒教育、中医函授自学考试教育、中西医结合教育等逐步发展、完善。多种形式的中医学教育，不仅满足了中医药事业的发展对各种人才的需要，使中医药人员专业素质显著提高；同时使他们掌握了现代科学研究技术，具备国际交流的能力，又为新世纪中医药的发展奠定了人才基础。中医古籍的大规模校勘整理出版、中医药学术团体的建立和相关的学术期刊的发行，有力地促进了中医药学术的研究和交流。随着科学技术的发展，人们开始注重运用传统方法和现代科学方法相结合开展中医药基础、临床研究以及运用哲学、系统论、控制论、信息论、现代实证科学等多学科方法研究中医学，并在经络、藏象、证候实质研究方面以及对四诊客观化、药性理论、中药复方配伍的探索等方面，已取得了令人瞩目的成果。突出中医优势，保持中医特色，倡导中西医结合，创立中西医学辨病辨证相结合、宏观辨证与微观辨证相结合的新思路，推动了中医临床各科不断发展和诊治水平的进一步提高。在难治性疾病、慢性病、老年病、身心疾病的防治上，中医药发挥着越来越重要的作用。近几年来，中医药在防治重大疾病上又取得了新的突破，尤其在SARS（严重急性呼吸综合征）、禽流感、艾滋病等传染病的防治上显示出一定的优势，所取得的阶段性成果，在世界范围内受到了广泛的关注。2011年9月，拉斯克基金会将临床医学研究奖授予中国中医研究院屠呦呦研究员，以表彰其在治疗疟疾的青蒿素研究中的贡献。她领导的团队，将一种古老的中医疗法转化为最强有力的抗疟疾药，使现代技术与传统中医师们留下的遗产相结合，将其中最宝贵的内容融入21世纪。

随着我国改革开放政策的实施以及经济全球化、科学技术一体化进程的加快，中医药作为传统医学以其安全、便捷、疗效卓越等独特优势，得到许多国家，尤其是发达国家的关注和认同，甚至在世界范围内出现了"中医热"、"针灸热"、"中药热"。据统计，截至2010年，全球已有160个国家和地区使用中医药和针灸，有5万个中医医疗机构，从业人员将近50万，并且全球有200多所正规的中医药高等院校。中医学作为"补充和替代医学（简称CAM）"，已在慢性病、重大疾病的治疗上得到了肯定。2003年，WHO（世界卫生组织）制定了新的全球传统医学战略规划，充分体现了其对中医药的关注和支持。现在，已有多个国家开始对中医药进行立法，承认其合法地位。

（四）中医学的发展与展望

目前，中医药事业的发展出现了前所未有的良好势头。医学模式的转变，疾病谱的变化，医源性、药源性疾病以及老龄性疾病的增多，人们预防保健意识的增强，国际社会对天然药物需求的日益扩大，经济的全球化和文化的多元化等，为中医药提供了广阔而美好的发展空间。具有几千年历史的传统中医药与现代科学技术相互渗透、互补融汇，逐步实现中医药现代化和国际化已是大势所趋。在当今世界经济竞争日趋激烈、科学发展突飞猛进的形势下，中医药的继承、发展和创新比任何时候都更为紧迫和重要。为此，我国政府从构建和谐社会、推动经济社会协调发展、加快自主创新的战略高度出发，确定了进一步加强科技创新、全面推进中医药现代化发展的战略方针。2006 年由国务院发布的《国家中长期科学和技术发展规划纲要（2006～2020）》中，"中医药传承与创新发展"被作为人口与健康领域的优先主题列入其中，这无疑对中医药事业的发展起到了积极的推进作用。

当前中医药正面临着三大新机遇。其一，对中医药发展的需求日益迫切。大量研究表明，中医药在防治肿瘤、肝炎等复杂性疾病，以及亚健康状态的调节等方面有着独特优势。同时，由于中医药成本低、适用性广，人们对新剂型中医药的需求愈显迫切。其二，对中医药的科学研究越来越深入。近年来，不仅中国，欧美许多发达国家也加强了对包括中医药在内的传统医药的研究。系统科学、信息科学以及生物技术、基因工程、纳米科技等新学科、新理论和新技术的发展，也为中医药的深入研究提供了有力支撑。其三，中医药发展的国际环境有了较大变化。2003 年，WHO 制定了新的全球传统医学战略规划。全球目前已有 70 多个国家制订了草药法规。世界草药市场逐年扩大，销售额正以每年 10%～20% 的速度递增。

但是我们要看到，中医药的发展也面临着严峻的挑战。中医药学科的现代科学基础薄弱；中医药学术理论尚未实现突破性发展；中医的基本概念和内涵尚欠标准化、统一化；个体化的整体治疗、多种方法的综合干预，虽是中医临床诊治的主要策略，但现有的评价方法和统计学方法尚不能满足中医研究的要求；现代的诊断设备为数众多，但能有助于中医证候诊断的却甚少等。诸多问题的存在制约着中医学的发展。

为了应对新的机遇和挑战，我国政府已明确了推进中医药现代化发展的总体思路，即以中医药理论传承和发展为基础，通过技术创新与多学科融合，丰富和发展中医药理论，构建适合中医药特点的研究方法体系，提高临床疗效，促进中医药产业的可持续发展。要使这一思路得以贯彻落实，就必须完成四大基本任务。一是"继承"，即加强对中医药理论和经验的继承，深入挖掘中医药的宝贵知识财富。二是"发展"，即努力推动技术进步，提高中医医疗服务能力和中药产业技术水平。三是"创新"，即推动传统医学和现代医学协同发展，促进医学科学体系创新。四是"国际化"，即加强国际交流与合作，加快中医药国际化进程。

现代生命科学研究表明，中医学的许多内容都包含着现代科学前沿的研究内容，中医学在面向现代和未来的基础科学以及高科技领域里，正在与现代医学、生物信息学、细胞分子学、蛋白质组学、基因组学等现代科学前沿有机衔接，这将有助于建立与中医药学科科学性和先进性相适应的医学体系。遵循中医药自身发展的规律，正确处理继承与创新、传统与现代化的关系，充分认识中医学的科学价值，以提高中医学术水平和防治疾病能力为核心，保持中医学的特色优势，实现中医学传统理论和技术的科学革命与创新，必将使古老的中医学焕发青春，大放异彩，走向世界，必将为维护和促进全人类的健康作出新的贡献。

第 2 节　中医学理论体系的基本特点

一、整体观念

（一）整体观念的含义

整体是指统一性、完整性和相互联系性。中医学理论认为人体是一个以五脏为中心的有机整体，人与自然界密切相关，人体受社会、生存环境影响，这种机体自身整体性及其与内外环境统一性的认识，称为整体观念。

案例 1-1

患者，女，63 岁，家庭主妇。右下齿龈肿痛 3 天就诊。患者 3 天前出现右下齿龈肿胀灼痛。就诊前 1 天疼痛加重，影响咀嚼，不能安睡。询问患者兼有口中灼热，口干，饮水、进食均喜凉，遇热局部疼痛加重，食欲正常，大便秘结。检查发现：右侧下牙床第 4 齿龈红肿，局部触压痛。舌红苔黄，脉弦数。临床诊断：胃火炽盛证。

思考问题

1. 胃火病证为何会表现为上述口腔齿龈的症状？

2. 按照中医学整体观念，如何治疗该病证？

答案提示

按照中医学理论，人是一个有机整体。齿龈是头面部的组织结构，但齿为骨之余，龈为手足阳明经分布之处，齿与龈的异常分别可以反映肾、胃的病变。该患者齿龈红肿，灼热疼痛，遇热加重，同时舌红苔黄，脉数，属实热证表现，为胃火炽盛，火邪循经上炎，熏蒸于齿龈所致。

此例病证虽表现于齿龈局部，但依据中医学的整体观念，要考虑与之相关的内在脏腑的病理变化。由于发病的根源在于胃火亢盛，因此可采用清胃降火的方法来治疗。

(二) 整体观念的主要内容

1. 人是一个有机的整体 包括以下几个方面。

(1) 形体结构上：人体由若干脏腑、组织、器官所组成。这些脏腑器官在结构上是相互关联，不可分割的。人体以五脏为中心，通过经络系统，把六腑、五体、五官、九窍、四肢百骸等全身组织器官有机地联系起来，并通过精、气、血、津液等的作用，构成一个表里相连、上下沟通、密切联系、协调共济、井然有序的统一整体。每一个脏腑器官都是有机整体的一个组成部分。

(2) 生理功能上：一方面各脏腑发挥着自身的功能，另一方面脏腑功能之间又有着相辅相成的协同作用和相反相成的制约作用。精、气、血、津液、神等是脏腑机能活动的基础，又依赖于脏腑功能活动而产生。形体结构和生命基本物质的统一，形神的统一，都反映了机能与形体的整体性。

(3) 病理变化上：脏腑之间相互影响，任何局部的病变都可能引起全身的反应，整体功能的失调也可反映于局部。某一脏腑通过表里、五行生克、气血津液影响其他脏腑的功能。

(4) 诊断治疗上：当对疾病进行分析判断时，把局部病理变化与整体病理反应有机地统一起来。由于各脏腑、组织、器官在生理、病理上相互联系和影响，在诊断疾病时，就可以通过五官、形体、色脉等外在的变化来了解和判断内脏病变，从而做出正确诊断，并从脏腑之间、脏腑与组织之间的关系入手，着眼于调节整体功能的失调，采取综合治疗，而不仅限于局部病变的处理。

2. 人与自然界的统一性 人类生活在自然界中，自然界提供了人类赖以生存的必要条件。自然界的变化，必然直接或间接影响着人体的生理活动，所以人体内的生理活动与自然环境之间存在着既对立又统一的整体关系。这就是中医学"人与天地相应"的观点。

(1) 季节气候对人体的影响：四季气候的更替变化使人表现出规律性的生理适应过程。《灵枢·五癃津液别》说："天暑衣厚则腠理开，故汗出……天寒则腠理闭，气湿不行，水下留于膀胱，则为溺与气。"说明人体随春夏秋冬气候的交变而出现相应的变化。

(2) 昼夜晨昏对人体的影响：昼夜晨昏的变化，会使人体机能发生相应的变化。《素问·生气通天论》说："故阳气者，一日而主外，平旦人气生，日中而阳气隆，日西而阳气已虚，气门乃闭。"说明人体内的阳气随着昼夜的变化呈现规律性的波动，人体阴阳会随着自然界阴阳的变化产生适应性的自我调节。

(3) 地方区域环境对人体的影响：不同的地域水土及居住环境会对人体产生相应的影响。如南方气候温热，多潮湿，故人体的腠理较疏松，体质较薄弱；北方气候寒冷，多干燥，故人体的腠理较致密，体格偏壮实。一旦易地而居，环境突然改变，初期多会感到不适甚至患病，经过一段时间，通过机体本身的自我调节，才能逐渐适应环境的变化。

人类适应自然环境的能力是有限的。一旦外界的变化过于剧烈，或个体本身适应及调节能力偏弱，不能对自然环境的变化作出适应性调节，就会引发为某种疾病。因此，因时、因地、因人制宜，成为中医治疗学上的重要原则。

3. 人与社会环境的统一性 人体的生命活动，不仅受到自然环境变化的影响，而且也必然受到社会环境的影响。社会环境不同，可造成个人身心机能与体质的差异。一般来说，良好的社会环境，有力的社会支持，融洽的人际关系，可使人精神振奋，勇于进取，有利于身心健康；而不利的社会环境，可使人精神压抑，或紧张、恐惧，从而影响身心健康。政治、经济、文化、宗教、法律、婚姻、人际关系等社会因素，会影响人体的各种生理、心理活动，甚至引发病理变化。人体必须进行自我调节，与社会环境相适应，才能维持生命活动的稳定、有序、平衡和协调，这就是人与社会环境的统一性。

二、辨证论治

辨证论治，是中医认识和治疗疾病的基本原则，是中医学对疾病的一种特殊的研究和处理方法，也是中医学的基本特点之一。

疾病的发生，往往是在致病因素作用下，机体内外环境、各系统之间相互关系发生紊乱而产生的综合反应，常通过症状、体征等表现出来，而辨证就是从现象识别致病因素、分析机体内环境以及系统之间所发生的变化、认识疾病本质的方法。

所谓"辨"，即审辨、甄别的意思。所谓"证"，即证候、证据之意，它是机体在疾病发展过程中某一阶段的病理概括，反映了疾病某一阶段的病因、病位、性质以及邪正关系和发展趋势，揭示了疾病的本质。在中医学中，"证"与"症"、"征"、"病"有着质的区别。"症"，指症状，即患者主观感觉上的不适，如头痛、腹痛等。同一症状由于病因不同，病理机制常大相径庭，疾病性质也可以完全不同。"征"，指体征，是疾病发生时机体表现出来的异常征象。而中医学中的"病"，常指在病史和临床表现上具有一定共同特征，不因个体、环境或病因差异而改变的一组临床表现的概括，如感冒、哮喘等。一种病在不同病理阶段，可以有不同的证候；不同的疾病在病程中也可以出现相同的证候。由此可见，"证"比"症"、"征"有更多的内涵，比"病"更具体、更贴切。所谓"辨证"，则是从整体观念出发，将望、闻、问、切四诊所收集的病史、症状和体征等资料,依据中医学理论,进行综合分析,辨清疾病的病因、病位、性质以及正邪关系等,从而概括、判断为某种性质的证。由此可见,辨证的过程就是对疾病作出正确全面的分析、推理、判断、诊断的过程。

所谓"论治",是根据辨证的结果,确定相应的治疗原则和方法。辨证是确定治疗方法的前提和依据,论治是治疗疾病的手段和方法,又是对辨证结果正确与否的检验,二者密切相关,不可分割。

针对疾病过程中不同情况,随机应变,抓住主要矛盾,因时、因地、因人制宜,选择最佳治疗方案,这就是辨证论治的实质与精髓。

元气论和阴阳五行学说,都是古代的哲学概念,是我国古代思想家在对自然现象及其相互关系的观察中总结出来的哲学理论,进而成为古人用以认识世界和解释自然现象的方法论,具有朴素的唯物主义观点和自发的辩证法思想。元气论认为,气是构成世界万事万物的最原始物质,是构成物质世界最基本的物质元素。阴阳学说认为,世界是物质的,构成世界的万事万物都是由于阴阳二气的相互作用而产生的,物质世界在阴阳二气相互作用的推动下运动、发展和变化着。五行学说则认为,世界是由木、火、土、金、水五种基本物质的运动变化构成的,这五种物质之间又具有相互资生和相互制约的关系。

第1节 元 气 论

元气论,又称"气一元论",是对世界本原的朴素唯物主义的概括和说明。它渗透到医学领域,有助于古代医学家正确认识人类的生命起源问题和生命现象。

元气论中的"气"是构成物质世界最基本的物质元素,是构成万物的本原物质。气是一种精微的流动性物质,它虽然不为人们的肉眼所见,但它既不是人们主观观念的产物,也不是虚无的精神性的东西,而是指客观物质世界的本身,是构成物质世界的最原始的材料。元气论认为气构成宇宙万物的本原,宇宙万物的生成或消亡是由气的聚散所致。实际上气一元论是以唯物主义的观点揭示了世界起源,并以辩证的思维解释了宇宙万物生长消亡的客观规律。

一、元气的基本含义

中国古代的气,具有三层含义。

一是常识概念的气,属于具体科学的物质概念,指一种极细微、连续的无间断状态的物质实体,如云气、水气、呼吸之气、水谷之气。

二是哲学范畴的气,在哲学上,存在与思维对应,是物质的同义词。哲学范畴的气,不依赖于人的意识,是一切客观的具有运动性的存在,相当于西方哲学的物质,属于抽象的概念。

三是广泛意义的气,泛指任何现象,包括物质现象和精神现象。

在中医学的气一元论中,上述气的三层含义均有

所及。其中,以哲学范畴的气最为重要,它是中医学理论的基石。气的概念,最早见于西周末年伯阳父的言论中,《国语·周语》曰:"夫天地之气,不失其序。若过其序,民乱之也。阳伏而不能出,阴迫而不能蒸,于是有地震。"伯阳父认为"天地之气"有一定的秩序,阴阳是天地之气的内容,阴阳可以相互作用,这是中国古代哲学关于气的最早学说。

总之,气作为中国古代哲学的最高范畴,其本义是一切客观的具有运动性的存在;其泛义是不论物质现象或精神现象,一切现象均称为气。中医学用气作为自然观来解释天地万物的起源和自然界一切事物的存在和运动状态,如《素问·天元纪大论》曰"形气相感而化生万物",《素问·宝命全形论》指出:"天地合气,命之曰人",这里的气与气一元论中的气的概念是一致的,是一个具有普遍意义的抽象的物质概念。

二、元气论的基本内容

(一) 气是构成万物的本原

元气论认为,气是天地万物之本原,是构成宇宙的本始物质。在天体自然演变初期,整个宇宙弥漫着混混沌沌、性状不定的烟云样无形物质,这就是气。在气的作用下才出现了天地,并化身成万物。天地合气,万物乃生。气既不是虚幻的,也不是超感觉的,而以一定的存在形式被人们所感知。古人认为,气的存在状态无非两类,即弥散和聚合。这两种存在形态又决定了被人们所感知的两种基本存在形态,即无形与有形。

所谓无形,即气的弥散状态,指气不占有固定空间,不具备稳定形态的存在形式。它松散、弥漫、活跃多变,广布于无垠的宇宙空间。虚空中充满这种无形之气,这是气的基本存在形式,故有宋代张载《正蒙太和》谓"太虚无形,气之本体"。所谓有形,即气的聚合状态,指气以聚合方式形成的各种占有相对固定空间,具备并保持相对稳定形态特点的物体,物体出现的同时,气也存在其中。这类物体中气凝聚一体,结构紧凑,相对稳定,不甚活跃。故凡肉眼清晰所见的各种有具体形状的物体都属有形之列,都是气聚合而成的结果,故《素问·六节藏象论》说"气合而有形"。

无形与有形之间时刻处于相互转化之中,无形之气可以聚合成有形之物,有形之物中的气也可以离散

而复归于弥散,故明代哲学家王廷相《慎言道体篇》指出:"有形亦是气,无形亦是气,道寓其中矣。"

(二) 运动是气的存在形式及固有属性

气一元论认为气具有内在的运动性,经常处于运动变化之中,宇宙中所发生的一切变化和过程都是气运动的结果。《黄帝内经》提出,气的运动为变与化,气的运动带有普遍性,如《素问·六微旨大论》曰:"升降出入,无器不有……非出入则无以生长壮老已,非升降则无以生长化收藏。"气的运动使整个自然界充满活力,在不停息的运动中,既孕育产生无数新事物,并使之成长壮大,同时也抑制着许多旧事物,使之逐渐衰退凋谢,乃至消亡,故《素问·五常政大论》曰:"气始而生化,气散而有形,气布而蕃育,气终而象变,其致一也。"可见,在古人眼里,新陈代谢过程的实现是气运动的结果。气的运动取决于其本身所固有的阴和阳两方面的相互作用。阳的力量主升、浮、动、散、排斥等,阴的力量主降、沉、静、聚、吸引等,相互渗透,相互推荡。

中医学认为,人是由气而成的,气有运动的能力,所以人体也是一个具有能动作用的机体。物质的运动是绝对的、永恒的,而静止是相对的、暂时的,静止是物质运动的一种特殊形式。所谓动静,即气本身存在的运动变化和相对静止的功能。动静既相互对立又相互依存,气的阴阳属性通过动静相感而表现出来。动静统一是生命活动的要谛,故《增演易筋洗髓·内功图说》曰:"人身也,阴阳也;阴阳,动静也,动静合一,气血和畅,百病不生,乃得尽其天年。"中医学用气的动静对立统一运动规律来认识正常生命活动和异常生命现象,以指导医疗实践。

(三) 气是天地万物感应的中介

中介,是表征不同事物或同一事物内部不同要素之间的间接联系的概念,是客观事物转化和发展的中间环节,也是对立双方统一的环节。

感应,即交感相应,是指阴阳二气的交感相应。阴阳交感是气运动的根本原因,有感必应,相互影响,相互作用。宇宙是气化流行的世界,人体是气化流行的机体。气化是由阴阳二气相互作用而化生万物的过程,气是构成天地万物的本原物质,气具有感应性。因此,天地万物以气为中介物质而相互影响,相互作用,密切联系。

气一物而二体,太虚之气是一,气有阴阳是二,二存在于一之中。气是阴阳的对立统一体,阴阳对立的双方共同组成气的统一体,他们是一切运动变化的根源。气之阴阳两端的相互感应和普遍联系是宇宙万物的普遍规律。阴阳二气的相互感应而产生了天地万物之间的普遍联系,使物质世界不断运动变化。中医学基于气的相互感应思想,认为自然界和人类、自然界的各种事物和现象、人体的五脏六腑和生理功能

以及生命物质和精神活动之间,虽然千差万别,但不是彼此孤立毫无联系的,在差异中具有统一性,遵循共同的规律,是一个统一的有机整体。

总之,气贯通于天地万物之中。未聚之气细微而无形,可以和一切有形之气相互转化,能够衍生和接纳有形之物,成为天地万物之间的中介,把天地万物联系成为一个有机整体。

三、元气论在中医学中的运用

(一) 确立"三才一体"的整体医学观

中医学的气一元论认为,气是物质性的实体,是世界的本原,是构成天地万物的基本元素。人为万物之灵,是自然的产物,也源于气。气是构成人体和维持人体生命活动的最基本物质。中医学的气一元论,以气为中介将人与天地联系起来,天地人均统一于气,有着共同的本源和属性。人的生命现象必然受到自然界的制约和影响。基于这一认识,提出了人与天地相应的观点,将人体置于自然环境和社会环境之中,从天地人,即人与自然、社会环境之间的关系,来考察生命的运动规律,如《灵枢·逆顺肥瘦》指出"圣人之为道者,上合于天,下合于地,中合于人事",强调上知天文,下知地理,中知人事,方可以为医。天地人"三才一体"的系统整体观贯穿于中医学理论体系之中,指导人们认识生理、病理及诊治疾病和预防、养生等医疗实践活动,从而确立了具有中国传统文化特色的天地人三才一体的整体医学观。

(二) 说明生理现象和病理过程

气是维持生命活动的物质基础。人体之气,经常处于不断自我更新和自我复制的新陈代谢过程中,《素问·阴阳应象大论》谓"味归形,形归气,气归精,精归化,精食气,形食味,化生精,气生形……精化为气",这是对气化过程的概括。气化为形,形化为气的形气转化过程,包括了气、精血、津液等物质的生成、转化、利用和排泄过程。《素问·六节藏象论》指出"天食人以五气,地食人以五味",说明人体必须不断从周围环境摄取生命活动所必需的物质。

升降出入是人体气化运动的基本形式,人体脏腑经络是其运动的主要场所,脏腑经络的各种生理活动则是气化运动的具体表现。如食物在体内的消化、吸收、转输,气血精津液的化生和相互转化,代谢产物的产生和排泄,无不都是升降出入气化作用的体现。故《仁斋直指方》曰:"阴阳之所以升降者,气也;气脉之所以流行者,亦气也,营卫之气所以运转者,气也,五脏六腑之所以相养相生成者,亦气也。"

脏腑气化功能升降正常,出入有序,方能维持"清阳出上窍,浊阴出下窍;清阳发腠理,浊阴走五脏;清阳实四肢,浊阴归六腑"的正常生理活动,使机体与外

界环境不断进行新陈代谢,从而维持机体内部脏腑经络系统的相对平衡以及机体与周围环境的动态平衡。

总之,人体之气遍布全身,脏腑经络,四肢百骸,无处不到,以维持人体的正常生命活动,所以说"人之生死由乎气"。

气之与人,生死攸关。气聚则生,气散则死。气是维持生命活动的物质基础。但气可养人,亦可伤人,故有"百病皆生于气"之说。人体感邪而生病,即人体生病的原因是由于感受邪气。所谓邪气是与正气相对而言,不正则谓之邪。用气的物质性、运动性来说明邪气和正气的概念,则气得和为正气,失其和为邪气,《类经·疾病类》指出"气之在人,和则为正气,不和则为邪气。凡表里,虚实,逆顺,缓急,无不因气而致"。

（三）指导疾病的诊断和防治

证是病理状态下气运动的时空性的集中体现。有诸内必形诸于外,人体之气的运动失常必然通过脏腑经络的功能失调而表现出来。这种气失调所反映出来的人体形与神的异常现象,就是确定诊断的客观依据。中医学用气一元论来分析望闻问切四诊资料,审神色声音,观形体顺逆,察五脏病形,以知人体真气的虚实。换言之,人体真气的盛衰可以从神色、形体、脉象等表现出来,如精神萎靡、倦怠乏力、动则气短等为气虚的征象。气能生形,有气才能有形,形健则神旺,形羸则神衰。根据气、形、神的关系,可知脏腑经络之气的功能正常或失调,如形体壮实,精神充足,目睛有神,神清气爽,是有神的表现,意味着正气未伤,脏腑功能正常,纵然有病,其病情也较轻,预后较好。

中医学根据天地人"三才一体"整体观、气一元论思想和百病皆生于气的病理观点,确定了以气为核心的防治观,并提出治病的关键首先在于推求真气的强弱变化。"治病必求于本"是中医治疗疾病的根本观点。所谓"本",指疾病的本质。按气一元论的观点分析,气有不调之处即为病变本之所在处,病变虽多,其本则一,只一气字,足以概之。

第 2 节　阴阳五行学说

阴阳五行是阴阳学说和五行学说的合称。这两种学说均属于古代哲学范畴,是古人用以认识和解释物质世界发生、发展、变化规律的世界观和方法论,具有朴素的唯物论和自发的辩证法思想。

我国古代医学家在长期医疗实践中,将阴阳五行学说运用于医学领域,借以说明人体的生理功能和病理变化,并用以指导临床的诊断、治疗、预防、养生,使其成为中医学理论体系的一个重要组成部分,并对中医学理论体系的形成和发展有着深远的影响。

一、阴 阳 学 说

阴阳学说是我国古代的哲学理论,是以朴素唯物主义自然观对事物进行分类的法则和说理工具,是运用阴阳对立统一关系来研究、解释物质世界中一切事物和现象相互对立、相互依存及其消长变化规律的学说。阴阳学说认为,世界是物质性的整体,是在阴阳二气的作用下不断滋生、发展、变化的,是阴阳二气对立统一运动的结果。《素问·阴阳应象大论》说"阴阳者,天地之道也,万物之纲纪,变化之父母,生杀之本始,神明之府也",所谓"道",即指"道理"、"规律"。这是说阴阳的对立统一运动规律是自然界一切事物运动变化固有的规律,是自然界一切事物发生、发展、变化及消亡的根本原因。

（一）阴阳的基本含义

1. 阴阳的基本概念　阴阳最初的含义是很朴素的,是指日光的向背,即向日者为阳,背日者为阴。《说文解字》中说"阴,暗也。水之南,山之北也",又说"阳,高明也",指出阴即幽暗处,为阳光照不到的地方;阳即明亮处,为朝向阳光的地方。可见,古人对阴阳的最初理解仅仅在于对阳光照射多少的直观认识。阴阳的象形文字(图 2-1)。

随着认识的深化,人们依据自然界中存在的诸如天地、日月、昼夜、寒热、明暗、男女等事物和现象的两极变化,将阴阳的含义扩展为一个对立的概念。古代哲学家们又逐渐地认识到自然界的万物都存在两个相对立的方面,它们的相互作用促进着事物的发展变化。因此,阴和阳就变成了哲学范畴的一对概念,用以解释自然界两种相互联系而又相互对立和相互消长的物质势力。如气候的寒暖,时间的昼夜,方位的上下、左右等。至此,阴阳已不专门代表个别具体的事物或现象,而是对自然界相关事物或现象对立双方属性的概括。《类经》说"阴阳者,一分为二也",便是古人对阴阳认识的精辟论述。所谓阴阳,是对自然界相互关联的某些事物和现象对立双方属性的概括,它既可以代表两个相互对立的事物,也可以代表同一事物内部所存在的相互对立的两个方面。

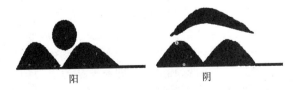

图 2-1　阴阳的象形文字

2. 阴阳的基本特征　阴阳的基本特征,是确定事物或现象阴阳属性的依据。要正确地说明事物或现象的阴阳属性,必须首先了解阴阳的基本特征,除

"向日"、"背日"这一初始特性的含义之外,古人通过长期观察,认为水与火这一对立事物的特性最能代表和说明阴阳的基本特征。如水性寒凉、下行、湿润和阴暗,代表了属于阴的事物和现象;火性温热、升腾、燥烈和光亮,代表了属于阳的事物和现象。《素问·阴阳应象大论》指出"水火者,阴阳之征兆也",这是说阴阳虽无形不可见,但只要观察水与火的不同特性,就可以理解阴阳这一抽象的概念了。例如,就气温而言,温热为阳,寒冷为阴;就昼夜而言,白昼为阳,黑夜为阴;就方位而言,上部为阳,下部为阴;就动静而言,

运动为阳,相对静止为阴;就生命状态而言,具有推动、温煦、亢奋等作用及相应特性的为阳,具有凝聚、滋润、抑制等作用及相应特性的为阴。所以《灵枢·阴阳系日月》中说:"阴阳者,有名而无形。"

古人依据阴阳各自所代表的特征,来认识、把握自然界的诸多事物和现象,并将其归类为阴和阳两大类。一般来说,将温热的、明亮的、活动的、功能的、兴奋的、外向的、上升的、亢奋的等,归属于"阳";将寒凉的、晦暗的、静止的、物质的、抑制的、内向的、下降的、衰退的等,归属于"阴"(表2-1)。

表 2-1　阴阳属性归类表

属性	事物			现象					运动状态				
阳	天	日	火	春夏	昼	温热	明亮		功能	活动	向外	兴奋	亢奋
阴	地	月	水	秋冬	夜	寒凉	晦暗		物质	静止	向内	抑制	衰退

3. 阴阳的特性　包括阴阳的普遍性、相关性和相对性。

(1) 阴阳的普遍性:阴阳是对物质世界中两种相关事物或现象以及同一事物内部对立双方属性的概括,不是指某一特定事物和现象。宇宙间一切事物的发生、发展和变化,都是阴和阳对立统一的结果。因此,一切事物和现象的分类归纳据其各自属性均可用阴阳加以统一,这体现了阴阳的普遍性。正如《素问·阴阳离合论》所说:"阴阳者,数之可十,推之可百,数之可千,推之可万,万之大,不可胜数,然其要一也。"

(2) 阴阳的相关性:阴阳代表的是相互关联而又相互对立的两个事物或现象,而不是无关的任意两方面。水对于火而言属阴,昼对于夜而言属阳,但水与白昼并不存在阴阳关系。也就是说,用阴阳分析事物或现象,应该是在同一范畴内、一个统一体中讨论。如天为阳,地为阴,是以天地而言的;男为阳,女为阴,是以性别而言的;上为阳,下为阴,是以方位而言的。如《素问·金匮真言论》指出:"言人之阴阳,则外为阳,内为阴。言人身之阴阳,则背为阳,腹为阴。言人身之脏腑中阴阳,则脏者为阴,腑者为阳,肝、心、脾、肺、肾,五脏皆为阴,胆、胃、大肠、小肠、膀胱、三焦,六腑皆为阳。"

(3) 阴阳的相对性:事物或现象相互对立的两个方面的属性,取决于二者之间在其范围、位置、趋势等方面比较的结果。当比较的对象、范围、时间改变时,比较的结果也会随之发生改变。因此,事物的属性不是绝对的,而是可变、相对的。即原被认为属阴的事物,可转属为阳;原本属阳的事物,又可转属为阴。阴阳的这种相对性主要表现在三个方面。

一是比较的对象改变,其阴阳属性可发生变化。季节中的秋季与夏季相比,其气偏凉而属阴;如与冬季相比较,则其气偏温又属阳。

二是阴阳之中可再分阴阳。事物或现象的属性,

随着划分的范围或条件的变更,各自可以再分阴阳,永无止境,以至无穷。这就是哲学上"一分为二"的观点。白昼上午为阳中之阳,下午为阳中之阴;黑夜的前半夜为阴中之阴,后半夜为阴中之阳。如五脏藏精气属阴,六腑传化物属阳;五脏之中,心肺在膈上属阳,肝、脾、肾在膈下属阴;每脏之中又可再分阴阳,如心阴、心阳、肾阴、肾阳等。这就是中医学所说的"阴中有阳,阳中有阴"、"阴中有阴,阳中有阳"、"阴阳之中再分阴阳"的观点。阴阳这种无限可分性的观点,说明了中医学早已孕育着朴素的自发的辩证法思想,对客观事物或现象的分析早就进入到灵活、细致的程度。

三是阴阳在一定的条件下,可以向着自己相反的方向转化。如春夏属阳,秋冬属阴。寒冷之气发展到一定的程度会向温热的夏季转化;反之,炎热之气达到一定的程度也会向寒冷的冬季转化。又如人体的气化过程中,就物质和功能而言,物质属阴,功能属阳。二者在生理条件下,物质可以转化为功能,而功能活动正常又可促进物质的新陈代谢。

(二) 阴阳学说的主要内容

阴阳学说的核心即是阐述阴阳之间的相互关系,并通过这些关系来认识自然界各种事物发生、发展、变化的规律。阴阳之间的关系主要有以下五个方面。

1. 阴阳交感相错　指阴阳二气之间相互感应而交合的作用。阴阳交感是自然界万物得以产生和变化的前提条件。《素问·阴阳应象大论》曰:"阴阳者,万物之能始也。"《素问·天元纪大论》也说:"阴阳相错,而变由生。"

古代哲学家认为,气是构成自然界万物的本原,由于气自身的运动,产生了属性相反的阴阳二气,阳主动,阴主静,阳化气,阴成形,阳气布散而为天,阴气凝聚而为地。《素问·阴阳应象大论》指出:"积阳

为天,积阴为地。"天气下降,地气上升,天地阴阳二气氤氲交感,达到"和"的状态,则化生自然界万物,推动和调控着自然界万物的发展变化。《易传·系辞下》谓:"天地氤氲,万物化醇,男女构精,万物化生。"《淮南子·天文训》说:"阴阳合和而万物生。"

阴阳之所以发生交感,是因为阴阳本是气所包含的性质相反的两个方面,这两方面不断运动,分则为二,合则为一。因此阴阳交感的过程,实际上是阴阳二气运动的特殊形式及其结果。阴阳二气只有在其运动达到和谐之时,才会有感而交,化生万物,此时为阴阳运动的最佳状态。这种最佳状态来自于阴阳二气在升降运动过程中的平衡协调,即中国古代哲学中所谓的"和"。《老子·四十二章》曰:"道生一,一生二,二生三,三生万物,万物负阴而抱阳,冲气以为和",即是说阴阳二气在升降运动中达到和谐状态时,就会发生交感作用,从而产生万物。阴阳的交感,是万物化生和变化的根本。如《荀子·礼论》指出:"天地合而万物生,阴阳接而变化起。"阴阳二气在运动中一旦发生交感,则意味着生命的孕育,反之,阴阳二气在运动中不能感应交合,则新的事物及个体便不能产生,故"和乃生,不合不生"。

2. 阴阳的对立制约 阴阳对立制约是指自然界的一切相关事物和现象,都存在着相互斗争和相互制约的两个方面,它包括两层含义。其一,阴阳属性都是对立的,相互排斥的。如上与下、动与静、升与降、出与入、昼与夜、明与暗,以及寒与热、水与火等,这是自然界普遍存在的阴阳对立的特性。其二,相互对立的事物或现象的双方,存在着相互制约的特性,即对立的双方具有相互抑制、相互约束的关系。如四季的变化中,由夏至秋,阴气渐盛,抑制了阳气,气候就由热变凉;由冬至春,阳气渐盛,抑制了阴气,气候便由寒转暖。如此,自然界中的阴阳二气不断互相制约、互相排斥,便形成了年复一年的四季变化。同样,阴阳的对立、制约在人体的生理、病理过程中也是广泛存在的。如生理机能的亢奋(阳)与抑制(阴),二者相互制约,方能维持人体机能的动态平衡。又如致病因素(邪气)与抗病能力(正气)相互对抗、相互制约,正弱则邪进,正盛则邪退,邪正之间始终体现着对立制约的关系。

因此,一旦阴阳之间这种对立制约的关系失调,事物的平衡状态就会遭到破坏,人体就会发生疾病。中医学也常利用阴阳的这种对立制约规律来指导疾病的治疗,如用寒凉的药物治疗热证,用温热的药物治疗寒证,使阴阳趋于动态平衡,疾病得以痊愈。

正是由于阴阳之间的这种既对立又制约的复杂关系,构成了阴阳对立统一的矛盾运动,推动着事物的不断发展和变化。

3. 阴阳的互根互用 阴阳的互根互用是指相互对立的事物或现象之间,始终存在着相互依存和相互为用的关系,它有三层含义。其一,指相互依存,即阴或阳任何一方不能脱离对方而独立存在。阴不可无阳,阳不可无阴。阴阳双方都是以对方的存在为自己存在的前提,二者相互依赖。上属阳,下属阴,没有上,也就无所谓下,没有下,也无所谓上;左为阳,右为阴,没有左,就无所谓右,没有右,也就无所谓左。其二,指相互蕴藏,即阴或阳任何一方都包含着相对立的另一方。天属阳,地属阴,清轻之地气升腾形成天,即阳中蕴含着阴;重浊之气下降形成地,即阴中蕴含着阳。其三,指相互滋生,即阴阳在相互依存的基础上,彼此相互滋生、相互资助、相互为用。如人体内气与血同为构成人体的基本物质,气属阳,血属阴。气能生血、行血,使血不断得到化生和得以正常运行;血能载气、养气,气得血的濡养而能充分发挥正常的生理功能。所以《医贯砭·阴阳论》说:"阴阳又各互为其根,阳根于阴,阴根于阳;无阳则阴无以生,无阴则阳无以化。"《素问·阴阳应象大论》说:"阴在内,阳之守也;阳在外,阴之使也。"都是从阴阳的互根互用理论方面,高度概括了机体内物质与功能之间的相互依存关系。一旦由于某些原因,阴阳之间的这种依存关系遭到破坏,就会导致"孤阴不生,独阳不长",机体的生生不息之机也将受到极大的影响,甚至"阴阳离决,精气乃绝"(《素问·生气通天论》)而死亡。

4. 阴阳的消长平衡 消,即减弱、消耗;长,即增强、增加。阴阳的消长平衡是指相关事物或现象矛盾对立的双方,始终存在于减弱或增强的运动变化之中,并维持着相对的平衡。阴阳的消长平衡,符合于事物的运动规律,即消长是绝对的,平衡是相对的。

阴阳学说认为,相互对立、相互依存的阴阳双方不是处于不变的静止状态,而是处在一定限度内的"阳消阴长"或"阴消阳长"的运动变化之中。阴阳消与长均为量的变化。由于阴阳之间一方面不断地消长,另一方面又不断达到新的平衡,所以事物在整体上仍旧处于相对的稳定状态。

阴阳消长的基本形式有两类,一类是阳消阴长或阴消阳长;另一类是阴阳俱消或阴阳俱长。就四时气候变化而言,从冬至春及夏,气候从寒冷逐渐转暖变热,即是"阴消阳长"的过程;由夏至秋及冬,气候由炎热逐渐转凉变寒,即是"阳消阴长"的过程。就人体的生理功能而言,各种功能活动(阳)的产生,必然要消耗一定的营养物质(阴),这就是"阳长阴消"的过程;各种营养物质(阴)的化生,必然要消耗一定的能量(阳),这就是"阴长阳消"的过程。无论是寒暑季节的变更,还是人体物质与功能的变化,阴阳双方的消长都是在一定范围内的量的变化,没有质的改变,阴阳的消长仍处于相对平衡状态,没有突破阴阳协调的界限。阴阳的俱长或俱消,其形式有阳随阴长或阴随阳长,阳随阴消或阴随阳消。如人体由幼年期到青壮年期,由于处于生长发育阶段,随着体内精气阴阳等物质的日渐充足,脏腑机能也不断地强盛;同样,脏腑机能的强盛,也促进了精气阴阳等物质的充盛,这就是阴阳俱长的过程。而从壮年期到老年期,由于体内精气阴阳等物质的逐步减少,脏腑机能也随之衰退;反之,脏腑机能的衰退,也影响着精气阴阳等物质的化生,这就是阴阳俱消的过程。临床上常见的气虚导致血虚、血虚引起气虚,以及阳损及阴、阴损及阳等,都属于阴阳俱消的理论在病理上的反映。常用的补气生血、补血养气,以及阴中求阳、阳中求阴等治法,则是阴阳俱长理论在治疗上的具体应用。

5. 阴阳的相互转化 阴阳的相互转化是指事物或现象对立的双方,在一定条件下向其各自相反方向转化,即阴可以转化为阳,阳也可以转化为阴。这主要是指事物或现象阴阳属性的改变,是一个质变的过程。

阴阳之所以能够转化,一方面是由于阴阳存在着互根互用的内在联系,双方倚伏着向对立面转化的因素。另一方面,阴阳消长是阴阳转化的基础。在阴阳的消长过程中,事物由"化"至"极",即事物发展到一定的程度,超越了阴阳正常消长变化的限度(阈值),最终会朝着相反的方面转化。所以《素问·阴阳应象大论》中说"重阴必阳,重阳必阴","寒极生热,热极生寒"。这里的"重"和"极"指的是事物发展到了极限、顶点,原先以阴(或阳)为主的事物就有可能转化成以阳(或阴)为主;在寒"极"的时候,便有可能向热转化;热到"极"的时候,也有可能向寒转化。如昼夜的变化中,子夜(23时~1时)为阴极,阴极则阳生;午时(11时~13时)为阳极,阳极则阴生。总之,阴阳的消长和转化是事物发展变化过程中密不可分的两个阶段,阴阳消长是阴阳转化的前提,阴阳转化是阴阳消长的结果。

阴阳的相互转化,既可以表现为渐变形式,又可以表现为突变形式。如四季中的寒暑交替,昼夜中的阴阳转化均属于逐渐演变的形式;如急性热病过程中,高热至极可以突然出现虚脱,四肢冰凉,由阳证急剧转化为阴证则为突变的形式。但不管哪种转化形式,都是一个由量变到质变的发展过程。

(三)阴阳学说在中医学中的应用

阴阳学说促进了中医学理论体系基本框架的形成,渗透于中医学的各个方面,指导着历代医学家的理论思维和诊疗实践。

1. 说明人体的组织结构 《素问·宝命全形论》说"人生有形,不离阴阳",这是说人体的一切组织结构,可按阴阳属性特征来划分。就人体躯干来说,膈上为阳,膈下为阴;体表为阳,体内为阴;背部为阳,腹部为阴。就四肢而言,四肢外侧为阳,内侧为阴。内脏之中,六腑为阳,五脏为阴;五脏之中,心、肺位居胸中为阳,肝、脾、肾位居腹部为阴。具体到某一脏器,

又有阴阳之分,如心有心阴、心阳;肾有肾阴、肾阳等。若从经络系统循行部位来说,则循行于人体四肢外侧及背部者多属阳(如手足三阳经,仅足阳明例外),循行于人体四肢内侧及腹部者则多属阴(如手足三阴经)。当然,人体各部位、各组织结构、各脏腑阴阳的属性不是绝对的,而是相对的,常常会因条件的改变而变化。如心肺在膈上属阳,心为阳中之阳脏,肺为阳中之阴脏(表2-2)。

人体组织结构中对立的双方,彼此间也存在着不可割舍的联系,因而使人体成为一个有机的整体。

表2-2 人体组织结构的阴阳属性

属性	人体部位				组织结构				
阳	表	上	背	四肢外侧	皮毛	六腑	手足三阳经	气
阴	里	下	腹	四肢内侧	筋骨	五脏	手中三阴经	血

2. 说明人体的生理功能 人体的正常生命活动是阴阳双方保持着对立统一的协调关系的结果。

就功能与物质而言,物质属阴,功能属阳,二者体现着相反相成、对立互根、消长平衡的关系。物质是功能的基础,没有物质的摄入就没有生理功能;而另一方面生理活动既消耗物质和能量,又有助于物质的摄入、化生和能量的贮藏。

就脏腑功能活动而言,如脾为脏属阴,主运化,胃为腑属阳,主受纳;脾主升清,胃主降浊;脾喜燥恶湿,胃喜润恶燥。脾胃运纳协调,升降相因,燥湿相济,阴阳相合,共同完成食物的消化吸收和水谷精微的布散功能。

就人体整体而言,阴阳相互调节,使机体具有内环境的稳定性和外环境的适应性,从而维持着人体正常的生理功能和健康。一旦阴阳不能相互为用而分离,人体就要发生疾病,甚至死亡。所以《素问·生气通天论》说:"阴平阳秘,精神乃至;阴阳离绝,精气乃绝。"

3. 说明人体的病理变化 人体内阴阳之间的消长平衡是维持正常生命活动的基本条件。疾病的产生是由各种原因造成机体阴阳偏盛或偏衰的结果,可以说阴阳失调是疾病产生的基础。常见的阴阳失调有以下四种形式。

(1)阴阳偏盛:包括阴偏盛和阳偏盛,指阴或阳的一方超过了正常水平,表现过于亢盛的病理状态。根据阴阳动态平衡的原理,一方太盛必然导致另一方的损耗。《素问·阴阳应象大论》指出:"阴胜则阳病,阳胜则阴病。阳胜则热,阴胜则寒。"

①阳胜则热:阳胜(盛),即致病因素为阳邪亢盛。"热",指阳邪致病的病变性质。阳胜则热,指阳邪亢盛所形成的疾病性质是热证。由于阳邪亢盛,阳长则阴消,故阳胜必然要导致体内阴液的耗伤,所以说"阳胜则阴病"。

②阴胜则寒：阴胜（盛），即致病因素为阴邪偏盛。"寒"，指阴邪致病的病变性质。阴胜则寒，指阴邪偏盛所形成的疾病性质是寒证。由于阴邪偏盛，阴长则阳消，故阴胜必然要导致体内阳气的耗伤，所以说"阴胜则阳病"。

案例 2-1

患者，女，22岁，学生。因胃脘部冷痛2天就诊。患者自诉2天前外出遇低温天气而未及时增添衣物，即感胃脘部寒冷。随后出现胃脘部冷痛，呕吐清水，触凉水或饮冷疼痛加重，得温痛减。全身怕冷。查体见面色苍白，四肢不温，腹软，剑突下有压痛，舌淡白，苔薄白，脉紧。

思考问题

1. 根据阴阳属性的特征，患者的表现属于阴还是阳？

2. 本病证属什么证（阴证、阳证、寒证、热证）？

3. 从阴阳的偏盛偏衰分析病证产生的机制。

答案提示

1. 按照阴阳属性的特征，患者胃脘冷痛、恶寒肢冷，舌淡苔白，脉紧等症状体征均归属于阴，提示阴偏盛。

2. 本病证属阴证、寒证。

3. 患者外出遇寒，寒邪侵袭人体，可以使机体出现阴阳失衡。寒为阴邪，阴邪偏盛所形成的疾病性质是寒证。该患者由于阴寒之邪直中胃腑，而表现出胃脘冷痛，胃失和降呕吐清水。阴邪偏盛，阴胜则阳病，阴长阳消，使体内阳气相对不足，温煦功能减退，故怕冷、肢体不温。患者遇寒凉则痛甚而遇热则痛减，是因为阴长则阳消，阳长则阴消，寒邪加重则阴更偏盛，而温热可以制约阴寒，这也提示可用温热祛寒的方法来求得阴阳的平衡，以达到治愈该病的目的。

（2）阴阳偏衰：包括阴偏衰和阳偏衰，指阴或阳的某一方低于正常水平的病理状态。根据阴阳动态平衡的原理，一方不足必然导致另一方的相对亢盛。《素问·调经论》指出"阳虚则外寒，阴虚则内热。"

①阳虚则寒：阳虚，即人体的阳气不足。"寒"，指阳气不足导致的病变性质。阳虚则寒，是指人体阳气不足所产生的疾病，其性质为（虚）寒证。因为阳气不足，阳虚不足以制阴，故阴相对偏盛而出现（虚）寒证。

②阴虚则热：阴虚，即人体的阴液不足。"热"，指阴液不足导致的病变性质。阴虚则热，是指人体阴液不足所产生的疾病，其性质为（虚）热证。因为阴液不足，阴虚不足以制阳，故阳相对偏盛而出现（虚）热证。

案例 2-2

患者，男，65岁，因痰中带血体检发现肺癌入院，现手术治疗后12天，主诉发热、干咳、盗汗，就诊于中医。患者无结核病史，有吸烟史20余年，发病前每天吸烟1包。近1个月内咳嗽伴痰中带血，经CT检查发现右下肺部占位性病变，诊断右肺癌，于12天前行肺部肿块切除，术后病理为低分化腺癌。近5天来，午后至傍晚感周身烘热，手足心热，测体温37.8～38℃，干咳少痰，夜间入睡汗出，醒后汗止，晨体温正常。舌质红见裂纹，舌苔少，脉细数。实验室检查：血常规白细胞及分类正常范围，胸部CT平扫提示右肺癌术后，右侧胸腔少量积液。中医辨证：肺阴虚证。

思考问题

1. 本病证现阶段症状表现为热的征象还是寒的征象？

2. 肺阴虚证与阴阳的偏盛偏衰有何关联？

答案提示

1. 患者表现全身烘热、手足心热、体温升高以及舌红、脉数，均属于热的征象。

2. 肺阴虚证因肺阴不足，虚热内生而成。根据阴阳的偏盛偏衰理论，阴不足则阳相对偏盛，人体阴阳失衡，导致（虚）热证。该患者长期吸烟，热毒伤肺，肺阴受损。肺失清肃，热伤血络，则咳嗽、痰中带血；热毒痰瘀互结，久则肺内形成肿块。现手术后正气未复，阴液亏耗，肺失濡润，气逆则干咳少痰。阴液不足，虚热内生，故表现出午后低热、手足心热、夜间盗汗、舌红苔少、脉细数等症状体征。

（3）阴阳互损：阴阳互损是阴阳互根互用关系的失调。阴阳任何一方虚损到一定的程度，都会导致另一方的不足，包括"阳损及阴"、"阴损及阳"两方面。阳损及阴，是指当阳虚到了一定程度时，不能化生阴液，进一步出现阴液亏虚的现象；阴损及阳，是指当阴虚到了一定程度时，不能滋养阳气，进一步导致阳气亦虚的现象。不论是"阴损及阳"，还是"阳损及阴"，最终都可导致"阴阳俱损"、"阴阳两虚"，这也是临床上慢性病常见的病理发展过程。

案例 2-3

患者，女，37岁。诉3个月前因夜间盗汗，伴有低热、乏力、消瘦就医检查，摄胸部X线片发现右上肺结核病灶，结核菌素试验示阳性，确诊为肺结核，予抗结核治疗。约40天前，突发胸闷、气急，经相关理化检查诊断为急性病毒性心肌炎,住院予营养心肌,支持等治疗。20天前复查各项指标均正常,准予出院。近10天,夜间入睡后头颈胸部汗出湿衣,全身乏力明显,穿衣、起床即感胸闷、气短,动则汗出不已,生活不能自理,手足不温,怕冷,食欲缺乏,大便稀溏。就诊时抗结核治疗强化期结束,继续抗结核治疗中。体温正常,消瘦,精神萎靡,面色苍白,舌质淡红瘦薄兼有裂纹,苔少,脉细弱无力。实验室检查:血常规、肝功能均正常。

思考问题

　　1. 本病证前后阶段各属什么证?

　　2. 从阴阳的偏盛偏衰分析前后两阶段病证有何不同?

　　3. 试用阴阳消长和阴阳互损的理论分析病证的变化机制。

答案提示

　　1. 本病证前阶段属虚热证,后阶段属阴阳两虚证。

　　2. 从阴阳的偏盛偏衰分析前阶段因为阴液不足,阴不能制阳,阳相对亢盛而发病。阴液不足,不能充养机体,则消瘦乏力。虚热内生,则低热盗汗。后阶段属于阴阳两虚,即在阴虚内热盗汗的基础上,又表现出阳气不足的症状。宗气不足,则胸闷、气短。阳气虚,不固津液,故动则汗出不已,生活不能自理;阳虚不能温养机体,则手足不温,怕冷。脾气不足,运化不健,则食欲缺乏,大便稀溏。舌质淡红瘦薄兼有裂纹,少苔,脉细弱无力,为阴阳两虚的表现。

　　3. 患者初病时,是由于脏腑功能不足,导致阴液亏虚。阴不足不能制阳,阴阳失衡,故产生(虚)热证。由于阴阳互根互用,相互资生,当阴虚不能滋养阳气时,则进一步导致阳气亦虚,故出现了阴阳俱损,阴阳两虚的病证。

　　(4) 阴阳转化:临床上,某些急性热病,由于热毒极重,大量耗伤机体元气,在持续高热的情况下,可以突然出现体温下降,面色苍白,四肢厥冷,脉微欲绝等阳气暴脱的危象。对于这种病理变化,根据阴阳相互转化的理论来分析,被认为是疾病在"热毒极重,大量耗伤机体元气"这一特定的条件下,由阳证转为了阴证。类似的病理情况,《内经》有"重寒则热,重热则寒"、"重阴必阳,重阳必阴"的论述。因此,疾病状态下的阴阳转化,即是指原先性质属于阳的病证,在一定条件下转化为阴证;或原先性质属于阴的病证,在一定条件下转化为阳证。

案例 2-4

　　患者,男,32岁。2年前因尿频、尿痛、尿道灼热、尿末白浊滴沥,伴小腹胀痛、发热就诊,经B超、前列腺液等检查诊断为前列腺炎,服用抗生素治疗症状好转。其后因劳累而症状反复出现,间断更换多种抗生素治疗,虽不发热,但排尿不适,尿道痛症状仍时轻时重,伴有口干、便秘。曾转诊于中医,诊断为湿热证,予以清热利湿之剂治疗,病情好转但未持续巩固治疗。近2个月来,渐觉怕冷,尤以腰腿以下明显,精神萎靡不振,小腹、睾丸坠胀,排尿不畅、费力,阳痿、早泄。就诊时,舌质淡胖,舌苔白滑,脉象沉细无力。B超复查:前列腺回声不均匀,局部有钙化;B超诊断:慢性前列腺炎。临床诊断:慢性前列腺炎,肾阳虚证。

思考问题

　　本病证前后阶段各属什么证?试用阴阳转化的理论分析病证的变化机制。

答案提示

　　本病证前阶段以发热、尿道灼热、小腹胀痛为主症,为湿热之邪致病,湿热下注膀胱,病证性质属实热证。根据阴阳学说,为阳热偏盛,故表现出阳证的特征。由于湿热之邪久恋不退,耗伤阳气,使得肾阳亏虚,命门火衰,转而表现出阴寒偏盛的特征。阳虚不能温煦机体则畏寒神疲。肾阳不足,气化失司,则排尿困难;精气虚冷,则阳痿早泄。因而后阶段属阴证,(虚)寒证。

　　4. 用于指导疾病的诊断和治疗　中医对疾病的诊断方法包括诊法和判断。诊法是通过望、闻、问、切四诊来了解疾病所具有的症状、体征等临床信息;判断则是通过辨证来确定疾病的性质。若善于运用阴阳归纳种种征象,就有助于对病理状态的总体属性作出判断,就能执简驭繁,抓住病变的关键。故《素问·阴阳应象大论》说:"善诊者,察色按脉,先别阴阳。"辨证中,八纲辨证是各种辨证的纲领,而阴阳又是八纲辨证中的总纲,即表证、热证、实证都属于阳证;里证、寒证、虚证都属于阴证。又如在分析症状、体征时,色泽、声息、脉象、舌象等都可借助阴阳进行属性归类。语声高亢洪亮、言多而躁动等为阳,大多属于实证、热证;语声低微无力,少言而沉静等为阴,大多属于虚证、寒证。呼吸有力,声高气粗者,大多属于阳证;呼吸微弱,动则气喘者,大多属于阴证。

　　在临床上,只有分清阴阳,抓住疾病的本质,才能有效地指导临床辨证。

　　由于疾病发生的根本原因是阴阳失调,因此调理阴阳,补其不足,泻其有余,恢复阴阳的相对平衡,就是中医治疗疾病的基本原则。故《素问》说:"谨察阴阳所在而调之,以平为期。"

阴阳学说在疾病治疗中的应用,包括了以下几个方面。

(1) 确定治疗原则:包括以下两方面的原则。

①阴阳偏盛则损其有余:即"实则泻之"。阴或阳的一方偏盛、亢奋,尚未损及对方时,病理变化的关键是邪气盛,此为实证,治疗时要损其有余。如阳邪亢盛所致的实热证,宜用寒凉药清泻其热,此即"热者寒之"之意。阴盛所致的实寒证,宜用辛热的药物温散其寒,此即"寒者热之"之法。

②阴阳偏衰则补其不足:即"虚则补之"。阴或阳的一方偏衰或阴阳俱损时,病理关键是正气虚,此即虚证,治疗时当补其不足。针对阴或阳的虚损,分别采用滋阴或温阳方法。阴阳两虚则用阴阳并补法治疗。如补气、养血、气血双补等即属此类治法。对于阴虚或阳虚两种不同的病变,唐代医家王冰提出了"壮水之主,以制阳光"、"益火之源,以消阴翳"的治疗原则,即当阴虚不能制阳而导致阳亢盛,表现为虚热证时,一般不宜用寒凉药直折其热,须采用滋阴壮水之法,以抑制阳亢热盛;当阳虚不能制阴而导致阴盛,表现为虚寒证时,不宜用辛温发散药来散阴寒,须用扶阳益火之法,来消退阴盛。《内经》称这种治疗的原则为"阳病治阴"、"阴病治阳"。对于阴阳偏衰,明代医家张景岳根据阴阳互根的原理,提出了阴中求阳、阳中求阴的治疗方法,他说:"善补阳者,必于阴中求阳,则阳得阴助而生化无穷;善补阴者,必于阳中求阴,则阴得阳升而泉源不竭。"这也是"阴病治阳,阳病治阴"治疗原则的具体运用。

上述治疗原则,都只是调补阴阳的总原则,临床应用还需具体情况具体对待。如果是邪盛与正虚同时存在,则应补泻兼施。

(2) 归纳药物性味:药物的四气、五味以及升降浮沉等一般性能,都具有阴阳属性。

"四气"是指药物的寒、热、温、凉四性,一般来说,寒、凉属阴,温、热属阳。凉寒的药物,多能减轻或消除阳热的亢盛,可以治疗阳热证,如银花、知母、石膏等。而温热的药物,多能减轻或消除阴寒的偏盛,可用来治疗阴寒证,如附子、肉桂、干姜等。五味是指药物有酸、苦、甘、辛、咸五种不同的味道,酸味收敛,苦味泻下,咸味润下,属阴;辛味发散,甘味补益,属阳。不同的滋味,不同的阴阳属性,在治疗的作用上就有差异。根据药物在人体内作用的趋向性不同,药物又有升降浮沉之性。升浮药多有上行、向外、升散作用,故属阳;沉降药多有下行、重镇、敛降的作用,故属阴。临床用药时,必须注意病证阴阳与药物阴阳之关系,正确运用药物的阴阳性能,以改善或调节病理上失调的阴阳关系。由此可见,在归纳药物的性味功能上,阴阳亦具有重要意义,可作为指导临床用药的依据。

总之,治疗疾病,需根据病证的阴阳偏盛偏衰情况,确定治疗原则,并结合药物性能的阴阳属性,选择药物,以纠正由疾病引起的阴阳失调状态,从而达到治愈疾病的目的。

二、五行学说

五行学说是通过木、火、土、金、水五类物质特性及其运动变化的规律,来阐释宇宙间一切事物的发生、发展、变化以及相互关系的一种学说,属于我国古代哲学的范畴。它认为物质世界是由木、火、土、金、水五种基本要素组成的,五种要素之间,又存在相生、相克等相互促进、相互制约的关系,并通过这种关系,维系和推动着客观世界的生存和发展。中医学的五行学说,主要是运用五行属性进行归类,并以五行生克、乘侮等运动规律来阐释人体的生理功能、病理变化及其与外在环境的相互关系,从而指导临床诊断和治疗。因此,五行学说是中医学理论体系中的重要组成部分。

(一) 五行的基本含义

"五",是指木、火、土、金、水五种基本物质。"行",有两层含义,一是指行列、次序;二是指运动变化。

"五行",是指木、火、土、金、水五种物质及其运动和变化。

"五行学说",是指自然界一切事物都是由木、火、土、金、水五种物质构成的,根据五行间的关系,以五种物质为基础,对自然界的事物、现象加以抽象、归纳、推演,用以说明物质之间的相互滋生、相互制约,不断运动变化,从而促进事物发生、发展规律的学说。

(二) 五行学说的基本内容

1. 五行的特性 五行的特性,是古人在长期的生活、生产实践中和对木、火、土、金、水五种物质直接观察和朴素认识的基础上进行抽象归纳而逐步形成的理性概念,是分析归类各种事物和现象五行属性的基本依据。《尚书·洪范》中最早记述了五行的特性,指出"水曰润下,火曰炎上,木曰曲直,金曰从革,土爰稼穑",这是对五行特性总的概括。现分述如下。

木的特性:"木曰曲直"。所谓"曲直",是指树干曲曲直直地向上、向外伸长舒展的生发姿态。因此,凡具有生长、升发、条达、舒畅等特性的事物或现象,均可归属于"木"。

火的特性:"火曰炎上"。所谓"炎上",是指火具有温热、升腾、向上的特征。因此,凡具有温热、升腾等特性的事物或现象,均可归属于"火"。

土的特性:"土爰稼穑"。"稼"指播种,"穑"指收获。所谓"稼穑",意为土地可供人们播种和收获农作物。"土为万物之母",万物土中生,万物土中灭,所以凡具有生化、承载、受纳特性的事物或现象,均可归属于"土"。

金的特性:"金曰从革"。"从",顺从;"革",变革。指金有刚柔相济之性,可随人意而进行变化。引申为凡具有沉降、肃杀、收敛等特性的事物或现象,均可归属于"金"。

水的特性:"水曰润下"。所谓"润下",是指水具有滋润和向下的特性。凡具有寒凉、滋润、向下、静藏等特性或作用的事物和现象,均可归属于"水"。

五行的特性,虽源自于木、火、土、金、水五种物质,但实际上已超越了其本身的性质,而具有更广泛、更抽象的意义。

2. 事物属性的五行归类 五行学说以五行各自抽象的特性为依据,将自然界的各种事物和现象分别归属于木、火、土、金、水五大系统之中,构成一个彼此有内在联系的统一整体。其归类的方法主要有两种,即直接的取象比类和间接的推演络绎。

(1)直接归类:也就是取象比类法或援物比类法。从事物的形象(包括事物的形态、性质、作用等)中取其能够反映本质的特征,然后与五行各自的抽象特性相比较,以确定其五行属性而进行归类。如某事物或现象的特征与木的特性相类似,则归属于木;类似于火,则归属于火。以季节为例,春季万物萌发,类

似于木升发的特性,故归属于木;夏季炎热,类似于火炎上的特性,故归属于火;长夏植物繁茂,类似于长养的特性,故归属于土;秋季草木凋零,类似于金肃杀的特性,故归属于金;冬季严寒,类似于水寒凉的特性,故归属于水。再就五脏而言,肝之性喜舒展而主升,故归于木;心推动血液运行,温煦全身,故归于火;脾主运化,为机体提供着营养物质,故归于土;肺主宣肃而喜清降,故归于金;肾主水而司封藏,故归于水。

(2)间接推演:自然界中有许多事物和现象无法用直接归类的方法纳入五行之中。鉴于此,古人运用间接推断演绎的方法进行推演。所谓推演络绎法,即是根据已知的某些事物的五行属性,再推演与此相关的其他事物。例如,长夏属土,而长夏较潮湿,湿与长夏密切关联,所以,湿也随长夏而被纳入归土;秋季属金,秋季气候偏干燥,燥与秋季密切关联,所以燥也随秋而被纳入归金。再如人体脏腑,已知肝属木,而肝与胆相表里、主筋、其华在爪、开窍于目,于是间接推演络绎至胆、筋、爪、目亦随肝同属于木。心属火行,心与小肠相表里、主脉、其华在面、开窍于舌,于是间接推演络绎至小肠、脉、面、舌等也亦随心同属于火。根据上述归类方法,从而得出事物的五行属性归类表(表2-3)。

表2-3 自然界与人体五行归类简表

自然界						五行	人体					
五味	五色	五方	五气	五季	五化		五脏	五腑	五官	五体	五志	五液
酸	青	东	风	春	生	木	肝	胆	目	筋	怒	泪
苦	赤	南	暑	夏	长	火	心	小肠	舌	脉	喜	汗
甘	黄	中	湿	长夏	化	土	脾	胃	口	肉	思	涎
辛	白	西	燥	秋	收	金	肺	大肠	鼻	皮毛	悲	涕
咸	黑	北	寒	冬	藏	水	肾	膀胱	耳	骨	恐	唾

从表2-3中可以看出,每一行所属各种事物或现象之间的关联,反映出其互相推移、变化发展以及人与自然相互感应等综合关系。这样的归类方法有其合理性,但也存在一定的局限性。万事皆分五类,一一配对,其所构成的相互联系,有的是属于本质性的,而有的只是现象上的,有的甚至是牵强或相悖的。依据五行属性进行归类,其着眼点不仅在于物质本身,更重要的是事物的性质与功能。

中医学运用五行学说,根据人体组织器官、生理功能、病理现象的不同特点,将机体归类为以五脏为中心的五大系统。又根据天人相应的指导思想,将人体的生命活动与自然界的事物或现象相联系,形成人体内外环境相统一的结构系统,以此说明人体与外在环境之间的密切关系。

3. 五行的生克乘侮 五行学说有两个核心内容,第一个核心内容是按属性将事物和现象分类,第二个核心内容则是五行的循环生克乘侮关系。它以

五行的相生、相克等关系来探索和阐释事物之间相互联系、相互协调平衡的整体性和统一性。同时,又以五行的相乘、相侮关系来探索和阐释事物之间的协调失衡时的相互影响。

(1)五行相生:所谓"相生",指五行中某一行事物对于另一行事物具有促进、助长和资生作用。五行相生的规律和次序是:木生火、火生土、土生金、金生水、水生木。五行之间依次资生,循环不息。

五行相生是自然界存在的正常现象,如一年之中,季节春、夏、长夏、秋、冬的更替;生物生、长、化、收、藏的变化,都体现着相生关系。在人体生理活动中同样也存在着这类现象。正是由于这种相生或促进作用,自然界才有繁茂的景象,生命过程才会生机旺盛。

在五行相生关系中,任何一行都具有"生我"和"我生"两方面的关系,"生我"者为"母","我生"者为"子"。因此,相生关系又叫母子关系。以木为例,水生木,即

生"我"者为水,故水为木之"母";木生火,即"我"生者为火,故火为木之"子",以此类推。参见图2-2。

(2) 五行相克:所谓"相克",指五行中某一行事物对于另一行事物具有抑制、约束、削弱等作用,又称"相胜"。五行相克的规律和次序是:木克土、土克水、水克火、火克金、金克木。五行的相克关系也是循环无端,周而复始的。《素问·宝命全形论》指出:"木得金而伐,火得水而灭,土得木而达,金得火而缺,水得土而绝。万物尽然,不可胜竭。"正是由于这类机制的存在,自然界才得以生机蓬勃,又不至于亢而为害。

在相克关系中,任何一行都具有"克我"和"我克"两方面的关系,《内经》称之为"所胜"和"所不胜"关系,即克"我"者为我"所不胜","我克"者为我"所胜"。仍以木为例,木克土,即"我"克者为土,故土为木之"所胜";金克木,即克"我"者为金,故金为木之"所不胜",以此类推(图2-2)。

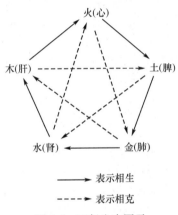

━━━▶ 表示相生
------▶ 表示相克

图 2-2 五行生克图示

五行的相生相克是密切关联又不可分割的两个方面。没有生,就没有事物的发生和成长;没有克,事物就会过度亢盛而失去协调和平衡。因此,克中寓生,制中有化,二者相反相成,才能保持事物间平衡协调和稳定有序的变化发展。这种调节机制,称为"五行制化"。它包括两方面,一是生中有制,以木为例,水生木,木生火,而水又能克火;二是制中有生,又以木为例,金克木,木克土,而土反过来又能生金,从而维持三者间的协调平衡关系。其他四行以此类推(图2-3)。一旦这种调控机制被破坏,在自然界就会表现为异常现象,在人体则会出现病理变化。

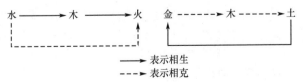

━━━▶ 表示相生
------▶ 表示相克

图 2-3 五行生克制化图示

(3) 五行相乘:乘,即乘虚侵袭。相乘是指五行中的某一行对其所胜一行的过度克制。其次序同于

相克,即木乘土、土乘水、水乘火、火乘金、金乘木。但二者本质上有区别,相克是正常情况下的制约关系,相乘则是相克的异常现象。引起相乘的原因有两个方面一是五行相克中被克一方本身不足(不及),如土虚木乘;二是五行相克中克者一方过度亢盛(太过),如木旺乘土。五行相乘关系(图2-4)。

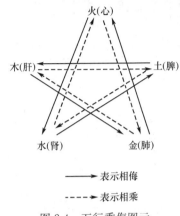

━━━▶ 表示相侮
------▶ 表示相乘

图 2-4 五行乘侮图示

(4) 五行相侮:侮,即欺侮,有恃强凌弱之意。相侮是指五行中的某一行对其所不胜一行的反克。其次序与相克相反,即木侮金、金侮火、火侮水、水侮土、土侮木。引起相侮的原因也有两个方面,一是五行中的某一行本身过强(太过),克它的一行相对较弱,弱者不能克强者,反而被强者所克制。如正常是金克木,但木过于强盛时,不仅不被金克制,反而能反侮金;二是五行中的某一行本身(克方)过度虚弱(不及),被克方相对过强,弱者不仅不能克制强者,反而被强者所克制。如金本身不足,不能克木,而被木反侮。五行相侮关系参见图2-4。

相乘、相侮都是五行在异常情况下的相克变化,即为事物发展变化的反常现象。相乘、相侮之间既有联系又有区别。联系在于,相乘、相侮可以同时发生,如木过强时,既可以乘土,又可以侮金;区别在于,相乘是按相克次序的过度(太过)克制,而相侮则是相克次序的反向克制。

(三) 五行学说在中医学中的应用

五行学说广泛渗透于中医学,其应用涉及生理、病理、临床诊断、病机分析、治疗用药以及中药四气五味的分析等多个领域,归结起来主要体现在如下三个方面,一是利用五行来分析归纳脏腑等组织器官的属性和特性,并说明脏腑的生理功能;二是借助五行生克制化来分析和研究脏腑各系统、各生理功能之间的相互关系;三是运用五行之间乘侮来阐释病理情况下各脏腑系统之间的相互影响。因此,五行学说不仅可用于理论阐释,还可用于指导临床实践活动。

1. 说明五脏的生理特性和功能 五行学说把脏腑分别归属于五行,并以五行来说明各脏的生理特性。如肝之禀性喜条达，恶抑郁，具有疏泄功能，类似于木之枝叶条达，向上、向外、生长、舒展的特性，故肝属于木。火性温热，具有蒸腾、炎上的气势；心"禀阳气"，有温煦作用，故心属于火。土性敦厚，有生化万物的特性；脾能运化水谷，营养机体，化生气血，故脾属土。金有清肃、沉降之性；肺有清肃下降的特性，故肺属金。水性润下，有寒润、下行、闭藏的特性；肾有藏精、主水的功能，故肾属水。

五行学说将人体的脏腑组织结构分属于五行，同时又将自然界的五方、五时、五气、五味、五色等与人体的五脏、五腑、五体、五官联系起来，用以说明人与自然之间的相互感应，体现了天人相应的整体观。

2. 说明五脏的相互关系 五脏的五行归属，不仅阐明了五脏的功能特性，而且还应用五行生克制化的理论说明脏腑生理功能之间的内在联系，即相互资生，又相互制约。

五脏相互资生的关系表现为：心生脾，心阳温煦可以助脾运化；脾生肺，脾运化精微上输于肺；肺生肾，肺气清肃下行有助于肾的主水、纳气；肾生肝，肾所藏之精能滋养肝之阴血；肝生心，肝藏血可以济心之阴血。

五脏相互制约关系表现为：心制约肺，心阳温煦可防止肺的清肃太过；肺制约肝，肺的肃降可防止肝的升发太过；肝制约脾，肝之疏泄可以疏达脾气，以防壅塞；脾制约肾，脾之健运可防止肾水的泛溢；肾制约心，肾水滋润上济可防心火之亢盛。

3. 说明脏腑间的病理传变 在病理情况下，脏腑之间会产生某些相互影响。这种相互影响，中医学习惯称之为"传变"。如本脏病变可以传至他脏，他脏的病变也能传至本脏。运用五行学说，可以分析、说明脏腑间生克制化关系异常而导致的疾病传变。一般可分为相生（亦称母子）关系的传变和相克（亦称乘侮）关系的传变。

（1）相生关系的传变：指病变顺着或逆着五行相生次序的传变。主要有"母病及子"和"子病犯母"两种类型。

①母病及子（顺传）：指母脏的病变传变或累及到子脏。以肝与肾为例，肾属水为母，肝属木为子，若肾病及肝，即为母病及子。临床上常见的"水不涵木"，就是由于机体肾水不足，不能滋养肝木，导致"肝肾精血不足"或"肝肾阴虚"的病证，这种病理转变就属母病及子的类型。

> **案例 2-5**
>
> 患者，男，71岁。9年前常感头晕、头痛，腰腿酸软无力，测血压 170/110mmHg①，诊断为原发性高血压病，长期服用降压药，血压基本平稳，但常有头晕、耳鸣。近半年来，头晕加重，头目胀痛，头重脚轻，耳鸣耳聋，性情急躁，易怒，目赤胀

痛，口苦咽干，腰酸膝软。就诊时，血压 180/106mmHg。舌红，苔黄，脉细弦数。

思考问题

本病证分为前后2个阶段，前阶段因肾精不足，脑海空虚，导致眩晕病证。后阶段又出现了肝阳上亢的病证。试用五行学说分析病证变化的机制。

答案提示

根据五行属性以及生克制化的理论分析，肝属木，肾属水，水可以生木，肾所藏之精气能够滋养肝之阴血，肝与肾属母子关系，即肾为母，肝为子。生理状态下，肾能养肝，但病理状态下，肝肾之间可以发生疾病的传变。患者病初因肾精不足，不能充养脑髓、腰府及筋骨，故头晕头痛、腰膝酸软。肾精亏虚，肝阴得不到肾精的充养，渐致肝阴不足，阴不制阳，则肝阳亢盛。阳亢于上，则头晕加重、头目胀痛、头重脚轻、目赤胀痛、口苦咽干、烦躁易怒。阴亏于下，则腰酸膝软。舌红苔黄，脉细弦数，均为肝阳亢盛的征象。因此，该患者是由肾病传于肝，导致肝肾阴虚，肝阳亢盛，亦即母病及子的病证。

②子病犯母（逆传）：又称"子盗母气"，即病变由子脏波及母脏。如肝属木，心属火，肝为母脏，心为子脏，心病及肝，就是子病犯母。临床上常见到的心肝血虚和心肝火旺，可由心血不足，再累及肝脏，而使肝血亏虚，从而形成心肝血虚。若心火亢盛，然后波及肝，引动肝火，则可出现心肝火旺病证。

> **案例 2-6**
>
> 患者，女，43岁。2个月前因家庭矛盾，思虑过度，诱发失眠。夜难入睡，甚则通宵不眠，工作时注意力不集中，健忘，易惊悸。就医后按医嘱每晚服用安眠药治疗，睡眠有改善，可入睡5～8小时，但夜间多梦。近3周来，渐心情抑郁不舒，紧张、惶恐不安，工作不能按期完成。伴有头昏、眼干涩，胸胁痞闷，善叹息，夜间双臂麻木。月经延期半月未行。再次西医就诊，诊断为焦虑症，建议抗焦虑治疗，因惧药物不良反应，要求中医治疗。舌淡，苔薄白，脉细弱。
>
> **思考问题**
>
> 患者发病初期因思虑过度，暗耗心血，心神失养，导致失眠病证。近3周表现为肝血不足，肝失疏泄，血虚肝郁的病证。试用五行学说分析病证变化的机制。

---

①1mmHg＝133.322Pa。

答案提示

根据五行属性以及生克制化的理论分析，心属火，肝属木，木能生火，肝能生心，即肝藏血可以济心之阴血。因此，肝与心属母子关系。病理状态下，肝心之间，可以发生疾病的传变。患者因思虑过度，暗耗心血，心神失养，导致失眠病证，由于心血亏耗，进一步累及于肝，导致肝血不足。肝血虚则肝失所养，肝疏泄失常。肝失疏泄，则心情抑郁不舒、胸胁痞闷、喜叹息；肝血不足，不能濡养头目、肢体及冲任二脉，则头昏、眼干涩、夜间双臂麻木、月经延期半月不行；心血虚，心神失养，心神不宁，则紧张、惶恐不安，工作不能按期完成。依据五行学说理论，可以认为，该患者由于心血不足，累及于肝，导致肝血亏虚，血虚肝郁的病证，也即子病传母、子盗母气。

(2) 相克关系的传变：指病变顺着或逆着五行相克次序的传变，包括"相乘"与"相侮"（即反侮）两方面。

①相乘：指克制太过为病。可以因为克的一方太过，也可因为被克一方不及而出现。如正常情况下，肝木克脾土，即肝疏泄可以疏达脾土，帮助脾的运化。但若肝的功能过强（太过），肝气横逆犯脾，就可出现"肝木乘脾土"的病证；也可以脾虚（不及）而被肝乘，导致脾运化不健而肝气疏泄失常，"土虚木乘"，出现肝脾不和的病证。

案例 2-7

患者，女，52 岁。从事教师工作 10 余年。因胁腹疼痛，腹泻 4 天就诊。患者平素食欲缺乏，食后易腹胀，进食稍有不慎即腹泻便溏。4 天前因工作与人发生争执，恼怒不休。遂出现两胁及脘腹窜痛，嗳气频，腹泻，且便前腹痛，痛则欲泻，泻后痛减。无发热，无里急后重，排便稀溏，每日 3~4 次，无脓血。既往有浅表性胃炎、慢性结肠炎病史。腹平软，脐周有压痛。舌质淡红，苔白，脉弦细。

思考问题

该患者素体脾胃虚弱，运化不健。因情志所伤，肝气郁结，影响于脾，导致腹泻病证。试用五行学说分析病证变化的机制。

答案提示

根据五行属性以及生克乘侮的理论分析，肝属木，脾属土。正常情况下，木能克土，肝能制约脾，即肝之疏泄可以疏达脾气，以防壅塞。五行学说认为，在相克关系中，被克一方本身不足，或克者一方亢盛，就可以出现过度相克。该患者平素食欲缺乏，食后易腹胀，进食稍有不慎即腹泻便溏，这说明其脾气不足，运化不健。又因恼怒而导致肝气不舒，肝失疏泄，肝气横逆，而出现肝脾不调，肝木乘土的病证。肝失疏泄，气机郁滞，则两胁及脘腹窜痛，嗳气频；肝郁乘脾，气机失调，脾失健运，清气不升，则腹痛，痛则欲泻，泻后痛减。脉弦细，提示肝郁脾虚。

②相侮：又称反侮，即反克为病。其原因可以是一方太盛，不被克己的一方所克，而反克克己的一方。也可以是一方太弱，无力克制对方，而反受被克一方的克制。如正常情况下，肺可制约肝，但在某些病理情况下，如肺虚（太虚）或肝旺（太旺）反倒出现肝木侮肺，表现为肝火犯肺（或称木火刑金）的病证，这就属于反克的病理变化。

案例 2-8

患者，男，47 岁，销售职员。因咯血 1 天就诊。患者年轻时有咯血病史，常因感冒引发咳嗽咯血，诊断为支气管扩张。后经治疗调理，近 20 年未发病。1 年前，单位体检时发现血压偏高，血压 150/90mmHg，患者无不适，未予重视。今年初起，经常头胀头痛，口苦，烦躁，失眠。劳累后症状明显。复查血压 150~160/90~105 mmHg，不正规服用珍菊降压片、尼群地平等药。昨晚饮酒后即感头晕头胀。今晨起床后感胸胁胀痛，咳嗽，继而咯血数口，色鲜红。伴有头痛、目胀、口苦口干。无恶心、呕吐，无恶寒发热。否认肺结核病史。查体：血压 200/110mmHg。面部潮红，球结膜充血，左下肺闻及湿啰音，心率 100 次/分，律齐，未闻及病理性杂音。舌红，苔黄，脉弦数。

思考问题

1 年来肝火偏盛，出现肝阳上亢的表现。发病前有饮酒史。因肺失清肃，肺络损伤，出现咯血而就诊。请根据病史及症状、体征，试用五行学说分析病证发生的机制。

答案提示

根据五行属性以及生克乘侮的理论分析，肝属木，肺属金。正常情况下，金能克木，肺能制约肝。当一方太盛，不被克己的一方所克，而反克克己的一方；或一方太弱，无力克制对方，而反受被克一方的克制时，就会发生相侮的异常情况。该患者年轻时肺气不固，肺失濡养，常出现咳嗽、咯血病证。近年来，脏腑功能失调，肝火偏旺，肝阳亢盛，又因饮酒而加重，终致肝气横逆，反克于肺，肺失清肃，热伤肺络，出现咯血病证。临床症状中，头痛目胀、胸胁胀痛、口苦口干由肝火旺盛所致。咳嗽、咯血鲜红是肝火犯肺，肺失清肃，热伤血络的表现。

应当指出，依据五行的相互关系以及循环图示，有助于指导和认识病理情况下五脏病变相互转变的规律。生克乘侮四种关系包罗了任何两脏之间所有逻辑上可能的组合，但五行学说这种基于理想构思的圆满性，在五脏病理转变的证型上并不是圆满的。在临床上，有时病证的传变规律并不完全遵循五行生克的次序进行。因此，不能机械地套用五行生克传变规律来认识病理现象，必须从临床实际情况出发，具体问题具体分析。

4. 指导疾病的诊断和治疗 依据整体观念，当内在脏腑产生病变，其功能出现紊乱以及相互关系失调时，常会通过众多途径反映到体表的相应组织器官，表现出色泽、声音、形态、脉象等诸方面的异常变化。因此，我们可以通过望、闻、问、切等方法观察到这些异常变化，并根据五行学说归属及生克乘侮的变化规律，对病情作出分析和判断。如患者面色青灰，两胁疼痛，脉见弦象，可能与肝病有关；面见赤色，口中味苦，口舌生疮，脉象洪数，多为心火亢盛所致。

五行学说用于指导治疗，主要是依据五行的生克制化及乘侮的规律，采取相应的治疗措施，来调整脏腑间相互关系，达到控制疾病的传变，恢复正常的生克制化关系的目的。具体运用可体现在以下两方面。

(1) 控制疾病的传变：病变过程中，一脏之病常可波及他脏而使疾病发生传变。因此，治疗时，根据五行转变的理论，除需对病变的脏器治疗处理外，还必须调整各脏腑间的关系，以防疾病进一步传变。如肝气太盛，常容易侵犯脾土。所以治疗肝病的同时，宜尽早调护脾胃，防肝病传于脾。《难经·七十七难》所说"见肝之病，则知肝当传之与脾，故先实其脾气"，即为此义。

(2) 确定治则与治法：五行学说可帮助确定治疗原则和制订治疗方法。

1) 根据相生规律确定治疗原则及治法：包括"虚则补其母"和"实则泻其子"。前者主要用于母子两脏虚弱之证，后者主要用于母子两脏俱实之证。

①"虚则补其母"治则在临床上常用的治法如下。

滋水涵木法：又称滋肾养肝法或滋补肝肾法，指通过滋肾阴以养肝阴的方法。多用于肾阴亏损而肝阴不足以及肝阳亢盛病证。

培土生金法：又称补脾养肺法，指通过培补脾气以助益肺气的方法。多用于脾胃虚弱，不能滋养肺而脾虚肺弱的病证。

金水相生法：又称补肺滋肾法或滋养肺肾法，指通过肺肾同补以纠正肺肾阴虚的方法。多用于肺虚不能输布津液以滋肾或肾阴不足，精气不能上滋于肺的病证。

②"实则泻其子"治则在临床上常用的治法如下。

肝旺泻心法：指用清心火以泻肝火的方法。多用于肝火旺盛且心火上炎，心肝火旺的病证。

2) 根据相克规律确定治疗原则及治法：相乘和相侮都是相克的异常状态，其原因，不外乎一方过强而表现为机能亢进；或另一方偏弱而表现为机能不足。因此，纠正乘侮所致病证的治疗原则就是"抑强"、"扶弱"。所谓"抑强"，指抑制功能过亢之脏；所谓"扶弱"，指扶助虚弱之脏。通过调整，使双方恢复到正常的平衡状态。临床上常用的治法如下。

抑木扶土法：又称疏肝健脾法、平肝和胃法或调理肝脾法，指通过疏肝健脾和胃来治疗肝气犯胃、肝旺脾虚的方法，适用于肝木乘土或土虚木乘之证。

佐金平木法：又称泻肝清肺法，指通过清肃肺气以抑制肝木，或抑制肝木以利肺气清肃的方法。多用于肝火偏盛，肺气清肃失常之证。

泻南补北法：南属火，北属水，又称泻火补水法或滋阴泻火法，指通过泻心火来滋肾水的治疗方法。适用于肾阴不足，心火偏亢之证。

培土制水法：又称温肾健脾法，指通过温运脾阳，或温肾健脾来治疗水湿停聚病证的一种方法，多用于治疗脾虚不运，水湿泛溢或肾阳虚衰，不能温煦脾阳，脾不制水，水湿不化的水肿病证。

总之，五行学说在治疗上的应用比较广泛，它不仅适用于药物治疗，也同样可以指导针灸的治疗以及精神情志病变的治疗。但需要注意的是，五行学说具有一定的机械性，临床上要根据实际情况，分析和把握疾病转变的规律，针对病情进行辨证论治。

案例 2-9

施某，男，76岁，离休。以反复咳嗽咳痰30余年为主诉就诊。该患者有慢性咳嗽咳痰史30余年，诊断为慢性支气管炎。近七八年来，渐感活动后气短喘息，每遇感冒后咳嗽咳痰加重，严重时胸闷，喘息不已，多次因慢性支气管炎急性发作、慢性阻塞性肺气肿住院治疗。近半年来病情尚平稳，未有急性发作，但终日咳嗽咳痰，尤晨起为著，痰色白黏或泡沫状，动则气短汗出，怕风，倦怠无力，食欲缺乏，食少便溏。要求中医调理。查体：精神不振，气短声低，面色无华，唇无发绀，桶状胸，肋间隙增宽，两肺呼吸音偏低，两肺底闻及少量湿啰音，未闻及哮鸣音。心尖搏动位于剑突下，心率88次/分，律齐，未闻及病理性杂音。肝脾不肿大,下肢无浮肿。舌质淡,苔白腻,脉细弱。

思考问题

本病属中医咳喘病证,以咳喘气短,食少便溏,伴有乏力、畏风、自汗、舌淡苔白、脉细弱等气虚表现为特点,属肺脾气虚之证。试运用五行学说确定该病证的治疗原则。

答案提示

根据五行学说,脾属土,肺属金,土能生金,故脾为肺之母。该患者由于久病咳喘,耗伤肺气,子病及母,致脾胃功能受损。脾不健运,则气血生化不足,又导致肺失所养,终成肺脾气虚之证。依据五行学说,虚则补其母,故可采取健脾益肺,培土生金的原则来治疗。

第3章 藏 象

第1节 藏象学说的内容和特点

藏象,指藏于体内的内脏及其表现于外的生理病理现象的总和。"藏象"二字,首见于《素问·六节藏象论》。藏,指藏于体内的内脏;象,指表现于外的生理、病理现象。如张景岳在《类经》中说:"象,形象也。藏居于内,形见于外,故曰藏象。"

藏象学说,即是通过对人体生理、病理现象的观察,研究人体各个脏腑器官的生理功能、病理变化及其相互关系的学说。藏象学说,在中医学理论体系中占有极其重要的地位,对于阐明人体的生理和病理现象、指导临床实践具有普遍意义。

(一)藏象学说的内容

藏象学说,是以脏腑为基础的,因此又称为"脏腑学说"。脏腑,是内脏的总称。按其形态结构和生理功能特点可分为脏、腑、奇恒之腑三类。脏,即肝、心、脾、肺、肾,合称为"五脏";腑,即胆、胃、小肠、大肠、膀胱、三焦,合称为"六腑";奇恒之腑,即脑、髓、骨、脉、胆、女子胞(子宫)。

五脏多为实质性脏器,其生理特点是化生和贮藏精气;六腑多为空腔脏器,其生理特点是受盛和传化水谷;正如《素问·五藏别论》所云:"所谓五藏者,藏精气而不泻也,故满而不能实。六腑者,传化物而不藏,故实而不能满也。"这里的"满"和"实",主要是针对精气和水谷的各自特点而言。

"奇者异也,恒者常也。"奇恒之腑,是不同于六腑的腑,它们形态中空,与腑相似,但内藏精气,功能类脏,故称奇恒之腑。

精、气、血、津液是构成人体的基本物质,是脏腑生理活动的产物,反过来又成为脏腑生理功能活动的物质基础。由此可见,脏象学说的主要内容包含着两部分,一是阐述各脏腑组织器官的生理功能、病理变化及其相互关系;二是阐述精、气、血、津液的生理功能、病理变化及其相互关系,以及与脏腑的关系。其中五脏是起主导作用的部分。

> **思考题3-1**
> 对"臟、藏、藏象"与"脏腑"的解读
> 脏腑学说中,最容易引起误读、误会的主要就是"臟、藏、藏象"与"脏腑"之间的关系问题。

> "藏象"一词源出于《内经》,实质上就是指的脏腑器官及其功能活动的外在表现。为何又有"臟"、"藏"的不同写法,古汉语中"藏"与"臟"同,故《素问·六节藏象论》中的"藏象"一词中的"藏"实际就是"臟",与今天之"脏"相通。
> "脏腑"一词单指人体内的脏腑器官,体现不出脏器的功能活动。而"藏象"一词除指代脏腑器官的实体之外,还指代脏腑功能活动的外在表现,从而把脏腑器官在内的实体结构与表现于外的功能活动统一起来。所以,"藏象"与"脏腑"的含义有一定区别,这一点中医初学者应该注意。

(二)藏象学说的特点

藏象学说的主要特点是以五脏为中心的整体观。这一整体观,主要体现如下。

1. 结构上是以五脏为中心的统一体 以脏腑分阴阳,脏为阴,腑为阳,一脏一腑通过经脉相互络属,构成表里关系。如心与小肠、肺与大肠、脾与胃、肝与胆、肾与膀胱、心包与三焦互为表里。同时,五脏与形体诸窍联结成一个整体。五脏各有外候,与形体诸窍各有特定的联系。如肝开窍于目,主筋,其华在爪;可见肝、胆、筋、目、爪便构成一个相对独立的小整体。整个人体五脏间通过五行生克相互联系,相互为用,不可分割,构成一个以五脏为中心的有机整体。

2. 概念上是解剖、生理、病理上的高度统一 由于藏象学说的形成既有古代解剖学知识,又有人们长期对生理、病理现象的观察,以及反复医疗实践的佐证等多方面因素,所以中医学脏腑所表明的不单纯是一个形态学的概念,更是一个生理病理学概念。因此,中医学藏象学说中脏腑的概念实际上是一个结构与生理、病理关系的总和,强调的是一个功能单位。如肾藏精,主生长发育与生殖,主水,主纳气,主骨生髓通于脑,其华在发,开窍于耳及二阴。所有这些都属于肾的范畴。临床上只要见到腰酸疼痛、生殖功能异常、发育迟缓、水肿气喘、失聪耳鸣、发白早脱等现象,均可从肾论治。

3. 临床上是辨证论治的依据 正是由于脏腑本身所表明的是一个解剖、生理、病理相结合的概念,藏象学说才成为中医临床辨证论治的基础。中医学的各种辨证方法,最终都要归结到脏腑病理变化上来,其治疗就在于纠正脏腑的病理改变。同时藏象学说又在辨证论治的医疗实践中,不断得到充实与发展。如脾胃理论,从内经中的"五脏皆禀气于胃"、"人以胃气为本"等,到李东垣主张养脾胃之气,升脾胃之清阳,脾胃学说有了很大发展;至叶天士的养胃阴、降胃气、以通为补的治法和"脾喜刚燥、胃喜柔润"等理论,脾胃学说更臻完善。

第2节 脏 腑

一、五 脏

五脏,是心、肝、脾、肺、肾的合称。五脏的生理功能,虽然各有专司,但心的生理功能起着主宰作用。五脏之间各种生理功能活动的相互依存、相互制约和相互协调平衡,主要是以阴阳五行学说的理论为基础进行阐释的。

(一)心

心居于胸腔,位于膈膜之上,形似倒垂的未开莲蕊,有心包卫护于外。心在五行属火,起主宰生命活动的作用,故称之为"君主之官"。手少阴心经与手太阳小肠经经脉相互络属,故心与小肠相表里。

1. 心的主要生理功能

(1)主血脉:心主血脉,包括主血和主脉两个方面。全身的血液均在脉管中运行,依赖于心脏的搏动而输送到全身,发挥其濡养的作用。故《素问·五藏生成篇》说:"诸血者,皆属于心。"脉,即血脉,又可称经脉,为血之府。脉是血液运行的通道,脉道的通利与否,营气和血液的功能健全与否,直接影响着血液能否正常运行。心脏、脉和血液构成一个相对独立的系统,这个系统的生理功能都属于心所主,都有赖于心脏的正常搏动。因此,心脏的搏动是否正常,在"心主血脉"的功能中起着十分关键的作用。

心的正常搏动,主要依赖于心气。心气充沛,才能维持正常的心力、心率和心律,血液才能在脉内正常地运行,周流不息,营养全身,而见面色红润光泽,脉象和缓有力等外在的表现。血液的正常运行,也有赖于血液本身的充盈。如果血液衰少,血脉空虚,同样也能直接影响心的正常搏动和血液的正常运行。所以,血液的正常运行,必须满足心气充沛、血液充盈和脉道通利三个基本条件。其中任何一方面出现问题,都将影响心主血脉功能的正常发挥。

(2)主神明:心主神明,又称心藏神。神有广义和狭义之分。广义的神,是指整个人体生命活动的外在表现,如面色、眼神、言语、应答、肢体活动姿态等。换句话说,凡是机体表现于外的"形征",都是机体生命活动的外在反映,也就是通常所说的"神气"。狭义

的神,是指人的精神、意识、思维活动。由于人的精神、意识和思维活动不仅仅是人体生理功能的重要组成部分,而且在一定条件下,又能影响整个人体各方面生理功能的协调平衡,所以《素问·灵兰秘典论》说:"心者,君主之官,神明出焉。"心主神明的生理功能正常,则精神振奋,神志清晰,思维敏捷,对外界信息的反应灵敏和正常。如果心主神志的生理功能异常,可出现失眠、多梦、健忘、神志不宁,甚至谵狂;或可出现反应迟钝、精神委顿,甚则昏迷,不省人事等临床表现。

心藏神的生理功能与心主血脉的生理功能密切相关。血液是神活动的物质基础,正因为心具有主血脉的生理功能,才具有藏神的功能。如《灵枢·本神》说:"心藏脉,脉舍神。"

2. 心与肢体官窍的联系

(1)在体合脉、其华在面:脉指血脉;心在体合脉,即指全身的血脉都属于心。华,是光彩之义;心其华在面,即指心的生理功能是否正常,可以显露于面部的色泽变化。由于头面部的血脉极为丰富,所以心气旺盛,血脉充盈,则面部红润有泽;心气不足,则可见面色㿠白、晦滞;心血亏虚则面色无华,心血瘀阻则面色青紫等。故《素问·五藏生成篇》也说:"心之合脉也,其荣色也。"

(2)开窍于舌:是指舌为心之外候,又称舌为"心之苗"。舌的功能是主司味觉和表达语言,这些均有赖于心主血脉和心藏神的生理功能。心的功能正常,则舌体红活荣润,柔软灵活,味觉灵敏,语言流利。若心有病变,可以从舌上反映出来。如心火上炎则舌鲜红,甚则生疮;心血瘀阻则舌质暗紫,或有瘀斑;心藏神的功能异常,则舌强、语謇等。

(3)在志为喜指心的生理功能和精神情志之"喜"有关。喜为心之志。喜是人对外界信息的良性反映,对心主血脉等生理功能有利。

(4)在液为汗指汗液的多少与心主血脉的功能有关。汗是津液通过阳气的蒸腾汽化后,从玄府(汗孔)排出的液体。由于汗为津液所化生,血与津液又同出一源,而血又为心所主,故有"汗为心之液"之说,所以说心在液为汗。

附

1. 心的生理特性

(1)心为阳脏:心的阳气能推动血液循环,维持人的生命活动,使之生机不息,故将心比喻为人身之"日"。心脏阳热之气,不仅能维持心本身的生理功能,而且对全身也有温养作用。

(2)心气与夏气相通应:心应夏气。从五行配属来看,心与夏季、南方、热、火、苦味、赤色等有着内在联系,共处于一个系统中,故说心与夏季相通应。了解心的这一生理特性,有助于理解心的生理、病理现象,特别是病理状态与季节气候的关系。

2. 心包络

（1）形态部位：心包络，简称心包，是心脏外面的包膜，为心脏的外围组织，其上附有脉络，是通行气血的经络，合称心包络。

（2）生理功能：心包络是心的外围组织，有保护心脏、代心受邪的作用。藏象学说认为，心为君主之官，邪不能犯，所以外邪侵袭于心时，首先侵犯心包络。在临床上主要表现为心藏神的功能异常，如在外感热病中，因温热之邪内陷，出现高热神昏、谵语妄言等心神受扰的病态，称之为"热入心包"；由痰浊引起的神志异常，表现为神昏模糊、意识障碍等心神昏乱的病态，称之为"痰浊蒙蔽心包"。

思考题 3-2

如何理解心主神明

神有广义和狭义之分，已如前述。《素问·移精变气论》说"得神者昌，失神者亡"，就是指广义之神。《素问·灵兰秘典论》说"心者，君主之官也，神明出焉"和《灵枢·邪客》说"心者，五脏六腑之大主也，精神之所舍也"，就是指狭义之神。人的精神、意识和思维活动是大脑的生理功能，即大脑对外界事物的反映。但在中医藏象学中则将人的精神、意识、思维活动归属于五脏，而且主要归属心的生理功能。这是因为心具有主血脉的生理功能。血是人体生命赖以生存的物质基础，现代研究已经证实，当大脑细胞缺血6分钟后即失活而不具有思维活性。古人观察到在人体大失血之后，即失去思维能力，所以说心有主神志的功能。正如《灵枢·本神》所说："心藏脉，脉舍神"；《灵枢·营卫生会》又说："血者，神气也。"因此，心主血脉的功能异常，必然出现神志的改变。《灵枢·本神》说："所以任物者谓之心。"任，是接受、担任之意，即具有接受外来信息的作用。古人之所以把心称作"五脏六腑之大主"，是与心主神明的功能分不开的。所以张介宾在《类经》中指出："心为脏腑之主，而总统魂魄，并该意志，故忧动于心则肺应，思动于心则脾应，怒动于心则肝应，恐动于心则肾应，此所以五志唯心所使也"，又说"情志之伤，虽五脏各有所属，然求其所由，则无不从心而发"。

（二）肺

肺位于胸腔，左右各一。其位最高，故有"华盖"之称。肺以气道与外界相通，易受邪侵，又称为"娇脏"。肺在五行属金。手太阴肺经与手阳明大肠经经脉相互络属，故肺与大肠相表里。

1. 肺的主要生理功能

（1）肺主气、司呼吸：肺的主气功能包括主一身之气和主呼吸之气。

肺主一身之气，是指一身之气都归属于肺，由肺所主。《素问·五藏生成篇》说："诸气者，皆属于肺"。肺主一身之气体现在两个方面，一是参与人身之气的生成，尤其是宗气的生成；二是调节全身气机。宗气是由肺吸入的自然界清气和脾胃运化的水谷之精气相结合而生成。因此，肺的呼吸功能直接影响着宗气的生成，也影响着全身之气的生成。其次，肺主一身之气，还体现在对全身的气机具有调节作用。肺的呼吸运动，即是气的升降出入运动。肺有节律的一呼一吸，对全身之气的升降出入运动起着重要的调节作用。

肺主呼吸之气，是指肺是体内外气体交换的场所，通过肺的呼吸运动，吸入自然界的清气，呼出体内的浊气，实现体内外气体的交换。通过肺不断地呼浊吸清，吐故纳新，促进气的生成，调节气的升降出入运动，从而保证人体新陈代谢的正常进行。《素问·阴阳应象大论》说"天气通于肺"。

肺主一身之气和主呼吸之气，实际上都隶属于肺的呼吸功能。肺的呼吸功能均匀和调，是气的生成和气机调畅的根本条件。

（2）肺主宣发肃降：宣发，即肺气向上、向外布散的过程。肃降，即肺气向下通降和使呼吸道保持洁净的作用。

肺主宣发主要体现在三个方面，一是呼出体内浊气；二是将脾所转输的津液和水谷精微布散到全身，外达于皮毛；如《灵枢·决气》所说"上焦开发，宣五谷味，熏肤、充身、泽毛，若雾露之溉，是为气。"三是宣发卫气，调节腠理开合，将代谢后的津液化为汗液，排出体外。因此，肺气失宣，则可出现呼气不利、胸闷、咳喘以及鼻塞、喷嚏和无汗等病理现象。

肺主肃降主要体现在三个方面。一是吸入自然界清气；二是将肺吸入的清气和由脾转输至肺的津液和水谷精微向下布散；三是肃清呼吸道内的异物，以保持呼吸道的洁净。因此，肺失于肃降，可出现呼吸短促或表浅、咳嗽咳痰、咯血等病理现象。

肺的宣发和肃降是相反相成的两个方面。生理情况下相互依存、相互制约，病理情况下则相互影响。没有正常的宣发，就不会有很好的肃降；反之亦然。若二者的功能失常，则出现"肺气失宣"或"肺失肃降"的病变，表现为咳、喘、胸闷、气急等症状。《素问·至真要大论》说："诸气膹郁，皆属于肺。"

（3）通调水道：通，即疏通；调，即调节；水道，是水液运行和排泄的道路。肺通调水道的功能，是指肺的宣发和肃降对体内水液的输布、运行和排泄起疏通和调节作用。肺主宣发，不但将津液和水谷精微宣发至全身，而且主司腠理的开合，调节汗液的排泄；肺气肃降，不但将吸入之清气下纳于肾，而且也将体内的水液不断地向下输送，成为尿液生成之源，经肾和膀胱的气化作用,生成尿液而排出体外。这就是肺在调节水液代谢中的作用,也就是肺通调水道的生理功能。所以有"肺主行水"和"肺为水之上源"之说。如果肺的通调水道功能减退,则可发生水液停聚而生痰、成饮,甚则出现水泛为肿等病变。

(4) 朝百脉、主治节:朝,即聚会的意思;肺朝百脉,指全身的血液都通过经脉而聚会于肺,通过肺的呼吸,进行气体交换,然后再输布全身。全身的血和脉,均统属于心,心脏的搏动,是血液运行的基本动力。而血的运行,又依赖于气的推动,随着气的升降而运行至全身。肺主一身之气,由于肺主呼吸,调节着全身的气机,所以血液的运行,亦有赖于肺气的敷布和调节。

治节,即治理和调节。肺主治节出自《素问·灵兰秘典论》的"肺者,相傅之官,治节出焉"。肺的治节作用主要体现在四个方面:一是肺主呼吸,调节着呼吸运动的节律;二是调节气机,随着肺的呼吸运动,治理和调节着全身之气的升降出入运动;三是助心行血,辅助心脏,推动和调节血液的运行;四是调节水液代谢,通过肺的宣发和肃降,治理和调节津液的输布、运行和排泄。因此,肺主治节,实际上是对肺主要生理功能的高度概括。

2. 肺与肢体官窍的联系

(1) 在体合皮、其华在毛:皮毛包括皮肤、汗腺、毫毛等组织,是一身之表,依赖于卫气和津液的温养和润泽,为抵御外邪侵袭的屏障。肺的生理功能正常,则皮肤致密,毫毛光泽,抵御外邪侵袭的能力亦较强;反之,肺气虚,宣发卫气和输精于皮毛的生理功能减弱,则卫表不固,抵御外邪侵袭的能力就低下,可出现多汗和易于感冒或皮毛憔悴枯槁等现象。

(2) 开窍于鼻:肺开窍于鼻,指肺和鼻相通,可以通过鼻部的某些表现了解肺的功能状况。鼻为肺窍,喉是肺呼吸之门户,鼻的嗅觉与喉的发音,都是肺气的作用。所以肺气和、呼吸利,则嗅觉灵敏,声音能彰。外邪袭肺,多从鼻、喉而入;肺的病变,也多见鼻、喉的症状,如鼻塞、流涕、喷嚏、喉痒、音哑、失音等。

(3) 在志为忧:忧和悲的情志变化,虽略有不同,但对人体生理活动的影响大体相同,因而忧和悲同属肺志。忧愁和悲伤,均属于非良性刺激的情绪反映,它们对人体的主要影响是不断地消耗气。由于肺主气,所以悲忧易于伤肺;反之,肺气虚时,机体对外来非良性刺激的耐受性下降而易于产生悲忧的情绪变化。

(4) 在液为涕:涕是由鼻黏膜分泌的黏液,有润泽鼻窍的功能。鼻为肺窍,正常情况下,鼻涕润泽鼻窍而不外流。若肺寒,则鼻流清涕;肺热,则鼻涕黄浊;肺燥,则鼻干失润。

附 肺的生理特性

(1) 肺为华盖:肺在体腔中位居最高,肺又主一

身之表,为脏腑之外卫,具有保护诸脏、抵御外邪的作用;又因其主气,为一身之纲领,故称肺为华盖。肺为华盖是对肺在五脏中位居最高和保护脏腑、抵御外邪、统领一身之气作用的高度概括。

(2) 肺为娇脏:娇,是娇嫩之意。肺为清虚之体,外合皮毛,开窍于鼻,与天气直接相通。六淫外邪侵犯人体,不论是从口鼻而入,还是侵犯皮毛,皆易于犯肺而致病;他脏之寒热病变,亦常波及于肺。因肺不耐寒热,易于受邪,故称娇脏。

(3) 肺与秋气相应:肺为清虚之体,性喜清润,与秋季气候清肃、空气明润相通应,肺与秋季、西方、燥、金、白色、辛味等有内在的联系。秋金之时,燥气当令,肺为主气之脏,多气而少津,故燥邪极易伤肺之阴津,而出现干咳、皮肤和口鼻干燥等症状。

(三) 脾

脾位于中焦,脾在膈之下。脾在五行属土。足太阴脾经与足阳明胃经经脉相互络属,故脾与胃相表里。二者共同完成饮食物的消化吸收,同称为"后天之本"。

1. 脾的主要生理功能

(1) 主运化:运,即转运、输送。化,即消化、吸收。脾主运化,指脾具有把水谷(饮食物)化为精微并输送至全身的生理功能。包括运化水谷和运化水液两个方面。

运化水谷,指脾对水谷的消化吸收和转输精微物质的功能。饮食入胃,依赖脾的运化功能,将水谷化为精微,再经脾的转输,运送到全身以营养五脏六腑、四肢百骸。若脾的运化功能减退,则可出现食欲缺乏、腹胀便溏,乃至倦怠、消瘦等。

运化水液,指脾对水液的吸收、转输和布散作用。脾将饮食物中较清的水液吸收,散精于肺而布散全身;多余的或含浊的水液经肺的通调、肃降及肾的气化功能,其清者继续上升布散,浊者下降而为尿液排出体外。若脾运化水液的功能减退,则可产生水湿、痰饮等病理产物,出现水肿、泄泻等病症。所以《素问·至真要大论》说:"诸湿肿满,皆属于脾。"

脾的运化水谷和运化水液是一个过程的两个方面,不能截然分开。所以在临床上当脾失健运时,两方面的症状均可以出现。

(2) 主升清:脾的运化功能以升清为主。升,指脾气的运动特点以上升为主,故说"脾气主升"。清,指水谷精微等营养物质。脾主升清,指脾气将消化吸收的水谷精微等营养物质上输于心肺及头面五官,通过心肺的作用化生气血以营养全身,故说"脾以升为健"。若脾气不升反降,称为"脾气下陷"或"中气下陷",临床主要表现为泄泻、脏器下垂等。

(3) 主统血:统,即统摄、控制。脾主统血,指脾统摄血液在经脉中运行并防止血液逸出脉外的作用。

脾统血的主要机理实际上是气的固摄作用在血液运行方面的体现。脾统血的功能与脾的运化功能密切相关,若脾的运化功能健旺,则气血充盈,气的固摄作用强健,血液就不会逸出脉外;反之,脾的运化功能减退,气血生化乏源,气血亏虚,气的固摄功能减退,就容易导致出血。

2. 脾与肢体官窍的联系

(1)在体合肉、主四肢:脾胃为气血生化之源,全身的肌肉,都需要脾胃运化的水谷精微来营养,才能使肌肉发达丰满,故说脾在体合肉。可见,人体肌肉的壮实与否,与脾的运化功能密切相关。脾的运化功能障碍,必致肌肉瘦削,软弱无力,甚至痿弱不用。

四肢相对躯干而言,是人体之末,故又称"四末"。人体的四肢,同样需要脾胃运化的水谷精微等营养,以维持其正常的生理活动。脾主运化和升清,因此,脾气健运,则四肢的营养充足,活动轻劲有力;若脾失健运,清阳不升,布散无力,则四肢的营养不足,而见倦怠无力,甚或痿废不用。故又说脾主四肢。

(2)开窍于口,其华在唇:开窍于口,系指饮食、口味等与脾运化功能密切相关。口味的正常与否,全赖于脾胃的运化功能,即脾的升清与胃的降浊是否正常。脾胃健运,则口味正常,食欲良好;若脾失健运,则可出现口淡无味、口甜、口腻等口味异常,从而影响食欲。

口唇的色泽,与气血是否充盈有关。由于脾为气血生化之源,所以口唇的色泽是否红润,不但是全身气血状况的反映,实际上也是脾胃运化水谷精微功能状态的反映。

(3)在志为思:思,即思考、思虑,是人体精神思维活动的一种状态。思为脾之志。思虑过度,所思不遂,可致气滞、气结,影响脾的运化和升清,而表现为不思饮食,脘腹胀闷,头晕目眩等症。

(4)在液为涎:涎为口津,润泽口腔,帮助吞咽和消化。若脾不生津,则见口干;脾不制水,则见涎液增多,口涎自出。

附 脾的生理特性

(1)脾气主升:脾气主升,指脾的气机运动形式以升为要,所运化的水谷精微物质必须不断地上输于头面心肺,才能保证机体各脏腑组织器官的营养供给,各种生理功能才得以正常进行。

(2)脾喜燥恶湿:脾为太阴湿土之脏,得阳始运。脾喜燥恶湿,与胃喜润恶燥相对。脾能运化水湿,自身性湿,虚而不运时则最易生湿,而湿邪过胜又最易困脾,故脾恶湿而喜燥,且对湿邪有特殊的易感性。

(3)脾气与长夏相应:脾脏的生理功能活动,与长夏的阴阳变化相互通应。此外,脾与中央方位、湿、土、黄色、甘味等有内在联系。脾为后天之本,气血生化之源,与土的化生万物相近,而土又应于长夏,故脾与长夏相应。

(四)肝

肝位于腹部,横膈之下,右胁之内。肝在五行属木,主动、主升。足厥阴肝经与足少阳胆经经脉相互络属,故肝与胆相表里,二者之间不仅有经络相互络属,而且肝与胆本身也直接相连。

1. 肝的主要生理功能

(1)主疏泄:疏,即疏通;泄,即畅达、发泄、升发。肝主疏泄,指肝具有疏通、调节全身气机,使之保持通畅而不郁滞的功能。肝的疏泄功能是调畅全身气机,推动血和津液运行的一个重要环节。具体表现在以下几个方面。

1)调畅气机:气机,即气的升降出入运动。机体的脏腑、经络、器官等的活动,全赖于气的升降出入运动。肝的生理特点是主升、主动,这对于气机的疏通、畅达、升发是一个重要的因素。因此,肝的疏泄功能对气升降出入之间的平衡,起着调节作用。肝的疏泄功能正常,则气机调畅,气血调和,经络通利,脏腑、器官等的活动正常和调。肝的疏泄功能异常,则可出现两个方面的病理现象。一是肝的疏泄功能减退,即肝失疏泄,气机的疏通和畅达受到阻碍,形成气机不畅、气机郁结的病理变化,出现胸胁、两乳或少腹等某些局部胀痛不适等病理现象。二是肝的升发太过,形成肝气上逆的病理变化,出现头目胀痛、面红目赤、烦躁易怒等病理现象;气升太过,则血随气逆,又可导致吐血、咯血等血从上溢的病理变化;甚则猝然昏仆、不省人事,称为气厥。

2)促进脾胃运化:脾胃运化功能正常与否的关键因素是脾的升清与胃的降浊之间是否协调平衡,而肝的疏泄功能调节着气的升降出入,也就调节着脾升胃降。所以,肝的疏泄功能正常是保持脾胃升降协调的重要条件。当肝气郁结时,即可出现纳呆、腹胀、泄泻或呕逆、嗳气、脘腹胀痛等症。

3)调畅情志:情志活动属于心主神明的生理功能,但与肝的疏泄功能密切相关。正常的情志活动,主要依赖于气血的正常运行,而气血的正常运行又需要肝疏泄功能的调节,进而调节情志活动。当肝的疏泄功能正常时,则气血和调,心情舒畅;肝的疏泄功能减退时,则肝气郁结,心情抑郁;肝的升泄太过,则易于急躁、发怒。

4)调理冲任二脉:冲为血海,其血量主要靠肝的疏泄调节;任脉为阴脉之海,与肝经相通。所以冲任二脉的功能受肝主疏泄和肝主藏血功能的影响。冲为血海,任主胞胎,故肝的疏泄和藏血功能的异常,主要影响妇人的月经、生育等。

(2)主藏血:肝藏血,指肝脏具有贮藏血液、调节血量和防止出血的功能。肝的藏血功能,主要体现在肝内必须储存一定量的血液,以制约肝的阳气升腾,勿使过亢,维护肝的疏泄功能,使之冲和条达。另外,肝藏血也有防止出血的重要作用。肝藏血的功能具体表现在以下几个方面。一是涵养肝气。肝贮藏充足的血液，化生和涵养肝气，使之冲和畅达，发挥其正常的疏泄功能，防止疏泄太过而亢逆。二是调节血量。肝贮藏充足的血液，可根据生理需要调节人体各部血量的分配。三是濡养肝及筋目。肝贮藏充足的血液，可濡养肝脏及其形体官窍，使其发挥正常的生理功能。《素问·五脏生成篇》说："肝受血而能视，足受血而能步，掌受血而能握，指受血而能摄。"四是经血之源。肝贮藏充足的血液，是女子月经来潮的重要保证。肝藏血，与冲脉相通。冲为血海，任主胞胎，二脉与妇人的月经、生殖密切相关。故肝的藏血量是否充足，直接影响妇人的月经与生育。五是防止出血。肝主藏血，有防止血液逸出脉外的作用。肝藏血功能失职，易致各种出血，称为肝不藏血。

藏血是疏泄的物质基础，疏泄是藏血的功能表现。藏血使血能养肝，保证肝疏泄功能的正常；疏泄使气机调畅，血运正常，保证血能正常的归藏和调节。

2. 肝与肢体官窍的联系

（1）在体合筋、其华在爪：筋，即筋膜，附着于骨而聚于关节，是联结关节、肌肉的一种组织。筋膜有赖于肝血的滋养。肝的血液充盈，才能养筋；筋得其所养，才能运动灵活有力。若肝的气血衰少，筋膜失养，则表现为筋力不健，运动不利。此外，肝的阴血不足，筋失所养，还可出现手足震颤、肢体麻木、屈伸不利，甚则抽搐等症。

爪，即爪甲，为筋之延续。肝血的盛衰可影响爪甲的荣枯。肝血充足则爪甲坚韧明亮，红润光泽；肝血不足则爪甲薄软枯萎，粗糙脆裂。

（2）开窍于目：肝的经脉上联目系，目的视力有赖于肝血的濡养，所以说"肝开窍于目"。当肝血不足、肝阴亏虚时，则视物不清、两目干涩、夜盲；肝经风热，则目赤痒痛；肝胆湿热，则两目发黄；肝风内动，则目斜上吊。

（3）在志为怒：怒是人们在情绪激动时的一种情志变化，对机体的生理活动来说，是一种不良刺激，可使气血上逆，阳气升泄。由于肝的特性是主升、主动，怒所致的气血上逆可导致肝的升动太过，易伤肝，故说怒伤肝。反之，若肝的阴血不足，阳气升泄太过，也易发怒。

（4）在液为泪：肝开窍于目，泪为目液，故说肝在液为泪。若肝阴不足，则泪液分泌减少，两目干涩。

附 肝的生理特性

（1）肝主升发：肝属木，其气通于春，春木内孕生升之机。自然界中凡木之属，其生长之势喜舒展、顺畅、条达，既不压抑又不阻遏而伸其自然之性。以春木升发之性而类肝，故称肝主升发，又称肝主生升之气。

（2）肝为刚脏：肝为风木之脏，喜条达而恶抑郁，其气易逆易亢，其性刚强，故称肝为刚脏。肝之体阴赖肾之阴精以涵养，方能充盈，而肝自身阴常不足阳常易亢，刚柔不济，故肝气易亢易逆。肝气、肝阳常有余的病理特性，反映了肝脏本身具有刚强躁急的特性。

（3）肝体阴而用阳：所谓"体"，指肝的本体；所谓"用"，指肝脏的功能活动。肝为藏血之脏，血属阴，且其体居阴位，故肝体为阴；肝主疏泄，性喜条达，内寄相火，主升主动，故肝用为阳。因此有"肝体阴而用阳"之说。

（五）肾

肾位于腰部，脊柱两旁，左右各一，故称"腰为肾之府"。肾在五行属水。足少阴肾经与足太阳膀胱经经脉相互络属，故肾与膀胱相表里。

1. 肾的主要生理功能

（1）藏精，主生长发育与生殖：肾藏精，指肾对精气的闭藏和防止其无故流失的功能。肾对精气的闭藏，主要是为精气在体内能充分发挥其应有的生理效应创造良好的条件。《素问·六节藏象论》说："肾者主蛰，封藏之本，精之处也。"

肾所藏的精气包括"先天之精"和"后天之精"。"先天之精"是禀受于父母的生殖之精，是与生俱来的，构成胚胎发育的原始物质。所以称"肾为先天之本"。"后天之精"一部分来源于摄入的饮食物，通过脾胃运化功能生成水谷精气；另一部分来源于脏腑生理活动中化生的精气，经过代谢后剩余的部分藏之于肾。所谓"肾……受五脏六腑之精而藏之"。

"先天之精"和"后天之精"来源虽异，但均归于肾，二者相互依存，相互为用。"先天之精"有赖于"后天之精"的不断培育和充养，才能充分发挥其生理效应；"后天之精"的化生，又依赖于"先天之精"的活力资助。二者相辅相成，紧密结合而组成肾中精气。肾中精气的主要生理效应是促进机体的生长、发育并使机体逐步具备生殖能力。《素问·上古天真论》说："女子七岁，肾气盛，齿更发长；二七而天癸至，任脉通、太冲脉盛，月事以时下，故有子；三七，肾气平均，故真牙生而长极；四七，筋骨坚，发长极，身体盛壮；五七，阳明脉衰，面始焦，发始堕；六七，三阳脉衰于上，面皆焦，发始白；七七，任脉虚，太冲脉衰少，天癸竭，地道不通，故形坏而无子也。丈夫八岁，肾气实，发长齿更；二八，肾气盛，天癸至，精气溢泻，阴阳合，故能有子；三八，肾气平均，筋骨劲强，故真牙生而长极；四八，筋骨隆盛，肌肉满壮；五八，肾气衰，发堕齿槁；六八，阳气衰竭于上，面焦，发鬓斑白；七八，肝气衰，筋不能动，天癸竭，精少，肾脏衰，形体皆极；八八，则齿发去。"

《素问·上古天真论》的这一段论述，首先明确地指出了机体生、长、壮、老、已的自然规律，与肾中精气的盛衰密切相关。人在出生以后,由于"先天之精"不断得到"后天之精"的培育,肾中精气逐渐有所充盛,出现幼年时期的齿更发长等生理现象。随着肾中精气不断充盛,发展到一定阶段,产生一种促进性腺发育成熟的物质,称作"天癸";这时男子产生精子,女子按期排卵、月经来潮,性腺发育渐趋成熟,具备了生殖能力,人也进入了青春期。以后,随着肾中精气由充盛而逐渐趋向衰退,"天癸"的生成随之减少,甚至逐渐耗竭,性腺亦逐渐衰退,生殖能力亦随之下降,以至消失,人就从中年转入老年。其次,它明确地指出了以齿、骨、发的生长状况作为观察肾中精气盛衰的标志,即作为判断机体生长发育和衰老的标志,至今仍有较高的科学价值。此外,文中较全面地阐明了肾中精气在人体生命过程中的作用,因此,调理肾对于防治某些先天性疾病、生长发育不良、生殖功能低下和防止衰老等,均有较普遍的指导意义。

肾中精气,是机体生命活动的根本,对机体各方面的生理活动均起着极其重要的作用。从阴阳属性的角度,又可把肾中精气的生理功能概括为肾阴和肾阳两个方面。对人体各个脏腑组织器官起滋养、濡润作用的称为肾阴,起温煦、推动作用的称为肾阳。肾阴和肾阳是人体各脏腑阴阳的根本,又称元阴和元阳、真阴和真阳。肾阴和肾阳之间,相互制约、相互依存、相互为用,维护着各脏阴阳的相对平衡。如果由于某些原因,这种相对平衡遭到破坏而又不能自行恢复时,即可形成肾阴虚或肾阳虚,出现内热、眩晕、耳鸣、腰膝酸软、遗精、舌质红而少津等肾阴虚证候,或是出现疲惫乏力、形寒肢冷、腰膝冷痛、小便清长或不利、遗尿、失禁、舌质淡,以及性功能减退和水肿等肾阳虚证候。

(2)主水:肾主水液,主要是指肾中精气的气化功能,对体内津液的输布和排泄以及维持体内津液代谢的平衡起着极为重要的调节作用,所以《素问·逆调论》称"肾者水脏,主津液。"

正常情况下,津液的代谢是通过胃的摄入、脾的运化和转输、肺的宣散和肃降、肾的蒸腾汽化,以三焦为通道,输送至全身的。经过代谢后的津液则化为汗液、尿液排出体外。所有这些均有赖于肾的蒸腾汽化作用,肾中精气的蒸腾汽化主宰着整个水液代谢,故说"肾主水"。

(3)主纳气:纳,即固摄、摄纳。肾主纳气,是指肾具有摄纳肺吸入之气而调节呼吸、防止呼吸表浅的功能。呼吸虽为肺所主,但必须依赖肾的纳气作用,才能达到平稳。肾的纳气功能,实际上就是肾的封藏作用在呼吸运动中的具体体现。因此,肾的纳气功能正常,则呼吸均匀和调;肾的纳气功能减退,摄纳无权,可出现呼吸表浅,动则气喘,呼多吸少等病理现象,称为"肾不纳气"。

2. 肾与肢体官窍的联系

(1)主骨生髓、其华在发:肾主骨、生髓的生理功能,实际上是肾中精气具有促进机体生长发育功能的一个重要组成部分。骨的生长发育,有赖于骨髓的充盈及其所提供的营养。肾藏精,精生髓,肾中精气充盈,才能充养骨髓。小儿囟门迟闭、骨软无力,以及老年人的骨质脆弱、易于骨折等,都与肾中精气不足、骨髓空虚有关。

髓,有骨髓、脊髓和脑髓之分,这三者由肾中精气所化生。因此,肾中精气的盛衰,不仅影响骨的生长和发育,而且也影响脊髓和脑髓的充盈和发育。脊髓上通于脑,髓聚而成脑,故称脑为"髓海"。肾中精气充盈,则髓海得养,脑的发育就健全,就能充分发挥其"精明之府"的生理功能;反之,肾中精气不足,则髓海失养,出现髓海不足的病理变化。《素问·灵兰秘典论》中所说"肾者,作强之官,伎巧出焉",实际上也是肾中精气主骨生髓生理功能的具体表现。

齿与骨同出一源,亦由肾中精气充养。肾中精气充沛,则牙齿坚固而不易脱落;肾中精气不足,则牙齿易于松动、脱落,或表现为小儿齿迟等。温热病中望齿的润燥和有无光泽,是判断肾精及津液盛衰的重要标志。

发的生长,赖血以养,故称"发为血之余"。但发的生机根源于肾,故发的生长与脱落,润泽与枯槁,常能反映肾精的盛衰。青壮年精血旺盛,发长润泽;老年人精血衰少,发白而脱落,皆属常理。临床上所见的未老先衰、年少而头发枯萎、早脱早白等,则与肾精不足有关,应考虑从肾论治。

(2)开窍于耳及二阴:耳是听觉器官,耳的听觉灵敏与否,与肾精、肾气的盛衰密切相关。因此,只有肾精及肾气充盈,髓海得养,才能听觉灵敏;反之,若肾精及肾气虚衰,则髓海失养,出现听力减退,或见耳鸣,甚则耳聋。临床上常以耳的听觉变化,作为判断肾精及肾气盛衰的重要标志,故说肾开窍于耳。

二阴指前阴和后阴,前阴是指排尿和生殖器官,后阴是指排泄粪便的通道。二阴主司二便。尿液的贮藏和排泄虽在膀胱,但尿液的生成及排泄必须依赖于肾气的蒸化和固摄作用的协调;肾气之蒸化和固摄作用失常,则可见尿频、遗尿、尿失禁、尿少或尿闭等小便异常的病证。粪便的排泄本属大肠的转化糟粕功能,但亦与肾气的推动和固摄作用有关;若肾气不足,则推动无力,而致气虚便秘,或固摄无权而致大便失禁,久泻滑脱。前阴还主房事和生殖。肾精充足,肾气充盛,则精液及时溢泻,男女阴阳合而有子;肾精肾气的生理功能失常,则可导致人体性器官发育不良和生殖能力减退,从而导致男子阳痿、早泄、少精、滑精、遗精及不育等,女子则见梦交、月经异常及不孕等。

（3）在志为恐：肾在志为恐，是指恐惧、惧怕的情志活动与肾的关系密切。过度的恐惧，易损伤脏腑精气，导致脏腑气机逆乱。《素问·举痛论》说："恐则气下。"恐则气下，是指人在恐惧的状态下，气不得升而反降，导致遗尿、大便失禁等病理状态。

（4）在液为唾：在液为唾，是指肾精是唾液化生的物质基础。唾源于肾精，若咽而不吐，则能回滋肾精；若多唾久唾，则能耗伤肾精。故古代养生家主张常咽唾以养肾精。

附 肾的生理特性

（1）肾主闭藏：闭藏，亦曰封藏，固密贮藏之意。肾主闭藏，指肾贮藏五脏六腑之精的作用。肾为先天之本，生命之根，藏真阴而寓元阳，为水火之脏。肾藏精，精宜藏而不宜泄；肾主命火，命火宜潜不宜露，故《素问·六节藏象论》曰："肾者主蛰，封藏之本，精之处也"。肾主闭藏的生理特性体现在藏精、纳气、主水、固胎等各方面。

（2）肾气与冬气相应：肾与冬季、北方、寒、水、咸味等有着内在联系。如冬季寒水当令，肾为主水之脏；冬季万物蛰伏，肾为藏精之脏而司封藏之职，故肾与冬气相应。

案例3-1

　　王某，男，70岁，退休干部。2003年5月初诊。反复发作胸闷、胸痛5年，加重2个月。5年前开始出现发作性心绞痛，每因劳累或情绪激动而诱发，初发时多在劳累时出现；近2个多月来发作加剧，每日发作3～5次，每次持续5～30分钟不等。加重后曾找西医诊治，给予硝酸异山梨酯等药物治疗40余天，心绞痛不能完全缓解，遂来就诊于中医。查见：舌质淡暗，边有齿痕，舌苔薄白，脉虚而涩。辨证属气虚血瘀。拟补气活血法，处方：黄芪30g 人参10g 麦冬15g 当归15g 丹参30g 三七10g 红花10g 白术15g 益母草15g 茯苓20g 炙甘草6g，6剂，每日1剂，水煎服。

　　二诊时，自述胸闷、胸痛已明显减轻，每日发作0～1次，持续时间明显缩短，约1～2分钟。舌质暗较前改善。效不更方，上方改黄芪用量为50g，继服6剂。前后共服药18剂。心绞痛消失，随访半年未再发作。

思考问题

　　1. 胸痹心痛病位在哪一脏？

　　2. 胸痹心痛的病机主要是心脉痹阻，五脏中那些脏的功能异常可导致心脉痹阻？

答案提示

　　1. 胸痹心痛病位在心。《灵枢·五邪》篇曾指出："邪在心，则病心痛。"《素问·藏气法时论》

亦说："心病者，胸中痛，胁支满，胁下痛，膺背肩胛间痛，两臂内痛。"

　　2. 脾不化湿，湿阻脉道；湿聚成痰，痰阻气滞，脉道不通；肝气郁结，气滞血瘀；肺脾气虚，宗气不足，心血推动无力；肾阳虚衰，内生寒邪，凝滞脉道。所有这些因素均可引起心脉痹阻。

按语： 冠心病心绞痛临床上大多按胸痹心痛一证辨治，多数临床医师据其舌质瘀暗而用活血化瘀之法，常常忽略老年人大多体衰气虚，单纯活血常仅能奏效一时，久用效即不显。根据老年人体衰气虚的特点，以补气活血为法，且重用补气，使气足而血通，从而维持较久的疗效。

案例3-2

　　王某，男，8岁，2009年11月26日初诊。患儿有支气管哮喘病史3年余，咳嗽气喘反复发作，每因受凉、进食寒凉生冷及吸入异味粉尘而诱发。面色少华，毛发细软，形体瘦弱，食欲缺乏，小便频且常有遗尿。近日感寒诱发，咳嗽频频，气喘，喉中痰鸣，时而咳出少量泡沫稀痰，伴鼻塞，流清涕，打喷嚏，舌淡，苔白滑，脉浮紧。查：两肺满布喘鸣音，心率92次/分，律齐，无杂音。血常规示：WBC 8.2×10^9/L，Hb 110g/L，N 0.54，L 0.37，E 0.08，M 0.01，RBC 4.0×10^{12}/L。X线胸透：两肺纹理增多紊乱，未见片状阴影。诊断为哮喘发作(寒喘型)。治以温肺化饮，止咳定喘。处方：射干5g 地龙5g 麻黄5g 熟附子6g 蝉蜕3g 细辛3g 黄芪10g，3剂，每日1剂，水煎服。

　　11月30日二诊。服上药3剂，喘憋咳嗽缓解，呼吸平稳，听诊肺部呼吸音粗，仍可闻及哮鸣音深呼吸时明显。活动及稍劳累则出现喘憋。守方加丹参10g，桃仁5g，续服6剂。

　　12月8日三诊。喘咳缓解，听诊肺部哮鸣音消失，呼吸音稍粗，X线胸透示肺纹理稍紊乱。余指标基本同前。后用六君子汤合定喘汤加减组方熬制膏剂调治5个月。随访1年，未再复发。

思考问题

　　1. 肺的主要生理功能有哪些？

　　2. 肺和皮毛之间的关系如何？

　　3. 喘证的发生主要与肺的哪些功能异常有关？

答案提示

　　1. 肺的主要生理功能有：主气、司呼吸，主宣发肃降，通调水道，主治节。

2. 肺和皮毛之间是表里关系,肺外合皮毛,与皮毛相通,故外界邪气可通过皮毛而传之于肺。

3. 喘证的发生主要与肺的主气功能、宣发肃降功能异常有关。当气喘发作时,肺的主气功能不能正常发挥,宗气生成功能不足,故可见呼吸气短、声音低怯。肺不能正常宣发肃降,肺气不利,则呼吸之气难续而喘息。

按语: 本例哮喘反复发作,遇寒凉及食生冷而易发,且平素小便频,时有遗尿、面色少华等,均为阳虚之征。又伴鼻塞,流清涕,为寒邪束肺,肺窍失和所致。综析脉证,为阳虚外感,内伏寒痰随气而升,气因痰阻,相互搏结,阻塞气道,宣降失常所致。方中麻黄解在表之寒邪,使肺气得宣;熟附子温少阴之里,以补阳气之不足;细辛通彻表里,内散少阴寒邪,外解太阳之表,且温肺化饮,止咳平喘;黄芪补益脾肺之气,扶正祛邪;蝉蜕、地龙解痉平喘;射干开结消痰,善治痰鸣气喘。共奏温肺化饮、止咳定喘之功,使痰消气顺,气道畅通,咳喘得解。

案例 3-3

唐某,男,13 岁,学生。2008 年 3 月 10 日初诊。头痛反复发作 3 个月,再发 10 余天,近 2 天加重。全头痛,呈昏沉样疼痛,不伴恶心,每因学习紧张而诱发或加重。3 月 3 日,曾在神经内科就诊,经用尼美舒利、息风通络头痛片治疗乏效。拟诊为肌紧张性头痛。治以补肾填精,化瘀止痛。处方:熟地 20g 制何首乌 20g 蜈蚣 2 条 川芎 24g 白芍 40g,服 6 剂。3 月 20 日二诊。头痛程度减轻,持续时间缩短。处方:熟地 40g 蜈蚣 2 条 首乌 20g 川芎 24g 白芍 40g 全蝎 10g,服 7 剂。

4 月 3 日三诊,仍有时头痛,每 1～2 天疼痛发作一次,每次持续 10 分钟～2 小时不等。舌淡红苔厚腻微黄、脉滑。处方:熟地 30g 川芎 30g 蔓荆子 15g 白芷 15g 藁本 10g 蜈蚣 2 条 全蝎 10g 枸杞 15g 藿香 20g 佩兰 20g 苡仁 50g 砂仁 6g,服 10 剂。之后头痛除,学习如常。

思考问题

1. 肾的主要生理功能有哪些?

2. 肾藏精与脑的关系如何?

答案提示

1. 肾的主要生理功能有藏精,主生长发育与生殖,主水,主纳气。

2. 肾藏精,精生髓。髓,有骨髓、脊髓和脑髓之分,三者均由肾中精气所化生。肾中精气充盈,则髓海得养,脑的发育就健全,就能充分发挥其"精明之府"的生理功能;反之,肾中精气不足,则髓海失养,而形成髓海不足的病理变化。《内经》有云:"髓海不足则脑转耳鸣,懈怠安卧。"可见,脑的功能是否正常与肾中精气的关系非常密切。

按语: 头痛之疾,病机多端。该患者系中学生,学习较紧张,心力、脑力劳动较重,加之年少肾气不充,故以补肾活血通络为法。再诊时,见舌苔厚腻,脉滑为有湿之征,又取祛湿化浊之藿香、佩兰等药,症状进一步减轻。

二、六　腑

六腑,是胆、胃、大肠、小肠、膀胱、三焦的总称。它们共同的生理功能是将饮食物腐熟消化,传化糟粕。

由于六腑以传化饮食物为其生理特点,故有实而不能满,六腑以降为顺,以通为用之说。但是,"通"和"降"的不及与太过,都属于病态。

(一)胆

胆,居六腑之首,又隶属于奇恒之腑。胆与肝相连,肝和胆又有经脉相互络属,而为表里。

胆为"中精之府",内藏胆汁。胆汁味苦,色黄绿,由肝之精气所化生,汇集于胆,泄于小肠,以助饮食物消化,是脾胃运化功能得以正常进行的重要条件。

胆的主要生理功能是贮存和排泄胆汁。胆汁直接有助于饮食物的消化,故为六腑之一;因胆本身并无传化饮食物的生理功能,且藏精汁,与胃、肠等腑有别,故又称奇恒之腑。

胆汁的化生和排泄,由肝的疏泄功能控制和调节。肝的疏泄功能正常,则胆汁排泄畅达,脾胃运化功能健旺。反之,肝失疏泄,可导致胆汁排泄不利,影响脾胃的运化功能,而出现胁下胀满疼痛、食欲减退、腹胀、便溏等症;若胆汁上逆,可见口苦、呕吐黄绿苦水;胆汁外溢,可出现黄疸。

(二)胃

胃,又称胃脘,分上、中、下三部。胃的上部称上脘,包括贲门;胃的中部称中脘,即胃体的部位;胃的下部称下脘,包括幽门。胃的主要生理功能是受纳与腐熟水谷。由于胃的运动过程中必须将食物不断地向下排送,而不能上逆,故言"胃以降为和"。

1. 主受纳、腐熟水谷 受纳,是接受和容纳的意思。腐熟,是饮食物经过胃的初步消化,形成食糜的意思。饮食入口,经过食管,容纳于胃,经过胃的腐熟后,下传于小肠,其精微经脾之运化而营养全身,所以称胃为"水谷气血之海"。人以水谷为本,胃气之盛衰有无,关系到人体的生命活动及其存亡。临床上诊治疾病,亦十分重视胃气,常把"保胃气"作为重要的治疗原则。

2. 主通降、以降为和 饮食物入胃,经胃的腐熟后,必须下行入小肠,进一步消化吸收,所以说胃主通降,以降为和。由于在藏象学说中,以脾升胃降来概括机体整个消化系统的生理功能,因此,胃的通降作用还包括小肠将食物残渣下输大肠,以及大肠传化糟粕的功能。

胃的通降是降浊,降浊是受纳的前提条件。胃失通降不仅影响食欲,且因浊气在上而发生口臭、脘腹胀闷或疼痛及大便秘结等症状。

(三) 小肠

小肠,是一个相当长的管道器官,位于腹中,其上口在幽门处与胃之下口相接,其下口在阑门处与大肠之上口相连。小肠与心有经脉互相络属,而为表里。小肠的主要生理功能是受盛化物和泌别清浊。

1. 主受盛化物 受,是接受;盛,以器盛物;化,变化、消化;物,在这里指饮食物。受盛化物,是指小肠接受经胃初步消化的饮食物,然后进一步消化,以化生精微的过程。受盛功能主要体现在两个方面,一指小肠是接受经胃初步消化之饮食物的盛器;二指经胃初步消化的饮食物,必须在小肠内有相当长时间的停留,以利于进一步消化和吸收,将水谷化为精微。所以《素问·灵兰秘典论》说:"小肠者,受盛之官,化物出焉。"

2. 泌别清浊 泌别,指分泌、分别;清,指水谷精微;浊,指食物残渣。小肠的泌别清浊功能主要体现在三个方面,一是将经过小肠消化后的饮食物,分为水谷精微和食物残渣两个部分;二是将水谷精微吸收,把食物残渣向大肠输送;三是指小肠在吸收水谷精微的同时,也吸收了大量的水液,故又称"小肠主液"。小肠的泌别清浊功能,还与尿液的量有关。泌别清浊功能正常,则二便正常;泌别清浊功能异常,则大便变稀薄,而小便短少。

由此可见,小肠受盛化物和泌别清浊的功能,在水谷化为精微的过程中是十分重要的,实际上这是脾胃升清降浊功能的具体体现。因此,小肠的功能失调,既可引起浊气在上的腹胀、腹痛、呕吐、便秘等症,又可引起清气在下的便溏、泄泻等症。

(四) 大肠

大肠亦居腹中,其上口在阑门处紧接小肠,其下端紧接肛门。大肠与肺有经脉相互络属,而为表里。大肠的主要生理功能是转化糟粕。

大肠接受经过小肠泌别清浊后所剩下的食物残渣,再吸收其中多余的水液,形成粪便,经肛门排出体外。所以《素问·灵兰秘典论》说:"大肠者,传导之官,变化出焉。"传导,即接上传下之意;"变化出焉",即将糟粕化为粪便而排出体外。大肠的传导变化作用,是胃降浊功能的延伸。由于肺与大肠相表里,大肠的传导亦与肺的肃降有关。此外,大肠的传导作用,亦与肾的气化功能有关,故有"肾主二便"之说。

(五) 膀胱

膀胱位于小腹中央,为贮尿的器官。膀胱和肾直接相通,二者又有经脉相互络属而为表里。膀胱的主要生理功能是贮尿和排尿。

尿液为津液所化,在肾的气化作用下生成尿液,下输于膀胱。尿液在膀胱内潴留至一定程度时,即可及时自主地排出体外。所以,《素问·灵兰秘典论》说"膀胱者,州都之官,津液藏焉,气化则能出矣。"所谓膀胱气化,实际上隶属于肾的蒸腾汽化。膀胱的病变,主要表现为尿频、尿急、尿痛;或是小便不利,尿有余沥,甚至尿闭或遗尿。这些病变,也多与肾的气化功能有关。

(六) 三焦

三焦是上焦、中焦、下焦的合称,为六腑之一。三焦是分布于胸腹腔的一个大腑,在人体脏腑中,惟它最大,故有"孤府"之称。

1. 三焦的主要生理功能 三焦的主要生理功能,一是通行元气,二为水液运行之道路。

(1) 通行元气:元气,是人体最根本的气。元气根于肾,通过三焦而充沛于全身。三焦是气升降出入的通道,人体之气,通过三焦输布五脏六腑,充沛于全身。故三焦有主持诸气、总司全身气机和气化的功能。

(2) 为水液运行之道路:三焦有疏通水道、运行水液的作用,是水液升降出入的通路。全身的水液代谢,是由肺、脾、肾和膀胱等许多脏腑的协同作用而完成的,但必须以三焦为通道,才能正常地升降出入。三焦的水道不够通利,肺、脾、肾等输布调节水液的功能就难以实现其应有的生理效应。所以,又把水液代谢的协调平衡作用,称作"三焦气化"。

三焦上述两个方面的功能是相互关联的。水液的运行全赖于气的升降出入;人体的气是依附于血、津液而存在的。因此,气升降出入的通道,必然是血或津液的通道;津液升降出入的通道,必然是气的通道,实际上是一个功能的两个方面而已。

2. 三焦的部位划分 上焦、中焦、下焦的部位划分及其各自的生理功能特点。

（1）上焦：上焦的部位为横膈以上的胸部，包括心、肺和头面部。上焦的生理功能是宣发卫气，敷布水谷精微和津液。所谓"上焦开发，宣五谷味，熏肤充身泽毛，若雾露之溉……"从而营养肌肤、毛发及全身脏腑组织，故说"上焦如雾"。根据这一特点，《温病条辨》中提出了"治上焦如羽，非轻不举"的治疗原则。

（2）中焦：中焦的部位指膈以下、脐以上的上腹部，包括脾与胃。中焦的生理功能是受纳腐熟水谷，运化输布水谷精微和津液，化生气血，故概括为"中焦如沤"。根据这一特点，《温病条辨》提出"治中焦如衡，非平不安"的治疗原则。

（3）下焦：下焦指脐以下的部位，包括如小肠、大肠、肝、肾、膀胱、女子胞等脏器。其中的肝，按其部位应归中焦，但因其生理功能和肾关系密切，一同划归下焦。下焦的生理功能是排泄糟粕和尿液，调节水液运行，故称"下焦如渎"。根据这一特点《温病条辨》提出"治下焦如权，非重不沉"的治疗原则。

案例 3-4

李某，女，39 岁。2003 年 3 月 18 日初诊。

胃痛 3 年余，近 3 个月来加重。伴腹胀、嗳气、吞酸，口干便秘，饥不欲食，体瘦神疲，舌质红，苔少，脉沉细。胃镜及病理报告为：胃窦及大弯部慢性浅表性炎。屡治乏效。辨证属胃阴不足，虚热内扰，气机郁滞。治以养阴益气，行气解郁。处方：黄芪 15g 沙参 30g 麦冬 15g 石斛 10g 乌贼骨 15g 郁金 10g 元胡 10g 生地 15g 桔梗 3g 炒枳壳 6g 香附 10g 当归 20g，每日 1 剂，水煎服。服药 6 剂症减，12 剂病情稳定，共服药 20 余剂，胃痛消失。

思考问题

1. 肝脾病变对胃痛发病有何影响？
2. 胃痛需要与哪些病证鉴别？

参考答案

1. 肝主疏泄，调节脾胃气机升降。若肝木失于疏泄，横逆犯胃，致气机阻止，便可发生胃痛。脾与胃相表里，二者共同完成饮食物的消化吸收，当脾阳不足，中焦虚寒时也易发生胃痛。
2. 应与真心痛、胁痛、腹痛等病证进行鉴别。

按语：病久成郁，郁而化热，灼伤胃阴。故立法以养胃阴为主，兼以理气、制酸。因气能生津，故兼补气，以利阴生。如此则胃阴复，虚热清，郁气疏，从而使胃痛得缓。善事调养，可望痊愈。

三、奇恒之腑

奇恒之腑，包括脑、髓、骨、脉、胆、女子胞。它们在形态上多属中空而与腑相似，在功能上又贮藏精气，与脏的生理功能相似。奇恒之腑中除胆为六腑之一外，其余的都没有表里配合，也没有五行配属，这是不同于五脏六腑的又一特点。脉、髓、骨、胆前已论述，本节仅论述脑与女子胞。

（一）脑

脑居颅内，由髓汇集而成。"脑为髓之海"。人的忆、视、听、嗅、言等感官功能均与脑有关。脑的主要生理功能如下。

1. 主精神活动 人的精神活动与脑密切相关。脑的功能正常，则精神意识思维活动正常，表现为神志清楚，思维敏捷，语言清晰，情志正常。如脑有病则见神志异常，反应迟钝，精神情志异常。

2. 主感觉功能 脑的感觉功能正常，则视物精明，听力聪颖，嗅觉灵敏，感觉正常。反之，则可出现视物不清，嗅觉不灵，感觉迟钝。

（二）女子胞

女子胞，又称胞宫、子宫，位于小腹部，是发生月经和孕育胎儿的器官。主要功能是主月经和主孕育胎儿。

女子月经来潮和胎儿孕育是一个复杂的生理活动过程。主要有如下三个方面的生理因素。

1. "天癸"的作用 "天癸"是肾中精气充盈到一定程度时的产物，具有促进性腺发育而至成熟的生理效应。因此，在"天癸"的促发下，生殖器官才能发育成熟，女子月经来潮，为孕育胎儿准备条件。反之，进入老年，由于肾中精气的衰少，"天癸"随之衰少，甚至衰竭，则进入绝经期。如《素问·上古天真论》说："女子二七而天癸至，任脉通，太冲脉盛，月事以时下，故有子。……七七，任脉虚，太冲脉衰少，天癸竭，地道不通，故形坏而无子也。"可见"天癸"的至与竭，是女子月经来潮与否的前提条件。

2. 冲、任二脉的作用 冲、任二脉，同起于胞中。冲脉与肾经并行，与阳明脉相通，能调节十二经脉的气血，有"冲为血海"之称；任主胞胎，在小腹部与足三阴经相会，能调节全身的阴经，有"阴脉之海"之称。十二经脉气血充盈，才能溢入冲、任二脉，经过冲、任二脉的调节，注入胞宫，而发生月经。冲、任二脉的盛衰受"天癸"的调节。幼年时期，肾中精气未盛，"天癸"未至，任脉未通，冲脉未盛，故没有月经；人至老年，"天癸"逐渐衰竭，冲、任二脉的气血也逐渐衰少，而进入绝经期，出现月经紊乱，以至绝经。临床上，由于某些原因引起冲、任二脉失调时，即出现月经周期紊乱，甚至不孕等症。

3. 心、肝、脾三脏的作用 心主血、肝藏血、脾为气血生化之源而统血，对于全身血液的化生和运行均有调节作用。月经的来潮和周期，以及孕育胎儿，均离不开气血的充盛和血液的正常调节。因此，月经的来潮与心、肝、脾三脏的生理功能状态有关。若肝的藏血、脾的统血功能减退，即可引起月经过多，周期缩短，行经期延长，甚至崩漏等症；若脾的生化气血功能减弱，则经血的化源不足，可导致月经量少，周期延长，甚至闭经；若因情志所伤，损伤心神或影响肝的疏泄功能，都能导致月经失调等病理现象。

综上所述，月经来潮的生理过程是复杂的，并不是单一因素决定的，更多的是与全身的整体情况和精神状态有关。从脏腑、经络等生理功能来说，主要与心、肝、脾、肾和冲、任二脉的关系最为密切。

四、脏腑之间的关系

人体是一个统一的有机整体，它是由脏腑、经络等许多组织器官所构成的。各脏腑、组织、器官的功能活动不是孤立的，而是整体活动的一个组成部分。它们不仅在生理功能上存在着相互制约、相互依存和相互为用的关系，而且还以经络为联系通道，在各脏腑组织之间，相互传递着各种信息，在气血津液环周于全身情况下，形成了一个非常协调统一的整体。

（一）脏与脏之间的关系

1. 心与肺 心与肺的关系，主要是心主血和肺主气、心主行血和肺主呼吸之间的关系。"诸血者，皆属于心"，"诸气者，皆属于肺"，心主血与肺主气的关系，实际上是气和血相互依存、相互为用的关系。

无论是肺的气虚或肺失宣肃，均可影响心的行血功能，而导致血液的运行失常、迟涩，而出现胸闷，心悸，甚则唇青、舌紫等血瘀之病理表现。反之，若心气不足，心阳不振、瘀阻心脉等导致血行异常时，也会影响肺的宣发和肃降功能，出现咳嗽、气促等肺气上逆的病理现象。这就是心肺之间在病理上的相互影响。

2. 心与脾 心主血，脾统血，脾又为气血生化之源，故心与脾的关系主要表现在血液生成和运行方面。

（1）血液生成方面：脾主运化而为气血生化之源。脾的运化功能正常，则化生血液的功能旺盛，以保证心血充盈。血液充盈，则心有所主。

（2）血液运行方面：血液在脉中正常运行，既有赖于心气的推动，又依靠脾气的统摄，使血行脉中而不逸出。故血液能正常运行全赖心主行血与脾主统血的协调。心气充足，则运血有力，而不致瘀滞。脾气健旺，脾的统血功能正常，则血行脉中，而不逸出于脉外。

在病理上，心脾两脏亦常互为影响，如思虑过度，不仅暗耗心血，且可影响脾的运化功能；若脾气虚弱，运化失职，则气血生化无源，也可导致血虚而心无所主。若脾不统血而致血液妄行，也会造成心血不足。以上种种，均可形成以眩晕、心悸、失眠、多梦、腹胀、食少、体倦、面色无华等为主要症状的"心脾两虚"之病理变化。

3. 心与肝 心主行血而肝主藏血，心藏神而肝主疏泄、调畅情志。因此，心与肝的关系，主要表现在血液运行以及精神情志两个方面。

（1）血液运行方面：心主血，肝藏血、调节血量，二者相互配合，共同维持血液的正常运行。人体的血液，生化于脾，贮藏于肝，通过心以运行全身。心之行血功能正常，则血运正常，肝有所藏；若肝不藏血，则心无所主，血液的运行失常。正是由于心和肝在血行方面密切相关，故临床上"心肝血虚"常同时出现。

（2）精神情志方面：心主神志，肝主疏泄，调节情志。人的精神、意识和思维活动，虽由心所主，但与肝的疏泄功能亦密切相关。心肝两脏，相互为用，共同维持正常的精神情志活动。由于情志所伤，多化火伤阴，因而在临床上心肝血虚、心肝火旺常相互影响或同时可见。

4. 心与肾 心在五行属火，位居于上而属阳；肾在五行属水，位居于下而属阴。从阴阳、水火的升降理论来说，位于下者，以上升为顺；位于上者，以下降为和。所以，心火必须下降于肾，肾水必须上济于心，这样，心肾之间的生理功能才能协调，称为"心肾相交"、"水火既济"。反之，若心火不能下降于肾而独亢，肾水不能上济于心而凝聚，心肾之间的生理功能就会失去协调，出现一系列病理表现，称为"心肾不交"、"水火失济"。如临床上出现的以失眠为主症的心悸、怔忡、心烦、腰膝酸软，或见男子梦遗、女子梦交等症，多属"心肾不交"。

由于心肾阴阳之间有密切的关系，当心或肾发生病变时，亦能相互影响。如肾阳虚水泛，上凌于心，而见水肿、惊悸等"水气凌心"之证；心阴亏虚，不能下济肾阴，而致阴虚火旺之证。

5. 肺与脾 肺主气司呼吸，脾主运化、化生水谷精气；肺主宣发肃降、通调水道，脾主运化水液。所以肺与脾的关系，主要表现在气的生成和津液的输布代谢两个方面。

（1）气的生成：机体气的生成，主要依赖于肺的呼吸功能和脾的运化功能，肺所吸入的清气和脾胃所运化的水谷精气，是组成气的主要物质基础。因此，肺的呼吸功能和脾的运化功能是否健旺，与气的盛衰密切相关。

（2）水液代谢：津液的输布代谢由肺的宣发肃降、通调水道和脾的运化水液、输布津液所构成。肺的宣发肃降和通调水道，有助于脾的运化水液功能，从而防止内湿产生;而脾的转输津液,上输于肺,不仅是肺通调水道的前提,也为肺的生理活动提供了必要的营养。因此,二者之间在津液的输布代谢中存在着相互为用的关系。

肺脾二脏之间在病理上的相互影响,主要也在于气的生成不足和水液代谢失常两个方面。如脾气虚损,常可导致肺气不足;脾失健运,津液代谢障碍,水液停滞,则聚而生痰、成饮,往往影响肺的宣发和肃降,而出现咳喘痰多等症状。所以有"脾为生痰之源,肺为贮痰之器"之说。反之,肺病日久,气耗太过,也可累及到脾,导致脾气虚,影响脾的健运,从而出现纳食不化,腹胀,便溏,甚则水肿等病理表现。

6. 肺与肝　肺与肝的关系,主要表现在气机的调节方面。肺主降而肝主升,二者相互协调,是全身气机调畅的一个重要环节。若肝升太过或肺降不及,则多致气火上逆,而出现咳逆上气,甚则咯血等病理表现,称之为"肝火犯肺"。相反,肺失清肃,燥热内盛,亦可影响到肝的疏泄条达,在咳嗽的同时,出现胸胁引痛胀满、头晕头痛、面红目赤等症。

7. 肺与肾　肺为水之上源,肾为主水之脏;肺主呼吸,肾主纳气;肺属金,肾属水,金水相生。肺与肾的关系,主要表现在水液代谢、呼吸运动及阴液互资三个方面。

(1) 水液代谢:肾为主水之脏,肺为"水之上源"。肺的宣发肃降和通调水道,有赖于肾的蒸腾汽化。反之,肾的主水功能,亦有赖于肺的宣发肃降和通调水道。因此,肺失宣肃,通调水道失职,必累及于肾,而致尿少,甚则水肿;肾的气化失司,关门不利,则水泛为肿,甚则上为喘促,咳逆倚息而不得卧。

(2) 呼吸运动:肺主呼气,肾主纳气,肺的呼吸功能需要肾的纳气作用协助。肾气充盛,吸入之气方能经肺之肃降而下纳于肾,故有"肺为气之主,肾为气之根"之说。若肾的精气不足,摄纳无权,气浮于上;或肺气久虚,久病及肾,均可导致肾不纳气,出现呼多吸少、动则气喘等症。

(3) 阴液互资:肺肾阴液,相互资生。金为水之母,肺阴充足,下输于肾,使肾阴充盈;肾阴为一身阴液之根本,肾阴充盛,上滋于肺,使肺阴充足。故肺肾阴虚常同时可见,而出现两颧潮红,骨蒸潮热,盗汗,干咳音哑,腰膝酸软等症。

8. 肝与脾　肝藏血而主疏泄,脾统血、主运化而为气血生化之源。肝脾两脏的关系,主要表现在疏泄与运化的相互为用、藏血与统血的相互协调。

(1) 饮食物消化:肝主疏泄,调畅气机,协调脾胃升降,并疏利胆汁,输于肠道,促进脾胃对饮食物的消化及对精微的吸收和转输功能;脾气健旺,运化正常,水谷精微充足,气血生化有源,肝体得以濡养而使肝气冲和条达,有利于疏泄功能的发挥。

(2) 血液运行:血的正常运行,虽由心所主持,但与肝、脾也有密切的关系。肝主藏血,调节血量;脾主生血,统摄血液。脾气健旺,生血有源,统血有权,使肝有所藏;肝血充足,藏泄有度,血量得以正常调节,气血才能运行无阻。若脾虚气血生化无源,或脾不统血,失血过多,均可导致肝血不足。

此外,如脾胃湿热郁蒸,熏蒸肝胆,可形成黄疸。可见,在病理上肝病可以传脾,脾病也可以及肝,肝脾两脏病变常互为影响。

9. 肝与肾　肝肾之间关系极为密切,有"肝肾同源"或"乙癸同源"之说。肝藏血,肾藏精。肝主疏泄而肾主封藏,故肝肾之间的关系,主要表现在精血同源、藏泄互用以及阴阳互滋互制等方面。

(1) 精血同源:血的化生有赖于肾中精气的气化;肾中精气的充盛,亦有赖于血液的滋养。所以说精能生血,血能化精,称之为"精血同源"。在病理上,精与血的病变亦常相互影响。如肾精亏损,可导致肝血不足;反之,肝血不足,也可引起肾精亏损。

(2) 藏泄互用:肝主疏泄与肾主封藏之间亦存在着相互制约、相反相成的关系,主要表现在女子月经来潮和男子泄精的生理功能等方面。若二者失调,则可出现女子月经周期失常,经量过多,或闭经;男子遗精滑泄,或阳强不泄等症。

(3) 阴阳互滋互制:由于肝肾同源,所以肝肾阴阳之间的关系极密切。肝肾阴阳,息息相通,相互制约,协调平衡,故在病理上也常相互影响。如肾阴不足可引起肝阴不足,阴不制阳而导致肝阳上亢,称之为"水不涵木";如肝阴不足,可导致肾阴的亏虚,而致相火上亢。反之,肝火太盛,也可下劫肾阴,形成肾阴不足的病理变化。

10. 脾与肾　脾主运化,化生精微,为后天之本;肾主藏精,内藏元阴元阳,为先天之本。脾主运化水液,肾为主水之脏。故脾与肾之间的关系,主要表现在先后天之间的相互资助和水液代谢方面。

(1) 先天后天相互资生:脾之健运,化生精微,须借助肾阳的温煦,故有"脾阳根于肾阳"之说。肾中精气亦有赖于水谷精微的培育和充养,才能不断充盛和成熟。因此,脾与肾在生理上是后天与先天的关系,相互资助,相互促进。在病理上亦常相互影响,互为因果。如肾阳不足,不能温煦脾阳,则可见腹部冷痛,下利清谷,或五更泄泻,水肿等症。若脾阳久虚,进而可损及肾阳,而成脾肾阳虚之病证。

(2) 水液代谢:脾气运化水液功能的正常发挥,须赖肾气的蒸化及肾阳的温煦功能的支持。肾主水液输布代谢,又须赖脾气及脾阳的协助,即所谓"土能制水"。

案例 3-5

王某，男，45 岁。2009 年 3 月 20 日初诊。反复发作腹痛、腹泻 4 年（当时结肠镜检查，诊断为慢性结肠炎），伴肠鸣、周身乏力，腰膝酸软。面色少华，四肢欠温。舌质淡，脉迟弱。证属脾肾阳虚，治宜温补脾肾。处方：熟地 30g　白术 15g　山药 30g　鹿角胶 15g　罂粟壳 10g　补骨脂 10g　肉桂 6g　炮姜 7g　炙甘草 6g，水煎服，两次分服。

二诊。服药 6 剂后，腹痛减、泄泻止，余证皆缓。继服 15 剂后诸症悉除。

思考问题

1. 试述脾肾阳虚致泻的机理。

2. 五脏当中还有哪些脏的因素可以导致泄泻？

答案提示

1. 脾主运化水谷和水湿，肾为一身阳气之根本，温煦着全身各个脏腑。脾虚则不能化谷、运水，肾阳虚则不得温煦，不能化气行水，则谷不能腐熟化为精微，水不得化生津液，谷反为滞，水反为湿，水谷杂下，而为泄泻。

2. 肝。因肝主疏泄，促进脾胃的运化与吸收。若肝失疏泄，横逆犯脾胃，致胃不受纳、脾不运化，也可导致泄泻。

按语：慢性胃肠疾病日久多虚寒。本例为脾肾阳虚，温运失常，湿滞下注之阴寒证。故以补肾温阳为法。

（二）腑与腑之间的关系

六腑，以"传化物"为其生理特点。六腑之间的相互关系，主要体现于饮食物的消化、吸收和排泄过程中的相互联系和密切配合。

饮食入胃，经胃的腐熟和初步消化，下传于小肠，通过小肠的进一步消化，泌别清浊，其清者为精微物质，经脾的转输，以营养全身，剩余水液经吸收后，成为渗入膀胱的尿液之源；其浊者为糟粕（食物之残渣），下达于大肠。渗入膀胱的尿液，经气化作用及时排出体外；进入大肠的糟粕，经传导与燥化，由肛门排出体外。在饮食物的消化、吸收和排泄过程中，还有赖于胆汁的排泄以助消化；三焦不仅是水谷传化的道路，更重要的是三焦气化推动和支持着转化功能的正常进行。由于六腑传化水谷，需要不断地受纳、消化、传导和排泄，虚实更替，宜通而不宜滞，所以后世医家有"六腑以通为用"和"腑病以通为补"的说法。

病理上，如胃有实热，消灼津液，则可致大肠传导不利，大便秘结不通；而大肠燥结，便闭不行，亦可影响胃的和降，而使胃气上逆，出现恶心、呕吐等症。又

如胆火炽盛，常可犯胃，导致胃失和降而见呕吐苦水；脾胃湿热，熏蒸肝胆，而使胆汁外溢，可发生黄疸病证。

（三）脏与腑之间的关系

脏与腑的关系，实际上是阴阳表里关系。脏属阴，腑属阳；脏为里，腑为表，一脏一腑，一阴一阳，一表一里相互配合，并有经脉相互络属，从而构成脏腑之间阴阳表里相互配合的密切联系。

1. 心与小肠　心的经脉属心而络小肠，小肠的经脉属小肠而络心，二者通过经脉的相互络属构成表里关系。病理上，如心有实火，可移热于小肠，引起尿少、尿热赤、尿痛等症。反之，如小肠有热，亦可循经上炎于心，引起心火上炎，可见心烦，舌赤，口舌生疮等症。

2. 肺与大肠　肺与大肠亦是通过经脉的络属而构成表里关系。肺气的肃降，有助于大肠传导功能的发挥；大肠传导功能正常，则有助于肺的肃降。若大肠实热，腑气不通，则可影响肺的肃降，而产生胸满、喘咳等症。如肺失清肃，津液不能下达，可见大便困难；肺气虚弱，气虚推动无力，则可见大便艰涩而不行，称为"气虚便秘"。若气虚不能固摄，清浊混杂而下，可见大便溏泻。

3. 脾与胃　脾与胃通过经脉相互络属而构成表里关系。脾主运化，胃主受纳；脾主升，胃主降；脾性湿而喜燥，胃性燥而喜湿。二者之间的关系表现为以下三个方面。

（1）纳运相合：二者共同完成饮食物的消化吸收及其精微的输布，从而滋养全身，故称脾胃为"后天之本"。胃所受纳的水谷，要经过脾的运化才能化生为精微以营养全身，故说"脾为胃行其津液"。

（2）升降相因：脾主升，胃主降，相反相成。脾气升，则水谷之精微得以输布；胃气降，则水谷及其糟粕得以下行。故说："脾宜升则健，胃宜降则和。"因脾胃居于中焦，气机一升一降，故二者间的升降关系又是维持全身气机升降的枢纽。

（3）燥湿相济：胃属燥，脾属湿，胃喜润恶燥，脾喜燥恶湿，两脏燥湿相济，阴阳相合，方能完成饮食物的转化过程。

脾胃在生理上相互联系，在病理上也相互影响。如脾为湿困，运化失职，清气不升，即可影响胃的受纳与和降，可出现食少，呕吐，恶心，脘腹胀满等症。反之，若饮食失节，食滞胃脘，胃失和降，亦可影响脾的升清与运化，可出现腹胀泄泻等症。

4. 肝与胆　胆附于肝，肝和胆又有经脉互为络属，构成表里关系。胆汁来源于肝之余气，胆汁若要正常排泄和发挥作用，亦依靠肝的疏泄功能。若肝的疏泄功能失常，就会影响胆汁的分泌与排泄；反之，若胆汁排泄不畅，亦会影响肝的疏泄。因此，肝

与胆在生理和病理上密切相关,肝病常影响及胆,胆病也常波及于肝,最终肝胆同病,如肝胆火旺、肝胆湿热等。

5. 肾与膀胱 肾为水脏,膀胱为水腑,足少阴经属肾络膀胱,足太阳经属膀胱络肾,二者构成表里相合关系。生理上肾为主水之脏,开窍于二阴;膀胱贮尿排尿,是为水腑。膀胱的贮尿排尿功能,取决于肾气的盛衰。

病理上,若肾气虚弱,蒸化无力,或固摄无权,可影响膀胱的贮尿排尿,而见尿少、癃闭或小便失禁。膀胱湿热,或膀胱失约,也可影响到肾气的蒸化和固摄,出现小便色质或排出异常。

案例 3-6

李某,女,82 岁。2006 年 1 月 28 日初诊。因午餐食凉饮冷,傍晚即感心下痞寒,恶心呕吐频作。观其烦躁欲死,坐卧不安,伴头晕、巅顶如压重物,手足逆冷,且有拘急感。舌质淡,苔薄白而润,脉迟弱。细究病因,为宿食停滞胃脘,依"其在上者,引而越之",予盐汤探吐而未效。遂按《伤寒论》"少阴病,吐利,手足逆冷,烦躁欲死者,吴茱萸汤主之"之意,拟吴茱萸汤。处方:吴茱萸 9g 人参 6g 半夏 12g 生姜 18g 大枣 12 枚。水煎 2 次,温服。

翌日往诊,呕吐止,烦躁息,手足转温。仍头晕、食欲欠佳。上方加神曲、麦芽、陈皮各 10g,2 剂,诸证悉除。

思考问题

1. 呕吐的主要病机是什么?

2. 呕吐与脾胃的关系如何?

答案提示

1. 呕吐的主要病机是胃气上逆。因胃为水谷之海,主受纳、腐熟,其气以降为顺,今胃气不降反升,故呕吐。

2. 脾胃二者互为表里,一升一降,以维系脾胃气机升降有序,保证脾胃生理功能正常进行。若脾运化失常,一则食不能化,成积而呕;二则水聚而成饮成痰,痰饮阻中致呕吐。脾虚则脾胃升降失常,胃气上逆而为呕吐。

按语:患者年高体弱,阳气素虚,虚寒内伏,复进食生冷,寒浊上逆。故恶心呕吐;寒浊内阻,清阳不升,则头晕目眩;胸阳不达四末,则手足逆冷;呕吐剧烈、坐卧不宁,故有烦躁欲死之状。吴茱萸汤温胃散寒、降逆止呕,故投之而收著效。

案例 3-7

李某,男,43 岁。2009 年 5 月 10 日初诊。食后腹胀 1 年余。每次餐后作胀 30 分钟~1 小时,一年内体重下降 15kg。伴嗳气,干咳,有时呈痉咳样。舌淡红,苔薄黄厚略腻。查血常规、血沉、肝功能、HBV、血凝分析、肿瘤 3 项皆未见异常。胃镜示:慢性浅表萎缩性胃炎(Hp++);病理诊断:慢性萎缩性胃炎(中度)。处方:柴胡 12g 枳实 12g 白芍 20g 炙甘草 6g 醋香附 10g 厚朴 6g 蒲黄 24g 五灵脂 20g 蒲公英 40g,水煎服,每日 1 剂,7 剂。

5 月 20 日复诊,仍腹胀,饭后胀甚,饭后作胀约 2 小时,乏力较前有改善。舌淡红,苔微黄略厚滑。处方:党参 15g 白术 30g 茯苓 30g 桂枝 6g 大腹皮 10g 厚朴 10g 苡仁 30g 蒲公英 30g 枳壳 6g 丹参 30g 紫苏叶 6g 炙甘草 6g,水煎服,每日 1 剂,7 剂。

5 月 27 日三诊,药后乏力明显改善,食后尚有腹胀,但较前大有改善,大便初硬后溏,舌淡红,苔薄黄,脉略弦。于上方加桔梗 6g,继服 7 剂。

6 月 3 日四诊,腹胀基本消失,体力可,大便已复常。舌淡红体胖,苔厚腻微黄,脉右细略弦,左沉弱。处方:5 月 27 日方去桂枝,加佩兰 15g,炒麦芽 30g,继服 7 剂。

6 月 10 日五诊,腹胀已除,饭后亦不再作胀。乏力明显改善,以健脾丸善后。

思考问题

1. 脾的主要生理功能有哪些?

2. 脾的运化功能与气的关系如何?

3. 脾胃关系如何?

答案提示

1. 脾的主要生理功能有:主运化,主升清,主统血。

2. 脾的运化功能是化生气血的源泉,故当脾的运化功能异常时,就可导致气不足而出现气虚的表现。

3. 脾与胃同居中焦,共同完成饮食物的消化吸收,化生水谷精微,化生气血。二者通过经脉相互络属而构成表里关系。脾主运化,胃主受纳;脾主升,胃主降;脾性湿而喜燥,胃性燥而喜湿。二者之间的关系表现为三方面:纳运相合,升降相因和燥湿相济。

按语:该患者系慢性萎缩性胃炎,症见饭后腹胀,每次饭后作胀 30 分钟至 1 小时,一年内体重下降 15kg,伴嗳气,干咳,有时呈痉咳样。舌淡红,苔薄黄厚略腻。据症考虑为肝气乘脾、木火刑金,给予柴胡疏肝散和失笑散加减,重用降下之药。但是忽略了患者病史已久,脾虚为主,当为升之不及,故初用药虽有小效,但效不明显。再诊时加重补脾升提之药,至三诊时乏力明显改善,腹胀较前大有改善。考虑到脾胃升降特性,故再加桔梗以助升提,与枳壳、厚朴形成调整升降药组,最终使腹胀消失。可见,调整气机升降在脾胃病治疗中是至关重要的。

案例 3-8

张某,男,40 岁。2004 年 5 月就诊。3 年来该患者晨起即泻,泻前腹痛,泻后痛减,伴嗳气,脘腹胀闷,食少等症。前医皆投四神丸、附子理中汤等按五更泻治之,药进百余剂无效。观其舌质淡红苔薄白,按其脉小弦之象。脉证合参其并不在肾而在肝。为脾虚肝郁,土虚木乘,以扶土抑木法治之。痛泻要方加味。处方:白芍 60g 防风 10g 白术 15g 陈皮 10g 茯苓 20g 白扁豆 10g 枳壳 10g 柴胡 10g 元胡 10g,水煎服。

服药 3 剂后,晨起未泻但大便仍溏,腹痛大减。改为白芍 40g,茯苓 15g,再进 3 剂,腹痛消失。原方去元胡,继进 3 剂。后改服参苓白术散月余,以巩固疗效。随访两年,未复发。

思考问题

1. 脾虚湿盛在泄泻中的临床意义?

2. 泄泻有肝、脾、肾泻之说,此例应属哪一种?

答案提示

1. 泄泻是以排便次数增多,粪便稀薄,甚则泻出如水样而言,其主要病变在脾胃与大小肠。脾虚不能运化水谷,则水停为湿,谷反为滞,水湿与水谷清浊不分,混杂而下,遂成泄泻。可见脾虚与湿盛是因果关系,是导致泄泻的主要原因。

2. 肝泻指肝气乘脾之泻;脾泻指脾虚不运所致的泄泻;肾泻指肾阳不足,封藏失职所致之泻。本例伴嗳气、腹胀、脉弦,应属肝泻。

按语:本例泄泻,每发于晨,与肾泻发于黎明之前有所不同。且该患者腹痛即泻,泻后痛减,嗳气、脘腹胀闷,脉弦,舌淡红皆为脾虚而肝旺,木旺乘土之肝泻也。况前医按肾泻治之服药百剂而无效,亦足可证矣。痛泻要方治肝泻,百发百中,但白芍须用大剂量方显效。防风疏肝胜湿,治肝泻功效尤为突出。加柴胡因木气太盛。药证相符,取效迅速。

第 3 节 精气血津液

精、气、血、津液是人体脏腑经络、形体官窍进行生理活动的物质基础,是构成人体和维持人体生命活动的基本物质。

一、精

(一) 精的基本概念

精是构成人体和维持人体生命活动的最基本物质之一,是人体生长发育及各脏腑器官生理活动的物质基础。

精有广义和狭义之分。狭义之精,是指具有繁衍后代作用的生殖之精。广义之精,是指人体内的一切精微物质,包括人体内的血、津液、髓以及水谷精微等。

1. 精的生成 先天之精禀受于父母,是构成胚胎的原始物质。后天之精,又称"水谷之精",是指来源于饮食水谷由脾胃运化功能化生的水谷之精,是人出生后赖以维持生命活动的精微物质。人体之精以先天之精为本,并得到后天之精的不断充养。

2. 精的输泄 精的输泄有两种形式,一是分藏于全身各个脏腑之中,濡养脏腑,并化气以推动和调控各脏腑的机能;二是化为生殖之精而有度地排泄以繁衍生命。

(二) 精的功能

精主闭藏而静谧于内,其性属阴。精除了具有繁衍生命的重要作用外,还具有濡养、化血、化气、化神等功能。

1. 繁衍生命 由先天之精与后天之精合化而生成的生殖之精,具有繁衍生命的作用。

2. 濡养作用 精能滋润濡养人体各脏腑形体官窍。先天之精与后天之精充盛,则脏腑之精充盈,肾精也充盛,因而全身脏腑组织官窍得到精的充养,各种生理机能得以正常发挥。

3. 化血作用 精可以转化为血,是血液生成的来源之一。

4. 化气作用 精可以化生为气。先天之精可以化生先天之气(元气),水谷之精可以化生谷气,再加上肺吸入的自然界清气,综合而成一身之气。

5. 化神作用 精能化神,精是神化生的物质基础。神是人体生命活动的外在总体表现,它的产生离不开精这一基本物质。

二、气

中医学的气学说,是研究人体之气的概念、生成、分布、功能及其与脏腑、精、血、津液之间关系的系统理论,与古代哲学的气学说有着明显的区别。

(一) 气的基本概念

气是人体内活力很强、不断运动的精微物质,是构成人体和维持人体生命活动的最基本物质。气既是人体赖以生存的具体物质,又是人体脏腑功能活动的总称。

(二) 气的生成

人体之气,由精化生,并与肺吸入的自然界清气相结合而成。一身之气的生成,是脾、肾、肺等脏腑的综合协调作用的结果。

1. 生成之源 人体之气来源于先天之精气、水谷所化生的水谷之精气和自然界的清气,三者结合而构成人体之气。

2. 相关脏腑 从气的来源得知,人体之气的充足有赖于全身各个脏腑的综合协调作用,其中与肾、脾胃和肺的关系尤为密切。

肾为生气之根:肾藏先天之精,并受后天之精的充养。先天之精所化生的先天之气(即元气),是人体之气的根本。

脾胃为生气之源:脾主运化,胃主受纳,共同将饮食水谷的消化吸收,化生为后天水谷之气,故称脾胃为生气之源。

肺为生气之主:肺主气,主司宗气的生成,在气的生成过程中占有重要地位,故为生气之主。

(三) 气的生理功能

气是维持人体生命活动的最基本物质,在人体内具有十分重要的生理功能。主要有以下五个方面。

1. 推动作用 气是活力很强的精微物质,它对人体的生长发育,各脏腑、经络、组织器官的生理活动,血的生成和运行,津液的生成、输布和排泄等均起着推动作用和激发其运动的作用。推动作用主要包括:①推动人体的生长发育;②推动脏腑经络的生理活动;③推动精血津液的生成及运行输布。

2. 温煦作用 《难经·二十二难》说"气主煦之",就是说气是人体热量的来源。主要包括:①温煦机体,维持正常体温;②温煦各脏腑、经络、形体、官窍,发挥正常生理活动;③温煦精、血、津液等液态物质,维持其正常循行和输布。故说"血得温而行,得寒而凝"。如果气的温煦作用失常,则可见畏寒、四肢不温、体温低下、血和津液运行迟缓等寒象。

3. 防御作用 机体的防御作用非常复杂,是各方面作用的综合,气在其中起着相当重要的作用。气的防御作用主要体现在:①护卫肌表,防御外邪;②保卫机体,驱邪外出。由此可见,若气的防御作用减弱,全身的抗病能力必然下降,机体也易于患病。

4. 固摄作用 固摄作用,是指气对于体内血、津、液、精等液态物质的固护、统摄和控制作用,从而防止这些物质无故流失,保证它们在体内发挥正常的生理功能。具体来说,气的固摄作用表现为:①统摄血液,可使血液循脉而行,防止其逸出脉外;②固摄汗液、尿液、唾液、胃液、肠液,防止其过多排出及无故流失;③固摄精液,防止其妄加排泄。若气的固摄作用减弱,则机体固摄液态物质的功能下降。如气不摄血,可导致各种出血;气不摄津,可导致自汗、多尿或小便失禁、流涎、泛吐清水、泄泻滑脱;气不固精,可出现遗精、滑精和早泄等。

气的固摄作用与推动作用是相反相成的两个方面。气一方面能推动血液的运行和津液的输布、排泄;另一方面,气又可固摄体内的液态物质,防止其无故流失。这两个方面作用的相互协调,构成了气对体内液态物质的正常运行、分泌、排泄的调节和控制,这是维持人体正常的血液循环和水液代谢的重要环节。

5. 气化作用 气化,是指通过气的运动而产生的各种变化。具体地说,是指精、气、血、津液各自的新陈代谢及其相互转化过程。如气、血、津液的生成,都需要先将饮食物转化成水谷精气,再化生成气、血、津液等;津液经过代谢,转化成汗液和尿液;饮食物经过消化和吸收后,其残渣转化成糟粕等,都是气化作用的具体表现。如果气化功能失常,即能影响气、血、津液的新陈代谢和饮食物的消化吸收以及汗液、尿液和粪便等的排泄等,从而形成各种代谢异常的病变。气化作用的过程,实际上就是体内物质代谢的过程,也是物质转化和能量转化的过程。

气的五个功能,虽然各不相同,但都是人体生命活动中不可或缺的,它们密切地协调配合,相互为用。

(四) 气的运动和运动形式

人体的气是不断运动着具有很强活力的精微物质。它流行于全身各脏腑、经络等组织器官,推动和激发着人体各种生理活动。

气的运动,称作"气机"。气的运动形式,因气的种类与功能不同而有所不同,但总体来说,均可归纳为升、降、出、入四种基本运动形式。气的升降出入运动,是人体生命活动的根本;气的升降出入运动一旦停止,人的生命活动就要终止。如《素问·六微旨大论》说:"故非出入,则无以生长壮老已;非升降,则无以生长化收藏,是以升降出入,无器不有。故器者,生化之宇,器散则分之,生化息矣。"

气的升降出入运动,只有在脏腑、经络等组织器官的生理活动中,才能得到具体的体现。如肺的呼吸功能,体现着呼气是出,吸气是入;宣发是升,肃降是降;脾胃和肠的消化功能,以脾主升清,胃主降浊来概括整个机体对饮食物的消化、吸收、输布和排泄的全过程;机体的水液代谢,是以肺的宣发肃降,脾胃的运化转输,肾的蒸腾汽化和吸清排浊来概括水液代谢的全过程。所以,机体的各种生理活动,实质上都是气升降出入运动的具体体现。

气的升和降、出和入,是对立统一的矛盾运动。从局部来看,并不是每一种生理活动都必须具备升降出入,而是各有侧重,如肝、脾主升,肺、胃主降等。从整个机体的生理活动来看,则升和降、出和入之间必须协调平衡,才能维持正常的生理活动。因此,气的升降出入运动,又是协调平衡各种生理功能的一个重要环节。

(五) 气的分布与分类

人体的气,从整体上说,是由肾中精气、脾胃运化而来的水谷精气和肺吸入的清气所组成,在肾、脾胃、肺等生理功能的综合作用下所生成,并充沛于全身而无处不到。具体地说,人体之气,由于其主要组成部分、分布部位和功能特点的不同,而又有不同的名称。主要有如下几种。

1. 元气 元气,又名"原气"、"真气",是人体最基本、最重要的气,是人体生命活动的原动力。

(1) 组成与分布:元气的组成,以肾所藏的精气为主,依赖肾中精气化生。通过三焦而流行于全身,内至脏腑,外达肌肤腠理,作用于机体的各个部分。

(2) 主要功能:元气的主要功能是推动人体的生长和发育,温煦和激发各个脏腑、经络等组织器官的生理活动。所以,元气是人体生命活动的原动力,是维持生命活动的最基本物质。机体的元气充沛,则各脏腑、经络等组织器官的活力就旺盛,人体就强健少病。若因先天禀赋不足,或因后天失调,或因久病损耗,以致元气生成不足或耗损太过,就会造成元气虚衰而产生种种病变。

2. 宗气 宗气,是积于胸中之气。宗气在胸中积聚之处,称作"气海",又称"膻中"。

(1) 组成与分布:宗气是由肺所吸入的自然界清气和脾胃所化生的水谷精气结合而成。因此,肺的呼吸功能与脾胃的运化功能正常与否,直接影响着宗气的盛衰。

宗气聚集于胸中,贯注于心肺之脉,上司呼吸、助心行血,下行丹田,会注足阳明之气而下行于足。

(2) 主要功能:宗气的主要功能有两个方面,一是走息道以行呼吸。凡语言、声音、呼吸的强弱,都与宗气的盛衰有关。二是贯心脉以行气血。凡气血的运行、肢体的寒温和活动能力、视听的感觉能力、心搏的强弱及其节律等,皆与宗气的盛衰有关。

3. 营气 营气,是与血共行于脉中之气。营气富于营养,故又称"荣气"。营与血关系极为密切,可分而不可离,故常常"营血"并称。营气与卫气相对而言,属于阴,故又称为"营阴"。

(1) 组成与分布:营气,主要来自脾胃运化的水谷精气,由水谷精气中的精华部分所化生。营气分布

于血脉之中,成为血液的组成部分而循脉上下,营运于全身。

(2) 主要功能:营气的主要生理功能,有营养和化生血液两个方面。水谷精微中的精专部分,是营气的主要成分,是脏腑、经络等生理活动所必需的营养物质,同时又是血液的组成部分。所以《灵枢·邪客》说:"荣气者,泌其津液,注之于脉,化以为血,以荣四末,内注五脏六腑。"

4. 卫气 卫气,是运行于脉外之气。卫气与营气相对而言,属于阳,故又称为"卫阳"。

(1) 组成与分布:卫气,主要由水谷精气所化生,它的特性是"慓疾滑利"。也就是说它的活动力特别强,流动很迅速。所以它不受脉管的约束,运"行于皮肤、分肉之间,熏于肓膜,散于胸腹"。

(2) 主要功能:卫气的生理功能有三个方面,一是护卫肌表,防御外邪入侵;二是温养脏腑、肌肉、皮毛等;三是调节控制腠理的开合、汗液的排泄,以维持体温的相对恒定等。如《灵枢·本藏》说,"卫气者,所以温分肉,充皮肤,肥腠理,司开合者也","卫气和,则分肉解利,皮肤润柔,腠理致密矣。"

营气和卫气,都以水谷精气为其主要的生成来源,"营行脉中"、"卫行脉外"。营主内守而属于阴,卫主外卫而属于阳,二者之间的运行必须协调,才能维持正常的腠理开合、体温以及防御外邪的能力。反之,若营卫不和,则可见恶寒发热、无汗或汗多以及抗御外邪能力低下等。

人体的气,除上述最重要的四种气之外,还有"脏腑之气"、"经络之气"等。所谓"脏腑之气"和"经络之气",实际上都是元气所派生的。元气分布于某一脏腑或某一经络,即成为某一脏腑或某一经络之气,它属于人体元气的一部分,是构成各脏腑、经络的最基本物质,又是推动和维持各脏腑、经络进行生理活动的物质基础。

三、血

(一) 血的基本概念

血,是红色的液态样物质,是构成人体和维持人体生命活动的基本物质之一,有营养和滋润作用。血必须在脉中运行,才能发挥它的生理效应。如因某些原因而逸出于脉外,即为出血,又称为"离经之血"。脉,具有阻遏血液逸出的功能,故有"血府"之称。

(二) 血的生成

血,主要由营气和津液所组成。营气和津液,都来自脾胃所运化的水谷精微,所以说脾胃是气血生化之源。血液的生成过程是饮食物经胃的腐熟和脾的运化,转化为水谷精微,再经脾气的升清上输于肺,与肺吸入的清气相结合,通过心肺的气化作用,注之于

脉,化而为血。《灵枢·决气》所说的"中焦受气取汁,变化而赤,是谓血",即是充分说明了脾和胃(中焦)的运化功能在生成血液过程中的地位和作用。

由于营气和津液都来源于水谷精气,所以饮食营养的优劣和脾胃运化功能的强弱,直接影响着血液的化生。饮食营养的长期摄入不足,或脾胃运化功能的长期失调,均可导致血液的生成不足,而形成血虚的病理变化。

此外,精血同源,即精和血之间还存在着相互资生和转化的关系。

(三)血的功能

血具有营养和滋润全身的生理功能。血在脉管中运行,内至脏腑,外达皮肉筋骨,无处不到,运行不息,对全身各脏腑组织器官起着营养和滋润作用,以维持正常的生理活动。《难经·二十二难》说"血主濡之",就是对血的营养和滋润作用的高度概括。

血的营养和滋润作用,具体体现在面色的红润、肌肉的丰满、皮肤毛发的润泽;感觉运动的灵活等方面。如果血的生成不足或耗伤过度,可出现头昏目花、面色不华或萎黄、毛发干枯、肌肤干燥、肢体或肢端麻木等血虚的临床表现。

血液是神志活动的物质基础。人的精神充沛,神志清晰,感觉灵敏,活动自如,均有赖于血气的充盛及血脉的调和与流利。所以,当血液生成不足或运行失常时,均可以出现精神衰退、健忘、多梦、失眠、烦躁,甚则可见神志恍惚,惊悸不安,以及谵狂、昏迷等神志失常的多种临床表现。

(四)血的运行

血在脉管中运行不息,流布于全身,环周不休。血的运行,为全身各脏腑组织器官提供了丰富的营养,以供其所需。

血,属阴而主静。血的运行,主要依赖于气的推动作用。血在脉管中运行而不至逸出脉外,也是由于气的固摄作用。所以血液的正常运行,取决于气的推动作用和固摄作用之间的协调平衡。

心脏的搏动,推动着血液的运行。《素问·痿论》说:"心主身之血脉。"血液的正常循行,还与其他某些脏器生理功能的协调平衡密切相关,如肺的宣发和朝会百脉、肝的疏泄等,是推动和促进血液运行的重要因素;脾的统血和肝的藏血等,是固摄血液的重要因素。此外,脉道的通利,血的寒热等,更是直接地影响着血液运行的速度。因此,血液循环的正常运行,不仅依赖于心的生理功能是否正常,还在于肺、肝、脾等脏器的生理功能是否协调平衡。如果推动和促进血液运行的因素增加,或固摄血液的作用减弱,则血液的运行可因之而变快,甚则逸出脉外,导致出血;反之,则血液的运行因之而变慢,运行不利,可导致血瘀等病理变化。

四、津　液

(一)津液的基本概念

津液,是机体一切正常水液的总称,包括各脏腑组织器官的内在体液及其正常的分泌物,如胃液、肠液和涕、泪等。津液,同气和血一样,是构成人体和维持人体生命活动的基本物质。

津和液,同属于水液,都来源于饮食,其生成均有赖于脾和胃的运化功能。由于津和液在性状、功能及其分布部位等方面均有所不同,因而也有一定的区别。一般地说,性质较清稀,流动性较大,布散于体表皮肤、肌肉和孔窍,并能渗注于血脉,起滋润作用的,称为津;性质较稠厚,流动性较小,灌注于骨节、脏腑、脑、髓等组织,起濡养作用的,称为液。津和液之间可以相互转化,故津和液常并称,但发生"伤津"和"脱液"的病理变化时,在辨证论治中,又须加以区分。

(二)津液的生成、输布和排泄

津液的生成、输布和排泄,是一个复杂的生理过程,涉及多个脏腑的一系列生理功能。《素问·经脉别论》说:"饮入于胃,游溢精气,上输于脾,脾气散精,上归于肺,通调水道,下输膀胱,水精四布,五经并行。"这是对津液生成和输布、排泄过程的简明概括。

津液来源于饮食水谷。津液是通过胃对饮食物的"游溢精气"和小肠的"分清别浊"、"上输于脾"而生成。津液的输布和排泄,主要通过脾的转输、肺的宣降和肾的蒸腾汽化,以三焦为通道输布于全身。

脾对津液的输布作用,一方面将津液"以灌四旁"(《素问·玉机真藏论》)和全身;另一方面,则将津液"上输于肺"。这两个方面统属于脾的"散精"功能。

肺对津液的输布和排泄作用,又称作"通调水道"。通过肺的宣发作用,将津液输布于全身体表,以发挥津液的营养和滋润作用,津液通过代谢化为汗液而排出体外。故说肺"输精于皮毛"(《素问·经脉别论》)。津液通过肺的肃降作用,向下输送到肾和膀胱,最后化为尿液排出体外。此外,肺在呼气中也排出大量水分。可见,肺的宣发肃降,通调水道,对于津液的输布和排泄起着重要的作用。

肾对津液的输布和排泄,亦起着极其重要的作用。《素问·逆调论》说:"肾者水脏,主津液。"肾对津液的主宰作用,主要表现在肾所藏的精气,是机体生命活动的原动力,亦是气化作用的原动力。因而胃的"游溢精气"、脾的"散精"、肺的"通调水道"以及小肠的"分清别浊",都需要依靠肾的蒸腾汽化作用而实现。全身的津液,最后亦都要通过肾的蒸腾汽化,升清降浊,使"清者"蒸腾上升,从而向全身布散;"浊者"下降化为尿液,注入膀胱。尿液的排泄量,实际上调节着全身津液的代谢平衡。故《素问·水热穴论》说:

"肾者,胃之关也。关门不利,故聚水而从其类也。"

综上所述,津液的生成,依赖于脾胃对饮食物的运化功能;津液的输布,依靠脾的"散精"和肺的"通调水道"功能;津液的排泄,主要依靠汗液、尿液和随着呼吸排出的水汽;津液在体内的输布,是在肾的气化蒸腾作用下,以三焦为通道,随着气的升降出入,布散于全身而环流不息。故《素问·灵兰秘典论》说:"三焦者,决渎之官,水道出焉。"可见津液的生成、输布、排泄及其维持代谢平衡,依赖于气和多个脏腑一系列生理功能的协调平衡,其中肺、脾、肾三脏的生理功能起着主要的调节平衡作用。所以,不论是气的病变或脏腑的病变,均可影响津液的生成、输布、排泄,破坏津液的代谢平衡,从而形成伤津、脱液等津液不足的病理变化,导致津液环流障碍,水液停聚。

(三)津液的功能

津液有滋润和濡养的生理功能。如布散于肌表的津液,具有滋润皮毛肌肤的作用;流注于孔窍的津液,具有滋润和保护眼、鼻、口等孔窍的作用;渗入血脉的津液,具有充养和滑利血脉的作用,也是组成血液的基本物质;注入内脏组织器官的津液,具有濡养和滋润各脏腑组织器官的作用;渗入骨的津液,具有充养和濡润骨髓、脊髓和脑髓等作用。

五、气、血、津液之间的相互关系

气、血、津液是构成人体和维持人体生命活动的最基本物质。三者的组成,均离不开脾胃运化而生成的水谷精气;三者的生理功能,又存在着相互依存、相互制约和相互为用的关系。因此,无论在生理或病理情况下,气、血、津液之间均存在着极为密切的相互关系。

(一)气和血的关系

气属于阳,血属于阴。《难经·二十二难》说"气主煦之,血主濡之",简要地概括了气和血在功能上的差别。但是,气和血之间,又存在着"气为血之帅"、"血为气之母"的密切关系。具体地说,即存在着气能生血、行血、摄血和血为气之母四个方面的关系。

1. 气能生血　气能生血,是指血的组成及其生成过程中,均离不开气和气的运动变化——气化功能。营气和津液,是血的主要组成部分,它们来自脾胃所运化的水谷精气。从摄入的饮食物,转化成水谷精气;从水谷精气转化成营气和津液;从营气和津液转化成赤色的血,均离不开气的运动变化。因此说,气能生血。气旺,则化生血的功能强;气虚,则化生血的功能弱,甚则可导致血虚。因此,在临床上治疗血虚的病证时,常常配合应用补气药物以提高疗效,这是气能生血理论在临床上的实际应用。

2. 气能行血　血属阴而主静。血不能自行,有

赖于气的推动;气行则血行,气滞则血瘀。血液的循行,有赖于心气的推动,肺气的宣发布散和朝百脉以及肝气的疏泄条达。因此,气虚则推动无力;气滞则血行不利,血行迟缓而形成血瘀,甚则阻滞于脉络,结成瘀血。若气机逆乱,血行亦随气的升降出入异常而逆乱。如血随气升,可见面红、目赤、头痛,甚则吐血;血随气陷,可见下血、崩漏等。临床上治疗血行失常的病证时,常分别配合应用补气、行气、降气等药物,才能获得较好的效果,这是气能行血理论在临床上的实际应用。

3. 气能摄血　摄血,是气固摄功能的具体体现。血在脉中循行而不逸出脉外,主要依赖于气对血的固摄作用。如果气虚而固摄血液的作用减弱,可导致各种出血病症,即"气不摄血"。治疗时,必须用补气摄血的方法,才能达到止血的目的。

以上三个方面气对血的作用,可概括为"气为血帅"。

4. 血为气之母　血为气之母,是指血是气的载体,并给气以充分的营养。由于气的活力很强,易于逸脱,所以气必须依附于血和津液而存在于体内。如果气失去依附,则浮散无根而发生气脱。所以,血虚者,气亦易衰;血脱者,气亦逸脱。在治疗大出血时,往往多用益气固脱之法,其机理亦在于此。

(二)气和津液的关系

气属阳,津液属阴。气和津液的关系,与气和血的关系极其雷同。津液的生成、输布和排泄,全赖于气的升降出入运动和气的气化、温煦、推动和固摄作用;而气在体内的存在,不仅依附于血,且亦依附于津液,故津液亦是气的载体。分述如下。

1. 气能生津　津液的生成,来源于摄入的饮食物,有赖于胃的"游溢精气"和脾的运化水谷精气。所以,脾胃之气健旺,则化生的津液充盛;脾胃之气虚衰,则影响津液的生成,而致津液不足。因此,在临床上亦常可见气津两伤之证。

2. 气能行(化)津　津液的输布及其化为汗、尿等排出体外,全赖于气的升降出入运动。由于脾气的"散精"和转输,肺气的宣发和肃降,肾中精气的蒸腾汽化,才能促使津液输布于全身而环周不休,使经过代谢的多余津液转化为汗液和尿液排出体外,津液的代谢才能维持平衡。在气的升降出入运动不利时,津液的输布和排泄亦随之受阻;由于某种原因,津液的输布和排泄受阻而发生停聚时,则气的升降出入运动,亦随之不利。因此,气虚、气滞可致津液停滞,称作气不行(化)水;津液停聚而致气机不利,则称作水停气滞(阻)。二者互为因果,从而形成内生之水湿、痰、饮,甚则形成水泛为肿的病理变化。临床上治疗这类病证时,行气与利水之法并用,才能取得较好的效果。

3. 气能摄津 气能摄津,是指气的固摄作用控制着津液的排泄。体内的津液在气的固摄作用控制下维持着一定的量。若气虚或气的固摄作用减弱,则导致体内津液的无故流失,出现多汗、漏汗、多尿、遗尿的病理现象,临床治疗时应注意补气固津。

4. 津能化气、津能载气 "水可化气"(《程杏轩医案续录》),"气生于水"(《血证论·阴阳水火气血论》)。水谷化生的津液,通过脾气升清散精,在肾阳的蒸动下,化而为气,升腾敷布于脏腑,发挥其滋养作用,以保证脏腑组织的正常生理活动,故《素问·经脉别论》云:"水精四布,五经并行"。

此外,津液是气的载体,气必须依附于津液而存在,否则将涣散不定而无所归。因此,津液的丢失,必导致气的耗损。如暑病伤津耗液,不仅口渴喜饮,且津液虚少无以化气,而见少气懒言、肢倦乏力等气虚之候。可见,在多汗、多尿和吐泻等大量津液丢失的情况下,亦可出现"气随津脱"的病证。故《金匮要略心典》说:"吐下之余,定无完气。"

(三)血和津液的关系

血和津液,都是液态样物质,都有滋润和濡养的作用,与气相对而言,二者都属于阴。因此,血和津液之间亦存在着极其密切的关系。

血和津液的生成都来源于水谷精气,由水谷精气所化生,故有"津血同源"之说。津液渗注于脉中,即成为血液的组成部分。

在病理情况下,血和津液之间也多相互影响。如失血过多时,脉外津液,可渗注于脉中,以补偿脉内血液容量的不足;与此同时,由于脉外津液大量渗注于脉内,则又可形成津液的不足,出现口渴、尿少、皮肤干燥等病理现象。反之,津液大量损耗时,不仅渗入脉内之津液不足,甚至脉内之津液亦可渗出于脉外,形成血脉空虚、津枯血燥等病变。因此,对于失血患者,临床不宜采用汗法,《伤寒论》有"衄家不可发汗"和"亡血家不可发汗"之诫;对于多汗夺津或津液大亏的患者,亦不可轻用破血、逐血之峻剂,故《灵枢·营卫生会》又有"夺血者无汗,夺汗者无血"之说。这是津血同源理论在临床上的实际应用。

案例 3-9

孙某,女,24 岁。2008 年 11 月 3 日初诊。遗尿 10 余年,多方医治乏效。及年长又羞于启齿,遂罢医不治。近年经常感冒,遗尿日渐加重,有时竟彻夜不敢入睡,苦不堪言。诊见面色憔悴,少气懒言,口中气冷,小便清长,余沥不尽,便溏。舌淡无苔,脉沉无力。辨证属气虚卫外失司,固摄无权。治宜益气壮阳为法。处方:炙甘草 12g 干姜 10g 附子 6g 大枣 5 枚,水煎服。

---

11 月 7 日二诊:上方已服 3 剂,遗尿减轻,效不更方,继服 7 剂。遂愈。

思考问题

1. 遗尿与那些脏腑有关?

2. 气虚导致遗尿的机理是什么?

答案提示

1. 遗尿与肾和膀胱有关。肾为主水之脏,肾的蒸腾汽化与固摄作用保证膀胱的定时开合,尿液按时排泄。膀胱者,州都之官,贮藏尿液,靠肾之气化而定时排出所存之尿液。肾不固藏,膀胱开合失度,则易致遗尿。另外,水液的代谢与肺、脾、三焦等脏腑有关。肺主行水,脾主运水,三焦为水液运行的通道并主司全身气化,所以遗尿有时也与此三者有关。

2. 气虚则失其固摄之职,不能固摄;同时,气化功能减弱,从而导致遗尿。

按语: 观本案,患者经常感冒,鼻中气冷,为肺气虚;遗尿,小便余沥,脉沉为肾气虚;食少便溏为脾气虚。故方用甘草干姜汤温肺益气,四逆汤温壮肾阳,大枣补益中州以助运化。药仅 10 剂,多年之沉疴,赖以得除。由此可见,经方之用,贵在权变。

案例 3-10

张某,男,40 岁。2004 年 2 月 25 日初诊。十二指肠球部溃疡 5 年,柏油样便 2 天。曾多方治疗效果欠佳,三次胃肠钡透,溃疡仍未痊愈。近日因饮食过腻,交往劳倦,复感脘腹胀闷,嘈杂反酸,伴有嗳气,上腹右侧胀痛拒按,时而剧痛难忍,随后排出柏油样黑色大便,便后心悸、眩晕欲仆。即去地区医院急诊。查血常规:血红蛋白 50g/L,大便潜血(++)。平素除上述症状外,兼见乏力懒动,食少便溏,动则气短、心悸。现症见面色苍白,神疲畏寒,舌淡苔白,脉微细无力。证属脾气下陷,气不摄血。治宜补气摄血,佐以止血。方用归脾汤加味。

处方:人参 9g 黄芪 30g 白术 9g 茯苓 9g 当归 9g 炒枣仁 30g 炙远志 6g 木香 6g 龙眼肉 9g 炙甘草 6g 川楝子 12g 乌贼骨 30g 地榆炭 9g 大枣 3g 生姜 3g,水煎服。服药 3 剂后头晕、心悸、嘈杂腹痛顿止,大便转黄。

思考问题

1. 血液的生成与哪些脏腑有关?本例患者贫血的原因有哪些?

2. 结合本例谈谈气血之间的关系?

答案提示

1. 血液的生成与脾、心、肾三脏有关。因脾主运化以化生气血;脾所化生的水谷精微上输于心,入心化赤为血;肾藏精,精化血。本例患者因胃病日久,脾气受损,受纳腐熟运化功能不良,水谷不能化生为精微而生气血,加之慢性失血。所以,本例患者贫血的原因一是由于长期失血,二是由于化生减少。

2. 气为血之帅,血为气之母。气能生血、气能摄血、气能行血,血能载气。本例患者胃病日久,耗损脾气,致脾不能运化,气不能生血;慢性失血,致气随血失。故终致气血双亏。

按语: 消化性溃疡虽已日久,但未予介意,终因外事劳形,饮食内伤,痼疾发作。导致脾失统血、血无所归,溢于肠道而便血。以归脾汤补气摄血为法,兼用乌、甘等收敛之品,以达血止气复脾健之效。

案例 3-11

魏某,男,9岁,2007年5月16日初诊。皮肤紫癜半月,伴瘙痒,并有发热、头痛不适及食欲缺乏等症状。偶尔有腹绞痛或关节痛。皮肤表现为小而分散的瘀点式荨麻疹样皮疹,分布于四肢伸侧及臀部,呈对称性,高起皮肤,抚之碍手;面色白,神疲乏力,舌质淡白,苔嫩滑,脉细弱。1个月前曾在县医院诊断为"过敏性紫癜",经西药配用激素治疗,效果不佳,时隐时现,遂来我院求治中医。中医诊断为肌衄。治法以益气和营,化瘀止血。方用:黄芪桂枝五物汤。处方:黄芪15g 桂枝6g 白芍10g 丹皮15g 三七5g 仙鹤草10g 茜草10g 白芨10g 防风6g 荆芥6g 生姜3g 大枣5枚,6剂。

5月25日二诊。服药后,斑疹退去大半,瘙痒止,未发作腹痛,饮食转佳。因疹渐退,痒已止,风去大半,故去荆芥、防风,加鸡血藤以和血。处方:黄芪15g 桂枝6g 白芍10g 丹皮15g 三七5g 地榆10g 仙鹤草10g 鸡血藤15g 白芨6g 生姜3g 大枣5枚,6剂。

6月2日三诊。出血点已退,关节痛、腹痛均未作,有向愈之机。处方:黄芪12g 桂枝6g 白芍10g 当归9g 丹皮10g 赤芍10g 茜草5g 生地10g 甘草5g 生姜3g 大枣5枚,5剂,善后。

思考问题

1. 本例是从哪些表现来判断为气虚血瘀之证的?

2. 结合病例思考气的功能有哪些?本例的病机是什么?补气的目的是什么?

答案提示

1. 本例之所以为气虚血瘀证,是根据患者发紫癜而伴神疲乏力、面色白、脉弱等表现判定的。乏力是气虚的主要见证;面色白说明脾气不足;失于运化,气血化生不足;气虚鼓动无力则脉弱。紫癜是因血出于脉道而淤于皮下,形成瘀斑点。因此判定为气虚血瘀证。

2. 气的功能有推动、温煦、防御、固摄和气化等作用。本例是气推动、固摄作用的不足。推动不足则血行缓而脉弱,固摄不及则出血,血出脉道而淤于皮下则成紫癜。本例病机是气失固摄,血渗络脉。应用补气药物的目的在于固摄脉道、推动血液正常运行。

按语: 本例过敏性紫癜,其致敏原因不详,按其中医辨证治疗收到良好的效果。患儿素体较弱,皮肤腠理不密,卫外不固,风邪易袭,内因气虚,失于统摄,故而血渗络脉,留而成瘀,见症如斯。方用黄芪桂枝五物汤益气和营,温经通络为主旨,对证加减左右。方中黄芪补气实卫,推而行之,补而摄之;桂枝温经通阳,温而化之;白芍和营养血,和而柔之,养而润之;生姜、大枣合用既可调营卫,又可健脾和中。首诊加丹皮以凉血化瘀,地榆凉血止血,三七、茜草行瘀止血,仙鹤草、白芨补虚止血兼有收敛止血之能。二诊加鸡血藤以活血补血,三诊去地榆、仙鹤草、白芨,加当归、地黄补而兼清,补益心营,养血活血。药既对证,自然取效良好。

第4章 经 络

第1节 经络的概念及经络系统的组成

（一）经络的概念

经络学说是研究人体经络系统的生理功能、病理变化及其与脏腑相互关系的学说。经络学说是中医学理论体系的重要组成部分，也是针灸学的理论核心。经络学说一直指导着中医各科的诊断和治疗，针灸临床治疗时的辨证归经，循经取穴，针刺补泻等，都是以经络学说的理论为依据的。《灵枢·经脉》说："经脉者，所以能决死生，处百病，调虚实，不可不通。"

经络是人体运行气血、联络脏腑、沟通内外、贯穿上下的通路，是人体功能的调控系统。经络包括经脉

和络脉。"经"是经络系统的主干，"络"是经脉别出的分支，二者在体内的循行方向和分布深浅各不相同。从经络循行的走向来看，经脉是直行的干线，络脉是横行的分支；从经络分布的深浅来看，经脉分布在较深的部位，络脉分布在较浅的部位。经络内属于脏腑，外络于肢节，沟通于脏腑与体表之间，把人体的五脏六腑、四肢百骸、五官九窍、皮肉筋脉等组织器官联结成一个有机的整体，使人体各部的功能活动保持相对的协调和平衡。

（二）经络系统的组成

经络系统由经脉和络脉组成。经脉包括十二经脉和奇经八脉，以及附属于十二经脉的十二经别、十二经筋、十二皮部；络脉有十五络、浮络、孙络等。经和络组成了经络系统的主体(图4-1)。

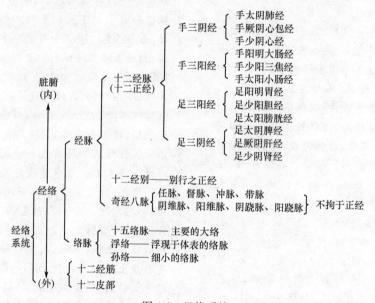

图4-1 经络系统

第2节 十二经脉

（一）名称与分布规律

十二经脉即手三阴（肺、心包、心）经、手三阳（大肠、三焦、小肠）经、足三阳（胃、胆、膀胱）经、足三阴（脾、肝、肾）经的总称。十二经脉是经络学说的主要部分，又称十二正经。

1. 名称 十二经脉的名称是由阴阳、脏腑、手足三个方面而定的，它们分别隶属于十二脏腑。手足，

表示经脉在上、下肢分布的不同，手经表示其外行路线分布于上肢，足经表示其外行路线分布于下肢。十二经脉以阴阳来表明它的属性，凡与脏相连属，循行在四肢内侧的经脉叫做阴经；凡与腑相连属，循行在四肢外侧的经脉叫做阳经。脏腑，表示经脉的脏腑属性，如肺经表示该经脉属肺脏，胃经表示该经脉属胃腑。把各经按照所属脏腑，结合循行于四肢的部位，就可定出十二经脉的名称。如手太阴肺经、手阳明大肠经、足阳明胃经、足太阴脾经等。

2. 十二经脉在体表的分布规律 十二经脉纵贯全身,它们左右对称地分布于头面、躯干和四肢,在体表有一定的分布规律。阴经分布于四肢的内侧和胸腹,即上肢的内侧为手三阴经,下肢的内侧为足三阴经;阳经分布于四肢的外侧和头面、躯干,即上肢外侧为手三阳经,下肢外侧为足三阳经。手足三阳经在四肢的排列为阳明在前,少阳在中,太阳在后;手足三阴经在四肢的排列为太阴在前,厥阴在中,少阴在后。但足三阴经在小腿下半部和足背部,其排列是厥阴在前,太阴在中,少阴在后;至内踝上 8 寸①处足厥阴经同足太阴经交叉后,循行在太阴和少阴之间,便成为太阴在前,厥阴在中,少阴在后(表 4-1)。

3. 十二经脉表里络属关系 十二经脉内属于脏腑,脏与腑有表里相合的关系,阴经与阳经也有表里络属关系。即手太阴肺经与手阳明大肠经相表里,足阳明胃经与足太阴脾经相表里,手少阴心经与手太阳小肠经相表里,足太阳膀胱经与足少阴肾经相表里,手厥阴心包经与手少阳三焦经相表里,足少阳胆经与足厥阴肝经相表里。互为表里的阴经与阳经在体内有络属关系,即阴经属脏络腑,阳经属腑络脏;在四肢部则通过络脉的衔接加强互为表里的阴阳二经的联系,使它生理上密切联系,病变时互相影响,治疗上相互为用。

表 4-1 十二经脉名称分类

	阴经 (属脏)	阳经 (属腑)		循行部位 (阴经行于内侧,阳经行于外侧)
手	手太阴肺经	手阳明大肠经	上肢	前线
	手厥阴心包经	手少阳三焦经		中线
	手少阴心经	手太阳小肠经		后线
足	足太阴脾经	足阳明胃经	下肢	前 线
	足厥阴肝经	足少阳胆经		中 线
	足少阴肾经	足太阳膀胱经		后 线

4. 十二经脉与脏腑器官的络属关系 十二经脉除与体内的脏腑相络属外,还与其经脉循行分布部位的组织器官有密切联络关系(表 4-2)。

表 4-2 十二经脉与脏腑器官联络表

经脉名称	属络的脏腑	联络的器官
手太阴肺经	属肺,络大肠,还循胃口	喉咙
手阳明大肠经	属大肠,络肺	入下齿中,夹口、鼻
足阳明胃经	属胃,络脾	起于鼻,入上齿,环口夹唇,循喉咙
足太阴脾经	属脾,络胃,流注心中	夹咽,连舌本,散舌下
手少阴心经	属心,络小肠,上肺	夹咽,系目
手太阳小肠经	属小肠,络心,抵胃	循咽,至目内、外眦,入耳中,抵鼻
足太阳膀胱经	属膀胱,络肾	起于目内眦,至耳上角,入络脑
足少阴肾经	属肾,络膀胱,上贯肝,入肺中,络心	循喉咙,夹舌本
手厥阴心包经	属心包,络三焦	—
手少阳三焦经	属三焦,络心包	系后耳,出耳上角,入耳中,至目外眦
足少阳胆经	属胆,络肝	起于目外眦,下耳后,入耳中,出耳前
足厥阴肝经	属肝,络胆,夹胃,注肺	过阴器,连目系,环唇内

(二) 走向和交接规律

十二经脉有一定的顺逆循行方向,并且相互衔接,彼此通气,构成一个周而复始、如环无端的传注系统。

十二经脉的循行走向是手三阴经从胸走手,手三阳经从手走头,足三阳经从头走足,足三阴经从足走腹(胸)(图 4-2)。正如《灵枢·逆顺肥瘦》所载:"手之三阴从藏(脏)走手;手之三阳从手走头,足之三阳从头走足,足之三阴从足走腹(胸)。"

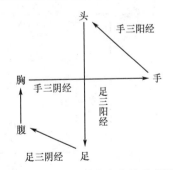

图 4-2 十二经脉走向交接示意图

十二经脉的交接有一定的规律(表 4-3)。

(1) 阴经与阳经(表里经)在四肢部交接。如手

---

①中国市制长度单位,现 1 寸≈0.0.33m

太阴肺经在食指与手阳明大肠经交接;手少阴心经在小指与手太阳小肠经交接;手厥阴心包经在无名指与手少阳三焦经交接;足阳明胃经在足大趾与足太阴脾经交接;足太阳膀胱经在足小趾与足少阴肾经交接;足少阳胆经在足大趾丛毛处与足厥阴肝经交接。

(2) 阳经与阳经(指同名经)在头面部交接。如手阳明大肠经和足阳明胃经在鼻旁交接;手太阳小肠经与足太阳膀胱经在目内眦交接;手少阳三焦经与足少阳胆经在目外眦交接。

(3) 阴经与阴经(即手足三阴经)在胸部交接。如足太阴脾经与手少阴心经交接于心中;足少阴肾经与手厥阴心包经交接于胸中;足厥阴肝经与手太阴肺经交接于肺中。

表4-3 十二经脉的走向及相互衔接

相接处	鼻孔旁 (迎香穴)		心中		目内眦 (睛明穴)		胸中		目外眦 (瞳子髎)		肺内	
经名	手太阴肺经	手阳明大肠	足阳明胃经	足太阴脾经	手少阴心经	手太阳小肠经	足太阳膀胱经	足少阴肾经	手厥阴心包经	手少阳三焦经	足少阳胆经	足厥阴肝经	手太阴肺经
相接处	手食指端(商阳穴)		足大趾内端(隐白穴)		手小指端(少泽穴)		足小趾端(至阴穴)		手无名指端(关冲穴)		足大趾外端(大敦穴)	

(三) 表里关系

十二经脉互为表里的阴经与阳经在体内有络属关系,即阴经属脏络腑,阳经属腑络脏。阴经与阳经表里关系:手太阴肺经与手阳明大肠经相表里;足阳明胃经与足太阴脾经相表里;手少阴心经与手太阳小肠经相表里;足太阳膀胱经与足少阴肾经相表里;手厥阴心包经与手少阳三焦经相表里;足少阳胆经与

厥阴肝经相表里。十二经脉络属关系:手太阴肺经属肺络大肠;手阳明大肠属大肠络肺;足阳明胃经属胃络脾;足太阴脾经属脾络胃;手少阴心经属心络小肠;手太阳小肠经属小肠络心;足太阳膀胱经属膀胱络肾;足少阴肾经属肾络膀胱;手厥阴心包经属心包络三焦;手少阳三焦经属三焦络心包;足少阳胆经属胆络肝;足厥阴肝经属肝络胆。这样在十二经脉脏腑阴阳之间就形成了六组表里络属关系。在四肢又通过络脉的衔接加强了表里经之间的联系。互为表里的经脉在生理上密切联系,病变时互相影响,治疗时相互为用。

案例 4-1

李某,男,45 岁。素有大便稀溏,每日 3～5次,喜食热饮,每食生冷、不易消化食物则大便稀溏加重,舌质淡,苔白腻,脉沉细。

针灸医师处方:中脘、天枢、足三里、阴陵泉。

思考问题

1. 该患者辨为何证?

2. 为何选取阴陵泉穴位?

答案提示

1. 脾虚泄泻

2. 泄泻与脾胃密切相关,足阳明胃经与足太阴脾经相表里,故取脾经腧穴阴陵泉和胃经天枢、足三里以及局部中脘穴为主。

(四) 流注次序

由于十二经脉通过手足阴阳表里经的连接而逐经相传,即从手太阴肺经开始,依次传至足厥阴肝经,再传至手太阴肺经,首尾贯通,环流不止,气血通过经脉,内到脏腑器官,外达肌表,营养全身。十二经脉流注次序见图4-3。

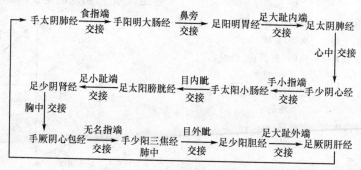

图 4-3 十二经脉循行流注次序

第3节 奇经八脉

奇经八脉,是十二经脉之外的特殊通路。与十二正经不同,它既不直属脏腑,又无表里相配,"别道奇行",包括任脉、督脉、冲脉、带脉、阴维脉、阳维脉、阴

跷脉、阳跷脉八脉,故称奇经八脉。奇经八脉是具有特殊作用的经脉,对其他经脉起统率、联络和调节气血盛衰的作用。

奇经八脉的分布部位与十二经脉纵横交互。任脉、督脉各行于前、后正中线,各有本经所属穴位,常与十二经相提并论,合称为"十四经"。冲脉行于腹部

第一侧线,任、督、冲三脉均起于胞中,同出会阴而异行,故称为"一源三歧"。任脉行于胸腹部正中,上抵颏部,能总任一身阴经,故称为"阴脉之海"。督脉行于腰背正中,上至头面,能总督一身阳经,故称为"阳脉之海"。带脉起于胁下,束腰而前垂,约束纵行诸经。阴维脉行于下肢内侧,经腹、胁和颈部,交会足少阴等经及任脉穴,主一身之里。阳维脉行于下肢外侧及肩、头项,交会足太阳等经及督脉穴,主一身之表。二维脉维络一身表里之阴阳。阴跷脉行于下肢内侧及眼,交会足少阴经穴。阳跷脉行于下肢外侧及肩、头部,交会足太阳等经穴。二跷脉主宰一身左右之阴阳,共同调节肢体的运动和眼睑的开合功能。奇经八脉循行分布及其功能见表4-4。

表4-4　奇经八脉循行分布和功能

脉名	循行分布概况	功能
任脉	腹、胸、颏下正中,总任六阴经	调节全身阴经经气,故称"阴脉之海"
督脉	腰、背、头面正中,总督六阳经	调节全身阳经经气,故称"阳脉之海"
带脉	起于胁下,环腰一周,状如束带	约束纵行躯干的诸条经脉
冲脉	与足少阴经相并上行,环绕口唇,且与任脉、督脉、足阳明经等有联系	涵蓄十二经气血,故称"十二经之海"或"血海"
阴维脉	小腿内侧,并足太阴经、足厥阴经上行,至咽喉合	调节六阴经经气
阳维脉	足跟外侧,并足少阳经上行,至项后会合于督脉	调节六阳经经气
阴跷脉	足跟内侧,伴足少阴等经上行,至目内眦与阳跷脉会合	调节肢体运动,司眼睑开合
阳跷脉	足跟外侧,伴足太阳等经上行,至目内眦与阴跷脉会合	

奇经八脉中的督脉和任脉各有其所属腧穴,故与十二经相提并论,合称为"十四经"。这是针灸学科内容的重点部分。有关十四经循行路线和病候及其专属腧穴与主治的理论知识,乃是临床应用中辨证归经(诊断疾病)和循经取穴施治的基础。

第4节　经别、别络、经筋、皮部

十二经别,是从十二经脉所别出,所以叫别出的正经。它们的作用主要是在十二经脉离、合、出、入于表里经之间时,加强表里两经的联系,濡养脏腑。十二经筋,是十二经脉之气结聚散络于筋肉关节的体系,其主要作用是约束骨骼,利于关节的屈伸活动,以保持人体正常的运动功能。十二皮部,是指十二经脉相应体表的皮肤部位,居于人体最外层,是机体的卫外屏障。因此皮部具有抗御外邪,保卫机体和反映病候、协助诊断的作用。络脉,是由十二经脉和任、督二脉各自别一络,加上脾之大络,称为十五络脉,可以加强表里阴阳两经的联系与调节。络脉中行于浅表部位的称为"浮络",络脉中最细小的分支称为"孙络",遍布全身,难以计数。

第5节　经络的作用及经络理论的临床应用

《灵枢·经脉》指出:"经脉者,所以决死生,处百病,调虚实,不可不通"。这概括地说明了经络系统在生理、病理和防治疾病等方面的重要性。它贯穿于中医学的整个理、法、方、药之中,成为指导临床各科的基础理论之一。经络理论与临床实践是相互结合、相互依存的。

(一) 经络的作用

1. 沟通内外,网络全身　人体的五脏六腑、四肢百骸、五官九窍、皮肉筋骨等组织器官,虽有各自不同的生理功能,但又互相联系,互相配合,进行有机的整体活动。之所以能保持这种相对的协调与统一,完成正常的生理活动,是依靠经络系统的联络沟通而实现的。

经络系统以头身四海为总纲,以十二经脉为主体,分散为三百六十五络遍布全身,将人体各部位紧密地联系起来,使人体各部的活动保持着完整和统一。

2. 运行气血,营养全身　《灵枢·本藏》言经络"行血气而营阴阳,濡筋骨,利关节",说明经络具有运行气血、濡养周身及协调阴阳的作用。气血是人体生命活动的物质基础。气血在全身各部的输布有赖经络的运行,人体各个脏腑组织器官在气血的温养濡润后才能发挥其正常生理作用。在经络的联系下,气血盛衰和机能动静保持相对平衡,使人体"阴平阳秘,精神乃至"(《素问·生气通天论》)。

3. 抗御病邪,保卫机体　由于经络能"行血气而营阴阳",营气行于脉中,卫气行于脉外,因而使营卫之气密布于周身,在内和调于五脏,洒陈于六腑;在外抗御病邪,防止内侵,加强机体的防御能力,起到抗御外邪、保卫机体的作用。

(二) 经络理论的临床应用

1. 阐释病理变化　经络是人体通内达外的一个联络系统,在生理功能失调时,经络又是传注病邪的途径,同时又有反映病候的功能。一方面病邪可以通过经络由表达里,或由里达表;另一方面,脏腑所生的病证可以沿着经络的通路反映到体表。某些疾病中,在经络循行通路上,或在经气聚集的某些穴位上,常发现有明显的压痛,或有结节、条索状等反应物,以及皮肤形态、温度变化等,如足厥阴肝经抵少腹,布胁肋,故肝气郁结,常见两胁及少腹胀痛等。

2. 指导疾病诊断 由于经络有一定的循行部位和络属脏腑,故能反映所属脏腑的病证。因而,在临床上通过辨析患者的症状、体征以及部位发生的病理变化,可以确定病证所在的经脉及脏腑,并作为疾病诊断的依据。如头痛一证,即可根据经脉在头部的循行分布而加以辨别。如痛在前额者,多与阳明经病有关;痛在颈项者,多与太阳经病有关;痛在巅顶者,多与厥阴经病有关;痛在两侧者,多与少阳经病有关。还可根据临床出现的证候,结合其所联系的脏腑进行辨证。如两胁胀痛,多属肝胆病变。同样,某些穴位有明显的压痛,或有结节、条索状等反应物,均有助于疾病诊断。

3. 指导临床治疗 经络学说还用以指导临床各科的治疗,特别是针灸、按摩和药物治疗。

(1)循经取穴:针灸治病是通过针灸刺激体表经络腧穴,以疏通经气,调节人体脏腑气血的功能,达到治病的目的。临床通常根据经脉循行和主治特点进行循经取穴。如《四总穴歌》所说"肚腹三里留,腰背委中求,头项寻列缺,面口合谷收",正是根据"经脉所过,主治所及"的原理而取穴治疗的。

(2)药物归经:在临床上运用经络学说对药物性能进行分析和归类,指某药能主治某经所属的病证,因而确定了"药物归经"的理论。药物通过经络的传递输送,使药物直达病所而起治疗作用。如头痛属太阳经,可用羌活、藁本;属阳明经,可用白芷;属少阳经,可用柴胡等。当前被广泛应用于临床的针刺麻醉以及耳针、电针、羊肠线埋藏等,都是经络学说在针灸治疗方面的体现。

(3)预防疾病:临床上可以用调理经络的方法预防疾病。保健灸法是自古以来的防病治病之术。古今都把足三里称为防病治病的保健强壮穴。作为一般强壮施灸者,可取足三里、中脘、关元穴;灸风门穴,可预防感冒;灸足三里、悬钟穴,可预防中风等。

案例 4-2

腧穴是人体与脏腑器官和有关部位相联系的特殊区域。它从属于经络,具有输注气血、反映病痛和感受信息的特性。腧穴有十四经穴、奇穴、阿是穴。根据经络理论,人体的经脉和络脉系统是遍布全身的。

思考问题

1. 人体有没有非穴位的部位?如果有,针刺经脉和络脉部位有无差异,非穴位的部位会有什么反应?

2. 如果没有中医经络腧穴学说,针刺人体组织只是一种物理刺激反应。但有了中医经络腧穴学说,针刺人体某些腧穴后会产生各种效应指标的改变。这种效应指标的改变是否就是针灸的治疗原理?

3. 人体每个穴位的主治功能都有差异,这种差异是由于穴位的形态结构不同,还是该穴位与经络和脏腑有其特殊的相关性,或是历代针灸医师在临床的实践总结?

答案提示

1. 除了禁针部位外,根据经络学说除了主干经脉和络脉外还有经筋、经别、皮部等。所以针刺人体只有针感得气的强弱之分,刺在经络上得气明显,而在其他部位则得气弱,或无得气现象。

2. 因目前中医经络腧穴的基本机理未明,所以针刺后的效应指标的观察如同针刺后观察症状改变一样,只是观察了针刺后的一种现象,并不能说明针灸的治疗原理。

3. 历代针灸医师在临床实践总结的前提下,证实了该穴位与经络和脏腑有其特殊的相关。

第5章 病因病机

中医学认为,人体是一个有机的整体,人体与外界环境之间维持着既对立又统一的相对动态平衡状态,从而保持机体正常的生理功能活动。当这种动态平衡因某种原因遭到破坏,又不能自行调节、及时恢复时,机体就会发生疾病。所以,凡是能破坏机体相对平衡状态而导致疾病的任何因素,均称为病因,又称为致病因素。各种致病因素作用于人体,导致疾病发生、发展与变化的机理,称为病机。

第1节 病 因

病因,即致病因素,指能破坏人体相对平衡状态而导致疾病的原因。导致疾病的原因多种多样,包括六淫、疠气、七情内伤、饮食失宜、劳逸过度、痰饮、瘀血、跌仆损伤及虫兽所伤等,均能导致疾病发生。另外,在疾病发生、发展过程中,体内气血津液和脏腑经络等生理功能发生异常,亦能导致"内生五邪"。

中医学病因理论认为,在疾病发生发展的过程中,病因具有相对性的特点。一是发病或不发病具有相对性,如风、寒、暑、湿、燥、火六气,是自然界正常的气候变化,喜、怒、忧、思、悲、恐、惊七情及饮食劳逸等,是人体的正常情志反应和生理需要,正常情况下并不导致机体发病,只有在异常情况下才会演变成为致病因素;二是病理产物与病因具有相对性,如痰饮、瘀血等是疾病发展过程中某一阶段的病理产物,随着疾病的发展,则又可成为新的致病因素,引起新的病理改变而表现为另一类不同的病证。

中医病因学不但研究病因的性质和致病特点,而且主要以病证的临床表现为依据,通过观察疾病的症状、体征等病理反应,对其加以分析归纳,探求病因,然后将病因、病位、病理结合起来,为治疗、用药提供依据,这种方法称为"辨证求因"、"审因论治"。因此,中医病因学说对指导临床诊断和治疗具有重要意义。

一、外感致病因素

外感致病因素,是指来源于自然界,多从人体肌表、口鼻侵入机体而发病的病邪,包括六淫、疠气等。

(一)六淫

六淫,是风、寒、暑、湿、燥、火六种不同外感病邪的统称。淫,有太过和不及之意。风、寒、暑、湿、燥、火在正常情况下,称为"六气"。是自然界六种不同的气候变化,一般不会致病。六气的不断运动变化,决定了一年四季气候的不同,即春风、夏暑(火)、秋燥、冬寒、长夏湿。人们在生活中,不但体验认识到六气变化特点,并且通过自身调节机制产生了一定适应能力。当气候突然发生变化,六气发生太过或不及,或非其时而有其气(如春天该暖不暖,秋天该凉不凉等),或骤热、骤寒而超出人体的适应范围,或人体抗病能力下降,不能适应这种异常变化,六气才成为致病因素,称为"六淫"。

六淫致病,一般具有以下共同特点。

(1)外感性:六淫之邪来源于自然界,多从肌表、口鼻侵犯人体而发病,故又称"外感六淫",所致疾病,称为"外感病"。六淫致病的初起阶段,每以恶寒发热,舌苔薄白,脉浮为主要临床特征,称为表证。表证不除,多由表及里,由浅入深传变。

(2)季节性:六淫致病多与季节气候变化有关,如春季以风邪致病为主,夏季多暑病,长夏多湿病,秋季多燥病,冬季多寒病等。

(3)地区性:六淫致病常与居住的地区环境影响密切相关,因此不同的地区,有不同的发病特点。如南方多因气候潮湿,易患湿疹;北方因气候寒冷干燥易患咳喘病证;长期居住寒冷潮湿之处者易患寒湿痹证。

(4)相兼性:六淫邪气既可以单独侵袭人体而致病,又可两种或两种以上邪气同时侵袭人体而致病,如风寒束肺,暑多夹湿,风寒湿三气杂合而形成痹证。

(5)转化性:六淫邪气在致病中,不仅相互影响,在一定条件下还可以相互转化,如寒邪日久可化热入里,暑邪不解可耗气伤津。

此外,有一些因脏腑功能失调所产生的化风、化寒、化湿、化燥、化热、化火等病理反应,临床上虽常出现类似风、寒、湿、燥、火的证候,但不属外感致病因素范畴。因其不是外来之邪,而是内生之邪,为了进行区别,称为"内生五邪"。即内风、内寒、内湿、内燥、内火(热)等。

1. 风邪的性质及其致病特点 春季为风木当令季节,故风邪致病多见于春季。风邪侵犯人体多从皮毛、肌腠而入,致病范围广泛,常为寒、湿、燥、火(热)等其他病邪致病的先导,故称为"六淫之首"。

(1)风为阳邪,其性开泄,易袭阳位:风善动而不居,有轻扬升发、向上、向外的特性,故属阳邪。其性开泄,是指风邪侵犯人体易使腠理疏泄而开张。正因其善动而不居,其性升发,并善于向上向外,故风邪侵袭常伤及人体的头面、肌表、肩背等属于阳的部位,出现发热、恶风、汗出、头痛、鼻塞、身背项痛等症状。

(2)风性善行而数变:"善行",是指风邪致病具有病位游移、行无定处的特性。如风寒湿三气杂合引起的痹证,若以风邪偏盛为主,称为"行痹"(又称风痹),多见游走性关节痛、痛无定处。"数变",是指风邪致病具有变化无常和发病迅速的特点。如风邪为主导的外感病,一般多发病急,传变也较快;风疹、皮肤瘙痒,此起彼伏;荨麻疹起病迅速,骤起骤消。

(3)风为百病之长:风邪是外邪致病的先导,六淫中其他病邪多依附于风邪而侵犯人体,如风寒、风热、风湿等。因风邪为外感疾病的主要致病因素,又多与其他邪气相合而致病,故称风为百病之长,又为外感六淫之首。

(4)风性主动:风邪致病具有动摇不定的特点。外伤后再感受风邪,可出现四肢抽搐、角弓反张、目斜上吊等破伤风症状。

2. 寒邪的性质及其致病特点 寒为冬季的主气,故冬季多寒病,但亦可见于其他季节。此外贪凉露宿、汗出当风、恣食生冷等均为感受寒邪的途径。

寒邪致病根据其侵犯的部位深浅不同而有伤寒、中寒之别。寒邪伤于肌表,阻遏卫阳,称为"伤寒";寒邪直中于里,伤及脏腑阳气,则为"中寒"。另阳虚内寒者,又感外寒,且积久不散时易损体内阳气,亦致内寒形成。

(1)寒为阴邪,易伤阳气:"阴盛则寒",寒为阴气盛的表现。其性属阴,故寒为阴邪。"阴盛则阳病",阴寒偏盛,最易损伤人体阳气。阳气受损,失其正常的温煦气化作用,故全身或局部可见明显的寒象。如寒袭肌表,卫阳被遏,则恶寒;寒邪太盛而侵袭脾胃,导致阳气损伤,出现呕吐、腹痛、腹泻、喜暖、四肢厥冷等寒盛阳伤的病证。

(2)寒性凝滞主痛:"凝滞",即凝结、阻滞不通之意。人体气血津液的运行,有赖阳气的温煦、推动。寒邪侵犯人体,阳气受损,会使经脉气血凝结,阻滞不通,不通则痛,故寒邪伤人多见各种疼痛症状。寒邪所致疼痛的特点,多为局部冷痛,得温则减,遇寒加重。如寒邪袭表之太阳伤寒证,可见头身痛;寒邪直中胃脘,可见脘腹冷痛;寒客肢体关节,气血凝滞不通,则发为关节疼痛剧烈的痛痹(寒痹),均与寒性凝滞相关。故有"寒主疼痛"之说。

(3)寒主收引:"收引",即收缩、牵引之意。寒邪袭体,使体内气机收敛,腠理、经络、筋脉收缩而挛急。如寒邪侵入肌表,可见毛窍、腠理闭塞,卫阳被郁,不得宣泄,可见恶寒发热、无汗等;寒犯经脉,则血脉挛缩,气血凝滞,见头身疼痛而脉紧;寒犯经脉、关节,则经脉收缩拘挛,肢体屈伸不利,冷厥不仁;寒入厥阴肝脉,则见少腹拘急不仁。

(4)寒性清澈:分泌物或排泄物出现清稀状,均属寒邪所致。如风寒束肺,可见咳痰清稀,色白易咳出;寒邪客胃,可见泛吐清水,大便稀溏。

3. 暑邪的性质及其致病特点 暑是夏季的主气,乃火热所化,具有明显的季节性。火、暑、温、热属同一类型的病邪,区别只在于程度与季节不同。如发在夏至前,则为病温;发在夏至后、立秋前,则为病暑。暑邪纯属外邪,只有外感而没有内生,故无内暑之说。这与六淫中其余五种邪气又有所不同。

(1)暑为阳邪,其性炎热:暑为夏季火热之气所化,火热属阳,故暑为阳邪。由于夏季气候炎热,暑较其他季节之温热邪气相比,更具独特的炎热性。因此,暑邪伤人多出现一派阳热之象,如发热、面赤、脉洪数等症状。

(2)暑性升散,伤津耗气:暑为阳邪,阳性升发,故暑邪侵入机体多直入气分,导致腠理开泄而多汗,汗出过多,耗伤津液。津液亏损,可见口渴喜饮、尿赤短少等症;大量汗出的同时,往往气随津脱而致气虚。故暑邪伤人常见气短乏力、倦怠懒言;严重者可出现突然昏倒、不省人事等气津两伤或气脱症状。暑热之邪易扰动心神,可见心胸烦闷、心乱而不宁。

(3)暑多挟湿:暑季除气候炎热外,暑夏多雨而潮湿,热蒸湿动,故暑多挟湿侵犯人体。临证除有发热、烦渴等暑热表现外,常兼见四肢困倦、胸闷呕恶、大便溏泄不爽等湿阻症状。

4. 湿邪的性质及其致病特点 湿为长夏主气。长夏正当夏秋之交,为一年中湿气最盛的季节。气候潮湿、涉水淋雨或久居湿地等易招致湿邪侵袭而为病。湿邪有外湿、内湿之分。外湿多因气候潮湿、涉水淋雨或居处潮湿等所致;内湿由脾失健运,水湿停聚形成。二者虽不同但又相互影响。机体伤于外湿,湿邪困脾,健运失职,易招致湿邪内生;当脾阳虚时,水湿不化,也易招致外湿之侵袭而伤人。

(1)湿为阴邪,易阻遏气机,损伤阳气:凡湿邪侵犯内脏,可导致气机不利,而发生种种病变。如湿痰阻肺,见胸闷、呼吸不利、咳吐黏液等症;湿邪侵及脾胃,损伤阳气,使运化功能失常,出现脘腹胀满、食欲缺乏、口淡便稀、舌苔腻等症。

(2)湿性重浊:重,是沉重、重着之意。湿邪侵袭肌表,则周身困重、四肢倦怠;困于头,则清阳不升,常见头重如裹、昏昏欲睡;湿邪留滞经络关节,则关节疼痛重着,又称"湿痹"或"着痹"。浊,即秽浊或混浊之意,指湿邪致病,常见分泌物和排泄物秽浊不清。

(3)湿性黏滞:"黏"即黏腻,"滞"即停滞,湿性黏腻停滞,主要表现在两方面。一是湿病症状的黏滞性:如湿留大肠,则大便黏而不爽或里急后重;湿阻膀胱,则小便滞涩不畅或频急涩痛;湿浊内盛,则见舌苔黏腻。二是湿邪致病,病程较长,缠绵难愈,反复发作,如湿痹、湿疹等。因湿邪黏腻难去,故其病多表现为起病缓、转变慢、病程长、难速愈。

(4) 湿性趋下,易袭阴位:湿性属水,其性下行,故湿邪为病多先起于下部,前人有"伤于湿者,下先受之"的说法。临床所见的下肢浮肿、下肢关节肌肉酸痛、下肢疮疡等症,多夹湿邪为患。

5. 燥邪的性质及其致病特点 燥是秋天主气,故称秋燥。燥邪易从皮毛、口鼻而入,侵袭肺卫而致外燥病。燥邪为病,因相兼的寒热邪气不一,有温燥和凉燥之分。秋初尚有夏热之余气,燥热相合,易发为温燥;深秋近冬之寒气,燥寒相合,易发为凉燥。

(1) 燥性干涩,易伤津液:燥邪属阳,易耗伤人体的津液,造成阴津亏虚的证候。燥邪为病,可见口鼻干燥、咽干口渴、皮肤干涩、毛发不荣、小便短少、大便干结等。故有"燥胜则干"之说。

(2) 燥易伤肺:肺为娇脏,喜润而恶燥,外合皮毛,开窍于鼻,直接与自然界的大气相通。燥邪多从口鼻、皮毛而入,故最易伤肺。燥邪犯肺,耗伤肺津,肺失宣降,可见干咳少痰、痰黏难咳,或痰中带血、咽干疼痛、呼吸不畅、喘息胸痛等症。

6. 火(热)邪的性质及其致病特点 热邪,又称温邪、温热之邪。温、热、火三者属同一性质的病邪,均为阳盛所化,虽常混称温热或火热之邪,但三者之间程度却不同,一般认为温为热之渐,火为热之极。就致病邪气而论,热邪多指外邪,属"六淫"之一,如风热、燥热、湿热等;而火邪多由内生,属"内生五邪",如心火、肝火、痰火等。

(1) 火(热)为阳邪,其性炎上:火热之性燔灼、升腾上炎,故属阳邪。火热之邪伤人,多表现高热、烦渴、大汗、脉洪数等阳热症状。因其性炎上,故热邪常伤及人体的上部,出现头痛、面红目赤、咽喉肿痛、口舌糜烂等。

(2) 火(热)易扰心神:心属火,火热之邪伤人必与心相应。如热入营血,必扰心神,轻者出现心神不宁、心烦躁动、惊悸失眠;重者出现神昏谵语、狂躁妄动等症。所谓"诸躁狂越,皆属于火"即为此意。

(3) 火(热)易伤津耗气:火热之邪,最易迫津外泄,消灼阴液,使人体阴津耗伤,故火邪致病,除见热象外,还可伴有口渴喜饮、咽干舌燥、小便短赤、大便秘结等津伤液耗之症。同时,热邪迫津外泄,往往气随津脱,使气更耗伤,因此临床上还可出现体倦乏力、少气懒言等气虚的症状。

(4) 火(热)易生风动血:火热之邪侵犯人体,易于引起肝风内动和血液妄行的病证。火热之邪伤人,往往燔灼肝经,灼伤阴液,筋脉失其濡养而致肝风内动,热极生风。临床可见高热神昏、谵语、四肢抽搐、目睛上视、颈项强直、角弓反张等。热邪灼伤脉络,迫血妄行,引起各种出血病证,可见吐血、衄血、便血、尿血、皮下瘀斑、妇女月经过多、崩漏等。

(5) 火热易致肿疡:火热之邪入于血分,壅聚局部,腐蚀血肉,发为痈肿疮疡;可见局部红肿热痛、溃破流脓血等,为属阳属热证。

案例 5-1

张某,男,25 岁,2004 年 7 月就诊。患者下午 2 点在田间劳作时,突感头晕头痛,胸闷难受,欲往树荫下休息,却感脚软无力,随即晕倒在地,不省人事,口角流涎,无抽搐及惊叫。立即由他人用车送医院诊治。查体:体温 39℃,面色潮红,呼吸气粗,神志朦胧,呼之能张目,不能对答,舌红而干,脉洪大。

思考问题

请回答诊断、分型(证名)。

答案提示

诊断:中暑

分型:暑热伤阴

按语:7 月正值夏令时节。夏季炎暑,田间劳作,感受暑邪,热郁气逆,阻遏气机,上犯清阳则感头晕头痛;肺失清肃则胸闷难受,闭塞轻窍则猝然发厥,表现为突然晕倒在地,不省人事,这符合中暑的诊断。然患者无口角流涎,无抽搐及惊叫,亦无半身不遂等后遗症,可与中风及痫证相鉴别。因气机不利,肺气失宣,则呼吸气粗。暑邪犯心包,蒙蔽清窍,则神志朦胧,不能对答,但呼之能张目,说明尚未致昏迷。舌红而干,脉洪数乃暑热伤阴之象。

(二) 疫疬

疫疬,是一类传染性很强的致病因素,又称"温疫"、"疫毒"、"疫气"、"毒气"、"异气"、"时气"、"疬气"等,统称为"疫疬"。疫疬与六淫不同,《温疫论》指出:"夫温疫之为病,非风、非寒、非暑、非湿,乃天地间别有一种异气所感。"因此,疫疬有别于六淫。疫疬主要是通过空气传染,从口鼻等传播途径,侵入人体而致病。此外,疫疬也可随饮食、接触、蚊虫叮咬及其他途径侵入而致病。既可散在发生,亦可形成瘟疫流行。

1. 疫疬的致病特点

(1) 传染性强,易于流行:疫疬主要是通过空气、饮食、接触等途径在人群中传播,具有很强烈的传染性。如《诸病源候论·卷十》所说:"人感乖戾之气而生病,则病气转相染易,乃至灭门。"说明其具有传染性强及易于流行的特点,对人类危害严重。

(2) 发病急骤,病情危重:其性疾速迅猛,其致病具有发病急骤,来势凶猛,变化多端,病情凶险等特点。病情急重者,若抢救不及时,可于发病后短时间内死亡。如大头瘟、白喉、疫痢、霍乱、天花、丹痧、小儿疫毒痢、SARS 肺炎等。

(3) 一气一病,症状相似:一种疬气仅导致一种疫疬发生,且临床症状基本一致。《素问·刺法论》论述为"五疫之至,皆相染易,无问大小,病状相似"。因此每一种疠气所致之疫病,均有较为相似的临床特征和传变规律。

2. 疫疠发生与流行的因素 疫疠的发生与流行,除与人体的正气强弱有关外,亦与下列因素有关。

(1) 气候因素:自然界气候急骤或持久的反常变化,如久旱久涝,持续高温等。

(2) 环境与饮食因素:环境卫生条件不良,如空气、水源或食物受到污染。另外饮食不洁等也易引起疫疠的发生和流行。

(3) 预防因素:预防隔离是防止疫疠发生、控制其流行蔓延的主要有效措施,发现疫疠并及时做好预防隔离工作,否则会招致疫疠的发生与流行。

(4) 社会因素:社会因素对疫疠的发生和流行有一定的影响。

二、内伤致病因素

内伤致病,是指人的情志活动或生活起居有违常度,伤及脏腑气血阴阳而发病。这类致病因素主要有七情、饮食和劳逸等。

（一）内伤七情

七情,即喜、怒、忧、思、悲、恐、惊七种正常的情志活动,是人体对内外环境刺激后的不同反应。一般情况下属正常情志活动,不会致病。但由于突然、强烈或持久的情志刺激,超过了人体自身生理调节范围与耐受能力,引起喜、怒、忧、思、悲、恐、惊七情的异常变化,使气机紊乱,脏腑损伤,气血阴阳失调而导致疾病的发生。七情直接影响有关脏腑而发病,病由内生,称为"内伤七情"。

七情内伤直接影响其相应内脏,使其脏腑气机逆乱,气血失调,从而导致疾病的发生。七情致病的特点如下。

(1) 直接伤及内脏:因为五脏与情志活动有相对应的关系,故不同的情志刺激可损伤相应的脏腑。如《素问·阴阳应象大论》说"怒伤肝"、"喜伤心"、"思伤脾"、"忧伤肺"、"恐伤肾"。从五脏的生理功能上看,心藏神,为五脏六腑之大主,主宰着人的心理、情志活动,因此七情致病均可损及心,并影响到其他脏腑,故在七情致病中,心起主导作用;肝藏血,主疏泄,调节精神情志;脾主运化为气血生化之源,又为气机升降的枢纽,故情志致病以心肝脾三脏气血失调多见。七情致病,伤及五脏,可单独发病,亦可相兼为病。如突然惊恐,伤及心肾,致心神不宁,可见心悸、健忘、失眠,甚则精神失常;郁怒伤肝,气机郁结,可见两胁胀痛、善叹息或咽中有异物梗阻,妇女月经不调、痛经、经闭等。肝气上逆,血随气壅,出现呕血、面红目赤、晕厥;思虑忧愁伤脾,脾失健运,可见食欲缺乏、脘腹

胀满、大便溏泻等症;若思虑劳神,损伤心脾,可导致心脾两虚,从而出现上述心神不宁及脾失健运的兼症。

(2) 影响脏腑气机:七情对内脏的直接损伤主要是影响脏腑气机,导致气血运行紊乱。如《素问·举痛论》所说:"怒则气上,喜则气缓,悲则气消,恐则气下……惊则气乱,思则气结。"

怒则气上,是指肝气横逆上冲,血随气逆,并走于上,可见头胀痛、面红目赤或呕血,甚则昏厥、卒倒。喜则气缓,是指在正常情况下,喜可缓和精神紧张,使营卫通利,心情舒畅;但暴喜过度,可使心气涣散,轻则心神不宁,心悸失眠,精神不集中,甚则神不守舍,失神狂乱。悲则气消,是指过度悲忧可使肺气抑郁,意志消沉,耗伤肺气,可见呼吸气短、声低息微、懒言乏力、精神萎靡不振。恐则气下,是指恐惧过度,使肾气不固,气泄于下,可见二便失禁、遗精滑泄等。惊则气乱,是指突然受惊,则心气紊乱,气血失调,致心无所倚,神无所归,可见心悸不宁、惊惶失措。思则气结,是指思虑劳神过度,伤神损脾,使脾气郁结,中焦不畅,脾失健运,可见食欲缺乏、脘腹胀满、大便溏泻等。

(3) 影响病情变化:在疾病演变过程中,情志异常波动,往往使病情加重或急剧恶化。如患高血压的患者,由于过度愤怒,常致血压急骤升高,而见眩晕欲仆,甚则昏厥、不省人事,半身不遂。如心脏病患者,突然情绪变化,可使病情加重或迅速恶化。

（二）饮食

饮食是人类摄取营养,保证生存和健康,维护人体生命活动的基本条件。但饮食要有一定的节制,若饮食偏嗜,或失宜或不洁,损伤脾胃,致升降失常,则聚湿、生痰、化热,又常可导致疾病发生。

1. 饮食不节 饮食应以适量和有规律为宜,饥饱失常均可发生疾病。过饥,则摄入不足,水谷精微缺乏,气血化源不足,可导致营养不良,久则气血衰少而为病,可见面色无华、气短心悸、全身乏力等症状。此时,亦可因正气虚弱,抵抗力下降而继发其他病证。过饱,即摄入量过多,暴饮暴食,超过脾胃受纳运化与六腑传化的能力,可致饮食停滞,升降失司,脾胃损伤,可见脘腹胀满、嗳腐吞酸、恶心呕吐、厌食矢气、大便溏泻,故有"饮食自倍,肠胃乃伤"之说。

2. 饮食不洁 饮食不洁,是指食用了不清洁、不卫生或陈腐变质或有毒的食物。饮食不洁会导致多种胃肠道疾病或寄生虫病。若进食腐败变质或有毒食物,可引起食物中毒,出现剧烈腹痛、吐泻,重者可导致昏迷、死亡。

3. 饮食偏嗜 饮食品种多样化,才能满足人体对各种营养成分的需要。若饮食偏嗜,可导致营养失衡而发病。饮食偏嗜可分为寒热偏嗜、五味偏嗜。

（1）寒热偏嗜：偏食生冷寒凉，易损脾胃阳气，遂致寒湿内生，可见脘腹冷痛、喜按、泄泻。偏食辛温燥热，易致胃肠积热，可见口渴、口臭、腹满胀痛、便秘或痔疮。

（2）五味偏嗜：饮食五味可以营养人之五脏，但五味用之不当则可损伤五脏。《素问·至真要大论》说："夫五味入胃，各归所喜，故酸先入肝，苦先入心，甘先入脾，辛先入肺，咸先入肾。"五味与五脏各有其所喜。如果长期偏食某种食物，就会使该脏腑机能偏盛，久之则破坏脏腑间的协调关系，发生脏腑之间的病理转变。因此过食酸味，可致肝盛乘脾；过食苦味，可致心盛乘肺；过食甘味，可致脾盛乘肾；过食辛味，可见肺盛乘肝；过食咸味，可致肾盛乘心。因此饮食五味应当适当为宜，平时饮食不应偏嗜，病时更要注意饮食宜忌。

案例 5-2

患者，男，33 岁。2005 年 4 月就诊。该患者 3 天前因吃火锅，过食辛辣肥甘，次日晨起出现腹痛、腹泻，口服呋喃唑酮、小檗碱等药未效。昨晚症状加重，出现腹痛即泻，每日 10 余次，泻下不爽，伴脘腹痞胀，纳呆，恶心呕吐，渴不多饮，肢体困重，舌红，苔黄腻，脉濡数。

思考问题

请写出主诉、病名、证名。

答案提示

主诉：腹痛、腹泻 3 天，加重 1 天。

病名：泄泻

证名：湿热蕴脾

按语：本证为过食辛辣肥甘，伤及胃肠，湿热蕴脾，脾失健运，运化失常，而发生泄泻。恶心呕吐，纳呆，腹痛腹泻为泄泻的特征性症状。其病在脾胃肠；因吃火锅而起病，病性一般属热。虽腹痛腹泻，但无里急后重及大便脓血，故不是痢疾；泻下不爽，脘痞腹胀，肢体困重，渴不多饮，舌红，苔黄腻，脉滑数，则其病机不仅为热，并有湿热内蕴，所以诊断为湿热蕴脾证。

（三）劳逸

正常的体力劳动和必要的体育锻炼，有助于体内气血流通，增强体质；适当的休息，可以消除疲劳，恢复体力和脑力，有利于人体正常的生理活动。若劳逸过度，可损伤相应的脏腑组织器官而导致疾病。劳逸过度包括过劳和过逸两个方面。

1. 过劳 过劳，是指过度劳累，包括劳力过度、劳神过度和房劳过度三个方面。

（1）劳力过度：是指体力劳动负担过重，或超大强度的运动，以致积劳成疾。劳力过久则气少力衰，可见少气懒言、四肢困倦、神疲乏力等。此外，劳力过度可损伤相关的组织器官，而导致伤筋、伤骨一类病证。

（2）劳神过度：指脑力劳动负担过重。思虑太过，则暗耗心血、损伤脾气，而致心脾两虚，临床常见心悸、健忘、失眠、多梦等心神失养之证，以及纳呆、腹胀、便溏等脾不健运之证。

（3）房劳过度：是指性生活不节，房事过度。肾藏精，主封藏，如房事过频，则肾精耗伤，症见腰膝酸软，眩晕、耳鸣，精神萎靡，性功能减退或遗精、早泄、阳痿，月经不调或不孕、不育等。

2. 过逸 过逸，即过度安逸，是指长期不劳动、不运动。过度安闲，致气血运行不畅，脾胃功能减弱。临床常见精神不振，食少乏力，肢体软弱，动则心悸、气喘、出汗；脾失健运，则湿痰内生，病多丛生。"久卧伤气，久坐伤肉"（《素问·宣明五气》），就是指过逸致病。

三、病理产物性致病因素

疾病过程中形成的病理产物，又能成为致病因素，主要包括痰饮、瘀血和结石等。

（一）痰饮

1. 痰饮的形成 痰饮，是机体水液代谢障碍所形成的病理产物。一般以较稠浊者为痰，较清稀者为饮，二者同出一源，故并称痰饮。痰饮源于内生水湿，当属阴邪。痰包括有形之痰和无形之痰。有形之痰，是指咳吐出来有形可见之痰液。无形之痰，是指停滞在脏腑、经络等组织中未被排除的痰液，临床上可通过其表现的证候来确定。痰饮多由外感六淫之邪或内伤七情、饮食、劳逸，使肺脾肾、三焦等脏腑气化功能失常，水液代谢障碍，水湿停滞所致。痰饮形成后，饮多留积于胃肠、胸胁及肌肤，而痰则随气升降流行，内而脏腑，外至皮肉筋骨，形成多种病证。

2. 痰饮的致病特点

（1）阻滞气机，阻碍气血：痰饮停滞，易于阻滞气机，使脏腑气机升降出入失常，又可流注经络，导致经络壅塞，气血运行受阻。如痰饮停滞于肺，使肺失宣降，出现咳嗽、喘息，胸部满闷；痰饮留滞经络，使气血运行受阻，出现肢体麻木、屈伸不利。

（2）扰及心神，蒙蔽清窍：痰饮扰及神明，可见一系列神志异常的改变。如痰饮上扰清窍，可见头晕目眩，甚则神昏、癫狂等。

（3）重浊黏滞，病程缠绵：痰饮为水湿停滞积聚而成，具有湿邪重浊黏滞的特性，所致之证，大多为沉重、秽浊或黏滞不爽的病证，且病势缠绵，病程较长。如临床常见由痰饮所致的咳嗽。

（4）致病广泛，症状复杂：痰饮可随气而行，全身上下内外无所不至。若阻滞于经脉，可影响气血运行和经络的生理功能；停滞于脏腑，可影响脏腑的功能和气机的升降。故有"百病多由痰作祟"之说。

（二）瘀血

瘀血，是指血液运行障碍、停滞所形成的病理产物，属于继发性致病因素，包括离经之血积存体内，或血行不畅，阻滞于经脉及脏腑内。

1. 瘀血的形成 瘀血，既是疾病过程中形成的病理产物，又是某些疾病的致病因素。其形成原因如下。

（1）气虚：气为血之帅，气能行血又能摄血。气虚无力推动血液运行，则血行迟缓涩滞；气虚不能固摄血液，血溢脉外而为瘀血。

（2）气滞：气行则血行，气滞则血停。气机阻滞，影响血液正常运行，使血液迟滞不畅而致瘀血。

（3）血寒：血得温则行，得寒则凝。外感寒邪或阳气虚损等，不能温煦推动血液运行，使血行不畅而凝滞成瘀。

（4）血热：热入营血，血热互结，邪热迫血妄行，血液黏滞不畅或热邪灼伤脉络，血逸脉外，积存体内，均可形成瘀血。

（5）外伤：造成血离经脉，不能及时消散或排出体外，从而形成瘀血。

（6）出血：出血后，离经之血未能排除，或治疗时过用收涩或寒凉之品，致离经之血凝涩，未离经之血郁而不畅形成瘀血。

2. 瘀血致病的病机特点

（1）阻滞气机：气能行血，血能载气。瘀血停滞脏腑经络，或血行不畅，均可阻滞气机，导致气的升降出入失常。因此，瘀血常与气滞多并见，而气滞又可加重瘀血，二者常相互影响，互为因果，久之形成恶性循环，引发更为错综复杂的病理变化。

（2）瘀阻经脉：瘀血阻滞经脉之中，可致血行不畅，受阻部位得不到血液的濡养，局部出现疼痛，癥积肿块，甚则坏死；经脉瘀滞不通，血液不得归位，血逸脉外，则可见出血等血证。

（3）伤及内脏：瘀血所致的病证极为广泛，常因脏腑阻滞部位不同而出现不同的临床症状。如瘀阻于心，可见心悸气短、心胸憋闷、阵发性心前区刺痛或绞痛、或引左臂内侧而痛，甚则唇舌青紫、汗出肢冷；瘀阻于肺，可见胸闷胸痛、气喘咳嗽、咯血；瘀阻胃肠，见呕血或黑便；瘀阻于肝，见胁痛痞块或腹胀刺痛；瘀阻胞宫，见少腹疼痛、月经不调、痛经闭经或崩漏；瘀阻肢体末端，可成脱疽病；瘀阻肢体肌肤局部，见局部肿痛、青紫。

3. 瘀血致病的症状特点

（1）疼痛：瘀血所致疼痛的特点多为刺痛，痛处固定不移、拒按、夜间痛甚。

（2）肿块：外伤局部见青紫肿胀，积于体内，久聚不散，可成癥瘕，按之痞硬，固定不移。

（3）出血：血色紫暗或夹有血块。

（4）发绀：久瘀见面色黧黑、肌肤甲错、唇甲青紫。

（5）舌象：舌质紫暗或有瘀点、瘀斑、或舌下脉络曲张。

（6）脉象：多见脉细涩、沉弦或结代。

（三）结石

结石，是指体内浊邪蕴结不散，或久经煎熬形成的沙石样病理产物，属继发性病因。结石可发生于机体的许多部位，以肝、胆、肾、膀胱和胃为多见。

1. 结石的形成 结石主要因脏腑本虚，湿热浊邪乘虚而入，蕴郁积聚不散，或湿热煎熬日久而成。胆结石常因嗜食辛辣、过食肥甘或嗜酒太过，酿成湿热，影响肝胆，使之疏泄失常，胆汁疏泄不利，郁久化热，湿热与胆液互结煎熬而成。肾与膀胱结石，多由饮食肥甘，影响脾胃运化，内生湿热；或常饮含易形成结石之水，湿热浊邪下注，蕴结下焦，形成肾与膀胱结石。

2. 结石的致病特点 结石为有形病理产物，留滞脏腑中易阻气机，气血运行阻闭，不通则痛。结石致病主要与其所在部位、形态大小、有否梗阻等因素有关。若结石较小，表面光滑，所在部位腔隙较大，无梗阻嵌顿，临床有时可无任何症状；若结石较大，形状不规则，所在部位腔隙较小，出现梗阻嵌顿，则可出现典型症状。其致病特点如下。

（1）易阻气机，导致疼痛：结石为有形之邪，留滞脏腑内，易阻滞气机，闭阻气血，不通则痛。

（2）部位不同，病证各异：由于结石发生部位不同，阻滞不同的脏腑气机，所致病证各异。如胆结石致病，多见往来寒热、胁痛、黄疸等；肾、膀胱结石，则见腰痛、血尿等。

（3）病程较长，时起时伏：结石多为湿热内蕴，日久煎熬而成。结石形成后，如得不到及时恰当的治疗，会长期滞留，缓慢增大，病程较长，时起时伏。如结石较小，则病情较轻，有的甚至无任何症状；如结石过大，则病情较重，症状明显，发作频繁。

案例 5-3

蔡某，女，51 岁，2005 年 2 月就诊。1 周前晨起自觉头重如蒙，眩晕欲仆，闭目平卧稍舒。自以为休息 1~2 日便可恢复。但 3 天前上述症状继续加重，伴胸脘满闷，不思饮食，恶心欲吐，肢体倦怠乏力。今由他人搀扶来诊。患者平素喜食肥甘。有慢性腹泻史。就诊时抱头伏案，闭目难睁，不时干呕，少气懒言，语声低弱，形体消瘦，面色萎黄，舌质淡胖，苔白腻，脉弦缓。

案例 5-3

思考问题

    要求写出诊断（病名及证型）

答案提示

    病名：眩晕

    证名：痰浊中阻

按语：患者有慢性腹泻病史，可知脾胃素弱，由于脾运失司，水谷不化精微以外充形体，故形体消瘦。脾虚运化失司，则聚湿生痰。再加平素喜食肥甘滋腻之品，有损脾胃，滋生痰浊，构成此次发病的基础。痰浊阻遏，清阳不升，浊阴不降，故头重如裹，眩晕欲倒。痰浊阻滞中焦，脾阳不振，清气不升，胃气不降，则胸脘满闷，不思饮食，恶心欲吐。至于少气懒言，语声低微，肢体倦怠，面色萎黄，舌质淡胖，均为脾虚气弱之征。脉弦缓，苔白腻是痰浊内停之象。故本病的病机为脾气虚弱，痰浊中阻。

四、其他致病因素

其他致病因素，包括外伤、烧烫伤、冻伤、虫兽伤等。

（一）外伤

枪弹或金刃伤及跌打损伤、持重努伤等外伤皆可引起皮肤肌肉瘀肿疼痛、出血或筋伤骨折、脱臼；重者伤及内脏，或出血过多，导致昏迷、抽搐，甚则引起死亡。

（二）烧烫伤

烧烫伤多由高温物品或气体、烈火等烧烫后引起的。轻者损伤肌肤，出现红肿热痛或起水泡；重者伤及肌肉筋骨，可见创面焦黄或炭化；若创面过大，津液大伤，火毒内攻脏腑，可出现发热、口渴、尿少尿闭等危重证候，甚者死亡。

（三）冻伤

冻伤，是指人体在寒冷或低温情况遭到局部或全身性损伤，属寒毒。一般温度越低，受冻时间越长，其冻伤的程度越严重。受冻部位多为寒性凝滞而致血行瘀滞，而成冻疮。全身性冻疮是阴寒过盛，损伤人体阳气，失其温煦和推动血行的作用，出现体温下降，寒战蜷缩，唇甲青紫，感觉麻木，渐致昏迷，若不及时救治，易致死亡。一般局部冻伤多发生在易暴露的部位，如鼻尖、面颊、耳郭、手足，受冻部出现苍白、冷麻，继则肿胀、青紫、痒痛灼热，或出现水疱，溃破后易感染成冻疮。

（四）虫兽伤

虫兽伤多由毒虫叮螫、毒蛇、疯狗及猛兽撕咬所致。轻则局部损伤，出现肿痛、溃破、出血等；重则损及内脏，或因出血过多而死亡。

第2节 病 机

病机，即指疾病发生、发展与变化的机理，又称"病理"。当病邪作用人体时，机体的正气必然奋起抗邪，引起正邪相争，从而造成人体阴阳平衡失调，使气血功能紊乱，脏腑经络功能失调，从而产生全身或局部多种多样的病理变化。因此，尽管疾病种类繁多，病理错综复杂，且各种疾病都有其各自的病理机制，但总体来说，都离不开正邪相争、阴阳失调、气机失常等基本规律。

一、正邪相争

疾病的发生，即发病，是一个复杂的病理过程，但概括起来又不外乎正气（即机体抗病能力）与邪气（各种致病因素）之间的相互斗争，它关系着疾病的发生、发展和转归。所以，许多疾病的过程，就是正邪斗争及其盛衰变化的过程。

（一）正邪相争与发病

疾病的发生虽然十分复杂，但不外乎机体本身的正气和致病邪气两个方面。

1. 正气不足是发病的内在因素 中医病机学十分重视人体的正气，认为正气旺盛，气血充盈，卫外功能固密，则病邪难以侵犯人体，疾病无从发生，或虽有邪气侵犯，正气亦能抗邪外出而免于发病。这是强调正气在发病中的主导地位，所以说"正气存内，邪不可干"。只有在正气相对不足，卫外功能不固时，邪气方能乘虚而入在疾病的发生，因此说"邪之所凑，其气必虚"。可见正气不足是疾病发生的内在根据，是矛盾的主要方面。

2. 邪气是疾病发生的重要条件 中医学强调正气在疾病发生过程中的主导地位，并不排除邪气对疾病发生的重要作用。在正气相对不足的前提下，邪气侵袭是发病的重要条件，有时甚至可能起主导作用。如疠气是一类具有强烈传染性的邪气，对人体危害较大，不论老幼强弱，均可感染致病。另如烧伤、冻伤、疫疠、毒蛇咬伤、食物中毒等，此时即使正气强盛，机体亦难免不受侵害。

（二）正邪盛衰与病邪出入

疾病发生后在其发展变化过程中，正、邪两种力量不是固定不变的，而是在正邪相争过程中，发生着力量对比上的消长盛衰变化。正邪之间的此种变化，在疾病发展趋势上表现为表邪入里或里邪出表的病理变化过程,从而决定病势轻重和病变的演变趋势。

1. 表邪入里 表邪入里,是指外邪侵犯人体肌表之后,由表传里,影响脏腑气血的病理演变过程。病邪由表入里主要取决于两个方面,一是感邪较重,或邪气的致病力较强。二是机体正气较虚,抗邪无力,正不胜邪,使疾病向纵深发展。如外感六淫邪气,邪在肌表不解,因邪气过盛或因误治、失治,以致邪气深入为病。

2. 里邪出表 里邪出表,是指病邪原本在脏腑较深的层次,由于邪正斗争,病邪由里透达于表的病理过程。这是因正气渐复,邪气日衰,正气驱邪外出,邪气由里出表,预示病势好转和向愈。

(三)正邪盛衰与虚实变化

在疾病发展变化过程中,正气与邪气的斗争贯穿始终。体内邪正双方力量对比的盛衰,决定着患病机体的虚与实两种不同的病理状态。《素问·通评虚实论》说:"邪气盛则实,精气夺则虚。"

1. 虚实病机

(1)实性病机:实,是指邪气亢盛,正气未衰,是以邪气盛为矛盾主要方面的病理反应。因致病邪气和机体抗病能力都比较强盛,正邪斗争较为剧烈,故临床上出现一系列病理反应比较剧烈的有余证候,即谓实证。实证常见于外感六淫致病的初期和中期,或由于痰、食、水饮、瘀血、结石滞留于体内所引起的疾病。

(2)虚性病机:虚,是指正气不足,邪不太盛,以正气亏虚为矛盾主要方面的病理变化。因机体的正气对于致病邪气的斗争难以出现较为剧烈的病理反应,从而出现一系列虚弱、衰退和不足的证候,即谓虚证。虚证多见于素体虚弱或疾病的后期以及各种慢性病证。

2. 虚实变化 在一些疾病过程中,随着邪正双方力量的消长盛衰,还可以形成多种复杂的虚实病理变化。

(1)虚实夹杂:又称虚实错杂。凡邪气过盛而损及正气,或正气本虚而致实邪内生或复感邪气者,可致虚实夹杂性病变。

虚实夹杂包括实中夹虚和虚中夹实。实中夹虚,指邪实为主,兼有正气不足。虚中夹实,指以正虚为主,兼有邪实,如痰饮、水湿、宿食、瘀血、结石等。

(2)虚实转化:在疾病发展变化中,邪气久留而正气大伤,或正气不足而复生实邪等,可以导致虚实转化的病理变化。

虚实转化包括由实转虚和因虚致实。由实转虚,即先有实邪为病,继而耗伤正气,邪气虽去而正气大伤,病变可转化为以正虚为主。因虚致实,即先有正气不足,脏腑功能减退,病理产物停积,可转化为以邪实为主的病理变化。

(3)虚实真假:在特殊情况下,即疾病现象与本

质不完全一致时,临床往往会出现与疾病本质不相符的许多假象,称为"虚实真假"。

虚实真假包括真实假虚和真虚假实。真实假虚,指本质为实性病变,由于邪气深结不散,气血郁结于内,不能通达于外,而出现四肢逆冷,面色不华等似虚非虚的假象,即为"大实有羸状"的真实假虚。真虚假实,指本为虚性病变,由于正气虚弱,推动无力,出现腹胀、喘满等似实非实的假象,则为"至虚有盛候"的真虚假实。因此,必须透过现象看本质,不能被假象所迷惑,才能真正把握住疾病的虚实变化。

(四)正邪盛衰与疾病转归

正邪相争,双方力量对比不断发生消长盛衰的变化,不仅能左右疾病的发展趋势与虚实变化,而且对疾病转归起着决定性作用。

1. 正胜邪退 是疾病向好转和痊愈方面转归的一种结局。

2. 邪胜正衰 是疾病向恶化甚至死亡方面转归的一种趋势。

3. 正虚邪恋 若邪正双方力量对比势均力敌,则出现邪正相持、正虚邪恋或邪去而正未复等情况,常是某些疾病由急性转为慢性,或留下后遗症,或成为慢性病持久不愈的主要原因。

4. 邪去正虚 是病邪虽已驱除,但正气已经耗伤,有待机体逐渐恢复的一种转归,多见于急、重病的后期。

综上所述,正邪斗争是疾病过程中的基本矛盾,正气与邪气之间的相互斗争,必然导致正邪的盛衰变化。从病理演变来分析,正邪盛衰不仅关系到疾病虚实性质的变化、病邪的出入和疾病的转归、预后,而且还将进一步影响到机体的阴阳平衡、气血协调、津液代谢,以及各脏腑器官的功能活动等,从而导致不同的病理变化。因此,正邪盛衰是疾病过程中最基本的病理变化。

案例 5-4

郝某,男,24岁,2004年3月就诊。2个月前因感冒发烧住院,诊断为病毒性心肌炎,经抗炎、营养心肌治疗不见好转而出院。来诊时自述心悸、胸闷、气短、午后低热,心率108次/分。四诊所见:面色少华,舌质紫,脉来弦数有力。1周前拍心脏三位片示"心脏略增大",心电图提示"ST段下移,窦性心动过速,偶发室早"。

思考问题

请结合病史,写出诊断(病名、证名)?分析其病理机制。

答案提示

病名:心悸

证名：外邪阻滞心脉

按语：四诊合参，本病案属中医心悸范畴。临床上多见于青少年。据患者自诉，平素并无心脏病，只是偶感风寒，发烧之后，热退心悸、胸闷，午后时有低热，心电图提示"窦性心动过速，偶发室早"。其病因病机是由于心气不足，外邪内陷，阻于心脏，胸中气机不畅，属外邪乘虚阻滞脉络。

二、阴阳失调

阴阳失调，是阴阳之间失去平衡协调的简称，是机体在疾病过程中，由于各种致病因素的作用，导致机体内部阴阳失去相对的平衡与协调，从而形成阴阳偏盛、阴阳偏衰、阴阳互损、阴阳格拒、阴阳转化以及阴阳亡失的病理状态。同时，阴阳失调又是脏腑、经络、气血等相互关系失调，以及表里出入、上下升降等气机失常的概括。由于各种致病因素作用人体，必须通过机体内部的阴阳失调才能形成疾病，故阴阳失调是疾病发生、发展与变化的内在根据。

（一）阴阳失调与发病

在正常情况下，人体阴阳保持相对的动态平衡和协调，即"阴平阳秘"。机体在某致病因素作用下，脏腑、经络、气血津液等生理活动发生异常改变，导致整体或局部的阴阳平衡失调，都会发生疾病，出现各种相应的临床症状。

（二）阴阳盛衰与寒热变化

寒热是辨别疾病性质的标志之一，是阴阳偏盛偏衰的具体表现。故寒热证候的形成，主要是阴阳消长盛衰的结果。其病机大致可概括为以下几个方面。

1. 阳胜则热（导致实热证） 阳胜则热，是指机体在疾病过程中出现的一种阳气偏盛，机能亢奋，热量过剩的病理变化。其病机特点多表现为阳盛而阴未虚的实热性病理状态。临床上多见壮热、烦渴、面红、目赤、尿黄、便干、舌红、苔黄、脉数等症状。此外，阳偏盛的病变必然导致不同程度的阴液耗损，表现出口渴、小便短少、大便燥结等热胜伤阴的症状，即"阳胜则阴病"。

2. 阴虚则热（导致虚热证） 阴虚则热，是指机体在疾病过程中出现的精、血、津液等阴液亏耗，导致阴不制阳，阳相对偏亢的病理变化。其病机特点是阴液不足，阳气相对偏亢的虚热性病理状态。临床多见潮热骨蒸、五心烦热、颧红盗汗、口咽干燥、失眠多梦、舌红少苔、脉细数无力等症状。

阳胜则热与阴虚则热，虽然在病机上有一定的联系，但病理特点则各有不同。前者是以阳胜为主的实热，后者是以阴虚为主的虚热。

3. 阴胜则寒（导致实寒证） 阴胜则寒，是指机体在疾病过程中出现的一种以阴气偏盛，机能障碍或减退，产热不足，以及阴寒病理产物积聚的病理变化。其病机特点是阴盛而阳未虚的实寒性病理状态。临床上可见恶寒、肢冷、腹痛、泄泻、水肿、痰饮、舌淡苔白、脉迟等症状。此外，阴偏盛的病变必然导致不同程度的阳气耗损，出现面色苍白、小便清长、大便稀溏等寒盛伤阳的症状，即"阴胜则阳病"。

4. 阳虚则寒（导致虚寒证） 阳虚则寒，是指机体在疾病过程中出现的阳气虚损，机能活动减退或衰弱，以及温煦功能减退的病理变化。其病机特点多表现为阳气不足，阳不制阴，阴相对亢盛的虚寒性病理状态。临床上多见畏寒喜暖、四肢不温、喜静蜷卧、精神萎靡、小便清长、下利清谷、舌淡、脉迟或虚弱无力。

阴胜则寒与阳虚则寒，虽然在病机上有一定的联系，但病理特点则各有不同。前者是以阴胜为主的实寒，后者是以阳虚为主的虚寒。

此外，在疾病发展过程中，其寒热属性不是一成不变的，常随机体阴阳双方消长盛衰的变化而变化，主要有阴阳盛衰病位不同或阴阳互损所致的寒热错杂，阴阳转化所致的寒热转化，阴阳格拒所致的寒热真假等。

（三）阴阳盛衰与疾病转归

阴阳盛衰消长变化，不仅是疾病发生、发展与变化的内在依据，也是疾病好转或恶化，痊愈或死亡的根本机理。

一般情况下，阴阳相对的失衡，经调整得以重新恢复，是阴阳盛衰消长发展过程中，疾病向好转和痊愈方面转归的内在机制。当机体的阴液或阳气突然大量脱失或消耗，导致阴或阳的功能严重衰竭，出现生命垂危的病理状态，这是导致疾病恶化甚至向死亡方面转归的根本原因。

亡阴和亡阳，在病机和临床征象等方面，虽有不同，但因阴阳互根，故阴亡则阳无所依附而散越，阳亡则阴无所化生而耗竭。所以，亡阴可迅速导致亡阳，亡阳也可继之出现亡阴，最终导致"阴阳离决，精气乃绝"，生命活动便告终结。

案例 5-5

李某，男，53岁，2001年10月就诊。确诊糖尿病已4年，曾反复用过胰岛素及多类中西降糖药，病情虽有缓解，但反复发作。近1年来病情加重来诊。口渴多饮，易饥，尿多，夜间甚。尿糖（＋＋），尿酮体（±），空腹血糖10.08mmol/L，血肌酐、尿素氮均高于正常值。四诊所见：该患者身体消瘦，有明显脱水症状，皮肤干燥，口唇干裂，呼吸稍促。舌质绛，苔黄赤，脉弦实有力。

思考问题

请分析病机。

答案提示

阴虚火旺，燥热内生，阴阳失调

按语：糖尿病在祖国医学中属于消渴的范畴。依"三多"症状之轻重不同，分为上、中、下三消。其致病因素多是综合性的，尤其是嗜酒、喜食肥甘和精神过度紧张，三者综合致病较多。其导致消渴病的机理为积热伤阴，阴虚火旺，耗伤肺、脾（胃）、肾诸脏。热伤肺阴，则津液干枯，不能敷布，故多饮而烦渴不止；热伤胃阴，则胃火炽盛或善饥多食，肌肉消瘦；热伤肾阴，则肾阴不足，精气亏虚，固摄无权，精微不藏，多尿而频。临床上表现为多饮、多食、多尿、消瘦等症状。故本病的病机为阴虚火旺，燥热内生，阴阳失调。

三、气机失常

气机失常，又称气机失调，是指在疾病发生、发展的过程中，由于致病邪气的干扰，或脏腑功能失调，导致气的升降出入运动的失常所引起的病理变化。气机失常可概括为气滞、气逆、气陷、气闭、气脱五个方面。

（一）气滞

气滞，是指气运行不畅而郁滞的病理变化。气滞的发生主要是情志郁结不畅或与痰饮、水湿、食积、瘀血等有形实邪阻滞有关。由于上述因素，影响局部或全身气的运行，形成气机郁滞不畅，从而导致气血、津液在机体的脏腑、经络、循行输布受阻。因此，胀满、疼痛是气滞病变最常见的临床表现，多见肺气、肝气和脾胃气滞等。肺气壅滞，可见咳喘、胸闷胀满疼痛；肝气郁滞可见胁肋或少腹胀痛，善太息；脾胃气滞，可见脘腹胀痛，时作时止，得矢气、嗳气则舒。

（二）气逆

气逆，是指气的升降运动失常，当降不降，或不降反升，或升之太过，使脏腑气机上逆的病理状态。气逆的发生，多由情志内伤或饮食寒温不适、痰浊壅阻及外邪侵袭等所致，与肺、肝、胃等脏腑关系密切。肺失肃降而致肺气上逆，则见咳嗽、气喘、痰鸣诸症；肝升泄太过而致肝气上逆，则见头痛而胀、面红目赤、烦躁易怒等症状，甚则导致血随气逆，出现咯血、吐血、中风、昏厥等症；胃失和降而致胃气上逆，则见嗳气、呕吐、呃逆、腹胀等症状。

（三）气陷

气陷，是指在气虚的基础上，表现以气的上升不及和升举无力为主要特征的病理变化。常因素体虚弱、久病耗伤或思虑劳倦损伤所致。气陷多发生于脾脏，故又称"中气下陷"。脾主升清，一方面将水谷精微上输于头目清窍，另一方面通过脾气的固摄作用来维持人体内脏器官位置的相对恒定。因此在气虚升举无力的情况下，既可导致清气不能上养头目清窍，而见头晕、眼花、耳鸣等症；又可出现脏腑器官的维系乏力，而引起某些内脏的下垂，如胃下垂、子宫下垂、脱肛等；还可兼见脘腹或腰腹胀满重坠、便意频作等症。此外，因气陷是气虚发展而来，故临床常见疲乏无力、气短声低、少气懒言、面色不华、脉弱无力等气虚征象。

（四）气闭

气闭，是指气机郁闭，气不外达，结聚于内，出现的突然闭厥的病理状态。多因情志刺激而气郁之极，或痰饮、外邪、秽浊之气阻闭气机所致。所以气闭病变大都病情较急，常表现为突然昏厥、不省人事、四肢欠温、呼吸困难、面色青紫等。

（五）气脱

气脱，是指气不内守，大量向外逸脱，从而导致全身性严重气虚不足，出现功能突然衰竭的病理状态。气脱多由正不敌邪，正气骤伤，或正气长期持续耗损而衰弱，以致气不内守而外脱；或因频繁吐泻、大出血、大汗出等，使气随血脱或气随津泄所致。临床上，因气大量外散脱失，脏腑功能突然衰竭，常出现面色苍白、汗出不止、目闭口开、手撒肢冷、脉微欲绝等危象。

案例 5-6

严某，男，56 岁。2002 年 10 月就诊。近 1 年来，心前区疼痛，反复发作，呈闷痛或刺痛，痛处固定，痛常牵引至左臂内侧疼痛，每日发作 2～5 次，每次 1～3 分钟，多在劳累后诱发或发作频繁，伴心悸、气短，嗳气则舒，少寐多梦。平素性情抑郁，胃纳尚可，二便自调。舌质稍暗，边有瘀点，苔白，脉时结。

思考问题

请结合病史写出病名、证型并分析病机。

答案提示

病名：胸痹

证型：气滞血瘀

按语：患者心前区疼痛反复 1 年，属胸痹证。疼痛性质为刺痛而固定，且舌边有瘀点，脉结。这些均为瘀血特征。胸阳不振，气机阻滞，瘀血停着，心脉不通，故胸痛，部位固定而刺痛。劳累后则发作频，心悸、气短、体倦乏力，为气虚的表现。但患者胃纳可、二便调，脉不弱，证明虚不甚，为气机郁滞，气滞血瘀之证。

第6章 诊 法

诊法,又称"四诊",是指中医诊察患者和收集疾病有关资料的基本方法。主要包括望、闻、问、切四种诊法。

中医学四诊具有直观性和朴素性的特点。不同于西医诊断疾病必须依赖现代仪器,中医是医生利用感官,直接获取病情信息,通过辨证分析做出诊断。但这并不意味着中医诊断就完全不利用现代科学技术;恰恰相反,随着中医现代化的发展,为使四诊获取的临床资料更准确、更完备、更直观,中医临床诊断也需要借助现代化的仪器、设备,如红外线成像技术观察面色,声图仪测定声波,脉象仪测定脉象等。

望、闻、问、切四诊虽各有其独特作用,但它们之间又是相互联系、相互补充的,故在临床运用时,必须"四诊合参"、"四诊并用",不可偏废某一诊法,或过分夸大某一诊法的作用。因此,熟练而准确地运用四诊以获取全面真实的病情资料,是辨证的重要前提。

案例6-1

张某,男,20岁,工人。1个月前,因右下腹突发疼痛,伴大便秘结不通,拟诊断为"慢性阑尾炎",予服中药苦寒泻下,肌内注射青霉素、链霉素,药后腹泻不止,每日行5～6次。邀中医会诊时,阅其舌质暗红而苔黄厚腻,脉弦滑,即按湿热论治,用王氏连朴饮加减,服药3剂,病势有增无减,仍腹痛泄泻。

二诊时考虑到患者的大便无黏液脓血及里急后重感,泻后肛门亦无灼热,且腹痛喜温喜按,口虽渴而喜热饮,舌苔虽黄腻而不燥,于是改为温中阳法,处方:党参9g 白术9g 干姜9g 吴茱萸6g 台乌9g 砂仁(后下)5g 草蔻(后下)6g 炙甘草6g 药进3剂,腹泻减轻,再进5剂,痛泻全止,舌苔已退,舌仍暗红,改用人参健脾丸,调理善后,3个月随访未发。

思考问题

1. 本病例为什么会出现误诊?

2. 本病例说明了中医诊断方法有什么特点?

答案提示

1. 此患者初诊拟为慢性阑尾炎,医者由于

炎症而用苦寒泻下,寒药伤中,故服后泄泻不止。复诊又拘于舌苔黄腻而用清热化湿药,结果又重伤其阳,而腹泻有增无减。由于患者没有湿热之证,而辨证又属喜温喜按的虚寒腹痛,故用温中取效。足见观察舌象必须结合全身症状,方不发生误诊。

2. 本病例说明了收集患者资料一定要遵循"四诊合参"原则。只有通过四诊等手段,诊察疾病显现在各个方面的症状和体征,才能全面了解疾病的病因、病机,为辨证论治提供依据。在一般情况下,病、舌、脉、证是相符的,但也可出现不相符的特殊情况。因此,在临床运用时需通过四诊合参后再决定是"舍证从舌"还是"舍舌从证"。

第1节 望 诊

望诊,是医生运用视觉观察患者的神色形态、舌象、分泌物和排泄物色质的变化来诊察病情的方法。在中医诊断学中占有重要地位,所谓"望而知之谓之神",因此被列为四诊之首。

望诊应在充足的光线下进行,以自然光线为佳。望诊须结合病情,有步骤、有重点地仔细观察。一般先诊察全身情况,再局部望诊,进而望排泄物和望舌。此外,望诊还必须注意参合其他诊法。

一、全身望诊

全身望诊,是医生在诊察患者时,首先对患者的精神、面色、形体、姿态等整体观察,以获得对病性的寒热虚实和病情的轻重缓急的一个总体印象。

(一)望神

望神,是通过观察人体生命活动的整体表现来判断病情的方法。神是人体生命活动的总称,其概念有广义、狭义之分。广义之神,可以说神就是生命,是指整个人体生命活动的外在表现;狭义之神,就是精神,乃指人体的精神、意识、思维活动等。

望神具体包括得神、少神、失神、假神等(表6-1)。

1. **得神** 又称有神,是精充、气足、神旺的表现。

2. **少神** 又称神气不足,多见于轻病或恢复期患者,亦可见于体质虚弱者。

3. 失神 又称无神,是精亏神衰或邪盛神乱的表现,可见于久病、重病患者。

4. 假神 是重危患者出现的精神暂时"好转"的虚假表现,是临终前的预兆。古人又比喻为"回光返照"或"残灯复明"。

表 6-1 望神

临床表现	神志语言	两目	呼吸	面色形体	动作反应	饮食	意义
得神	神志清楚,语言清晰	精彩	平稳	面色荣润肌肉不削	动作自如反应灵敏	良好	精充气足体健或病者正气未伤属病轻
少神	精神不振,懒言	乏神	少气	面色少华肌肉怠惰神疲乏力	动作迟缓	饮食减少	正气不足,精气轻度损伤,体质虚弱,或病在恢复期
失神	精神萎靡,语言错乱或神昏谵语,不识人	目光晦暗	气微或喘促	面色无华,形体羸瘦	动作艰难,反应迟钝,或烦躁不安,四肢抽搐,循衣摸床,撮空理线,两手握固,牙关紧闭	不食或不能食	正气大伤,精气亏虚,机体功能严重衰减,病情危重
假神	突然神志清醒,能说话或想见亲人	突然目光转亮浮光外露	较前平稳有力	面色无华,两颧泛红如妆	除突然能食,能说话,想见亲人,或想睡觉外,无能力做任何动作	突然有食欲,想进食	属危重患者临终前的表现,又称"回光返照"或"残灯复明"

(二) 望色

望色,是指医生通过观察皮肤的色泽变化以了解病情的方法。由于面部为十二经脉、三百六十五络的气血之外荣,加之皮肤之薄嫩,色泽变化易现于外,因而望色是以望面部色泽为主。

面色,又有常色和病色之分。常色,即正常面色和肤色,其又有主色与客色之不同。主色,是终生不变的色泽;客色,是因季节气候、生活运动及工作环境等不同因素影响所表现的短暂性的色泽改变。我国健康人面色为红黄隐隐,明润含蓄微黄透红,明润光泽。病色,是指人体在疾病状态时的面部颜色和光泽,主要表现为青、赤、黄、白、黑五色变化。五色主要反映主病、病位、病邪性质和病机。根据患者面部五色变化进行诊察疾病的方法,称为"五色主病"。

1. 青色 主寒证、疼痛、瘀血、惊风。青色为气血运行不畅所致经脉瘀阻之色,常见于面部、口唇、爪甲、皮肤等部位。若面色苍白淡青,多属寒邪外袭、或阴寒内盛;面色青灰、口唇青紫,伴心胸闷痛或刺痛,为心阳不振、心血瘀阻;重症患者面色青黑、痰涎壅盛、腹胀呃逆,为脾胃气绝;鼻头色青多为腹中痛;小儿惊风,常于眉间、鼻梁、口唇四周见青色。

2. 赤色 主热证。赤色为体内有热,血液充盈于皮肤脉络所致,多见于颜面、唇、舌、皮肤等部位。主病有实热与虚热之分。实热多因热邪亢盛。虚热多因阴虚火旺。若满面通红,为外感发热或脏腑阳盛之实热证;午后颧红为阴虚内热;面色苍白,时而泛红如妆,为虚阳浮越。

3. 黄色 主虚证、湿证。黄色为脾虚化源不足,水湿内蕴所致,常见于面部、皮肤及白睛等部位。萎黄为气血不足,脾虚无以生化气血;面黄而虚浮称为黄胖,为脾虚湿困;面目一身尽黄,属于黄疸。黄而鲜明如橘子色,为湿热熏蒸的阳黄;黄而晦暗如烟熏,为寒湿郁阻的阴黄。

4. 白色 主虚证、寒证、失血证。白色为阳气虚衰,血行无力,或大失血致血脉空虚,或寒凝经脉,气血不充所致,常见于颜面、口唇、舌及皮肤、爪甲、眼眦等部位。白而虚浮为阳气不足;淡白为气虚;白而无华为失血、血虚。

5. 黑色 主肾虚、寒证、痛证、水饮、瘀血。黑色为阴寒水盛,气血凝滞,经脉失于温养所致,常见于面部或口唇及眼眶等部位。分为黧黑、紫黑或青黑。黑而晦暗为肾阳不足;黑而浅淡为肾虚水泛;黑而干焦为肾精亏损;黑而肌肤甲错为瘀血;眼眶周围发黑为肾阳不足或水饮内停。

(三) 望形态

望形态,是观察患者的形体及活动的状态来诊察疾病的一种方法。

1. 望形体 主要观察患者形体的胖瘦、浮肿。

(1)胖瘦:如形体肥胖,肤白无华,精神不振,乏力气短者,是气虚痰湿;形体消瘦,面色苍黄,胸廓狭窄,皮肤干焦者,属阴虚火旺。即如朱丹溪所说:"肥人湿多,瘦人火多"。如患者骨瘦如柴,肌肉削脱,已至大肉枯槁者,是精气衰竭的危重表现。

(2)浮肿:面浮肿而腹胀为水肿证;腹胀大如裹水,脐突,腹部有青筋是臌胀之证。

2. 望姿态 主要观察患者的动静姿态和肢体的异常动作。

阳主动，阴主静。凡喜动、仰卧伸足者，多属于阳证、热证、实证；喜静、蜷卧加被者，多属阴证、寒证、虚证。坐而仰首，咳喘痰多者，多为痰涎壅盛之肺实证；坐而俯首，气短懒言者，多属肺气虚证。但卧不得坐，坐则眩晕，多为气血亏损；但坐不得卧，卧则气逆，多为咳喘肺胀，或水饮内停。从患者形体的异常动作来看，如半身不遂、口眼㖞斜，多为风痰阻络；颈项强直、四肢抽搐、角弓反张，是动风之象。关节屈伸不利、行动不便，多属痹证；四肢痿软无力，多属痿证。患者手按脘腹者，多为胃脘痛；弯腰曲背、以手护腰、转侧不利者，属腰痛。

二、局 部 望 诊

（一）望头面

头形过大或过小，伴智力低下者多为先天不足所致；小儿囟门陷下或迟闭，多为先天不足或精伤髓虚；面肿，或为水湿泛滥，或风邪热毒；头摇不能自主，无论成人小儿，多为风证，或气血虚衰、脑神失养所致。

头发稀疏易落，或干枯不荣，多为精血不足；突然片状脱发，多属血虚受风；年少落发，多为肾虚或血热；青少年白发属肾虚；小儿发结如穗，多见于小儿疳积。

（二）望五官

1. 望目 主要观察眼部外形、颜色和动态等变化。目赤红肿，多属风热或肝火；白睛发黄，为黄疸；眼睑淡白，属气血不足；眼睑浮肿，多为水肿；眼窝下陷，多为伤津脱液；小儿睡眠露睛，多为脾虚；两目上视、斜视、直视，均属肝风内动。

2. 望耳 主要反映肾与肝胆的情况。正常人耳郭厚大，是肾气充足的表现。耳郭瘦薄，是肾气不足；耳轮干枯萎缩，多为肾精耗竭，属病危；耳轮干枯焦黑，多属肾精亏耗，精不上荣，为病重，可见于温病晚期耗伤肾阴及下消等患者；耳中疼痛，耳聋流脓者为胆经有热或肝胆湿热；耳轮皮肤甲错，可见于血瘀日久的患者。

3. 望鼻 主要反映肺与脾胃的情况。鼻端色青，多见于阴寒腹痛患者；鼻端色白，多属气血亏虚，或见于失血患者；鼻端色赤，属肺脾蕴热；鼻端色微黑，常是肾虚水停之象；鼻端晦暗枯槁，则为胃气已衰，属病重。鼻塞涕清为风寒，涕浊为风热；久流浊涕，色黄稠黏，香臭不分，多为鼻渊；鼻翼翕动，发病急骤者，为风热痰火或实热壅肺；鼻梁溃陷，可见于梅毒。

4. 望口唇 主要反映脾胃的情况。唇色淡白，

为血亏，可见于大失血的患者。色淡红，多属血虚或气血双虚，体弱而无病之人亦见此唇色；唇色深红为实热；唇色青，为气滞血瘀。

口角流涎，多属脾虚湿盛，或胃中有热，往往见于小儿；或因中风，口不能收摄。口糜色白形如苔藓，拭去白膜则色红刺痛，多为阳盛阴虚或脾经湿热内郁。口疮，是口内唇边生白色小泡，溃烂后红肿疼痛，由心脾两经积热上熏所致。

5. 望齿龈 主要反映肾与胃的情况。牙齿干燥不泽，为阴液已伤；齿如枯骨，是肾阴枯涸；齿龈色淡白，为血虚；牙龈肿痛，是胃火上炎；咬紧牙关难开者，为风痰阻络，或热盛动风；睡中龂齿者，多为内热或积滞。

6. 望咽喉 主要反映肺胃与肾的情况。咽红肿胀而痛，甚则溃烂或有黄白色脓点，为乳蛾，多因肺胃热毒壅盛所致。若红色娇嫩，肿痛不甚，多为肾水亏少，阴虚火旺所致。若咽喉漫肿，色淡红者，多为痰湿凝聚。咽喉有灰白点膜，迅速扩大，剥落则出血，可见于白喉。

（三）望皮肤

望皮肤主要观察皮肤的外形变化及斑疹、痘疮、痈疽、疔疖等情况。

1. 望外形 全身皮肤肿胀，按之有凹痕者，为水肿。若头面四肢不肿，只是腹部膨胀有振水声，或兼见皮肤有血痣者，多为臌胀；皮肤干瘪枯槁者，是津液耗伤；皮肤、面、目皆黄者，为黄疸；小儿骨弱肌瘦，皮肤松弛，多为疳积证；皮肤甲错者，常为瘀血内阻。

2. 望斑疹 斑与疹不同，一般斑重于疹，多为温热病邪热郁于肺胃，内迫营血所致。斑形如锦，或红或紫，平摊于肌肤，抚之不碍手，消失后不脱皮，有阴斑、阳斑之分。疹子色红，形如米粟，稍高于皮肤，摸之有碍手感，消失后脱皮，其有麻疹、风疹、隐疹之别。斑疹均有顺逆之分，以其色红润泽，分布均匀，疏密适中，松浮于皮面为顺证，预后良好；其色紫红稠密而紧束有根，压之不易褪色，若色如鸡冠为逆证，预后不良。

3. 望痘疮 痘疮有天花、水痘之分。天花形圆，根红而深，顶自凹陷如脐，浆浊如脓，结痂脱落留痕，古称"正痘"，因疫毒感染所致。属证候凶险的烈性传染病。水痘椭圆，肤浅易破，顶部无脐凹，或偶见脐凹，浆如薄水，结痂脱落不留痕，是外感明邪，发于脾肺二经所致。

4. 望痈疽疔疖 若皮肤赤色如涂丹砂，边缘清楚，热痛并作；或形如云片，上有粟粒小疹，发热作痒，渐及他位；或流水浸淫，皮肤破溃；或缠腰而发者，多为丹毒。若局部红肿热痛，高出皮肤，根部紧束者为痈。漫肿无头，坚硬而肤色不红者为疽。初

起如粟米,根部坚硬,麻木或发痒,顶白痛剧者为疗;形如豆粒梅核,红热作痛,起于浅表,继而顶端有脓头者为疖。

(四)望舌

望舌对于了解疾病本质、指导辨证论治有重要意义,是中医诊断疾病的重要依据之一。

望舌(图6-1)主要观察舌质与舌苔的变化。舌质,也称舌体,是舌的肌肉脉络组织。舌苔,是附于舌面的一层苔垢,由胃气上蒸而成。心开窍于舌,手少阴心经、足太阴脾经、足少阴肾经、足厥阴肝经经脉均络于舌,说明脏腑经络与舌关系密切。正常舌体应是舌体柔嫩,活动自如,淡红润泽,不胖不瘦,舌上附有一层薄薄的、颗粒均匀、干湿适中的白苔,一般称为淡红舌、薄白苔。

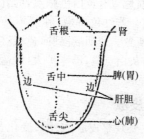

图6-1 舌体脏腑分布

望舌时应注意光线充足,以自然光线为佳。患者应自然伸舌,不可太过用力。医生应循舌尖、舌中、舌根、两旁顺序察看,先看舌苔、后看舌质,并注意辨别染苔。

当发生疾病时,舌质有颜色、形态的改变,主要反映人体脏腑的虚实和气血的盛衰。舌苔有苔色、苔质的异常变化,主要反映病位的深浅、病邪的性质、病邪的进退及津液的存亡和胃气的有无。前人通过长期临床实践经验发现舌的不同部位与一定脏腑联系密切,并能反映相关脏腑的病理变化。舌尖属心肺,舌边属肝胆,舌中属脾胃,舌根属肾。

1. 望舌质 主要观察舌的颜色和形态的变化。

(1)望舌色:常见的舌色有淡白舌、红舌、绛舌、紫舌四种。

1)淡白舌:主虚证、寒证。舌色红少白多,色泽浅淡为淡白舌,多为阳气衰弱或气血不足,舌失所养而致。舌淡白而胖嫩,多为阳虚寒湿;淡白而瘦薄,多为气血两虚。

2)红舌:主热证,有虚实之分。舌色较正常深,甚则呈鲜红色,为红舌。若舌色鲜红起芒刺,或兼黄厚苔,多属实热证;舌色鲜红少苔,或有裂纹,或舌红无苔,则属虚热证;舌尖红者为心火亢盛;舌边红者为肝胆火旺。

3)绛舌:主邪热入营。舌色深红为绛舌。主病有外感与内伤之分。外感病若见绛或有红点芒刺,为温病热入营血;内伤杂病若见舌绛少苔或无苔,有裂纹,则是阴虚火旺之征。

4)青紫舌:主寒证、热证、瘀血证。色淡紫无红者为青舌,舌深绛而暗者是紫舌,二者常并见。舌绛紫干枯少津,为热盛伤津,气血壅滞;舌淡紫或青紫湿润者,多是寒凝血瘀。舌面或舌边见紫色斑点、斑块,称瘀点或瘀斑,为瘀血之征象。

(2)望舌形

1)老嫩:辨虚实的关键。舌质粗糙,坚敛苍老,主实证或热证,多见于热病极期;舌质细腻,浮胖娇嫩,或边有齿痕,主虚证或寒证,多见于疾病后期。

2)胖瘦:舌体肥大肿胀,为胖肿舌,舌体瘦小薄瘪,为瘦小舌。舌淡白胖嫩,苔白水滑,多为脾肾阳虚,水湿停留;舌红绛胖大,苔黄厚腻,多是脾胃湿热,痰浊停滞;舌瘦小淡红而嫩,为心脾两虚,气血不足;舌瘦薄绛干,多为阴虚热盛。

3)芒刺:舌面有突起的星点,状如草莓,为热盛之象;舌有芒刺,色红而干,为热入营血;舌有芒刺,紫绛而干,为热甚伤阴;舌边有芒刺,为肝胆火盛;舌中有芒刺,为胃肠热甚;舌尖红赤起刺,为心火上炎。

4)裂纹:舌面有裂沟,深浅不一,浅如划痕,深如刀割,常见于舌面的前半部及舌尖两侧,多因阴液耗伤所致。舌质红绛,少苔燥裂,为热盛伤阴;舌淡红而嫩,有裂纹者,多为肾阴不足或血虚阴亏;舌生裂纹细碎,常见于年老阴虚。

5)齿痕:舌边有齿痕,称为齿痕舌,常与胖大舌并见,多属气虚或脾虚。舌质淡红胖嫩,边有齿痕,多为脾虚;舌质淡白,苔白湿润而有齿痕,常为寒湿困脾。

(3)望舌态:即观察舌体运动时的状态。

1)痿软:舌体痿软无力,伸卷不灵,多为病情较重;久病舌淡而痿,多属气血虚极;久病舌痿软色绛,舌光无苔,为肝肾阴液枯涸;新病舌干红而瘦,是热灼津液。

2)强硬:舌体板硬强直,活动不利,言语不清,称舌强。舌强而干,舌色红绛,多为热入心包,灼伤津液;舌强语謇,口眼㖞斜,半身不遂者,多为中风。

3)震颤:舌体震颤抖动,不能自己。舌色红绛,震颤明显,多为热极生风;舌色淡白,蠕蠕微动,多为虚风内动。

4)㖞斜:舌体伸出时,舌尖向左或向右偏斜,多为中风而致。

5)短缩:舌体短缩,不能伸出,多为危重之证。舌短缩而赤干,属热极伤阴;舌短缩而淡白湿润,是阳气暴脱,寒凝经脉;舌胖黏腻而短缩,多为痰浊内阻。

6)吐弄:舌体伸出,久不回缩,为吐舌。舌体反复伸出舐唇,旋即缩回,为弄舌。舌红吐弄为心脾有热,小儿弄舌多是惊风先兆,或久病危候;先天不足,智能低下者,也可见弄舌。

2. 望舌苔

(1) 望苔色：一般舌苔主要有白、黄、灰、黑等四种颜色的变化。

1) 白苔：多主表证，寒证，湿证。苔薄白为病邪在表，病情轻浅。苔白而厚，主湿浊内盛，或寒湿痰饮；苔白滑黏腻，多主痰湿；若舌苔白如积粉，舌质红赤，则主湿遏热伏，或瘟疫初起；苔白燥裂，可见于湿温病邪热炽盛，暴伤津液者。

2) 黄苔：多主里证，热证。黄色越深，邪热越重。苔薄黄常为风热在表；舌苔黄滑，舌淡胖嫩，多为阳虚水湿不化；苔黄厚滑，多因湿热积滞；苔黄黏腻，为脾胃湿热，或痰湿食滞；舌老黄焦裂或有芒刺，为里热盛极，耗伤气阴。

3) 灰苔：为浅黑色的舌苔。多主痰湿，里证。舌苔灰而润滑，为寒湿内阻，或痰饮内停；舌苔灰而干燥，舌质红绛，为热炽津伤，或阴虚火旺。

4) 黑苔：主里证，多见于病情较重者。苔黑干焦而舌红，多为实热内炽；苔黑燥裂，舌绛芒刺，为热极津枯；苔薄黑润滑，多为阳虚或寒盛；苔黑生刺，舌中黑燥或黑刺，可见于阳明腑实证；苔黑坚敛而起刺者，多为津枯液涸。

(2) 望苔质：主要观察舌苔的厚薄、润燥、腐腻、剥脱等变化。

1) 厚薄：透过舌苔能隐约见到舌质者为薄，不见舌质者为厚。苔质的薄厚可反映病邪的浅深和轻重。苔薄者多邪气在表，病轻邪浅；苔厚者多邪入脏腑，病较深重。由薄渐厚，为病势渐重；由厚变薄，为正气渐复。

2) 润燥：反映津液之存亡。苔润表示津液未伤，太过湿润，水滴欲出者为滑苔，主脾虚湿盛或阳虚水泛。苔燥多为津液耗伤，或热盛伤津，或阴液亏虚。

3) 腐腻：主要反映中焦湿浊及胃气的盛衰情况。颗粒粗大，苔厚疏松，状如豆腐渣，边中皆厚，易于刮脱者，称为腐苔，多因实热蒸化脾胃湿浊所致。颗粒细小，致密而黏，中厚边薄，刮之不脱者，称为腻苔，多为湿浊内蕴，阳气被遏所致。苔厚腻色黄，是湿热或痰热；苔滑腻而色白，多为寒湿。

4) 剥脱：观察苔之剥落，可测胃气、胃阴之存亡，判断疾病的预后。若舌苔全部退去，不再复生以致舌面光洁如镜，为光剥苔，又称镜面舌，多为胃阴枯竭，胃气将绝。若舌苔剥落不全，剥脱处光滑无苔。余处斑斑驳驳，尚残存舌苔，界律分明，为花剥苔。若脱落面积较大，界限清楚，形似地图，称地图舌。

(五) 望排出物

望排出物包括排泄物和分泌物。主要反映有关脏腑盛衰和邪气的性质。

1. 望痰涎 外感病邪，色白清稀为寒痰；痰多色白，咳之易出，多为湿痰；痰黄稠黏，为热痰；痰少色黄，不易咳出，或痰夹血丝者，是燥火；咳唾腥臭脓痰或脓血，是肺痈证；多涎喜唾可见于胃寒；劳瘵久咳，咳吐血痰，多为虚火伤肺。

2. 望呕吐物 胃热则吐物稠浊酸臭，胃寒则吐物清稀无臭；食滞则呕吐酸腐；朝食暮吐，暮食朝吐，多为胃反；胃络伤则见呕血夹杂食物残渣；呕吐黄绿苦水，多为肝胆湿热。

3. 望大便 虚寒之证大便溏薄清稀，实热之证大便燥硬；大便清稀，完谷不化，多属脾虚泄泻或肾虚泄泻；便如羊粪为肠燥津枯；大便如黏胨，夹有脓血，多属痢疾，为大肠湿热；大便脓血，便血色鲜红是血热，色黑如漆为瘀血内积；先便后血，其色褐黑者，病多在脾胃，又称远血；先血后便，其色鲜红或深红者，病多在大肠与肛门，又称近血。

4. 望小便 小便清澈而长为寒，赤涩短少为热，其色黄甚可见于湿热证。尿中带血，多热伤血络，或湿热蕴结膀胱；尿有砂石，见于石淋，多因湿热内蕴，煎熬成石；小便浑浊如米泔水或如脂膏，见于尿浊、膏淋，多因脾肾虚衰，清浊不分，或湿热下注，气化不利。

(六) 望小儿指纹

望小儿指纹适用于3岁以内的小儿，与成人诊寸口脉具有相同的诊断意义。小儿指纹是手太阴肺经的分支，按部位可分为风、气、命三关。食指第1节为风关，第2节为气关，第3节为命关(图6-2)。

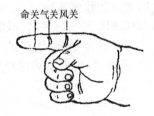

图6-2 小儿指纹三关

正常指纹为红黄相兼，隐现于食指风关之内。其临床意义可概括为：纹色辨寒热，即红紫多为热证，青色主惊风或疼痛，淡白多为虚证；淡滞定虚实，即色浅淡者为虚证，色浓滞者为实证；浮沉分为表里，即指纹浮显者多为表证，指纹深沉者多为里证；三关测轻重，即指纹突破风关，显至气关，甚至显于命关，表明病情渐重，若直达指端称为"透关射甲"，多为危象。

歌诀：浮沉分表里，纹色辨病性，淡滞定虚实，三关测轻重，纹形色相参，留神仔细看。

第2节 闻 诊

闻诊，是指通过医生的听觉及嗅觉，分辨患者语言、呼吸、咳嗽、声音与排泄物、分泌物的气味是否异常，借以判断患者患病情况的方法。

一、听声音

1. 声音 声音重浊而粗,高亢洪亮,烦躁多言,多为实证和热证;声音轻清,细小低弱,静默懒言,多为虚证和寒证。声音重浊,或声音嘶哑,见于新病骤起者,多为外感风寒或风热犯肺;见于形瘦体弱者,多为肺肾阴亏,或虚劳之证;神志昏蒙、鼻鼾声作响,多见于中风证。

2. 语言

(1)谵语:神志不清,语无伦次,语意数变,声音高亢,多为热扰心神之实证。

(2)郑声:神志不清,声音细微,语多重复,时断时续,为心气大伤,精神散乱之虚证。

(3)独语:喃喃自语,喋喋不休,逢人则止,属心气不足之虚证;或痰气郁结,清窍阻蔽所致。多见于癫证。

(4)狂言:精神错乱,语无伦次,不避亲疏,为痰火扰心。多见于狂证。

(5)言謇:舌强语謇,言语不清。多见于中风证。

3. 呼吸

(1)呼吸:呼吸声高气粗而促,多为实证和热证;呼吸声低气微而慢,多为虚证和寒证。

(2)气喘:呼吸急促,甚则鼻翼翕动,张口抬肩,难以平卧。实喘者,发作较急,呼吸喘促,胸满声高而气粗,呼出为快,多为病邪壅塞肺气;虚喘者,来势较缓,呼吸喘促,气怯声低,吸少呼多,气不得续,吸入为快,动则喘甚,为肾虚不纳气或肺气虚衰。

(3)哮:即呼吸时,喉中有水鸡鸣样声音。哮证有冷热之别,多时发时止,反复难愈。

4. 咳嗽 有声无痰为咳,有痰无声为嗽,有痰有声为咳嗽。暴咳声哑为肺实,咳声低弱而少气,或久咳音哑,多为虚证;外感病多咳声重浊。

5. 呕吐 有声无物为呕,有物无声为吐,有声有物自口而出为呕吐。虚证或寒证,呕吐来势徐缓、呕声低微无力;实证或热证,呕吐来势较猛,响亮有力。

6. 呃逆 气逆于上,自咽喉而出,其声短而频,不能自主,俗称"打嗝",是胃气上逆所致。虚寒者,呃声低沉而长,气弱无力;实热者,呃声频发,高亢而短,响而有力;新病呃逆,声响有力,多因邪客于胃;久病呃逆不绝,声低气怯,多为胃气衰败征兆。

7. 嗳气 是自觉气从胃直上冲喉咙发出的声音,其声长而缓,也是胃气上逆的表现。饱食之后,偶有嗳气,并非病态。若嗳气响亮,频频而作,且嗳气后腹胀得减者,多为肝气犯胃之证,常随情志变化而增减。若嗳气酸腐,伴胸脘胀满者,多为食滞内停。若嗳气低沉、食欲缺乏者,多为脾胃虚弱,常见于久病之人或老年人。

二、嗅气味

1. 口气 酸馊者,是胃有宿食;臭秽者,是脾胃有热,或消化不良。

2. 汗气 汗有膻味,为湿热蕴蒸;腋下汗臭者,多为狐臭。

3. 二便气味 大便酸臭,为肠有积热;大便溏薄味腥,为肠寒;矢气奇臭,为宿食积滞;小便臭秽黄赤,多为湿热;小便清长色白而无臭,为虚寒。

4. 经带气味 白带气味臭秽,多为湿热;带下清稀腥臊,多为虚寒。

第3节 问 诊

问诊,是医生通过对患者或家属进行有目的地询问,从而了解疾病的发生、发展,治疗经过,现在症状及与疾病相关的情况,以诊察疾病的方法。

问诊时首先要问清一般情况、主诉、现病史、既往史、个人生活史、家族史等,更需围绕主诉重点询问现在证候。问诊涉及的范围较为广泛,自明代医家张景岳以后,一般认为"十问歌"比较全面且重点突出,可作为问诊时的参考。其内容是:一问寒热二问汗,三问头身四问便,五问饮食六胸腹,七聋八渴俱当辨,九问旧病十问因,再兼服药参机变,妇女尤必问经期,迟速闭崩皆可见。再添片语告儿科,天花麻疹全占验。

一、问 寒 热

1. 恶寒发热 指恶寒与发热同时出现,多为外感病的初期,是表证的特征。若恶寒重发热轻,为外感风寒的特征;发热重恶寒轻,为外感风热的特征。

2. 但寒不热 患者只觉畏寒而不发热者,称但寒不热,多为里寒证。为阳气不足,不能温煦肌表所致;常伴面色苍白、肢冷踡卧等证。新病畏寒,多为寒邪直中脏腑;久病畏寒多为脾肾阳气虚衰。

3. 但热不寒 患者不恶寒只恶热或发热,称为但热不寒。临床上常见以下几种情况:

(1)壮热:患者高热不退,不恶寒,反恶热,称为壮热。多因里热炽盛,蒸腾于外所致。常伴有口渴、大汗、脉洪大等症状。

(2)潮热:患者按时发热或按时热甚,如海水涨潮一样发有定时,称为潮热。

①阴虚潮热:每当午后或入夜即发热,且以五心烦热为特征,甚至有热自深层向外透发的感觉,故又称"骨蒸潮热"。兼见盗汗、颧红、口咽干燥、舌红少津等症,属阴虚生内热。

②湿温潮热:以午后热甚、身热不扬为特征。其

病在脾胃,因湿遏热伏,热难透达,所以身热不扬。即初扪之不觉很热,扪之稍久则觉灼手;多伴有胸闷、呕恶、头身困重、便溏、苔腻等症。

③阳明潮热:因其常于日晡(申时,即下午 3～5 时)阳明旺热甚,故又称"日晡潮热",多因胃肠燥热内结所致;兼见腹满、便秘。

(3)低热:即微热,指发热日期较长,而热仅较正常体温稍高,临床上多见阴虚潮热、气虚发热等。

4. 寒热往来 恶寒与发热交替而发,称为寒热往来。为正邪交争于半表半里,互为进退之象,可见于少阳病和疟疾。

二、问 汗

汗液,是阳气蒸化阴液出于腠理而成。问汗可辨邪正盛衰、腠理疏密和气血盈亏。问汗主要诊察有无汗出、出汗的部位、时间、性质、多少等。

1. 表证辨汗 表实无汗,多为外感风寒;表证有汗,为表虚证或表热证。

2. 里证辨汗 汗出不已,动则加重者,为自汗,多因阳气虚损,卫阳不固;睡时汗出,醒则汗止者,为盗汗,多属阴虚内热;身大热而大汗出,多为里热炽盛,迫津外泄;汗出热退,脉静身凉,为邪去正复之吉兆;汗出身热,烦躁不安,脉来急促,为邪盛正衰之危候。

三、问 疼 痛

(一) 疼痛的性质

导致疼痛的病因病机不同,可使疼痛的性质及特点各异。凡新病疼痛,痛势剧烈,持续不解而拒按者为实证;久病疼痛,痛势较轻,时痛时止而喜按者为虚证。

从疼痛的特点上可分为以下几种。

(1)胀痛:疼痛而胀,胀重痛轻,部位不定,嗳气或矢气后可减轻。可见于机体的多个部位,但以胸胁、脘腹最常见。胀痛是气滞疼痛的特点,是机体某一部分或某一脏腑气机阻滞、运行不畅所致。

(2)刺痛:疼痛如针刺,部位多固定不移,拒按。以胸胁、少腹、小腹、胃脘部出现为多。刺痛是瘀血疼痛的特点。

(3)隐痛:疼痛不剧,但绵绵不休。多为气血不足,阴寒内生,气血运行涩滞所致。可见于头、脘、腹、腰部的虚性疼痛。

此外,由于气滞或风胜所致的痛处走窜,病位游移者为游走痛,见于关节者为痹证;常因寒邪阻络或阳虚失于温煦所致的为冷痛;因邪热亢盛所致的疼痛多为灼痛;湿邪困阻,气机不畅所致的疼痛多为重痛;

若绞痛者,多为有形之邪阻滞气机,或因阴寒之邪凝滞气机所致。

(二) 疼痛的部位

1. 头痛 一般来说,痛连项背,病在太阳经;痛在前额或连及眉棱骨,病在阳明经;痛在两颞或太阳穴附近,为少阳经病;头痛而重,腹满自汗,为太阴经病;头痛连及脑齿,指甲微青,为少阴经病;痛在巅顶,牵引头角,气逆上冲,甚则作呕,为厥阴经病。

2. 胸痛 多为心肺之病。常见于热邪壅肺,痰浊阻肺,气滞血瘀,肺阴不足所致的肺痨、肺痈、胸痹等证。

3. 胁痛 多与肝胆病关系密切,可见于肝郁气滞,肝胆湿热,肝胆火盛,瘀血阻络及水饮内停等病证。

4. 脘腹痛 其病多在脾胃,有寒热虚实之分。一般喜暖为寒,喜凉为热,拒按为实,喜按为虚。既可因寒凝、热结、气滞、血瘀、食积、虫积而发,也可由气虚、血虚、阳虚所致。

5. 腰痛 或为寒湿痹证,或为湿热阻络,或为瘀血阻络,或为肾虚所致。

6. 四肢痛 多见于痹证。风邪偏盛,疼痛游走者,为行痹;寒邪偏盛,疼痛较剧者,为痛痹;湿邪偏盛,重着而痛者,为着痹;热邪偏盛,红肿疼病者,为热痹;足跟或胫膝酸痛者,多为肾虚。

四、问饮食口味

1. 食欲与食量 食少纳呆者,或为脾胃气虚,或为湿邪困脾;厌食脘胀,嗳腐吞酸,多为食停胃脘;喜热食或食后常感饱胀,多是脾胃虚寒;厌食油腻,胁胀呕恶,可见于肝胆湿热,横逆犯胃;消谷善饥者,多为胃火炽盛;伴有多饮多尿者,可见于消渴病;饥不欲食者,常为胃阴不足所致;小儿嗜食异物,如泥土、生米等,可见于虫积、疳积证。

2. 口渴与饮水 口渴可见于津液已伤,或水湿内停,津气不运。渴喜冷饮,为热盛伤津;喜热饮者,为寒湿内停,气化受阻。渴不多饮,或水入即吐者,可见于痰饮水湿内停,或湿热内困,水津不能上承;口干但欲漱水不欲咽者,多为瘀血之象。

3. 口味 口苦多见于胃热胃火,或肝胆湿热;口淡多见于脾胃虚寒,或水湿内停;口甜多见于脾胃湿热;口酸多见于肝胃不和;口咸多见于肾虚内热;口腻多见于脾胃湿阻;口臭多见于胃火炽盛,或肠胃积滞;口腥多见于肺胃血络损伤,咯血呕血。

五、问 睡 眠

问睡眠主要有失眠与嗜睡。不易入睡,或睡而易醒不能再睡,或睡而不酣,易于惊醒,甚至彻夜不眠者为失眠。其原因有虚实之分,虚者或为心血不足,心神失养,或阴虚火旺,内扰心神;实证可由邪气内扰,或气机失调,或痰热食滞等所致。时时欲睡,眠而不醒,精神不振,头沉困倦者为嗜睡。实证多见于痰湿内盛,困阻清阳;虚证多见于阳虚阴盛或气血不足。

六、问 二 便

问二便,其要点主要是问二便次数、便量、性状、颜色、气味以及便时有无疼痛、出血等方面。

1. 问小便 主要通过小便的色、量辨别寒热虚实。小便色黄赤而短少者,多属热证;尿色白而清长者,多属寒证;尿频尿急而色赤,甚至尿血尿痛,多为膀胱湿热;夜间遗尿或小便失禁,多为肾气不固,膀胱失约;尿频数而不畅,或尿流中断,有砂石排出者为石淋;老人膀胱胀满,小便不利或癃闭,多因肾气虚弱,或血瘀湿热所致。

2. 问大便 大便次数减少,大便质硬,或排便困难,或排便时间延长,称为便秘,有寒热虚实之分。实热者,多腹胀满闷,痛而拒按,苔黄燥裂,为热邪炽盛,腑气不通;实寒者,多腹痛拒按,苔白身冷,为寒邪阻遏阳气,腑气不通;大便燥结,硬如羊粪,排便困难,常见于病久不愈、年老体弱、孕中产后,乃因气虚不足,阴血亏少,无水行舟所致。

大便次数增加,一日数次或更多,便质稀溏或稀水状,称为泄泻,有寒热虚实之别。湿热泄泻,可见暴发泄泻,大便臭秽,腹痛肠鸣,肛门灼热;寒湿泄泻,可见泻如稀水,色淡黄而味腥臭;食滞泄泻,可见吐泻交作,吐物酸臭,泻下臭秽。脾虚泄泻可见完谷不化,便稀溏薄、迁延日久;大便脓血,下利赤白,多为痢疾;里急后重者,多为湿热痢疾,肠道气滞;每日黎明前腹痛泄泻,泄后则安,多为肾阳虚泄泻,又称五更泄泻;肛门下坠,甚则脱肛,多属中气下陷。

七、问小儿及妇女

1. 问小儿 主要应了解出生前后的情况,及预防接种、传染病史和传染病接触史。小儿常见致病因素有易感外邪、易伤饮食、易受惊吓等。

2. 问妇女 除常规问诊内容外,尤应了解其月经、带下、妊娠、产育等情况。对于月经,主要了解末次月经、初潮或绝经年龄、月经周期、行经天数、经量、经色、经质,以及有无经闭或行经腹痛等情况。如月经先期或量多,多为脾不统血,或邪热迫血;月经后期或量少,多为血海不充,或气滞血瘀,或寒凝血瘀;痛经者,可因气滞、血瘀、寒凝、阳虚及气血两虚等所致。对于带下,主要了解色、量、质、气味等情况。如白带量多质稀如涕,淋漓不绝者,多为脾肾阳虚,寒湿下

注;带下色黄,质黏臭秽,多属湿热下注;带下有血,赤白夹杂,多属肝经郁热,或湿热下注。

案例 6-2

黄某,女,27 岁。因呕吐就诊,自诉吐出少许酸水及食物残渣,伴头晕,嗜睡,倦怠乏力,胃脘部胀满,小便频数短赤,大便秘结,无恶寒、发热等外感表证,亦无腹痛,余察色按脉,见面色稍赤,舌质红,苔黄而腻,脉象滑数,由于情面所碍,始终未敢问其月经情况。诊毕,经综合分析、判断推理,辨证为痰热中阻,治宜清热化痰、燥湿宽中,药用黄连、藿香、薏苡仁、法半夏、茯苓、厚朴、大黄之类,2 剂后,虽呕吐止,大小便利,但却出现小腹坠胀而痛,阴道流血少许,舌质淡红,苔薄黄,脉滑数但无力,患者痛苦异常,主诊医生百思不得其解,心中暗想,是辨证有误或用药不当,还是其他原因。正疑惑之时,猛然想起"十问歌"中"妇女尤必问经期",乃急问其月经,顿感觉悟,原来姑娘停经已达 2 个月之久,因害羞而隐瞒至今,为慎重,特做尿液妊娠试验,结果为阳性,当即确诊为胎漏,乃急投寿胎丸合香砂六君子汤加减,健脾固肾安胎,并嘱其卧床休息,保持情绪稳定,五日后渐愈。

思考问题

本病是因为哪项诊断方法资料收集不全面所致?

答案提示

本病实为妊娠恶阻。然由于医生碍于情面,没有深入询问患者性生活史、月经史等问诊内容,凭脉证与痰热中阻极为相似,想当然认为是内科杂病。若能及时问明月经情况,诊断不难,治疗亦易,然仅一问之差,险些酿成不良后果。

第 4 节 切 诊

切诊,是医生用手在患者体表一定部位的脉管搏动处和身体的某些部位,如胸、腹、四肢等处进行切按,根据触觉所得的脉象变化与局部的异常反应,以了解脉象和体表局部变化的方法。

一、脉 诊

脉诊,是医生用手指切按患者的脉搏探察脉象,以了解病情变化的一种诊察方法。

(一)脉诊的部位和方法

1. 脉诊部位 脉诊的常用部位是手腕部的寸口脉,其为手太阴肺经的原穴所在,是脉之大会。脏腑

的生理和病理变化能在这里有所反映。寸口脉分为寸、关、尺三部。通常以腕后高骨(桡骨茎突)为标记，其内侧为关，关之前(腕侧)为寸，关之后(肘侧)为尺。两手各有寸、关、尺三部。它们分候的脏腑是：左寸候心，左关候肝，左尺候肾；右寸候肺，右关候脾，右尺候命门。这在临床上有一定的参考意义，但还需结合临床的其他症状和体征做综合分析。

2. 脉诊的方法 脉诊时先让患者稍事休息，使气血平和为佳。体位应正坐或仰卧，手臂与心脏近于同一水平，前臂平伸，掌心向上，腕下垫脉枕。布指时，以中指定关位，食指切寸位，无名指切尺位，三指呈弓形，斜按在同一水平，以指腹切按脉体，以便按寻。三指布指疏密，应根据患者手臂长短而调整。脉诊时常用三种指力体察脉象。用轻指力切在皮肤上称为举，即浮取或轻取；用力不轻不重称为寻，即中取；用重力切按筋骨间称为按，即沉取或重取。医生根据临床需要，可用举、按、寻或相反的顺序反复触按，也可分别取一指直压以体察脉象的变化。寸、关、尺三部，每部有浮、中、沉三候，合称"三部九候"。脉诊时，应注意保持环境安静，诊脉者的呼吸要自然均匀，以医生正常的一呼一吸的时间去计算患者的脉搏至数。切脉的时间不应少于1分钟。

（二）正常脉象

正常脉象，又称平脉或常脉。其基本形态是：三部有脉，沉取不绝，不浮不沉，不快不慢(一息四至，约每分钟60~80次)，和缓有力，节律均匀。即有胃、有神、有根。有胃以从容、和缓、流利为主要特点，反映脾胃运化功能旺盛和消化吸收良好；有神以应指有力柔和、节律整齐为主要特点，反映心脏主血脉藏神的功能正常；有根以尺脉有力，沉取不绝为特点，反映肾气旺盛，生机不息。平脉反映了机体气血充盈，脏腑功能健旺，阴阳平衡，精神安和的生理状态，是健康的标志。

正常脉象可由于人体内外诸多因素的影响而发生相应的生理性变化，如性别、年龄、体格、情绪、劳逸、饮食、季节气候、地理环境等。但总以有胃、有神、有根者为平脉范围。

此外，临床所见斜飞脉、反关脉均为脉道位置的变异，不属于病脉。

（三）脉诊的临床意义

因为脉象的形成与脏腑密切相关，在脏腑气血发生病变时，血脉运行受到影响，脉象就会有变化，所以诊察脉象对判断临床疾病的发生、发展及预后有着重要意义。

1. 判断疾病的病位、性质和邪正盛衰 脉象的浮沉，可反映病位的浅深，一般来说，脉浮，病位多在表；脉沉，病位多在里。脉象的迟数，可反映病邪的性质，如迟多主寒证，数脉多主热证。脉象的有力无

力，可反映疾病的虚实证候，脉虚弱无力，是正气不足的虚证；脉实有力，是邪气亢盛的实证。

2. 推断疾病的进退和预后 脉诊对于推断疾病的进退预后有一定的意义。如久病脉见缓和，是胃气渐复，病退向愈之兆；久病气虚、虚劳、失血、久泻而见洪脉，则多属邪盛正衰之危候。外感热病，热势渐退，见脉象缓和，是将愈之候；若脉急疾烦躁者，则为病进之危候。

（四）常见病脉及主病

疾病反映在脉象的变化上，即为病脉。不同的脉标志着不同的病，但不能单纯凭脉象来诊断疾病，须四诊合参。现将临床常见的十八种脉分述如下。

1. 浮脉

【脉象】 轻取即得，重按反减；举之有余，按之稍弱而不空。特点是脉搏显现，部位表浅。

【主病】 表证。浮而有力为表实，浮而无力为表虚。

【分析】 浮脉主表，反映病邪在经脉肌表的部位。为卫阳与邪气交争，脉气鼓动于外而致。也见于虚证，多因精血亏损，阴不敛阳或气虚不能内守，脉气浮散于外而致。内伤里虚见浮脉，为虚象严重。

2. 沉脉

【脉象】 轻取不应，重按始得。特点是脉搏显现部位深。

【主病】 里证。有力为里实，无力为里虚。

【分析】 所主里实证，可见于气滞血瘀、积聚等，为邪气内郁，气血困阻，阳气被遏，不能浮应于外而致，多脉沉而有力，按之不衰。所主里虚证，为气血不足，阳气衰微，不能运行营气于脉外而致，多脉沉而无力，愈按愈弱。

3. 迟脉

【脉象】 脉来缓慢，一息脉动不足四至。特点是单位时间(分)较正常脉搏次数少，每分钟在60次以下。

【主病】 寒证。有力为实寒证，无力为虚寒证。

【分析】 若里虚寒者，多阳气衰微，脉迟而无力；里实寒者，多因阴寒积冷，凝滞阻闭，脉迟而有力。久经体力锻炼者，脉象迟来，和缓而有力，为健康之象。

4. 缓脉

【脉象】 一息四至，应指徐缓。

【主病】 湿证，脾虚。又见于正常人。

【分析】 脉势缓慢，懈怠无力，多因湿邪内困或脾虚气血不足所致；若脉来和缓有力，则见于正常人或为胃气恢复之象。

5. 数脉

【脉象】 脉来急促，一息脉来五至以上。特点是单位时间(分)较正常脉搏次数多，每分钟在90次

以上。

【主病】 热证。有力为实热,无力为虚热。

【分析】 若数而有力,多因邪热鼓动,气盛血涌,血行加速而致;数而无力,甚则数大而空,多因精血不足,虚阳外越所致。

6. 虚脉

【脉象】 三部脉举之无力,按之空虚,应指软弱,为无力脉的总称。

【主病】 虚证,多见于气血两虚。

【分析】 气血不足,气不足以运行血,则脉来无力;血不足以充于脉,则脉道空虚。

7. 实脉

【脉象】 脉来坚实,来去俱盛,特点是三部脉举按皆有力。为有力脉的总称。

【主病】 实证。

【分析】 邪气亢盛,正气不衰,正邪剧烈交争,气血壅盛,脉道坚满而致。

8. 滑脉

【脉象】 往来流利,应指圆滑,如盘走珠。

【主病】 痰饮,食滞,实热。

【分析】 痰食热内滞、邪气壅盛,气实血涌,脉来应指滑利。脉滑和缓者,可见于青壮年的常脉和妇人的孕脉。

9. 涩脉

【脉象】 脉细行迟,往来艰涩不畅,有如轻刀刮竹。

【主病】 气滞,血瘀,伤精,血少。

【分析】 实证脉涩有力,多为有形之邪闭阻气机,脉道不畅而致;虚证脉涩无力,多因阴血亏虚,脉道不充而致。

10. 芤脉

【脉象】 浮大中空,如按葱管。

【主病】 失血,伤阴。

【分析】 为阴血不足,阳气无所依附而浮散于外,故中空无力而浮大。

11. 洪脉

【脉象】 脉来如波涛汹涌,来盛去衰。特点是脉阔,且波动大。

【主病】 热盛。

【分析】 证属实证,乃邪热炽盛,正气抗邪有力,气盛血涌,脉道扩张而致。

12. 细脉

【脉象】 脉细如线,应指明显,按之不绝。特点是脉窄,且波动小。

【主病】 气血两虚,诸虚劳损;又主伤寒、痛甚及湿证。

【分析】 虚证因营血亏虚,脉道不充,血运无力而致。实证暴受寒冷或疼痛,则脉道拘急收缩,细而弦紧。湿邪阻遏脉道则见脉象细缓。

13. 濡脉

【脉象】 浮而细软。

【主病】 诸虚,又主湿。

【分析】 气血亏虚则脉浮而软,阴血不足则脉形细小;湿邪内侵,机体抗邪,气血趋于肌表则脉浮,湿邪压抑脉道,则脉细而软。

14. 弦脉

【脉象】 端直体长,如按琴弦。特点是脉本身的硬度大。

【主病】 肝胆病,诸病,痰饮,疟疾。

【分析】 弦为肝脉,以上诸因致使肝失疏泄,气机失常,肝气不柔,脉气劲急,呈现弦脉;老年人脉象多弦硬,为精血亏虚,脉失濡养而致。

15. 紧脉

【脉象】 脉来绷紧有力,屈曲不平,左右弹指,如牵绳转索。特点是脉搏动的张力大。

【主病】 寒证,痛证,宿食。

【分析】 寒主收引,受寒则脉道收缩而拘急,故见紧脉;痛证多因寒邪所致,故亦多见紧脉;宿食为邪气内扰,气机阻滞,可见脉道拘急紧张。

16. 代脉

【脉象】 脉来迟缓力弱,时发时止,止有定数,间歇时间较长。

【主病】 脏气衰微,痹证,痛证,七情内伤,跌仆损伤。

【分析】 虚证多脉代而无力,良久不能自还,为脏气衰微,脉气不复所致;实证多脉代而有力,多为痹证,痛证,七情内伤,跌仆损伤等邪气阻遏脉道,血行涩滞而致。

17. 结脉

【脉象】 脉来缓中时止,止无定数。

【主病】 阴盛气结,寒痰瘀血,气血虚衰。

【分析】 实证者脉实有力,迟中有止,为实邪郁遏,心阳被抑,脉气阻滞而致;虚证者脉虚无力,迟中有止,为气虚血衰,脉气不相顺接所致。

18. 促脉

【脉象】 往来急促,数而时止,止无定数。

【主病】 阳盛实热,邪实阻滞,脏气衰败。

【分析】 实证多为阳盛实热或邪实阻滞,见脉促有力。前者因阳热亢盛,迫动血行而脉数,热灼阴津,津血衰少,致血气不相接续,故脉有歇止;后者由气滞、血瘀、痰饮、食积等有形之邪阻闭气机,脉气不相接续而致。虚证多为脏气衰败,可见脉促无力。多因阴液亏耗,真元衰惫,气血不相顺接而致。

（五）相兼脉及主病

由于疾病常由多种病因相兼而致,因而脉象也常是两种以上的脉象兼夹出现。凡脉象由两种或两种以上复合构成,称为"相兼脉",也称为"复合脉"。相兼脉象的主病,往往就是脉象主病的综合(表 6-2)。

表 6-2　临床常见的相兼脉象与主病

脉　象	主　病	脉　象	主　病
浮紧	表寒证	细数	阴虚或血虚有热
浮缓	表虚证	沉数	里热证
浮数	表热证	洪数	气分热盛
浮滑	风痰或表证夹痰湿	弦数	肝热、肝火
沉迟	里寒证	弦滑	肝热夹痰、停食
沉紧	里寒证、痛证	弦迟	寒滞肝脉
沉滑	痰饮、食积	弦紧	寒痛、寒滞肝脉
沉弦	肝郁气滞	弦细	肝肾阴虚、阴虚肝郁
沉涩	阳虚寒凝血瘀	滑数	痰热、湿热、食积
沉细	里虚、气血虚	细涩	血虚夹瘀、精血不足

二、按　诊

按诊,是医生用手直接触摸或按压患者某些部位,以了解局部冷热、润燥、软硬、压痛、肿块或其他异常变化,从而推断疾病部位、性质和病情轻重等情况的一种诊病方法。

按诊是切诊的重要组成部分,在辨证中起着至关重要的作用。其手法主要是触、摸、按、压四法。临床上多先触摸,后按压,由轻到重,由浅入深,先远后近,先上后下地进行诊察。

1. 按胸胁　主要了解心、肺、肝的病变,前胸高起按之气喘者,为肺胀;胸胁按之胀痛者,多为痰热气结或水饮内停;胁下肿块,多属于气滞血瘀;疟疾日久,胁下痞块为疟母。

2. 按虚里　虚里位于左乳下心尖搏动处,反映宗气的盛衰,若微动不显,多为宗气内虚;若动而应衣,为宗气外泄;若洪大不止或绝而不应,为危重之象;其动欲绝而无恶兆者,多为悬饮证。

3. 按脘腹　主要审察有无压痛及包块。腹部疼痛,按之痛减,局部柔软者为虚证;按之痛剧,局部坚硬者,为实证。右少腹疼痛拒按,为肠痈。腹中包块固定不移,痛有定处,按之有形者,称为积,病在血分;若包块往来不定,痛无定处,聚散无常者,称为聚,病属气分。脐腹包块,起伏聚散,往来不定,按之指下蠕动者,多为虫积。

4. 按肌肤　主要了解寒热、润燥、肿胀等内容。肌肤灼热为热证,清冷为寒证。湿润多为汗出或津液未伤;干燥者多为无汗或津液已伤;肌肤甲错,为内有瘀血;按之凹陷,应手而起者为气胀,不能即起者为水肿。

5. 按手足　诊手足的冷暖,可判断阳气的盛衰。手足冷凉者属寒证,多为阳虚或阴盛;手足俱热者属热证,多为阴虚或阳盛;手足心热甚于手足背者,多为内伤发热。

第7章 辨 证

辨证,是中医学认识和诊断疾病的方法。辨证,即是辨别、分析疾病的证候,对疾病当前的病理本质做出判断,最后概括为具体证名的过程。辨证的过程即是诊断的过程,从整体观念出发,将望、闻、问、切四诊所收集的病史、症状和体征等资料,依据中医理论,进行综合分析,辨清疾病的病因、病位、性质以及正邪之间的关系等,从而概括、判断为某种性质的证。

中医学的辨证方法主要有八纲辨证、脏腑辨证、卫气营血辨证、三焦辨证和六经辨证等。其中八纲辨证是各种辨证的总纲,贯穿于各种辨证方法之中。脏腑辨证是其他各种辨证的基础,主要运用于内伤杂病。气血津液辨证是脏腑辨证的补充。六经辨证、卫气营血辨证和三焦辨证是外感病的辨证方法。以上这些辨证方法虽各有特点,对不同疾病的诊断上又各有侧重,但他们又相互联系和相互补充。

第1节 八纲辨证

八纲,即阴、阳、表、里、寒、热、虚、实八个证候。八纲辨证是通过四诊掌握辨证资料后,根据病位深浅、病邪性质及正邪强弱等方面的情况,进行分析和综合,归纳为阴证、阳证、表证、里证、寒证、热证、虚证、实证八类证候。

八纲辨证是各种辨证的总纲。疾病的临床表现尽管错综复杂,但基本上都可以用八纲来加以归纳。如疾病的类别,可分为阴证和阳证;病位的深浅,可分为表证和里证;疾病的性质,可分为寒证和热证;邪正的盛衰,可分为实证和虚证。因此,运用八纲辨证就能将错综复杂的临床表现概括为阴阳、表里、寒热、虚实四对纲领性证候,从而抓住疾病的关键,掌握其发展趋势,确定治疗方案。所以,八纲辨证是概括性的辨证纲领,贯穿于外感病及内伤病所采用的各种辨证方法之中。其中,阴阳又可以概括其他六纲,即表、热、实证为阳;里、寒、虚证属阴,故阴阳又是八纲中的总纲。

一、表里辨证

表里,是辨别疾病病位内外和病邪深浅的一对纲领。从广义上说,它是一个相对的概念。如就躯壳与内脏而言,躯壳为表,内脏为里;就脏与腑而言,腑为表,脏为里;就经络与脏腑而言,经络为表,脏腑为里等。狭义的表里,是指人体的皮毛、肌腠、经络属表;脏腑、气血、骨髓属里。肌表受邪,多在疾病的初期,一般病多轻浅;脏腑受病,多为病邪在里,一般病多深重。辨别表证、里证不仅可以确定病位所在,还可以了解病势进退。一般从病势趋向论,病势由表入里,是病渐加重;由里出表,是病势减轻。

(一) 表证

表证,是外感六淫之邪从皮毛、口鼻侵入机体所产生的证候。多见于外感病初期,具有起病急、病程短、病位浅的特点。

【临床表现】 恶寒或恶风,发热,头身疼痛,舌苔薄白,脉浮。常兼见鼻塞流涕、喷嚏、咽喉痒痛、咳嗽等症状。

【证候分析】 六淫邪气侵袭肌表,正气奋起抗邪,邪正交争,故见发热。卫阳被遏,失其温分肉,肥腠理的功能,肌表得不到正常的温煦,故见恶寒或恶风。邪气郁滞于肌表经络,气血流行不畅,故头身疼痛。肺开窍于鼻,肺主皮毛,外感六淫之邪从皮毛口鼻而入,内应于肺,肺失宣发肃降,故出现鼻塞流涕,咽喉痒痛,咳嗽,甚至喘促等症状。邪气在表,未伤及里,故舌苔可无变化,仍以薄白为主。正气奋起抗邪,脉气鼓动于外,故脉浮。

案例 7-1

苏某,男,22岁,以恶寒发热2天为主诉就诊。患者于2天前因受凉出现恶寒发热症状,自测体温38.2℃,伴有鼻塞流清涕,喷嚏时作,周身疼痛,无汗,口淡不渴。自服速效感冒胶囊2粒,症状无好转而来诊。舌质淡红,苔薄白,脉浮紧。

思考问题

按照中医八纲表里辨证理论,此为何证?

答案提示

按照八纲表里辨证理论,应属于表证。

分析:本证由于外感风寒而出现邪气在表的证候。根据其病因及临床表现辨证为表证。外感风寒之邪束于肌表,卫阳被遏,故见恶寒发热,无汗。邪气郁于肌表,阻滞气血流行,故周身疼痛。风寒上受,肺气不宣而致鼻塞流涕、喷嚏。寒为阴邪,故口不渴。舌苔薄白,脉浮紧,俱为风寒在表之象。

(二) 里证

里证,是表示病变部位深入于里(脏腑、气血、骨髓)的一类证候。里证的成因可由表邪不解,内传入里,侵入脏腑所致;或外邪直接侵入脏腑而发病;或由情志内伤,饮食劳倦等因素,损伤脏腑,使脏腑功能失调,而产生种种病证。

里证包括的证候范围很广,除了表证以外,其他疾病都可以说是里证。病因复杂,病位广泛,临床表现多种多样,概括起来则以脏腑的证候为主。结合寒热虚实辨证,有里寒证、里热证、里虚证、里实证之分。里证的特点,一是病位深在,二是病情一般较重。其具体内容详见寒热虚实辨证及脏腑辨证部分。

> **案例 7-2**
> 男,52岁,以多饮、多食、多尿、消瘦3年,加重2周为主诉就诊。患者平素嗜食甜品,3年前出现口渴多饮、多食易饥症状,伴身体消瘦,未经治疗。近2周症状明显加重,口干口渴,多饮多尿,身倦乏力,体重下降5千克,心慌自汗。于门诊检查尿常规:尿糖(＋＋＋＋),尿酮体(＋);空腹血糖 16.5mmol/L,餐后 2 小时血糖 28.9mmol/L。平素多汗,动则心慌,大便秘结。舌质暗红,少苔,脉细数。
> **思考问题**
> 按照中医八纲表里辨证理论,此为何证?
> **答案提示**
> 按照八纲表里辨证理论,应属于里证。
> 分析:本证由于内伤致病因素导致,非外感六淫邪气所致;以多饮、多食、多尿伴消瘦为主要表现,无恶寒、发热、脉浮等症,故为里证。属于中医学"消渴"范畴,病位在肺、脾、肾三脏。气虚故见倦怠乏力,气不摄津故自汗,劳则气耗,故动则尤甚;胃火炽盛,腐熟水谷力强,故多食易饥;热盛耗伤津血,无以充养肌肉,故形体消瘦;胃津不足,大肠失其濡润,故大便秘结;阴虚内热,热迫津液外泄,则盗汗;舌质红,少苔,脉细数,均为阴虚内热之象。

(三) 表证与里证的鉴别

表证与里证的鉴别,主要审察病证的寒热、舌象、脉象等变化。一般来说,外感病中,发热恶寒同时出现的属表证;但发热不恶寒,或但寒不热的属里证。表证舌苔少变化,里证舌苔多有变化;脉浮主表证,脉沉主里证。

(四) 表证与里证的关系

人体的肌表与脏腑,是通过经络的联系、沟通而表里相通。疾病发展过程中,在一定的条件上,可出现表里证错杂和互相转化。如表里同病,表里转化。

(1) 表里同病:表证和里证在同一时期出现,称为表里同病。如既外感风寒,又内伤饮食而发病,患者既有发热、恶寒、头痛等表证,又有腹胀、泄泻等里证,此即为表里同病。表里同病,可由于表证未解,邪已入里,或病邪同时侵犯表里,亦有本病未愈,复感外邪所致。

(2) 表里转化:在一定条件下,表里之间可以相互传变,形成表里出入的病理变化,即所谓"由表入里"和"由里出表"。表证和里证之间的转化主要取决于正邪相争的状况。表证入里,多因机体正气不足,或邪气过盛,或护理不当,或失治误治等因素,导致表证转化为里证。如外感风寒,表邪不解,入里化热,出现高热不退、咳喘痰黄稠或带血,说明病情发展,病邪由表入里,留阻于肺,形成痰热壅肺的里热实证。里邪出表,多为治疗与护理及时得当,机体抗病能力增强所致。如上述患者治疗后热势逐渐减退,咳喘逐渐消失,则表示里邪外透,由里出表。一般来说表证入里,表示病势加重;里邪出表,反映病势减轻。

二、寒 热 辨 证

寒热辨证,是辨别疾病性质的一对纲领,寒证和热证反映机体阴阳的偏盛和偏衰。阴盛或阳虚者,表现为寒证;阳盛或阴虚者,表现为热证。故辨疾病的寒热,就是辨阴阳之盛衰。

(一) 寒证

寒证,是感受寒邪,或阳虚阴盛,表现为机体机能活动抑制或衰减的证候。多由外感寒邪;或过服生冷寒凉,阴寒内盛;或因内伤久病,耗伤阳气所致。寒证包括表寒证、里寒证、虚寒证、实寒证。

【临床表现】 各类寒证证候表现不尽一致,但常见的有恶寒或畏寒喜暖,口淡不渴,面色㿠白,肢冷蜷卧,痰、涎、涕清稀色白,小便清长,大便稀溏,舌淡苔白而润滑,脉迟或紧。

【证候分析】 由于寒邪遏制阳气,或阳气不足,阴寒内生,不能发挥其温煦形体的功能,故见恶寒或畏寒喜暖,肢冷蜷卧。阳气不足,不能运血上行,面部失去气血的荣润,故面色㿠白。阴寒内盛,津液不伤,故口淡不渴。阳虚不能温化水液,以致痰、涎、涕等分泌物清稀,尿清长。寒邪伤脾或脾阳久虚,则运化失司而见大便稀溏。阳虚不化,寒湿内生,则舌淡苔白而润滑。阳气虚弱,鼓动血脉运行之力不足,故脉迟。寒主收引,故受寒则脉道收缩而拘急,故见紧脉。

> **案例 7-3**
> 李某,男,46岁,以双膝关节疼痛3年,加重10天为主诉就诊。患者于3年前因水下工作环

境致双下肢冷痛,尤以双膝关节疼痛明显,遇寒加重,曾经于门诊检查血沉、抗链球菌"O"、类风湿因子等均正常。经口服全天麻胶囊等药物,症状无明显缓解。近10天因天气骤冷上述症状加重,活动受限,为求中医治疗来诊。发病后双膝关节无红肿,得热则舒,腰膝无力,渴喜热饮,小便清长,大便溏泻。舌淡苔白而润滑,脉迟。

思考问题

按照八纲寒热辨证理论,此为何证?

答案提示

按照八纲寒热辨证理论,应属于寒证。

分析:本例患者以关节疼痛,固定不移,遇寒加重,具有寒邪致病的特点,故辨证为寒证,属于中医"痹证"的寒痹。寒为阴邪,其性凝滞,侵袭人体,闭阻经脉,气血不畅,不通则痛。得热则气血较为流畅,故其痛减,遇寒则血易凝涩,故痛加剧。寒属阴邪,故局部不红,触之不热,疼痛固定,渴喜热饮。尿清,便溏,舌淡苔薄白而润滑,脉迟为阳虚感寒之证。

(二) 热证

热证是感受热邪,或阳盛阴伤,表现为机体的机能活动亢进的证候。本证多由外感热邪,或寒邪入里化热;或素体阳盛;或过食辛辣,蓄积为热;或情志内伤,郁而化火,而使体内阳热过盛;或房劳过度,耗伤阴精,阴虚阳亢所致。热证包括表热证、里热证、虚热证、实热证。

【临床表现】 各类热证证候表现不尽一致,但常见的为恶热喜凉,口渴喜冷饮,面红目赤,烦躁不宁,或吐血、衄血,痰、涎、涕黄稠,小便短赤,大便秘结,舌红苔黄而干,脉数等。

【证候分析】 热为阳邪,阳热偏盛,则恶热喜冷。大热伤阴,津液被阳热煎熬,则痰涎涕等分泌物黄稠,小便短赤。津伤则须饮水自救,所以口渴喜冷饮。火性上炎,则见面红目赤。热扰心神,则烦躁不宁。火热之邪灼伤血络,迫血妄行,则见吐血、衄血。肠热津亏,大肠传导失司,则大便燥结。舌红苔黄为热证,舌干少津为伤阴。阳热亢盛,加速血行,故见脉数。

案例 7-4

赵某,男,72岁,以反复发热伴右上腹部疼痛8个月,加重3天为主诉就诊。患者8个月前右上腹部疼痛,伴发热,体温38.8℃以上,伴寒战、恶心、呕吐,经甲硝唑、头孢哌酮等药物(剂量不详)静脉注射数天缓解。反复发作数次,每次发作症状相仿。3天前无诱因再次出现发热、寒战、右上腹部疼痛,体温最高升至39.2℃,本单位门诊部给予静脉滴注环丙沙星治疗,出现皮肤瘙痒而改用甲硝唑,治疗症状无缓解请求中医诊治。发病后发热恶寒,腹痛纳差,恶心口苦,大便不通。查体:体温38.6℃,脉搏102次/分。急性病容,表情痛苦,全身皮肤黏膜无黄染。腹部平软,右上腹压痛,墨菲征阳性。舌红,苔薄黄腻,脉弦数。辅助检查:肝胆超声示胆囊壁粗糙,肝内及胆囊内无结石。

思考问题

按照中医八纲寒热辨证理论,属于何证?对其证候如何分析?

答案提示

因其具有热邪致病的特点,故按照八纲寒热辨证理论,属于热证。

分析:胆为清净之府,内寓相火,其性升发,疏泄条达为其生理特性。胆经受邪,枢机不利,失其升发条达之性,火郁不发,故发热;阳不达外,故恶寒;气机升降失和,影响脾胃功能,胃失和降,故恶心纳差,大便不通。胁为胆经循行之处,胆经不利,故胁痛。发热、恶心、口苦、不欲食,为少阳胆经病证的表现。舌红,苔黄腻,脉弦数,表明少阳胆经湿热蕴阻,邪热内郁。故其证候诊断为胆经湿热,按八纲辨证为热证(里热证)。

(三) 寒证与热证的鉴别

寒证与热证是机体阴阳盛衰的反映,是疾病性质的主要体现,故辨别寒证与热证,应对疾病的全部表现进行综合观察,不能孤立地根据某一症状作出判断,才能得出正确的结论。临床上多从患者的寒热喜恶、口渴与否、面色赤白、四肢温凉、二便情况以及舌象、脉象等方面的变化进行辨别(表7-1)。

表 7-1 寒证、热证鉴别

	寒热	口渴	面色	四肢	小便	大便	舌象	脉象
寒证	怕冷	不渴或热饮不多	晄白	不温	清长	稀溏	舌淡苔白润	迟或紧
热证	发热	口渴喜冷饮	红赤	灼热	短赤	干结	舌红苔黄干	数

（四）寒证与热证的关系

寒证与热证反映机体阴阳的偏盛偏衰，有着本质区别，但又互相联系。寒证与热证可以在同一患者身上同时出现，表现为寒热错杂的证候，如上热下寒、胃热肠寒等。在疾病的发展过程中，又可在一定条件下互相转化，出现寒证化热、热证转寒等。特别是危重阶段，还可出现假象。

1. 寒热错杂　在同一患者身上寒证和热证同时出现，称为寒热错杂。临床上结合病位则有表寒里热、表热里寒、上热下寒、上寒下热等。如患者既有多食易饥、胸中烦热、渴喜冷饮的胃热（上热）证，同时又可兼见腹痛喜暖、大便稀溏的肠寒（下寒）证，即上热下寒证，这便是寒热错杂证。

临床上，寒证与热证并见，除了要分清表里上下、经络脏腑之外，还要分清寒热孰多孰少和标本先后主次，才能采取准确的治疗方案。如寒多热少者，应以治寒为主，兼顾热证；反之，热多寒少者，以治热为主，兼顾寒证。

2. 寒热转化　在一定条件下寒证与热证可以向其相反的方向转化。

（1）寒证转化为热证：是指病本寒证，后出现热证，热证出现而寒证消失的证候。多因治疗不当，或过服温燥药物；或失治、误治所致。寒邪未能温散，而机体的阳气偏盛，寒邪从阳化热所致。如风寒表实证，初起表现恶寒重，发热轻，苔薄白润，脉浮紧，由于失治、误治而见壮热、不恶寒，反恶热，心烦，口渴，舌红苔黄，脉数的里热证，此为由寒证转化为热证。

（2）热证转化为寒证：是指病本热证，后出现寒证，寒证出现而热证消失的证候。由于失治、误治，损伤阳气；或因邪气过盛，耗伤正气，正不胜邪，机能衰退或衰败所致。如某些温热病，在危重阶段，由于热毒极重，大量耗伤机体的元阳，阳气骤虚，可由原来的壮热、目赤而突然转化为面色苍白、四肢厥冷、大汗淋漓等一派阳气暴脱所致的阴寒危象，此为由热证转化为寒证。

3. 寒热真假　一般情况下，疾病的表现与其所反映的本质是一致的，即热证见热象，寒证见寒象。但在疾病发展到寒极或热极的危重阶段，有时会出现疾病的表现与其本质相反的一些假象。即寒证见热象，即真寒假热证；热证见寒象，即真热假寒证。因其临床症状与疾病的本质不一致，而这些假象又常见于患者生死存亡关头，故需要细心辨别。

（1）真寒假热：是指内有真寒而外现假热的证候。由于阴寒内盛，阳气虚弱已极，格虚阳于外，使阴阳寒热互相格拒而致，又称"阴盛格阳"。临床表现为身热、面赤、口渴、脉大等，似为热证，但见其身热而欲加衣被，面赤而四肢厥冷，口渴而又喜热饮，饮而不多，脉大但无力，并且又见小便清长，大便稀溏，舌淡苔白等寒象。这些征象说明阴寒内盛是真，外现之热象是假。

（2）真热假寒：是指内有真热而外现假寒的证候。由于内热过盛，深伏于里，格阴于外，又称"阳盛格阴"。临床表现为四肢厥冷、脉沉等，似属寒证，但其身寒而不喜加衣被，脉沉而有力，并且又见口渴喜冷饮、咽干口臭、谵语、小便短赤、大便燥结，舌质红，苔黄而干等热象。这些征象说明内热炽盛是真，而外现之寒象是假。

案例 7-5

喻嘉言治徐国珍。伤寒六七日，身热目赤，索水到前，复置不饮，异常大躁，门牖洞启，身卧地上，辗转不快，更求入井。一医急治承气将服。喻诊其脉，洪大无伦，重按无力，乃曰："是为阳虚欲脱，外显假热，内有真寒，观其得水不欲咽，而尚可咽大黄、芒硝乎？"天气燠蒸，必有大雨。此证顷刻一身大汗，不可救矣。即以附子、干姜各五钱，人参三钱，甘草二钱，煎成冷服后，服后寒战，戛齿有声，以重棉和头覆之，缩手不肯与诊，阳微之状始着，再与前药一剂，微汗，热退而安。

思考问题

请分析本例患者属何证（寒证、热证）？采用何法治疗？

答案提示

四诊摘要：身热、烦躁，要求入水中欲解其热，目赤，口渴，不欲饮水，脉洪大，重按无力。

分析：《景岳全书·传忠录》所载的辨别寒热真假的试寒热法："假寒误服热药，假热误服寒药等证，但以冷水少试之。假热者必不喜水；即有喜者，或服后见呕，便当以温热药解之；假寒者必多喜水，或服后反快而无所逆者，便当以寒凉药解之。"

本案寒邪内盛，阳气亏虚，阴盛于里，格阳于外，故出现发热，烦躁，目赤，口渴的假热象；但观察患者口渴不欲饮水，知其内有真寒，如为热证则应口渴欲冷饮；脉象虽洪大，但重按无力，知道患者非里实热证，综合分析为内有真寒，外有假热所致。根据其病理表现，尚应有下利清谷等能够反映阳虚阴盛于里的临床表现。因此，采取温中祛寒，回阳救逆的治法（从治法），选用四逆加人参汤（组成：人参、附子、干姜、甘草），药后而现阳虚真相，守方温阳而获痊愈。

三、虚实辨证

虚实，是辨别正气强弱和邪气盛衰的一对纲领。《素问·通评虚实论》说："邪气盛则实，精气夺则虚。"

虚,指正气不足,实,指邪气亢盛。虚与实主要反映病变过程中人体正气的强弱和致病邪气的盛衰。通过虚实辨证,了解病体邪正盛衰,辨别疾病属虚属实,是治疗时确定扶正或祛邪的主要依据。

(一) 虚证

虚证,是指人体的正气不足,脏腑功能活动减弱,抗病能力低下所表现的证候。虚证的形成,有先天不足和后天失养两个方面,但以后天失养为主。如情志内伤、饮食失调、劳逸过度、房室不节、产育过多、久病失治等原因,损伤人体正气均可导致虚证。各种虚证的表现不尽一致,因气血阴阳虚损的不同,临床上又有气虚、血虚、阴虚、阳虚的区别。

1. 气虚证 是指机体气不足,脏腑功能减退所表现的证候。

【临床表现】 面色无华,少气懒言,语声低微,疲倦乏力,自汗畏风,动则诸症加重,舌淡,脉虚弱。

【证候分析】 因气不足,脏腑功能减退,气血不充,故面色无华,少气懒言,语声低微,疲倦乏力;气虚,卫气虚衰,不能固摄温煦肌表,故自汗畏风;动则耗气,故动则诸症加重;舌淡,脉虚弱,皆为气虚之象。

2. 血虚证 是指血液亏虚,濡养脏腑、经脉、组织、器官的功能减退所表现的证候。

【临床表现】 面色淡白或萎黄,唇舌爪甲淡白,头晕眼花,心悸失眠,手足麻木,妇人月经量少、衍期或经闭,脉细无力。

【证候分析】 血虚不能上荣于面,爪甲失于濡养,故面色苍白或萎黄,唇舌爪甲淡白;血液不足,不能滋养头目,故头晕眼花;心血亏虚,心神失养,故心悸失眠;血虚,不能濡养筋脉,故手足麻木;血液亏虚,冲任失养,故妇人月经量少、衍期或经闭;血少,脉管空虚,失于充盈,故脉细无力。

3. 阴虚证 是指机体阴液亏损,阴不制阳,虚热内生所表现的证候。

【临床表现】 形体消瘦,心烦,手足心热,午后潮热,盗汗,颧红,口燥咽干,小便短黄,大便干结,舌红少苔,脉细数。

【证候分析】 阴液亏损,骨骼肢体失其濡养,故形体消瘦;阴虚生内热,虚热内扰,故心烦,手足心热,午后潮热,盗汗,颧红;阴液亏损,上不能滋润咽喉,下不能濡润肠道,故口燥咽干,小便短黄,大便干结;舌红少苔,脉细数为阴虚内热之象。

4. 阳虚证 是由于体内阳气不足,脏腑温煦功能减退所表现的证候。

【临床表现】 形寒肢冷,面色㿠白,神疲乏力,畏寒肢冷,少气懒言,精神萎靡,自汗,口淡不渴,或渴喜热饮,小便清长,大便稀溏,或尿少浮肿,舌淡胖,苔白,脉沉迟无力。

【证候分析】 阳气虚衰,气血运行无力,头面失养,故面色㿠白,神疲乏力,少气懒言,精神萎靡;阳气不足,机体失于温煦,故畏寒肢冷;阳气不足,阴寒内盛,故口淡不渴,或渴喜热饮;阳气亏虚,气化失司,水湿不化,故小便清长,大便稀溏,或尿少浮肿;舌淡胖,苔白,脉沉迟无力,皆为阳虚之象。

案例7-6

吴某,女,46岁,以自汗、乏力2年余,加重1周为主诉就诊。患者平素体质虚弱,从事家政服务工作。自诉2年前无明显原因汗出,头部尤甚,活动后加剧,未予系统诊治。1周前因劳累上症复发并加重,汗出淋漓不止,频频作拭,颇感苦恼,伴体倦乏力,懒言纳差,夜眠不安。今为求中医治疗来诊。舌质淡,苔白,脉浮缓无力。

思考问题

请结合中医八纲虚实辨证的理论,分析本病例属于何证?

答案提示

按照中医八纲虚实辨证的理论,本病例应属气虚证。

分析:患者平素体质虚弱,属先天禀赋不足,复因后天劳累失养,耗伤肺气,肺与皮毛相表里,肺气不足,肌表疏松,表虚不固,腠理开泄而致自汗。气虚则体倦乏力,懒言。气虚,心神失养,则见夜眠不安。中气不足,脾胃运化功能失常,故而纳差。舌淡,苔白,脉浮缓无力,皆为气虚之象。故属虚证。

(二) 实证

实证,是指邪气盛而正气尚未虚衰所表现出来的证候。实证的成因有两个方面,一是外邪侵入人体;一是由于内脏功能失调,痰饮、水湿、瘀血、食积等病理产物停留在体内所致。由于邪气的性质及其所在的部位不同,临床上各有不同的证候表现。

【临床表现】 发热,形体壮实,精神烦躁,声高气粗,痰涎壅盛,胸胁脘腹胀满,疼痛拒按,大便秘结或热痢下重,小便不利,或淋漓涩痛,舌质苍老,舌苔厚腻,脉实有力。

【证候分析】 因邪气亢盛,正邪交争,以致阳热亢盛,故发热;邪气虽然亢盛,但正气未虚,邪正抗争剧烈,故表现形体壮实;实邪扰心,心神不宁,故精神烦躁;邪阻于肺,肺气失于宣降,故胸胁胀满,声高气粗,痰涎壅盛;实邪积于肠胃,腑气不通,故大便秘结,脘腹胀满,疼痛拒按;湿热下注大肠,故见热痢下重;水湿内停,气化失司,故小便不利;湿热下注膀胱,故小便淋漓涩痛;邪正相争,搏击于血脉,故脉实有力;舌质苍老,舌苔厚腻,皆为实邪积聚之征。

案例 7-7

江某，男，25 岁，以高热烦渴 3 天为主诉就诊。患者自诉 3 天前因感冒后淋雨，突然出现高热，体温 39.8℃，伴咳嗽、胸痛、咳铁锈色痰，口渴，渴喜冷饮，大汗出，心烦，口服对乙酰氨基酚片 2 片，体温略有下降，复又上升，波动在 39～40℃之间；在社区医院拍胸部 X 光片示"右肺沿肺段走行均匀一致的大片状密度增高阴影"，诊断为"大叶性肺炎"，静脉滴注青霉素注射液 800 万 U，每日 2 次，连续静脉滴注 3 日，症状无明显好转，欲求中医治疗今来诊。病来纳可，寐不佳，小便黄赤，大便秘结。体格检查：体温 40℃，脉搏 120 次/分，呼吸 24 次/分，血压 110/70mmHg。形体壮实，急性病容，呼吸急促，鼻翼翕动，咽部轻度充血，右肺呼吸运动减弱，语颤增强，叩诊浊音，听诊呼吸音减低，可闻及少许湿啰音；心率 120 次/分，律齐，心尖部可闻及 2 级收缩期杂音。舌质红，苔黄厚，脉洪数有力。

思考问题

请结合中医八纲虚实辨证的理论，分析本病例属于何证，为什么？

答案提示

按照中医八纲虚实辨证的理论，本病例应属于实证、热证。

分析：患者为青年男性，形体壮实，正气充沛，复感外邪，邪气亢盛，正邪交争剧烈，以致阳热亢盛，故而高热，证属实热证。热扰心神，故心烦少寐。热邪伤津，欲引水自救，故而口渴，渴喜冷饮。热邪阻肺，肺气失于宣降，故咳嗽，胸痛。热灼伤肺络，故咳痰色赤。热迫津液外泄，则大汗出。小便黄赤，大便秘结，舌红，苔黄厚，脉洪数有力，皆为实热证之表现。

（三）虚证与实证的鉴别

辨别虚证和实证，必须四诊合参，主要从病程，患者的形体盛衰，精神状态的好坏，声音气息的强弱，痛处的喜按与拒按，以及舌、脉的变化上相鉴别（表 7-2）。

表 7-2　虚证、实证的鉴别

	病程	体质	精神	声息	疼痛	胸腹胀满	发热	恶寒	舌象	脉象
虚证	长（久病）	多虚弱	萎靡	声低息微	喜按	按之不痛胀满时减	五心烦热，午后微热	畏寒，得衣近火则减	质嫩，苔少或无苔	细弱无力
实证	短（新病）	多壮实	兴奋	声高气粗	拒按	按之疼痛胀满不减	蒸蒸壮热	恶寒，添衣加被不减	质老，苔厚腻	实而有力

（四）虚证与实证的关系

疾病的变化是一个复杂的过程，常由于体质、治疗、护理等各方面因素的影响，使虚证和实证之间发生虚实夹杂、虚实转化等相关变化。

1. 虚实夹杂　患者同时存在正虚与邪实两方面的病变，称为虚实夹杂。虚实夹杂的证候，有的以实证为主，而夹有虚证，称为实证夹虚；有的以虚证为主，而夹有实证，称为虚证夹实；有虚实证并见或并重者。如患肝硬化腹水的患者，临床上见腹部膨隆、青筋暴露、二便不利等实象，但又见形体消瘦、气弱乏力、脉沉细弦的虚象。

2. 虚实转化　在疾病发展过程中，由于正气与邪气的变化，在一定条件下，虚证和实证还可以相互转化。如实证转虚，虚证转实。

（1）实证转化成为虚证：多因邪气过盛，损伤正气或实证失治误治等，以致病程迁延，正气受损，而出现诸如低热、乏力、面色苍白、脉细无力等虚证表现。如外感热病患者，始见高热、口渴、烦躁、脉洪大等实证，因治疗失当日久不愈，津气耗伤，以致高热退却而见肌肉消瘦，面色苍白，不欲饮食，苔少或无苔，脉细无力等虚象，此为实证转化成为虚证。

（2）虚证转化为实证：在临床上比较少见，而临

证中多见的是先为虚证，由于正气亏虚，脏腑功能失调，而致痰、食、血、水等凝结阻滞，转化为虚实夹杂证。如脾虚食滞证，见食少、纳呆、身倦乏力等脾虚症状；由于脾失健运，继而会出现脘腹痞满、嗳腐吞酸、大便臭秽、舌苔厚腻等虚实夹杂证。

四、阴阳辨证

阴阳，是概括病证类别的纲领，既能概括整个病情，又可用于所见症状的分析。阴阳又是八纲的总纲，可以概括其他三对纲领，即表、热、实属阳；里、寒、虚属阴。因此可以说，一切病证无论怎样变化，但概括起来不外乎阴证和阳证两大类。

（一）阴证与阳证

1. 阴证　是体内阳气虚衰，或寒邪凝滞的证候，属寒，属虚。此类病证，机体多呈衰退的表现。

【临床表现】　精神萎靡，面色苍白，畏寒肢冷，气短声低，口淡不渴，尿清便溏，舌质淡，胖嫩，苔白，脉沉迟无力等。

【证候分析】　阴主静，主寒，阳气不足，虚寒内生，故精神萎靡；阳气虚衰，气血运行无力，不能上荣于面，故面色苍白；阴寒内盛，机体失于温煦，故见畏

寒肢冷；阳气虚衰，肺气不足，故气短声低；寒不伤津液，故口淡不渴，尿清便溏；舌淡胖嫩，苔白，脉沉迟无力，皆为虚寒之象。

2. 阳证 是体内邪热壅盛，或阳气亢盛的证候，属热、属实。此类病证，机体反应多呈亢盛的表现。

【临床表现】 身热，面红目赤，烦躁不安，声高气粗，口渴喜冷饮，小便短赤，大便秘结，舌红绛，苔黄，脉滑数洪实等。

【证候分析】 阳主动，主热，阳热亢盛，蒸达于外，故身热；热盛血涌，故面红目赤；热扰心神，故烦躁不安；邪实于内，故声高气粗；热灼伤津液，故口渴喜冷饮，小便短赤，大便秘结；舌红绛，苔黄，脉滑数洪实，皆为邪热内盛之象。

（二）亡阴证与亡阳证

亡阴证和亡阳证是疾病过程中出现的危重证候。亡阴证一般是在高热、大汗或发汗过多，或剧烈吐泻、失血过多等阴液迅速亡失的情况下出现；也可在病久而阴液亏虚的基础上进一步发展而成。亡阳证一般是在病久阳气虚衰的基础上进一步发展而成，亦可因阴寒之邪极盛而致阳气暴伤，还可因大汗、大失血等阴液消亡而致阳随阴脱。

1. 亡阴证 是指体内阴液大量消耗或丢失，而致阴液衰竭的病变和证候。其临床表现有汗出而黏，呼吸短促，身热肢温，烦躁不安，渴喜冷饮，面色潮红，舌红无津，脉细数无力。

2. 亡阳证 是指体内阳气严重耗损，而致阳气虚脱的病变和证候。临床表现有冷汗淋漓，面色苍白，精神淡漠，畏寒肢冷，手足厥逆，呼吸气微，口不渴或渴喜热饮，舌淡润，脉微欲绝。

亡阴与亡阳常相继出现，难以截然划分。亡阴可迅速导致亡阳，亡阳后亦可出现亡阴，只是先后、主次不同而已。因此，临床上应分清亡阴、亡阳的主次矛盾，进行及时、正确的抢救。

案例 7-8

刘某，女，60 岁，以胸部剧痛伴面白肢冷 30 分钟为主诉就诊。患者自述近 10 年来常有心悸，胸闷气短，畏寒肢冷等感觉，在当地职工医院经检查心电图确诊为"冠心病"，口服冠心苏合丸 2 粒，每日 3 次治疗，症状时有反复。半小时前因受寒突然心痛剧烈，胸闷持续不解，冷汗淋漓，进而神志昏迷，呼吸微弱，面色苍白，四肢厥冷，唇色青紫，脉微欲绝，急由 120 送至我院。脉搏 110 次/分，呼吸 24 次/分，血压 70/50mmHg。神志不清，呼吸微弱，面色苍白，双肺呼吸音粗糙，两肺底可闻及细小水泡音；心音低钝遥远，心率 110 次/分。心电图示：Ⅱ、Ⅲ、AVF 导联 ST

段弓背向上抬高≥0.3mV；$V_1 \sim V_3$ 导联 ST 段压低≥0.05mV。

思考问题

请结合中医八纲阴阳辨证的理论，分析本病例前后各属于何证，为什么？

答案提示

按照中医八纲阴阳辨证的理论，本病例应属于阳虚证，后进一步转化为亡阳证。

分析：患者病初（10 年前）的临床表现为心阳虚证。心阳虚衰，鼓动无力，心动失常，温煦失职，故见心悸，胸闷气短，畏寒肢冷。又因复感寒邪，阳气不宣，血行不畅，瘀阻心脉，故见心痛剧作，憋闷不止，唇色青紫；心阳衰，心失温养，神散不收，致神志昏迷；心阳衰，宗气下泄，不能助肺以行呼吸，故呼吸微弱；阳气衰亡，不能温固肌表，故见四肢厥冷，冷汗淋漓；温运失职，血行无力，脉道失充，故见面色苍白，脉微欲绝。证属心阳欲脱之危候，即亡阳证。

五、八纲之间的相互关系

八纲中的表里寒热虚实阴阳各自概括一方的病理本质，但它们之间又是密切联系，不可分割的。临床疾病往往不是单纯、典型的；表里、寒热、虚实证常常是交织在一起混同出现，即辨别表里应与寒热虚实相联系，如表实寒证、表实热证、表虚寒证、表虚热证等；辨别虚实又必须与表里寒热相联系；还有表寒里热、表实里虚等错综复杂的病理变化。表证如此，其他之里证、寒证、热证、虚证、实证也基本一样。

在一定的条件下，表里、寒热、虚实还可以相互转化。如由表入里，由里出表，寒证化热，热证化寒，虚证转实，实证转虚等。有的疾病发展到严重阶段，病势趋于寒极和热极的时候，往往出现与疾病本质相反的假象，如真寒假热，真虚假实。因此，运用八纲辨证，既要掌握八纲中每一纲的辨证、证候特点，又要认真分析其相互关系，注意八纲之间的相兼、错杂、转化、真假，抓住关键。这样，才能对疾病作出全面正确的判断。

第 2 节 脏腑辨证

脏腑辨证，是在藏象理论的指导下，在认识脏腑生理功能、病理特点的基础上，将中医望、闻、问、切四诊收集的病情资料进行分析归纳，从而判断疾病所在的脏腑病变部位、病因病机、病性以及正邪盛衰等情况的一种辨证方法。它是中医临床各科的诊断基础，又是各种辨证方法中一个重要组成部分,临床应用极为广泛。

一、心与小肠病辨证

心的主要生理功能是主血脉,主神明,其华在面,开窍于舌,故心的病证多以主血脉及主神明两方面的功能异常为主。其病证有虚实之分,虚证为气、血、阴、阳之不足,实证多由寒、热、痰、瘀阻滞心脉所致。临床常见证型为心气虚证、心阳虚证、心血虚证、心阴虚证、心火炽盛证、心血瘀阻证、痰迷心窍证、痰火扰心证。

小肠的生理功能是主受盛、化物及分清泌浊,小肠病证表现也有虚实之分。实证为心火下移小肠所致,临床常见证型为小肠实热证;虚证由脾阳受损所致,与脾阳虚证的临床表现相似,可参见本节脾与胃病辨证中的脾阳虚证,故本节不再单独列出该证型。

(一) 心气虚证、心阳虚证

心气虚证,是指心气不足,鼓动无力所表现的证候。心阳虚证,是指心阳不足,温运无力,虚寒内生所表现出来的证候。

【临床表现】　心悸怔忡,胸闷气短,动则尤甚,面白无华,体倦乏力,自汗,舌淡苔白,脉细弱无力,为心气虚证。若兼见形寒肢冷,心胸憋闷疼痛,舌淡胖,苔白滑,脉微细,为心阳虚证。

【证候分析】　心气虚证常因禀赋不足,或年高脏气亏虚,或久病体虚,或暴病伤正等因素引起,见心悸怔忡、胸闷气短,又兼见气虚证者。心阳虚证是在心气虚证的基础上进一步发展,或由其他脏腑病证损及心阳所形成,除见心气虚证的表现外,兼见阳虚证者。

心的阳气虚衰,心中空虚,惕惕而动,故见心悸怔忡。心气不足,胸中宗气运转无力,则见胸闷气短。心气不足,血液运行无力,不能上荣于面,故见面白无华;不能上荣于舌,故舌淡。劳则气耗,故动则尤甚。气虚固摄功能减退,气不摄津,则自汗出。气血不足,不能充盈脉道,故脉细弱无力。气虚及阳,损伤心阳,温煦不足,故见形寒肢冷。阳虚寒凝,气血运行不畅,心脉阻滞,则心胸憋闷疼痛。舌淡胖,苔白滑,脉微细均为阳虚之征。

案例 7-9

王某,男,57 岁,农民,就诊日期:2009 年 10 月 26 日。

主诉:阵发性胸闷胸痛、气短 4 年,加重 4 天。

现病史:患者于 4 年前因生气加之劳累过度出现阵发性胸闷胸痛、气短,偶有心悸,伴有自汗,动则尤甚。约半月左右发作 1 次,每次发作持续约 2～5 分钟,每于休息及含服硝化甘油片后,症状缓解。以后常服芪参益气滴丸,症状平稳。近 4 天再度因劳累出现阵发性胸闷胸痛、气短,每天均有发作,多则每日 5～6 次,含服硝酸甘油片不能迅速缓解,故来诊。病来食欲缺乏,倦怠乏力,胸闷气短,自汗,畏寒肢冷,小便清、便溏。

既往史:吸烟史 20 余年,平均每日约 30 支;饮酒史近 20 年,平均每日饮 4～5 两白酒。

体格检查:口唇无发绀,颈静脉无怒张。双肺呼吸音清,未闻及干湿啰音。心界不大,心率 70 次/分,律齐,各瓣膜听诊区未闻及病理性杂音。中医舌脉:舌质暗,苔白润,脉细弱无力。

辅助检查:心电图示窦性心律,V_4～V_6 ST 段下移(>0.05mV)。心脏彩超示心脏结构未见异常,射血分数为 60%。

思考问题

1. 结合现代医学理论,应考虑什么疾病?还需要进一步做哪些理化检查?

2. 按照中医学心病辨证理论,本病为何病何证? 如何选方用药?

答案提示

1. 西医诊断:考虑冠状动脉粥样硬化性心脏病(心绞痛型)。需进一步检查血脂、血糖、动态心电图,有条件可行冠状动脉 CTA 或冠状动脉造影,以明确诊断。

2. 四诊摘要:胸闷、气短,自汗,动则尤甚,倦怠乏力,畏寒肢冷,小便清、便溏。舌质淡暗,苔白润,脉细弱无力。

分析:本案以胸闷胸痛为主要临床表现,符合"胸痹"的中医疾病诊断。本案是由于阳气不足,导致心主血脉的功能失调。此患者因劳累导致心气亏虚,鼓动无力,气不相续,心脉失养,故见胸闷、气短。胸阳不展,痹阻脉络,故见胸痛。气虚则倦怠乏力,气虚固摄功能减退,故自汗出。劳则气耗,故活动后诸症加重。畏寒肢冷,小便清、便溏,舌质淡暗,薄白润,脉细弱无力,为阳气虚之征。综上所述,心阳虚为本病的证候诊断。

治法:温补心阳。

方药:桂枝甘草龙骨牡蛎汤合参附汤加减(桂枝、甘草、龙骨、牡蛎、人参、附子)。

(二) 心血虚证、心阴虚证

心血虚证,是由于心血亏虚,心失营养所表现的证候。心阴虚证,是由于心阴亏损,虚热内扰所表现的证候。

【临床表现】　心悸、失眠、健忘多梦为二者共见的临床表现。若兼见面色淡白或萎黄,眩晕,唇舌色淡,脉细无力,为心血虚证;若兼见两颧潮红,五心烦热,潮热盗汗,舌红少津,脉细数,为心阴虚证。

【证候分析】 本证常因失血过多,或久病耗伤阴血,或阴血生成不足,或情志不遂,暗耗心血,或心阴等因素引起。若见心悸、失眠、健忘多梦症状,又兼见血虚证者,为心血虚证。兼见阴虚证者,为心阴虚证。

心阴(血)不足,心失所养,心动不安,则心悸;心神失养,致心神不宁,出现失眠多梦。心血亏虚,不能上荣于头面,故出现眩晕,健忘,面白无华。心开窍于舌,心血不足,则唇舌色淡,血虚不能充盈于脉,故脉细无力。心阴虚,则阴不制阳,心阳偏亢,虚火内扰,故见五心烦热、潮热。虚热迫津外泄,则盗汗。虚火上炎则舌红少津。脉细主阴虚,数主有热,脉细数为阴虚内热之象。

案例 7-10

赵某,男,40岁,IT行业部门经理,就诊日期:2010年4月20日。

主诉:阵发性心慌2年,加重3个月。

现病史:患者于2年前因用脑过度出现阵发性心慌,常于思虑过度后诱发,未经诊治。近3个月心慌症状加重,口服复方丹参滴丸及稳心颗粒无明显疗效来诊。病来伴有头晕、易紧张、健忘、失眠、多梦、口干欲饮,饮食尚可,二便正常。

既往史:吸烟史15年,平均每日20支。饮酒史近20年。

体格检查:面色苍白,双眼睑无浮肿,口唇无发绀。颈静脉无怒张。双肺未闻及干湿啰音。心界不大,心率92次/分,律不齐,每分钟可闻及早搏1~2次,各瓣膜听诊区未闻及病理性杂音。肝脾肋下未触及,双下肢无浮肿。中医舌脉:舌质淡,苔薄白,脉细无力。

辅助检查:动态心电图及心脏彩色超声均未见异常。

思考问题

1. 按照现代医学理论,如何诊断?

2. 按照中医心病辨证理论,该患者当辨为何证?如何选方用药治疗?

答案提示

1. 西医诊断:心血管神经症。

2. 中医诊断:心悸(心血亏虚)。

四诊摘要:心悸不安,失眠,多梦,健忘,易紧张,伴有头晕、口干欲饮、面色苍白。舌质淡,苔薄白,脉细无力。

分析:心悸,是指患者自觉心中悸动、惊惕不安,甚则不能自主的一种病证。本案例以心慌不安、易紧张为主要临床表现,符合"心悸"的病名

诊断。本案由于过度思虑耗伤心血,导致心主神明的功能失调。心血不足,心神失养,不能藏神,神不安而志不宁,故见心悸不安,失眠,多梦。血虚,不能上荣清窍,则头晕、健忘。体内阴血不足,故口干欲饮、面白无华。舌质淡,苔薄白,脉细无力为血虚之征。

治法:补养心血。

方药:归脾汤(党参、黄芪、白术、当归、茯神、远志、酸枣仁、木香、龙眼肉、生姜、大枣、甘草)。

(三) 心火炽盛证

心火炽盛证,是指心火炽盛,热扰心神所表现的实热证候。

【临床表现】 心胸烦热,失眠,面赤口渴;或见口舌生疮,舌体糜烂疼痛,小便短赤,大便秘结;或吐血衄血,甚或狂躁谵语,神志不清等。舌尖红赤,苔黄,脉数有力。

【证候分析】 本证常因七情郁久化火,或六淫内郁化火所致。心火炽盛,故心胸烦热。热扰心神,心神不安,故见失眠。心火炽盛,灼伤津液,则见口渴,小便短赤,肠道津液不足,则出现大便秘结。因为心为君主之官,主神明,所以,心火炽盛,神明被扰则谵语、神志不清,重者狂躁不识人。心火炽盛,灼伤络脉,迫血妄行,故见吐衄。心火上炎于面,故面赤。循经上炎于舌,故其舌体糜烂疼痛,或见口舌生疮,舌尖红赤。苔黄,脉数有力为实热之象。

案例 7-11

秦某,男,33岁,干部,就诊日期:2011年3月5日。

主诉:失眠,多梦半年。

现病史:患者自述于半年前因工作不顺利,心情抑郁后出现心烦、失眠、多梦等症状,伴有口干,口腔溃疡,健忘,头晕耳鸣。曾有借助"安定片"辅助睡眠,且用量逐渐加大,失眠、多梦症状仍间断出现,甚为苦恼。今为求中医诊治来诊。病来心烦,头晕耳鸣,口干,易健忘,小便短赤,大便秘结。

体格检查:口腔黏膜可见多个溃疡面。双肺未闻及干湿啰音。心率96次/分,律齐,各瓣膜听诊区未闻及病理性杂音。肝脾肋下未触及,双下肢无浮肿。中医舌脉:舌质红,舌尖部红赤,脉细数。

辅助检查:心电图示窦性心律,正常心电图。空腹血糖为4.4mmol/L,餐后2小时血糖为8.2mmol/L。肝肾功能正常。

思考问题

1. 现代医学考虑诊断为何病?

2. 按照中医脏腑辨证理论,属于何种证型?如何治疗?

答案提示

1. 西医诊断:睡眠障碍。

2. 中医诊断:不寐(心火亢盛)。

四诊摘要:心烦不寐,头晕耳鸣,五心烦热,口干口渴,夜寐梦多,健忘,小便短赤,大便秘结,舌质红,舌尖部红赤,脉细数。

分析:心属阳,位居于上,其性属火;肾属阴,位居于下,其性属水。心火须下交于肾水,以资肾阳,借以温煦肾阴,使肾水不寒;肾水须上济心火,以资心阴,使心阳不亢,而成水火既济、坎离交泰之象。该患者心情抑郁,郁久化火,灼伤阴液,故见口干口渴,五心烦热,小便短赤,大便秘结。心阳独亢,肾阴不足,久则肾精亏耗,髓海空虚,而见头晕耳鸣,健忘之表现。舌质红,舌尖部红赤,脉细数均为心火亢盛之征。

治法:清心降火。

方药:自拟方(当归、生地、玄参、酸枣仁、龙齿、黄连、远志、珍珠母、竹叶、甘草)。

(四) 心血瘀阻证

心血瘀阻证,是指瘀血阻滞心脉所表现的证候。

【临床表现】 心悸,怔忡,心胸憋闷或刺痛,痛引肩背内臂,心痛彻背,背痛彻心,时发时止,舌质紫暗或见瘀点瘀斑,脉细涩或结代。重者暴痛欲绝,口唇青紫,肢厥神昏,脉微欲绝。

【证候分析】 本证因心气虚或心阳虚以及寒邪、痰浊、气滞阻滞心脉发展而来。由于气的推动力量减退,血液运行无力使瘀血内阻,而致心脉痹阻。寒凝、气滞、痰浊皆可阻滞气血运行而致心血瘀阻。因此常因情绪激动、劳累、受寒或过食肥甘而诱发或加重。瘀血痹阻心脉,故可见心悸,怔忡,心胸憋闷或有刺痛。手少阴心经循肩背而行,故能引肩背内臂疼痛。面唇青紫,舌紫暗或见瘀斑、点,脉细涩或结代为瘀血内阻之征。

案例 7-12

隋某,女,57 岁,退休工人,就诊日期:2011年3月17日。

主诉:阵发性左前胸部憋闷刺痛2年,加重3天。

现病史:患者于2年前因退休后情志不畅出现左前胸部憋闷刺痛,向左肩臂放射,2~3天发作一次,每次发作持续数秒至数分钟不等,经含

服速效救心丸可缓解。3天前因与邻居争吵后再次出现左前胸部刺痛,痛引左肩背,含服速效救心丸不能立即缓解,近3天每日可发作4~5次,故来诊。发病后无发热、咳嗽症状,无夜间阵发性呼吸困难,伴有心悸,饮食、二便正常。

既往史:无高血压及糖尿病史。47岁绝经。

体格检查:双眼睑无浮肿。口唇无发绀。颈静脉无怒张。双肺呼吸音清,未闻及干湿啰音。心率80次/分,律齐,各瓣膜听诊区未闻及病理性杂音。肝脾肋下未触及,双下肢无浮肿。中医舌脉:舌质紫暗,苔白,脉涩无力。

辅助检查:心电图示窦性心律,$V_1 \sim V_4$ T波倒置,$V_4 \sim V_6$ ST段轻度下移。心脏彩色超声提示左心室前壁运动减弱。

思考问题

1. 结合现代医学理论,诊断为何病?还需要做哪些辅助检查?

2. 按照中医心病辨证理论,本病为何病何证?如何选方用药治疗?

答案提示

1. 西医初步诊断:冠状动脉粥样硬化性心脏病(心绞痛型)。为进一步明确诊断,还应查动态心电图,有条件可做冠状动脉CTA,冠状动脉造影及相关血液化验(如血脂、血黏度、血糖、心肌酶谱等)。

2. 中医诊断:胸痹(心血瘀阻)。

四诊摘要:阵发性左前胸部憋闷刺痛,胸痛彻背,痛引肩臂内侧,于情志不畅及劳累后诱发,伴有心悸。舌质紫暗,苔白,脉涩无力。

分析:本病以左前胸部憋闷刺痛为主要临床表现,属于中医"胸痹"范畴。瘀血阻滞心脉,不通则痛,所以出现阵发性左前胸部憋闷刺痛,部位固定,胸痛彻背,背痛彻心。心经循行于上肢内侧下缘,故痛引肩臂。情志不遂则肝郁气滞,气滞则血瘀加重。劳则气耗,气虚则无力推动血液运行,血脉瘀滞更甚,故情志不畅及劳累后症状加重。舌质紫暗,苔白,脉涩无力为心血瘀阻之征。

治法:活血化瘀,通络止痛。

方药:血府逐瘀汤加减(生地、桃仁、红花、甘草、枳壳、赤芍、柴胡、川芎、桔梗、牛膝、当归)。

(五) 痰迷心窍证

痰迷心窍证,是指因情志不遂,气结痰凝,痰浊蒙闭心窍所表现的证候。

【临床表现】 面色晦滞,脘闷作恶,意识模糊,语言不清,呕吐痰涎或喉中痰鸣,甚则昏迷不省人事,苔

白腻,脉滑。或有精神抑郁,表情淡漠,神情痴呆,喃喃自语,举止失常。或有突然昏仆、不省人事、口吐涎沫、两目上视、手足抽搐。

【证候分析】 本证多因外感湿浊之邪,脏腑功能失调,内生痰浊,或因七情所伤,肝气郁结,气郁生痰,痰阻气机,蒙闭于心窍所致。痰阻气机,清阳不升,浊气上泛,故见面色晦滞。胃失和降,胃气上逆,则脘闷作恶,呕吐痰涎。痰蒙心神,可见昏迷或表现为精神抑郁,神情痴呆,喃喃自语的癫证,突然昏仆、不省人事、口吐涎沫、两目上视、手足抽搐之痫证。喉中痰鸣,苔腻,脉滑为痰浊内盛之征。

案例 7-13

王某,女,47岁,个体经营,就诊日期:2010年9月18日。

主诉:阵发抽搐1年,加重1天。

现病史:患者1年前因与他人口角后,突然倒地,不省人事,伴有抽搐,被急送某医院抢救治疗,经住院调治1个月(诊断及具体用药不详)出院,生活能够自理,但每于劳累及情绪不畅即诱发抽搐,多在短时间内自行苏醒,醒后一如常人。今日又因与顾客争吵,突然倒地抽搐,口吐涎沫,伴有喉中痰鸣,数分钟后苏醒,被其爱人送来医院。平素患者情绪经常处于抑郁状态,伴有恶心,胸脘满闷,头晕欲呕,食欲不佳,失眠,二便正常。

体格检查:神清,语利,精神萎靡。双瞳孔等大正圆,对光反射良好,口唇略发绀,伸舌居中。颈软,颈静脉无怒张。双肺未闻及干湿啰音。心率65次/分,律齐,各瓣膜听诊区未闻及病理性杂音。肝脾肋下未触及,双下肢无浮肿。生理反射存在,双膝腱反射减弱。中医舌脉:舌质淡暗,苔白腻,脉滑。

思考问题

1. 结合现代医学理论应考虑什么疾病?为完善诊断,还应做哪些辅助检查?

2. 按照中医理论,本病属于哪一脏腑病变?如何选方用药?

答案提示

1. 西医诊断:考虑癫痫。还须进一步检查脑部CT、脑电图。

2. 由于心主神明,本患者以阵发神志不清为主症,故病变部位在心。

四诊摘要:阵发抽搐,伴有喉中痰鸣,心情抑郁,脘闷作恶,头晕欲呕,食欲不佳,失眠,二便正常。舌质淡暗,苔白腻,脉滑。

分析:本案以阵发抽搐,昏不知人,口吐涎沫为主证,应属于中医"痫证"范畴。此患者由于心

情抑郁,则肝失疏泄,气机郁滞,气不行津,痰浊内生,蒙蔽心神,故见阵发抽搐、失眠。痰浊阻滞脾胃,则恶心欲吐,食欲不佳。痰浊阻滞胸膈,则胸脘痞闷。痰阻清窍,则头晕。劳累及情绪不畅均可加重气郁痰阻,痰浊蒙蔽心神,故劳累及情绪不畅诱发突然昏倒,伴有喉中痰鸣。舌质淡暗,苔白腻,脉滑为痰浊内蕴之征。因此,本病中医诊断为痫证(痰迷心窍)。临床应与以神志不清为主要表现的厥证、痉证、脱证、中风证(中脏腑)相鉴别。

治法:化痰开窍醒神。

方药:定痫丸加减(竹沥、石菖蒲、胆南星、半夏、天麻、全蝎、僵蚕、琥珀、朱砂、远志、茯神)。

(六) 痰火扰心证

痰火扰心证,是指火热、痰浊之邪互结,侵扰心神所表现的证候。

【临床表现】 发热气粗,面赤口苦,痰黄稠,喉间痰鸣,狂躁谵语,舌质红苔黄腻,脉滑数。或失眠心烦,或神志错乱,哭笑无常,狂躁妄动,不避亲疏,甚则打人毁物。

【证候分析】 痰火扰心证,多由内伤情志不遂,气机不畅,郁而化火,灼津成痰。或外感热邪,热灼津液为痰,痰热互结,内扰心神所致。本证既可见于外感热病,又可见于内伤杂病。外感热病是以高热、痰盛、神志不清为其辨证要点;内伤杂病中,轻者见失眠心烦,重者以神志狂乱为其辨证要点。

外感热病,邪热亢盛,炼液为痰,痰热互结,内扰心神,致神志不宁,而见躁狂谵语。邪热炽盛,里热蒸腾于外,故发热,火性上炎,故见面赤气粗,口苦。痰热阻滞气机,气滞痰涌,则见喉中痰鸣,痰色黄稠。内伤杂病中,因痰火内扰心神,轻则见失眠、心烦,重则出现神志错乱,哭笑无常,狂躁妄动的狂证。舌红苔黄腻,脉滑数,乃痰火内盛之征。

案例 7-14

李某,女,58岁,退休,就诊日期:2010年4月2日。

主诉:失眠1个月。

现病史:患者于1个月前因情志不畅出现失眠,不易入睡,有时醒后不能再次入睡,甚至彻夜难眠。曾口服甜梦胶囊、安神补心胶囊等药物,无明显效果。发病后心烦易怒,心悸,口干苦,渴喜冷饮,伴有恶心,头晕,饮食尚可,大便干燥,2日1行。

体格检查:口唇无发绀。颈软,颈静脉无怒张。双肺呼吸音清,未闻及干湿啰音。心率90次/分,律齐,各瓣膜听诊区未闻及病理性杂音。肝脾肋下未触及,双下肢无浮肿。中医舌脉:舌质红,苔黄腻而干,脉滑数有力。

思考问题

1. 按照八纲辨证理论,本病为何证?

2. 按照脏腑辨证理论,本病为何病何证?如何选方用药?

答案提示

1. 按照八纲辨证理论,本病属于里证、实证、热证。

2. 中医诊断:不寐(痰火扰心)。

四诊摘要:失眠,心悸,心烦易怒,口干苦,渴喜冷饮。伴有恶心,头晕,饮食尚可,大便干燥,舌质红,苔黄腻而干,脉滑数有力。

分析:本病以不能入睡,醒后难以再次入睡为主证,应属于中医"不寐"范畴。本患者由于情志不畅,气机郁滞,导致痰浊内生,气郁化火,痰火扰心,出现心神不安的"不寐"。气郁化火,故见急躁易怒,口干苦;火热伤津,则渴喜冷饮,大便干燥。痰火互结,内扰心神,心神不安,故致心烦、心悸、不寐。痰火上扰清窍,则头晕。舌质暗红,苔黄腻而干,脉滑数为痰火内蕴之征。

治法:清心化痰泻火。

方药:黄连温胆汤加减(茯苓、半夏、陈皮、竹茹、枳实、生姜、大枣、甘草、黄连)。

（七）小肠实热证

小肠实热证,是指心火下移小肠,致小肠里热炽盛所表现的证候。

【临床表现】 心中烦热失眠,口渴喜凉饮,口舌生疮,小便赤涩,尿道灼痛,尿血,舌质红苔黄,脉数。

【证候分析】 本证多由于心火下移小肠或脾胃湿热下注所致。心与小肠相表里,心火下移于小肠,致使其泌清别浊的功能失常,故见小便赤涩,尿道灼痛。热盛灼伤血络,则见尿血。心火炽盛,内扰心神,轻者见心胸烦热,甚者见心烦失眠。心火上炎,故见口舌生疮。热盛伤津,故见渴喜凉饮。舌红苔黄,脉数,皆为内热炽盛之征。

案例 7-15

李某,男,40岁,职员,就诊日期:2009年9月6日。

主诉:尿频、尿痛1周。

现病史:患者于1周前无诱因出现尿频、尿痛,排尿灼热感,伴有舌尖干痛、溃烂,口干、渴喜冷饮,心烦、失眠,大便干结。曾口服诺氟沙星胶囊等药物,无明显效果来诊。平素反复出现口腔溃疡,尿黄、大便干燥。

体格检查:全身浅表淋巴结无肿大。口唇无发绀。颈静脉无怒张。双肺未闻及干湿啰音。心率96次/分,律齐,各瓣膜听诊区未闻及病理性杂音。腹软,无压痛、反跳痛及肌紧张,双下肢无浮肿。中医舌脉:舌尖红赤,散在数个溃疡面,苔黄少津,脉数。

辅助检查:血常规检查示白细胞$12×10^9$/L,尿常规示白细胞满视野。

思考问题

1. 现代医学考虑什么诊断?

2. 按照中医心病辨证理论,本病为何病何证?如何选方用药?

答案提示

1. 西医诊断:泌尿系感染。

2. 中医诊断:淋证(小肠实热)。

四诊摘要:尿频、尿痛,排尿灼热感,口干、渴喜冷饮,心烦,尿黄,便干,口舌生疮,舌尖干痛。舌尖红赤,苔黄少津,脉数。

分析:本病以小便淋漓涩痛为主证,应属于中医"淋证"范畴。心火内盛,循经上炎,故见舌生疮疡,舌尖红赤。心与小肠相表里,小肠有泌清别浊的功能,使水液入于膀胱,心火循经下移小肠,故小便赤涩,尿道灼痛。心火炽盛,热扰心神则心烦。火热灼伤津液则口渴。舌尖红,苔黄,脉数,均为里热之征。

治法:清心通淋泻火。

方药:导赤散合八正散加减(生地、木通、竹叶、甘草梢、大黄、栀子、滑石、萹蓄、瞿麦、车前子)。

二、肺与大肠病辨证

肺脏的主要生理功能是主气司呼吸,朝百脉,主宣发肃降,通调水道,外合皮毛,开窍于鼻,为水之上源。故肺的病变多以呼吸功能障碍、水液输布失常、通调水道失职、卫外功能失调等为主。肺病证候有虚实之分,虚证多见气虚和阴虚,实证则由风、寒、燥、热等邪气侵袭或痰饮停聚所致。临床常见证型有肺气虚证、肺阴虚证、风寒束肺证、风热犯肺证、燥邪犯肺证、痰热壅肺证、痰湿阻肺证。

大肠的主要生理功能是主传导,排泄糟粕。其主要病理变化为传导功能障碍。临床常见证型有大肠湿热证、大肠液亏证、大肠结热证。

（一）肺气虚证

肺气虚证，是指肺气不足、宣降无力及卫外功能减退所表现的证候。

【临床表现】 咳喘无力，神疲乏力，少气短息，动则尤甚，面色无华，声音低微，或有自汗畏风，易于感冒，舌淡苔白，脉虚无力。

【证候分析】 本证多因久病咳喘，伤及肺气，或由它脏病变累及于肺，或由脾虚精气化生不足，母病及子致使肺气不足所致。肺气虚弱，宣降失职，故咳喘无力。宗气生化不足，气虚功能低下，故神疲乏力，少气短息，声音低微，动则尤甚。气虚不能运血上荣于面，故面色无华。肺气虚卫外不固，固摄及防御功能降低，故自汗畏风，易患感冒。肺气不足，水液输布失常，停聚于肺，故见痰多而质清稀。舌淡苔白，脉虚无力，均为肺气虚之征。

案例 7-16

刘某，女，23 岁，学生，就诊日期：2010 年 3 月 23 日。

主诉：鼻塞、流涕反复发作 2 年，再发 3 天。

现病史：患者于 2 年前因受凉后出现鼻塞、流涕，时有喷嚏，当时在校医院诊断为"鼻炎"，给予抗过敏治疗后，略有好转，但效果不明显，约持续 2 周后症状逐渐消失。近 2 年上述症状反复出现。近 3 天前因气温骤降受凉后再次出现鼻塞、流涕、喷嚏等症状，且自述较以前有所加重，遂来诊。病来鼻塞，流清涕，偶呈黄白相兼，嗅觉减退，喷嚏时作，面色无华，食纳尚可，夜寐差，小便可，大便不成形，平素易感风寒、易疲倦。

体格检查：双眼睑无浮肿。鼻无畸形，鼻窦无压痛，口唇无发绀。无桶状胸，双肺呼吸音清，未闻及干、湿性啰音。心率 70 次/分，律齐，各瓣膜听诊区未闻及病理性杂音。肝脾肋下未触及，双下肢无浮肿。中医舌脉：舌质淡，苔薄白，脉虚弱。

思考问题

按照中医肺病辨证理论，给出病名诊断及证名诊断？如何选方用药？

答案提示

中医诊断：鼻渊（肺气虚）。

四诊摘要：鼻塞，流清涕，嗅觉减退，神疲乏力，面色无华，夜寐差，大便不成形。舌质淡，苔薄白，脉虚弱。

分析：鼻渊是以鼻塞、流涕、嗅觉下降为特点。本病案患者由于肺气不足，宗气生化不足，气虚功能低下，故易神疲乏力。肺开窍于鼻，肺气不足，则鼻窍不利，故见鼻塞、流清涕、嗅觉减

退。气虚不能运血上荣于面，故面色无华。肺气虚弱，卫外功能减退，故见易感受风寒，遇风寒及受凉后症状加重。肺虚日久，脾为肺之母脏，"子盗母气"，故脾气亦虚，而见大便不成形。舌质淡，苔薄白，脉虚弱，均为肺气虚之征。

治法：补益肺气。

方药：玉屏风散合苍耳子散（苍耳子、辛夷、白芷、川芎、黄芩、薄荷、川贝母、淡豆豉、菊花、甘草、白术、黄芪、防风）。

（二）肺阴虚证

肺阴虚证，是指肺阴亏虚，虚热内生所表现的证候。

【临床表现】 干咳无痰，或痰少而黏稠，或咳痰带血，口干咽燥，声音嘶哑，形体消瘦，潮热盗汗，两颧潮红，五心烦热，舌红少津，脉细数。

【证候分析】 本证多因久咳不愈或痨虫袭肺，邪热恋肺，耗伤肺阴所致。肺阴不足，虚火内灼，肺为热蒸，气机上逆，则为咳嗽。肺津为热灼，炼液成痰，故其痰量少而质黏稠。虚火灼伤肺络，则痰中带血。津液耗伤不能上润于咽喉，故见口干咽燥。虚火内炽则潮热、五心烦热。热扰营阴则盗汗。虚热上炎则见颧红。舌红少津，脉细数，均为阴虚火旺之征。

案例 7-17

夏某，男，42 岁，农民，就诊日期：2008 年 10 月 23 日。

主诉：干咳伴低热 20 余日。

现病史：患者于 20 多天前自觉着凉后出现干咳少痰，质地较稠，伴有低热，体温波动在 37.5～38.5℃，且多为午后至夜间发热，自服阿莫西林胶囊及川贝枇杷膏等药，症状无明显好转。后至村卫生所就诊静脉滴注"头孢他啶"10 天，症状仍未见明显好转，并出现痰中夹有血丝，血色鲜红，身体逐渐消瘦。为求中医治疗来诊。病来口干，疲乏无力，午后低热，夜间盗汗，手足心热，大便干燥，2 日 1 行。

既往史：否认药物过敏史。吸烟史 20 余年，每日吸约 30 支。否认嗜酒史。否认粉尘接触史。

体格检查：体温 37.9℃，脉搏 98 次/分。全身浅表淋巴结无肿大。形体消瘦。口唇无发绀，咽无红肿。颈静脉无怒张。无桶状胸，右上肺可闻及细小水泡音。心率 98 次/分，律齐，各瓣膜听诊区未闻及病理性杂音。腹软，肝脾肋下未触及，双下肢无浮肿。中医舌脉：舌质红，少苔，脉细数。

辅助检查：胸片示右上肺片状阴影。结核菌素试验阳性。血常规未见异常。

思考问题

1. 从现代医学角度，应考虑什么疾病？

2. 按照中医肺病辨证理论，诊断为何病何证？如何选方用药？

答案提示

1. 西医诊断：考虑肺结核。

2. 四诊摘要：干咳少痰、质稠，痰中带血，血色鲜红，伴有低热，口干，消瘦无力，午后低热，夜间盗汗，手足心热，两颧潮红，大便干结。舌质红，少苔，脉细数。

中医诊断：肺痨(肺阴虚)。

分析：由于痨虫袭肺，邪热恋肺，耗伤肺阴导致肺阴不足，宣降失常，则咳嗽性质为干咳。虚热内生，灼伤肺络，则咳痰带血，量少质稠。肺主气司呼吸功能减退，则宗气生成不足，故见乏力。肺与大肠相表里，肺津不足，大肠液亏，则大便干燥。阴血不足则消瘦。口干，午后低热，夜间盗汗，手足心热，舌质红，少苔，脉细数，均为阴虚之征。

治法：滋阴润肺。

方药：百合固金汤加减(百合、麦冬、玄参、生地、熟地、贝母、当归、甘草、芍药、桔梗加百部、阿胶、三七)。

(三) 风寒束肺证

风寒束肺证，是指风寒之邪侵犯肺卫，肺气被束，失于宣降所表现的证候。

【临床表现】 咳嗽气喘，痰稀色白，鼻塞流清涕，咽痒，或恶寒发热，无汗，头身疼痛，舌苔薄白，脉浮紧。

【证候分析】 本证是由外感风寒，肺卫失宣所致。风寒束肺，肺失宣降，肺气上逆则咳嗽。寒属阴，故痰液稀薄而色白。鼻为肺窍，喉为门户，今肺失宣降，故有鼻塞流清涕，咽痒。邪客肺卫，卫气郁遏则恶寒。正气抗邪，邪正交争，则发热。毛窍郁闭，则无汗。寒邪凝滞气血，经气不利，则头身疼痛。苔薄，脉浮紧，为风寒束表之征。

案例 7-18

赵某，女，69岁，退休，就诊日期：2011年1月3日。

主诉：咳嗽、咳痰反复发作9年，再发伴喘促4天。

现病史：患者于9年前始出现咳嗽、咳痰，每逢冬春季节发病，每年发病持续3个月以上，多

次住院治疗，诊断为慢性支气管炎、阻塞性肺气肿，均经抗炎、化痰等对症治疗后好转。4天前因着凉后上述症状复发且加重，伴有喘促，端坐呼吸，不能平卧，痰液清稀色白，量多易咳，伴有鼻流清涕，喷嚏，背部发冷，于社区医院经静脉滴注青霉素及利巴韦林(剂量不详)3天，无明显效果来诊。平素咳吐白色清稀泡沫痰，纳差，乏力。

体格检查：双眼睑无浮肿。口唇无发绀，咽喉无红肿，扁桃体不大。颈静脉无怒张。桶状胸，肋间隙增宽，触觉语颤减弱，双肺叩诊过清音，肺肝界于右锁骨中线第7肋间，双肺底满布哮鸣音，双肺底可闻及干湿啰音。心率82次/分，律齐，各瓣膜听诊区未闻及病理性杂音。肝脾肋下未触及，双下肢无浮肿。中医舌脉：舌质暗淡，胖大，苔白滑，脉浮紧。

思考问题

1. 现代医学如何诊断？该患者还需要做哪些辅助检查？

2. 按照中医肺病辨证理论，本病为何病何证？如何治疗？

答案提示

1. 西医诊断：慢性喘息性支气管炎，慢性阻塞性肺气肿。可做血尿便常规检查、血气分析及胸片(或肺部CT)、心电图、心脏彩超、肺功能等检查。

2. 中医诊断：喘证(外寒内饮)四诊摘要：咳嗽、咳痰、喘促，端坐呼吸，不能平卧，痰液清稀色白，量多易咳，鼻流清涕，喷嚏，后背发冷，舌质暗淡，胖大，苔白滑，脉浮紧。

分析：患者久病咳喘，肺脾气虚，"脾为生痰之源，肺为贮痰之器"，津液失于输布而停于肺，而致内有里饮，故见平素咳吐白色清稀泡沫痰，纳呆乏力。因感受风寒，外邪干肺，引动内饮，肺气失于宣降，故见咳喘。饮邪支撑胸肺，故端坐呼吸，不能平卧。风寒外束肌表，故伴有鼻流清涕，喷嚏，后背发冷，所谓"有一分恶寒即有一分表证"。舌质暗淡，胖大，苔白滑，脉浮紧为肺脾气虚，饮邪内停，风寒在表之征。

治法：温肺化饮，宣肺散寒。

方药：小青龙汤加减(麻黄、白芍、桂枝、干姜、细辛、半夏、五味子、生甘草)。

(四) 风热犯肺证

风热犯肺证，是指风热之邪侵犯肺卫，致肺卫失宣所表现的证候。

【临床表现】 咳嗽，咳吐黄稠痰而不爽，发热微恶风寒，口渴咽干痛，目赤头痛，鼻塞流黄涕，舌尖红，

苔薄黄,脉浮数。

【证候分析】 本证是由风热之邪犯肺,肺失清肃、宣降之功,则出现咳嗽。风热灼伤肺津,则痰黄稠。肺卫受邪,卫阳抗邪,则发热。卫气被郁,故微恶风寒。咽喉为肺之门户,风热上壅,故见口渴,咽喉干痛。肺开窍于鼻,肺气不宣,鼻窍不利,津液为风热所灼,故见鼻塞流黄浊涕。风热上犯头目,则目赤头痛。舌尖红,苔薄黄,脉浮数,皆为风热犯肺之征。

案例 7-19

顾某,男,21 岁,学生,就诊日期:2011 年 5 月 22 日。

主诉:咳嗽、发热 1 周。

现病史:患者于 1 周前外出游玩后出现咳嗽、发热症状,当时测体温 38.5℃,伴有乏力,咽喉肿痛,恶风,渴喜冷饮。经口服阿莫西林胶囊及板蓝根冲剂,咽痛略有好转,但咳嗽症状不减,咳痰色黄黏稠,仍时有发热症状,为求中医治疗来诊。病来咳嗽,咳痰,色黄黏稠,咽痛,恶风,发热,二便调,夜寐尚可。

体格检查:体温 37.9℃,脉搏 90 次/分。全身浅表淋巴结无肿大。口唇无发绀,咽喉无红肿,扁桃体不大。双肺呼吸音粗糙,未闻及干湿啰音。心率 90 次/分,律齐,各瓣膜听诊区未闻及病理性杂音。肝脾肋下未触及。中医舌脉:舌边尖红,苔薄黄,脉浮数。

思考问题

1. 根据上述症状,中医诊断为何病何证?如何治疗?

2. 现代医学考虑哪些疾病?还需要做哪些辅助检查?

答案提示

1. 中医诊断:咳嗽(风热犯肺)。

四诊摘要:发热、咽喉肿痛,咳嗽,痰黄黏稠,周身乏力,恶风,渴喜冷饮,舌质边尖红,苔薄黄,脉浮数。

分析:本案例患者以咳嗽、咳痰为主症,不兼有"喘"、"哮",故中医诊断为"咳嗽"。风热犯肺,肺失清肃,故见恶风、咳嗽,咽喉连肺系,故咽喉肿痛。肺热津伤,则口渴喜热饮,痰色黄黏稠。风寒外束肌表,故伴有周身乏力。舌质边尖红,苔薄黄,脉浮数,为风热在表之征。故辨为风热犯肺证。

治法:疏风清热,宣肺化痰。

方药:桑菊饮加减(桑叶、菊花、薄荷、连翘、桔梗、杏仁、芦根、甘草)。

2. 西医考虑上呼吸道感染或支气管炎、肺炎等疾病。可以做血常规、胸片(或肺部 CT)等检查。

(五)燥邪犯肺证

燥邪犯肺证,是指燥邪侵犯肺卫,肺失清润所表现的证候。

【临床表现】 干咳无痰或痰少而黏,不易咳出,甚则痰中带血,唇舌口鼻咽干燥,或身热恶寒,头痛或胸痛咯血,舌干红苔白或黄,脉浮数或浮紧。

【证候分析】 本证多因秋令燥邪犯肺,耗伤肺津,津亏液少,肺失滋润,清肃失职,故见干咳无痰或痰少而黏,不易咳出。重者燥伤肺络,则痰中带血。燥伤肺津,津液不布,则唇口舌干,鼻咽喉干燥。燥邪袭肺,肺卫失宣,故身热恶寒,脉浮。燥邪化火,灼伤肺络,故胸痛咯血。燥邪伤津,阴虚阳亢,故唇舌干红。燥邪袭表,则苔白。温燥伤肺,则苔黄,脉浮数,凉燥伤肺可见脉细数。

案例 7-20

杜某,女,37 岁,职员,就诊日期:2011 年 9 月 1 日。

主诉:咳嗽 2 周。

现病史:患者于 2 周前出现干咳无痰,发热恶寒,自测体温 38.3℃,伴有鼻干口燥、头痛咽痛,咽干喉痒,自服阿奇霉素及止咳糖浆后,热退,但仍有咽干咽痛,干咳症状。为求中医治疗来诊。病来咽干咽痛,干咳为主,痰少而黏不易咳出,偶有痰中带血丝,口渴喜饮,不发热,二便调。

体格检查:体温 36.6℃,脉搏 74 次/分。口唇无发绀,咽喉略红赤,扁桃体不大。颈静脉无怒张。双肺呼吸音粗糙,未闻及干湿啰音。心率 74 次/分,律齐,各瓣膜听诊区未闻及病理性杂音。腹软,肝脾肋下未触及,双下肢无浮肿。中医舌脉:舌边尖红,苔薄黄少津,脉浮数。

思考问题

1. 现代医学应考虑什么疾病?

2. 按照中医肺病辨证理论,本病为何病何证?如何选用方药?

答案提示

1. 西医考虑上呼吸道感染或急性支气管炎。

2. 中医诊断:咳嗽(燥热犯肺)。四诊摘要:发热恶寒,头痛,干咳,痰少而黏不易咳出,偶有痰中夹有血丝。口鼻干燥、咽喉干痛,喉痒,舌质边尖红,苔薄黄少津,脉浮数。

分析:风燥伤肺,肺失清润,故见干咳。燥热灼伤津液,则咽喉口鼻干燥,痰黏不易咳吐。经气不利,则头痛。燥热伤肺,肺络受损,故痰中带血。舌质边尖红,苔薄黄少津,脉浮数,均为外感燥热之征。

治法：疏风清肺，润燥止咳

方药：桑杏汤加减（桑叶、杏仁、浙贝母、豆豉、梨皮、山栀、沙参）。

（六）痰热壅肺证

痰热壅肺证，是指痰热互结，内壅于肺，肺失清肃所表现的实热证候。

【临床表现】　咳嗽气喘，呼吸急促甚则鼻翼翕动，咳痰黄稠或痰中带血，或咳脓血痰有腥臭味，发热，胸痛，烦躁不安，口渴，小便黄，大便秘结，舌红苔黄腻，脉滑数。

【证候分析】　本证多因温热之邪从口鼻而入，或风寒、风热入里从阳化热，内壅于肺所致。热邪炽盛，煎熬津液成痰，痰热郁阻，肺气不利，宣降失常，故见咳喘，呼吸气促，鼻翼翕动，痰黄稠。痰热阻滞肺络，则胸痛，血败肉腐化脓，则咳吐血腥、臭痰。热邪郁遏于里，肺热炽盛，痰热内灼阴津，故身热口渴，小便黄，大便秘结。痰热内扰心神，则烦躁不安。舌红苔黄腻，脉滑数，皆为痰热内壅之征。

案例 7-21

王某，女，55 岁，农民，就诊日期：2010 年 8 月 20 日。

主诉：发热、咳嗽喘促 1 周。

现病史：患者 1 周前因干活出汗受风后出现发热，经口服对乙酰氨基酚片、维 C 银翘片，可使体温降至正常，但随即再次上升，并出现喘促气急，咳嗽咳吐黄稠黏痰，在当地县医院拍胸部 X 线片提示：左肺中叶大片状阴影，诊断为"大叶性肺炎"，经静脉滴注环丙沙星治疗 1 周未见好转来诊。病来发热，咳嗽，咳吐黄稠脓痰，喘促，伴胸痛，口渴口干，小便短赤，大便秘结。

体格检查：体温 38.8℃，脉搏 96 次/分。全身浅表淋巴结无肿大。口唇无发绀，咽红赤，扁桃体不肿大。颈静脉无怒张。左肺中部呼吸音减弱，可闻及痰鸣音。心率 96 次/分，律齐，各瓣膜听诊区未闻及病理性杂音。腹软，肝脾肋下未触及，双下肢无浮肿。中医舌脉：舌质红，苔黄腻，脉滑数。

思考问题

1. 现代医学应考虑什么疾病？还需要做哪些辅助检查？

2. 按照中医肺病辨证理论，本病为何病何证？如何选方用药？

答案提示

1. 西医考虑支气管炎或肺炎、肺脓肿。应做血常规、痰细菌培养＋药敏试验及肺部 CT 检查，必要时查血细菌培养＋药敏试验、血气分析、肺功能等。

2. 中医诊断：喘证（痰热壅肺）。四诊摘要：喘促气急、发热、胸痛、咳嗽咳痰黏稠色黄，不易咳出，口渴，大便干燥。舌质红，苔黄腻，脉滑数。

分析：本病以喘促为主证，故病名诊断为"喘证"。由于患者汗出当风，感受外邪入里化热，热灼津液为痰，痰热壅肺，肺失宣降，故发热、喘促、咳嗽咳黄稠黏痰，不易咳出。里热炽盛，津液被耗，故口渴。肺与大肠相表里，大肠失于濡润，则大便干燥。舌红，苔黄，脉数，为里热炽盛之征。苔腻，脉滑，为痰浊之征。辨证当为痰热壅肺证。

治法：清泄痰热。

方药：桑白皮汤加减（桑白皮、半夏、苏子、杏仁、贝母、黄芩、山栀、黄连加冬瓜仁、天花粉、苇茎、生石膏）。

（七）痰湿阻肺证

痰湿阻肺证，是指由痰湿壅阻肺气，肺失宣降而表现的证候。

【临床表现】　咳嗽痰多，色白而黏容易咳出，胸部满闷或见气喘，喉中痰鸣，舌淡苔白腻，脉滑。

【证候分析】　本证多因久咳伤肺，肺不布津，水湿停聚而成为痰湿；或由脾虚生湿，输布失常，水湿凝聚为痰，上渍于肺；或感受寒邪，肺失宣降，水液停聚而为痰湿所致。痰湿阻肺，肺气上逆，故有咳嗽痰多，痰黏易咳出。痰湿阻滞气道，肺气不利影响气机升降，则见胸部满闷，甚则气喘痰鸣。舌淡苔白腻，脉滑，皆为痰湿内阻之征。

案例 7-22

章某，男，56 岁，工人，就诊日期：2011 年 2 月 8 日。

主诉：反复发作咳嗽、咳痰 10 年，再发 10 天。

现病史：患者于 10 年前初冬因着凉后出现咳嗽、咳痰，自服止咳化痰药物（具体药物已不详）症状略有好转，迁延至第 2 年春季症状才逐渐消失。此后每年尤其冬季均出现咳嗽、咳痰症状，经中西药物抗炎止咳化痰治疗缓解。10 天前，患者又因受凉出现咳嗽，咳吐大量白色黏痰，经静脉滴注头孢哌酮，口服沐舒坦片后，咳嗽症状减轻，仍咳吐大量白痰并伴有胸闷、乏力。为求中医治疗来诊。病来无恶寒发热，咳嗽咳痰，色白量多易咳，饮食不佳，胸脘痞闷，大便溏泄。

既往史:否认结核病史。吸烟史 40 年,每日 20 支。

体格检查:口唇轻度发绀。颈静脉无怒张。桶状胸,触觉语颤减弱,双肺叩诊过清音,肺肝界于右锁骨中线第 7 肋间,双肺呼吸音粗糙,双肺满布痰鸣音,双肺底可闻及散在湿啰音。心率 80 次/分,律齐,各瓣膜听诊区未闻及病理性杂音。腹软,肝脾肋下未触及,双下肢无浮肿。中医舌脉:舌质胖大,苔白厚腻,脉滑。

思考问题

1. 现代医学考虑什么疾病? 还需要做哪些辅助检查?

2. 按照中医肺病辨证理论,本病为何病何证? 如何选方用药?

答案提示

1. 西医考虑慢性支气管炎可能性大。应做血常规、痰细菌培养＋药敏试验及胸片或肺部 CT 检查。

2. 中医诊断:咳嗽(痰湿蕴肺)。四诊摘要:咳嗽,咳吐大量白色黏痰,纳呆乏力,胸脘痞闷,大便溏泄。舌质胖大,苔白厚腻,脉滑。

分析:脾湿生痰,上渍于肺,故咳嗽痰多,黏腻稠厚,湿痰中阻,则胸脘痞闷,脾气虚弱,故食少纳呆、乏力、大便时溏。舌苔白腻,脉滑,为痰湿内盛之征。

治法:健脾燥湿,止咳化痰。

方药:二陈汤合三子养亲汤加减(半夏、茯苓、陈皮、甘草、苏子、莱菔子、白芥子、白术、苍术、厚朴)。

(八) 大肠湿热证

大肠湿热证,是指湿热蕴结于大肠,大肠传导功能失职所表现的证候。

【临床表现】 腹痛,泄泻秽浊,或有下痢脓血,里急后重,肛门灼热,发热口渴,小便短赤,舌红苔黄腻,脉滑数。

【证候分析】 本证多因饮食不节,或过食生冷、不洁之物,暑湿热毒侵犯大肠所致。湿热蕴结于大肠,壅阻气机,传导失常,故见腹痛,里急后重。湿热熏灼肠道,脉络损伤,血腐成脓,故见下痢脓血。湿热下注大肠,传导失职,则泻泄秽浊,肛门灼热。热邪内盛,则发热口渴。舌红苔黄腻,脉滑数,均为湿热内结之征。

案例 7-23

高某,男,22 岁,学生,就诊日期:1998 年 8 月 28 日。

主诉:发热、腹泻 2 日。

现病史:患者于昨日始出现发热,腹痛,腹泻,体温 39.2℃,泻下黏液,泻后腹痛无缓解,自服呋喃唑酮、对乙酰氨基酚片,热退复起,腹痛、腹泻症状无明显缓解,为求进一步治疗来诊。发病后壮热,口渴,不恶寒,肛门灼热,痢下赤白,里急后重,周身酸楚,小便短赤。

体格检查:体温 39.3℃。双肺未闻及干湿啰音。心率 88 次/分,律齐,各瓣膜听诊区未闻及病理性杂音。左下腹压痛,无反跳痛及肌紧张,肝脾肋下未触及,双下肢无浮肿。中医舌脉:舌质红,苔黄腻,脉滑数。

辅助检查:血常规示 WBC 12.1×10^9/L。大便常规示红细胞(＋＋),白细胞(＋＋),脓细胞(＋)。

思考问题

1. 现代医学诊断为何病?

2. 按照中医辨证理论,如何诊断? 其病理机制如何? 如何治疗?

答案提示

1. 西医诊断:细菌性痢疾。

2. 中医诊断:痢疾(湿热痢疾)。四诊摘要:发热,腹痛,腹泻,痢下赤白黏液,口渴,不恶寒,肛门灼热,里急后重,周身酸楚,小便短赤,舌质红,苔黄腻,脉滑数。

分析:该患者以腹痛、里急后重、下痢赤白脓血为主证,故诊断为"痢疾"。四诊合参辨证为湿热痢。湿热蕴结大肠,气机不畅,传导失常,故腹痛,里急后重。湿热熏蒸肠道,脂络受伤,气血瘀滞,化为脓血,故下痢赤白。湿热下注,则肛门灼热,小便短赤。湿热外蒸于肌肤,故发热。舌红,苔黄腻,脉滑数,为湿热内蕴之征。

治法:清热解毒,凉血止痢。

方药:芍药汤合葛根芩连汤加减(葛根、黄芩、黄连、芍药、木香、槟榔、大黄、当归、肉桂、甘草)。

(九) 大肠液亏证

大肠液亏证,是指大肠津亏液少,大肠失于濡润所表现的证候。

【临床表现】 大便干燥难于排出,舌唇干燥,咽干口臭,头晕,嗳气,腹胀,舌红少津,脉细。

【证候分析】 本证多由于热病伤津,或汗吐下后,肠失濡润,以致粪便干结,难于排出。大肠失于濡润,传导不利,腑气上逆,则嗳气,腹胀。阴伤于内,故口咽失润而见干燥。大便日久不下,浊气不得下泄而上逆,故见口臭头晕。阴津不足,虚火上扰,故有舌红少津。阴液不足,脉道不充,则脉细。

案例 7-24

陈某,男,73 岁,就诊日期:2009 年 9 月 24 日。

主诉:排便费力、便质干硬 4 年,加重 1 周。

现病史:患者于 4 年前始无明显诱因出现排便费力,便质干硬,干结难出,大便约 2～3 日 1 行,经服果导片及麻子仁丸等药,可暂时缓解,但停药后上述症状再次出现,曾于某医院住院查胃肠透视及纤维结肠镜未见肠道病变。近 1 周上述症状加重,至来诊时仍未排大便。为求中医治疗来诊。病来口干易渴,舌唇干燥,食欲不佳,食后腹胀,嗳气口臭,时有腹痛,大便 7 日未行。

体格检查:双肺无干湿啰音。心率 80 次/分,律齐,各瓣膜听诊区未闻及病理性杂音。腹部平坦,未见胃肠形及逆蠕动波,左下腹压痛,无反跳痛及肌紧张,肠鸣音 2～3 次/分,双下肢无浮肿。中医舌脉:舌质红,有裂纹,无苔,脉细。

思考问题

1. 现代医学应考虑什么疾病?还可做哪些辅助检查?

2. 按照中医肺与大肠病辨证理论,本病为何病何证?如何选方用药?

答案提示

1. 西医诊断考虑老年性习惯性便秘。必要时可做结肠镜或全腹 CT。

2. 中医诊断:便秘(大肠液亏证)。

四诊摘要:大便秘结,口干易渴,嗳气口臭,食欲不佳,食后腹胀,时有腹痛。舌质红,有裂纹,无苔,脉细。

分析:阴虚津亏,不能濡润大肠,故见大便秘结。大肠失于濡润,传导不利,腑气上递,则嗳气,腹胀。体内阴津不足,可见口干易渴,胃阴不足,更兼大便秘结,影响胃肠通降,故受纳功能减退,食欲不佳。舌红,有裂纹,无苔,脉细为阴津不足之证。

治法:养阴生津润燥。

方药:增液承气汤合润肠丸加减(当归、生地、桃仁、麻仁、枳壳、玄参、麦冬、杏仁、厚朴、大黄、芒硝)。

(十) 大肠结热证

大肠结热证,是指邪热结于大肠,导致腑气不通所表现的实热证候。

【**临床表现**】 大便干结,腹部胀满,疼痛拒按,身热口渴,日晡热甚,口舌生疮,尿赤,舌红苔黄而干起芒刺,脉沉实兼滑。

【**证候分析**】 本证多由邪热入里,与肠中糟粕相搏,大肠传导失司,故见大便干结,数日不下。腑气不通,则见腹胀痛而拒按。里热蒸腾,则有身热,面赤,口渴。大肠属阳明经,其经气旺于日晡,因热结阳明,故日晡热甚。热盛津伤则有尿赤。邪热上扰则见口舌生疮。舌红苔黄而干起芒刺,脉沉实兼滑,皆为燥热内结之征。

案例 7-25

刘某,女,56 岁,就诊日期:2003 年 1 月 13 日。

主诉:大便干结 10 天,伴腹痛 1 天。

现病史:患者于 10 天前出现大便干结,艰涩难出,2～3 日 1 行,自觉发热,下午 3 点左右热甚,自测体温 37.5℃,口服果导片,疗效不佳。今日出现腹胀腹痛,自觉无排气,到消化内科经腹部平片检查及腹部彩超检查未见肠梗阻表现,为求中医诊治来诊。病来口干渴,欲饮水,无夜间盗汗,平素嗜食辛辣,口臭,腹痛腹胀,心烦不安,食欲不佳。

体格检查:体温 37.2℃。口唇无发绀。双肺未闻及干湿啰音。心率 86 次/分,律齐,各瓣膜听诊区未闻及病理性杂音。腹部未见胃肠形及蠕动波,脐周压痛,无反跳痛及肌紧张,肠鸣音 1～2 次/分,双下肢无浮肿。中医舌脉:舌红,有细小裂纹,苔黄少津,脉沉实。

思考问题

1. 现代医学考虑什么疾病?还需要做哪些辅助检查?

2. 按照中医理论,分析本病为何病何证?如何选方用药?

答案提示

1. 西医诊断考虑习惯性便秘。还需做结肠镜以明确有无实质性结肠病变及其他全身疾病继发的便秘。

2. 四诊摘要:大便干结,数日一行,腹胀腹痛,午后发热。口干渴,欲饮水。平素嗜食辛辣,口臭,食欲不佳,心烦不安。舌红,有细小裂纹,苔黄少津,脉沉实。

中医诊断:便秘——大肠热结(热秘)。

分析:胃为水谷之海,肠为传导之官,此患者平素嗜食辛辣,故肠胃积热,耗伤津液,不能濡润大肠,则大便干燥,艰涩难行。体内阴津不足,可见口渴欲饮,热伏于内,邪结于里,浊热熏蒸于上,故见口干口臭。热积肠胃,影响胃肠通降,故受纳功能减退,食欲不佳,腑气不通,故腹胀腹痛。午后发热,为阳明热盛之候。舌红,有细小裂纹,苔黄之津,脉沉实,为里热炽盛,阴津不足之征。

治法:泻热通便。

方药:大承气汤加减(大黄、芒硝、枳实、厚朴)。

三、脾与胃病辨证

脾的主要生理功能是主运化,主升清,主统血,主肌肉、四肢,开窍于口,其华在唇,性喜燥恶湿。胃的主要生理功能是主受纳、腐熟水谷,以降为顺,性喜润恶燥。脾胃同居中焦,经络表里络属,升降相因,燥湿相济,共同完成饮食物的消化、吸收与输布,为气血生化之源。脾的病变主要表现在运化水谷和运化水液、升清固摄及统摄血液等方面的异常。胃的病变主要表现在胃受纳、腐熟水谷功能的异常以及胃失和降,胃气上逆。脾病多虚证,胃病多实证。临床常见证型有脾气虚证、脾阳虚证、脾气下陷证、脾不统血证、寒湿困脾证、脾胃湿热证、胃阴虚证、胃火炽盛证、食滞胃脘证、胃阳虚证。

(一)脾气虚证

脾气虚证,是指脾气不足,运化失职所表现的证候。

【临床表现】 食少纳呆,口淡无味,脘腹胀满,食后愈甚,便溏,面色萎黄,少气懒言,四肢倦怠,或消瘦,舌淡边有齿痕,苔白,脉缓弱。

【证候分析】 本证多因饮食失调,或过度劳倦,或忧思日久,或吐泻太过,或其他疾病影响,损伤脾气所致。脾气虚,运化失常,故食少纳呆,口淡无味。脾虚失运,消化迟缓,食后脾气为食物所困,故食后腹胀愈甚。脾虚生湿,水湿不化,清浊不分,水谷齐下,并走肠中,故有便溏。脾虚食少,精微不布,气血生化之源匮乏,气血亏虚,不荣于面,则面色萎黄。脾主四肢肌肉,肌体失于气血濡养,则四肢倦怠,消瘦。中气不足则少气懒言。脾虚湿盛,故舌边有齿痕。舌淡,脉缓弱,为脾气虚弱之征。

案例 7-26

杨某,女,73 岁,就诊日期:2002 年 2 月 17 日。

主诉:发热、咳嗽 2 周,腹泻 3 天。

现病史:患者于 2 周前无明显诱因出现发热,体温达 38.8℃,伴咳嗽、咳吐白黏痰,于当地医院查胸片提示右肺大片状阴影,痰细菌培养发现肺炎链球菌生长,诊断为"肺炎",并静脉滴注头孢哌酮钠他唑巴坦钠治疗近 2 周,体温已降至正常,咳嗽咳痰症状基本消失,但 3 天前开始出现腹泻,为水样便,每日约 10 次左右,口服洛派丁胺治疗无效,为求中医治疗来诊。病来食欲下降,疲乏无力,四肢倦怠,面色萎黄,口淡无味,腹泻,水样便。

体格检查:口唇无发绀。双肺未闻及干湿啰音。心率 76 次/分,律齐,各瓣膜听诊区未闻及病理性杂音。腹部未见胃肠形及蠕动波,脐周压痛、无反跳痛及肌紧张,肠鸣音 8 次/分,双下肢无浮肿。中医舌脉:舌淡,苔薄白,脉细弱。

辅助检查:大便常规提示黄色稀水便,未见红、白细胞。大便球杆比为 10:1。

思考问题

1. 从现代医学角度分析,该患者出现腹泻原因是什么?

2. 按照中医学理论,分析本病为何病何证?如何选方用药?

答案提示

1. 本病例中患者是由于应用广谱抗生素后引起肠道菌群失调而引起腹泻。

2. 中医诊断:泄泻(脾气虚)。四诊摘要:泻下稀溏,纳呆乏力,四肢倦怠,口淡不渴,面色无华,舌淡,苔薄白,脉细弱。

分析:脾主升清,胃主降浊,二者同居中焦,共司水谷受纳与运化。年老多病,元气已虚。再经感受外邪,过用药物,脾胃更伤,升降失司,清气不升,故致泻下稀溏。脾虚气血生化不足,因此纳呆乏力,四肢倦怠,面色萎黄。舌淡,苔薄白,脉细弱,为脾气虚弱之征。

治法:益气健脾,升阳止泻。

方药:参苓白术散(党参、茯苓、白扁豆、山药、炙甘草、砂仁、薏苡仁、白术、桔梗、莲子、大枣)。

(二)脾阳虚证

脾阳虚证,是指脾阳虚衰,失于温运,阴寒内盛所表现的证候。

【临床表现】 纳呆食少,脘腹胀满冷痛,喜温喜按,畏寒肢冷,面色萎黄,口淡不渴,或肢体困重,或周身浮肿,大便溏薄清稀,或白带量多质稀,舌质淡胖,苔白滑,脉沉迟无力。

【证候分析】 本证多因脾气虚日久,或因过食生冷、过用寒凉药物,损伤脾阳。或肾阳不足,命门火衰,火不暖土所致。脾阳虚衰,运化减弱,故见食少纳呆,脘腹胀满。中阳不振,虚寒内生,寒凝气滞,故腹中冷痛,喜温喜按。脾阳虚不能温煦四末,故有畏寒肢冷。中阳不运,水湿内盛,水湿流注肠中,大便稀溏。水湿泛溢肌肤,故周身浮肿。水湿渗注于下,故白带清稀量多。舌淡胖、苔白滑,脉沉迟无力,均为脾阳虚之征。

案例 7-27

　　夏某,女,34 岁,就诊日期:2001 年 10 月 22 日。

　　主诉:发作性腹泻 10 余年,加重半个月。

　　现病史:患者于 10 余年前因受凉出现腹泻,经服附子理中丸好转。后常腹泻,多于受凉、疲劳、情绪变化诱发。发作时为水样便,每日达 7~8 次,有时休息后能自行缓解,有时需服用药物才可缓解。半个月前腹泻又发作,且较往日发作时更重,迁延不止,水样便,夹杂不消化食物和泡沫,伴食欲减退,周身无力,为求中医诊治来诊。病来腹泻,水样便,每日近 10 次,纳呆乏力,畏寒肢冷。

　　体格检查:体温 36.2℃,脉搏 86 次/分,呼吸 16 次/分,血压 130/75mmHg。双肺呼吸音清,未闻及干湿啰音。心率 86 次/分,律齐,各瓣膜听诊区未闻及病理性杂音。腹部平坦,未见胃肠形及逆蠕动波,无压痛、反跳痛及肌紧张,肠鸣音 8~10 次/分,双下肢无浮肿。中医舌脉:舌淡胖,苔白滑,脉沉弱。

　　辅助检查:便常规未见异常。钡餐透视检查为 6 小时后钡剂分布于盲结肠升结肠,24 小时后检查钡剂完全排空,胃、十二指肠及盲肠无器质性病变。

思考问题

　　1. 现代医学考虑什么诊断?

　　2. 按照中医脾胃病辨证理论,当辨为何病何证?

　　3. 临床应与何证相鉴别?

答案提示

　　1. 西医诊断:肠易激综合征。

　　2. 中医诊断:泄泻(脾阳虚)。

　　四诊摘要:泻下稀溏,畏寒肢冷,纳呆乏力。舌淡胖,苔白滑,脉沉弱。

　　分析:该患者由于脾阳不足,不能将水谷化为精微,清浊不分,并走于大肠,则出现泄泻。阳虚阴盛,水湿不化流注肠中,故见腹泻呈水样便。劳则气耗,寒凉伤中,木郁克土,使脾虚益甚,因此,于疲劳、受凉及情志不畅后症状加重。脾主四肢,脾阳不足,不能温煦四肢,故见畏寒肢冷。脾阳虚,运化水液失职,津液不化则舌淡胖,苔白滑,气血不足则脉沉弱。

　　治法:温补脾阳。

　　方药:附子理中丸加减(附子、人参、白术、干姜、甘草)。

　　3. 本证应与肾阳虚泄泻相鉴别,后者泄泻特点多于黎明之时腹痛腹泻,泻后则安,伴见肾阳虚证候。

(三) 脾气下陷证

　　脾气下陷证,是指脾气虚弱,升举功能失常所表现的证候,又称中气下陷证。

　　【临床表现】　脘腹有坠胀感,食后益甚,或便意频频,肛门坠重,或久泻、久痢不止,甚则脱肛,或内脏下垂,或小便混浊如米泔。伴头晕目眩,倦怠乏力,食少便溏,舌淡苔白,脉虚弱。

　　【证候分析】　本证多由久病虚损,或劳倦伤脾,或久泻久痢,或妇女产后失于调护,或脾气虚进一步发展使脾气不升所致。脾气虚则升举无力,内脏无托,故见脘腹坠胀,便意频频,或见脱肛、内脏下垂。固摄无权,故久痢不止。脾主散精,精微不能正常输布,反注膀胱,故小便混浊如米泔。清阳之气不能上升于头,头目失养,故头晕目眩。脾气虚弱,健运失职,故食少便溏。倦怠乏力,舌淡,脉虚弱等,均为脾气不足之征。

案例 7-28

　　尚某,男,40 岁,职员,就诊日期:2008 年 4 月 28 日。

　　主诉:脱肛 1 个月,加重 3 天。

　　现病史:患者平素工作压力大,脑力劳动为主,1 个月前大便时发现肛门有肿物脱出,每次排便时脱出,便后即回,并未在意。3 天前劳累后排便时症状加重,不能自回,遂来诊。病来倦怠乏力,气短懒言,手足不温,头晕目眩,食欲差,小腹坠胀,小便混浊。

　　体格检查:双肺未闻及干湿啰音。心率 76 次/分,律齐,各瓣膜听诊区未闻及病理性杂音。腹部平坦,未见胃肠形及逆蠕动波,无压痛、反跳痛及肌紧张,肠鸣音 1~2 次/分。双下肢无浮肿。肛门检查可见直肠全层脱出于肛门外约 3 厘米,呈圆柱形,黏膜表面有环状皱裂,指检肛门括约肌收缩力减弱。中医舌脉:舌质淡,苔薄白,脉虚无力。

思考问题

　　1. 按照中医脾胃病辨证理论,此为何病何证?

　　2. 试分析其证候形成机理。

　　3. 如何治疗?

答案提示

　　1. 中医诊断:脱肛(脾气下陷)。

　　2. 四诊摘要:脱肛,小腹坠胀,倦怠乏力,头晕目眩,气短懒言,手足不温,纳差,小便混浊。舌质淡,苔薄白,脉虚无力。

　　分析:本例患者平素从事脑力劳动,工作压力大,久思伤脾,脾气虚弱,加之劳累过度使脾气虚甚,中气升举无力而反下陷所致。脾气不足,脾失健运则纳差,倦怠乏力,中气不足则气短懒言。脾主四肢,脾气虚不能温阳四末,则手足不温。迁延不愈,脾气益虚,内脏失养,脏器虚衰,升举无力而使内脏下垂,则出现脱肛、小腹坠胀。脾主散精,精微不能正常输布,反注膀胱,故小便混浊。清阳之气不能上升于头,头目失养,故见头晕目眩。舌质淡,苔薄白,脉虚无力,皆为脾气虚之征。

3. 治疗:方用补中益气汤(黄芪、人参、白术、当归、陈皮、升麻、柴胡、炙甘草)。并嘱患者注意调畅情志,适当释放精神压力,注意提肛锻炼(每晚睡前做提肛动作数 10 次,每次大小便后做提肛动作 10 余次)。

(四)脾不统血证

脾不统血证,是指脾气虚弱不能统摄血液正常运行,而溢出脉外所表现的证候。

【临床表现】 便血,尿血,肌衄,鼻衄,齿衄或妇人月经过多,崩漏,伴有食少便溏,神疲乏力,少气懒言,面白无华或萎黄,舌淡,脉细弱。

【证候分析】 本证多由久病脾气虚弱,或劳倦过度损伤脾气,或久思伤脾所致。脾气虚失于统摄,血液不能循经而行,溢于肌肤,故见肌衄。溢于胃肠,则便血。溢于膀胱,则见尿血。脾虚统血无权,冲任不固,故月经过多,崩漏。脾失健运,食少便溏,气血生化无源,中气不足则神疲乏力,少气懒言。血溢脉外,营血更虚,肌肤失养,则面白无华或萎黄。舌质淡,脉细弱,均为脾气虚甚,气血不足之征。

案例 7-29

赵某,男,42 岁,长途货车司机,就诊日期:2010 年 9 月 19 日。

主诉:反复胃痛 10 年,加重伴黑便 3 天。

现病史:患者平日工作辛苦,饮食不规律,胃部反复饥饿痛症状已有 10 年,靠服用奥美拉唑片、荆花胃康胶丸等缓解症状,未予系统诊治。3 天前因跑长途时忘带胃药,加之劳累,胃痛加重并发现大便色黑,最近一次大便呈柏油样,故来诊。病来伴有小腹坠胀,少气懒言,神疲乏力,食少纳呆,心悸失眠,面色萎黄。

体格检查:双眼睑结膜苍白,口唇色淡。双肺未闻及干湿啰音。心率 86 次/分,律齐,各瓣膜听诊区未闻及病理性杂音。腹软,肝脾肋下未触及,剑突下有压痛,无反跳痛及肌紧张。双下肢无浮肿。中医舌脉:舌胖大,边有齿痕,舌淡苔白,脉细弱。

辅助检查:血常规示红细胞 3.2×10^{12}/L,血红蛋白 90g/L。大便潜血为强阳性。

思考问题

1. 现代医学应考虑什么疾病?还需要做哪些辅助检查?

2. 按照中医脾胃病辨证理论,本病为何病何证?如何选方用药?

答案提示

1. 西医诊断:胃溃疡可能性大,上消化道出血。应进行贫血系列、纤维胃十二指肠镜等理化检查。

2. 中医诊断:便血(脾不统血)。四诊摘要:大便色黑,呈柏油样,小腹坠胀,面色萎黄,少气懒言,神疲乏力,食少纳呆,心悸失眠。舌胖大,边有齿痕,舌淡苔白,脉细弱。

分析:本例患者由于劳倦过度损伤脾气,脾虚统摄无权,致血液溢出胃肠而致大便色黑,呈柏油样。脾虚气血乏源,中气不足则少气懒言,神疲乏力。运化失司,食少纳呆,清气不升,小腹坠胀。气血不足,心失所养,则心悸失眠。血溢脉外,营血更虚,肌肤失养,则面色萎黄。舌胖大,边有齿痕,舌淡苔白,脉细弱,均为脾虚之征。

治法:益气健脾摄血。

方药:归脾汤加减(人参、黄芪、炒白术、当归、甘草、茯神、远志、酸枣仁、木香、龙眼肉加升麻炭、莲房炭、田七末)。

(五)寒湿困脾证

寒湿困脾证,是指寒湿内盛,脾阳受困所表现的证候。

【临床表现】 脘腹痞闷,食少便溏,泛恶欲吐,口黏乏味,头身沉重,面色晦黄或见肢体浮肿,小便短少,或妇人白带过多,舌淡胖,苔白腻,脉濡缓。

【证候分析】 本证多因贪凉饮冷,过食生冷,寒湿停滞中焦;或久居潮湿之处,寒湿内侵伤中;或嗜食肥甘,湿浊内生,困阻中阳所致。脾为太阴湿土,喜燥而恶湿。今寒湿内侵,中阳被困,升降失常,故见脘腹痞闷,重则作胀疼痛,食少便溏,泛恶欲吐,口黏乏味。寒湿滞于经脉,湿性黏滞重浊,阳气被困失展,故见头身困重。脾为湿困,生化不足,气血不能外荣,故有面色晦黄。阳气被寒湿所困,不能温化水湿,湿泛肌表,故见肢体浮肿,小便短少。寒湿渗注于下,可见妇女白带量多。舌胖,脉濡,皆为寒湿内盛之征。

案例 7-30

周某,女,52 岁,职员,就诊日期:2002 年 3 月 23 日。

主诉:腹部隐痛2年,加重1个月。

现病史:患者于2年前出现腹部隐痛,经饮热姜汤及热敷后症状可缓解,但每遇受凉及进食生冷食物即出现腹部隐痛,未经系统诊治,曾服诺氟沙星胶囊及小檗碱(剂量不详),症状可缓解。近1个月,又因受凉出现腹部疼痛来诊。病来逐渐消瘦,面色萎黄,少气懒言,神疲乏力,肢体沉重,纳呆,大便溏薄。

体格检查:形体肥胖。双肺未闻及干湿啰音。心率70次/分,律齐,各瓣膜听诊区未闻及病理性杂音。腹软,上腹无压痛,肝脾肋下未触及,双下肢无浮肿。中医舌脉:舌质胖嫩有齿痕,舌苔白腻,脉缓而无力。

思考问题

1. 结合现代医学理论,应考虑什么疾病?还需要做哪些辅助检查?

2. 按照中医脏腑辨证理论,本病诊断为何证候?如何选方用药?

答案提示

1. 应考虑慢性结肠炎,慢性胰腺炎,肠易激综合征等。检查血、尿、便常规,血、尿淀粉酶,肝、肾功能,纤维结肠镜、胃肠透视及肝、胆、脾、胰、双肾超声。

2. 证候诊断:寒湿困脾证。

分析:素体肥胖,为脾虚湿盛之人,更由于贪凉饮冷,寒邪伤及脾胃阳气,脾失健运,湿浊内生,寒湿内停,寒凝气机郁滞,络脉不通而腹痛,湿性黏滞重浊而肢体困重。遇寒气机郁滞更甚,故此遇寒加重。寒湿困脾,脾胃升降失司,受纳失职,故纳呆、便溏。脾胃为气血生化之源,寒湿困脾,健运失常,故消瘦乏力,面色萎黄。舌质胖嫩,有齿痕,舌苔白腻,脉缓而无力为寒湿内盛之象。

治法:温中健脾化湿。

方药:胃苓汤加减(苍术、厚朴、陈皮、甘草、生姜、大枣、桂枝、白术、泽泻、茯苓、猪苓)。

(六) 脾胃湿热证

脾胃湿热证,是指湿热蕴结脾胃,致脾胃运化功能障碍所表现的证候。

【临床表现】 脘腹痞闷,纳呆呕恶,口黏而甜,肢体困重,便溏尿黄,身目发黄或皮肤发痒,或身热起伏,汗出热不解,舌红苔黄腻,脉濡数或滑数。

【证候分析】 本证多由感受湿热之邪,或饮食不节,过食肥甘酒酪,酿湿生热,蕴结于脾胃所致。湿热之邪蕴于脾胃,受纳运化失职,升降失常,故见脘腹痞闷,纳呆呕恶。湿热上泛,故口黏而甜。脾主肌肉,湿性重着,脾为湿困,故肢体困重。湿热蕴结,不得泄越,熏蒸肝胆,胆汁外溢,故见身目发黄,皮肤瘙痒。湿热蕴脾,交阻下迫,故便溏、尿黄。湿遏热伏,热处湿中,湿热郁蒸,故身热起伏,汗出热不解。舌红苔黄腻,脉濡数或滑数,均为湿热内盛之征。

案例7-31

张某,女,33岁,农民,就诊日期:2010年2月15日。

主诉:白带量多2个月。

现病史:患者2个月前无诱因出现白带量多,带下色黄黏稠,气味腥臭,阴道发痒,伴腰酸肢体困重,经外用氯已定栓10余天,无明显疗效来诊。病来周身乏力,口苦咽干,脘腹部满闷欲吐,饮食不佳,小便短赤,涩痛,大便黏滞不爽,平素嗜食辛辣。

体格检查:形体肥胖。双肺未闻及干湿啰音。心率88次/分,律齐,各瓣膜听诊区未闻及病理性杂音。腹软,无压痛、反跳痛及肌紧张,肝脾肋下未触及,双下肢无浮肿。中医舌脉:舌红,苔黄腻,脉滑数。

思考问题

1. 现代医学如何诊断?还需要做哪些辅助检查?

2. 按照中医脾胃病辨证理论,分析本病发病机制,诊断为何病何证?如何选方用药?

答案提示

1. 西医诊断应考虑盆腔炎、阴道炎。应作阴道分泌物涂片检查,以明确感染病原微生物。妇科彩超检查。

2. 中医诊断:带下(脾胃湿热)。四诊摘要:带下色黄黏稠,气味腥臭,阴道发痒,周身乏力,腰酸,肢体困重,口苦咽干,脘腹部满闷欲吐,饮食不佳,小便短赤,涩痛,大便黏滞不爽。舌质红而苔黄腻,脉滑数而有力。

分析:本证属于湿热"带下"范畴。本例患者由于平素嗜食辛辣,久之脾胃湿热内蕴,下注浸及奇经,熏蒸冲任带脉所致。湿热蕴结于脾胃,运化受纳失职,升降失常,故脘腹胀满,纳呆欲吐。湿热上扰,则口苦咽干。湿性黏滞重浊,湿热阻遏气机,故肢体困重,腰酸。湿热蕴结肠道,大便黏腻不爽。湿热下注膀胱,小便短赤,涩痛。下注浸及奇经,熏蒸冲任带脉,带下色黄黏稠,气味腥臭,阴道发痒。舌质红而苔黄腻,脉滑数而有力,均为脾胃湿热之征。

治法:清热化湿解毒。

方药:内服,四妙丸加减(川黄柏、苍术、牛膝、薏米加白术、土茯苓、川草薢)。

外洗方,苦参 30g、黄柏 30g、黄连 10g(杆)、蛇床子 30g、白矾 10g、甘草 15g。以纱布包裹煎汤熏洗,1 日 2~3 次,以加强利湿止痒之功效。

(七)胃阴虚证

胃阴虚证,是指胃阴亏虚,虚热内生所表现的证候。

【临床表现】 胃脘隐痛,饥不欲食,口燥咽干,大便干结,或脘痞不舒,干呕呃逆,形体消瘦,舌红少津,脉细数。

【证候分析】 本证多因温热病后期,或嗜食辛辣,或情志不遂气郁化火,热盛伤津,或吐泻太过所致胃阴耗伤。胃阴不足,胃阳偏亢,虚热内生,胃气不和,故见胃脘隐痛,或脘痞不舒,饥不欲食。胃阴亏虚不能滋润咽喉,故口燥咽干。燥热伤津,津不下润,不能濡润大肠,故大便干结。形体失养,故消瘦。阴虚热扰,胃气上逆,则见干呕呃逆。舌红少津,脉细数,皆为阴虚内热之征。

案例 7-32

黎某,女,40 岁,广告公司经理,就诊日期:2009 年 5 月 10 日。

主诉:胃痛 3 个月。

现病史:患者平素因工作原因饮食不规律,且嗜食辛辣尤其喜好川菜,加之精神压力大,于 3 个月前出现胃部隐隐作痛,伴口燥咽干,曾于某医院胃镜检查,诊断为浅表性胃炎,服用裕尔(磷酸铝凝胶)效果不明显,为求中医治疗来诊。病来胃部隐痛,饥不欲食,口燥咽干,形体消瘦,大便干燥,艰涩难出。

体格检查:形体消瘦。双肺未闻及干湿啰音。心率 90 次/分,律齐,各瓣膜听诊区未闻及病理性杂音。腹部平坦,未见胃肠形及蠕动波,上腹部无压痛、反跳痛及肌紧张。双下肢无浮肿。中医舌脉:舌质红少津,无苔,脉细数。

辅助检查:胃镜提示浅表性胃炎。

思考问题

1. 按照中医学脏腑辨证理论,诊断为何病何证?

2. 试做出证候分析,并给出治法、方药。

答案提示

1. 中医诊断:胃痛(胃阴虚)。

2. 四诊摘要:胃脘隐痛,饥不欲食,口燥咽干,形体消瘦,大便干燥,艰涩难出,舌质红少津,无苔,脉细数。

分析:胃主纳谷,而喜柔润。该患者嗜食辛辣,加之情志不遂气郁化火,热盛伤津,致胃阴耗

伤。胃阴不足,胃失濡养,则见胃脘隐痛。阴虚津少,不能上润咽喉,则见口燥咽干。不能下润肠道,则大便干燥艰涩难出。形体失养,则消瘦。舌质红、无苔、脉象细数,为阴虚之象。

治法:益胃养阴生津。

方药:益胃汤(沙参、麦冬、玉竹、生地)加山楂、乌梅、石斛以酸甘化阴法治之。

(八)胃火炽盛证

胃火炽盛证,是指胃中火热炽盛所表现的证候。

【临床表现】 胃脘灼热疼痛,吞酸嘈杂,消谷善饥,渴喜冷饮,或食入即吐,或牙龈肿痛溃烂,齿衄,口臭,小便短黄,大便秘结,舌红苔黄,脉滑数。

【证候分析】 本证多由平素过食辛辣,化热生火或邪热犯胃,或情志不遂,气郁化火所致。胃火内炽,煎灼津液,故见胃脘灼热疼痛,口渴,渴喜冷饮。肝经郁火横逆侮土,肝胃气火上逆,则吞酸嘈杂,呕吐,或食入即吐。胃热炽盛,腐熟水谷功能亢进,故消谷善饥。胃的经脉上络齿龈,胃热上蒸,故有口臭,齿龈肿痛或溃烂。热灼血络,迫血妄行,故见齿衄。小便短黄,便结,舌红苔黄,脉滑数,皆为热盛之征。

案例 7-33

郭某,男,36 岁,公司职员,就诊日期:2004 年 4 月 23 日。

主诉:胃脘部灼热疼痛 1 个月。

现病史:患者于 1 个月前出现胃脘灼热疼痛,经某医院胃镜检查,诊断为胃溃疡,后服用西咪替丁、果胶铋等药物,症状有所好转,近来又因饮酒后症状加重,并伴有牙龈肿痛,为求中医治疗来诊。病来胃脘灼热疼痛,伴有口干口渴,渴喜冷饮,口臭,牙龈肿痛,无呕吐,小便短黄,大便干燥。

体格检查:双肺呼吸音清,双肺未闻及干湿啰音。心率 88 次/分,律齐,各瓣膜听诊区未闻及病理性杂音。腹软,上腹部压痛、无反跳痛及肌紧张,肝脾肋下为触及。双下肢无浮肿。中医舌脉:舌质红,苔黄,脉数。

思考问题

1. 结合现代医学理论,应与什么疾病鉴别?

2. 按照中医脾胃病辨证理论,本病为何病何证?如何治疗?

答案提示

1. 应与胃炎及肝、胆、胰腺疾病、冠心病相鉴别。注意消化性溃疡急性穿孔,上消化道出血等并发症的发生。

2. 中医诊断:胃痛(胃火炽盛)。

四诊摘要：胃脘部灼热疼痛，口干口渴，渴喜冷饮，口臭，牙龈肿痛，小便短黄，大便干燥，舌质红，苔黄，脉数。

分析：热郁胃腑，胃腑络脉瘀滞，故见胃脘部灼热疼痛。胃火上犯，口臭，牙龈肿痛。热伤津液则口干口渴，渴喜冷饮，小便短黄。肠道失于津液濡养，则大便干燥。舌质红，苔黄，脉数均为胃热炽热之征。

本证为胃热壅盛，治疗当以清热泻火，但应注意苦寒药物容易伤阳，故应热清即止，热壅可使气滞，影响脾胃运化，更应加入理气健脾消食之品，以助胃之受纳腐熟功能。

治法：清热泻火，益胃生津。

方药：清胃散加减（生地、升麻、黄连、当归、牡丹皮、生石膏、知母、麦冬、牛膝）。

（九）食滞胃脘证

食滞胃脘证，是指食物停滞胃脘，而致胃气阻止或上逆所表现的证候。

【临床表现】 脘腹胀满或疼痛，嗳腐吞酸，或呕吐酸腐饮食，吐后腹痛得减，厌食，矢气酸臭，大便溏泄，泄下物酸腐臭秽，舌苔厚腻，脉滑。

【证候分析】 本证多由饮食不节，暴饮暴食，或脾胃素虚，运化失健所致。食滞于胃脘，阻滞气机，故见脘腹胀满疼痛。胃失和降而上逆，胃中腐败谷物挟腐蚀之气上泛，故见嗳腐吞酸，吐酸臭馊食，厌食。吐后食积得去，实邪得消，故腹胀痛得减。食浊下趋，积于肠道，则腹痛，腹泻，矢气酸臭，泻下物酸腐臭秽。苔厚腻，脉滑，皆为食浊内阻之征。

案例 7-34

曾某，男，39 岁，个体户，就诊日期：2008 年 8 月 21 日。

主诉：腹胀腹痛 3 天。

现病史：患者 3 天前因暴饮暴食后出现腹痛腹胀，反酸"烧心"等症状，随即呕吐一次，后出现腹泻，排出物味酸臭，经呕吐及大便后症状有所缓解，但 3 天来上述症状反复发作，为求中医诊治来诊。病来腹胀腹痛，厌食，嗳腐吞酸，矢气酸臭，大便溏泄，泄下物酸腐臭秽。

体格检查：双肺呼吸音清，双肺未闻及干湿性音。心率 72 次/分，律齐，各瓣膜听诊区未闻及病理性杂音。腹软，上腹部无压痛、反跳痛及肌紧张，肠鸣音 4～6 次/分。双下肢无浮肿。中医舌脉：舌红，苔黄而厚腻，脉滑。

思考问题

1. 结合现代医学理论，应考虑什么疾病？

2. 按照中医脏腑辨证理论，此为何证？如何选方用药？

答案提示

1. 西医诊断考虑为消化不良综合征。

2. 中医诊断：腹痛（食滞胃脘）。四诊摘要：腹胀腹痛，厌食，嗳腐吞酸，矢气酸臭，大便溏泄，泄下物酸腐臭秽。舌红，苔黄而厚腻，脉滑。

分析：本例患者因饮食不节，暴饮暴食，而致胃气阻滞。食滞于胃脘，阻滞气机，故见脘腹胀满疼痛。胃失和降而上逆，故见嗳腐吞酸，呕吐，厌食。食浊下趋，积于肠道，则腹痛，腹泻，矢气酸臭，泻下物酸腐臭秽。吐、泻后食积得去，实邪得消，故腹胀痛得减。苔厚腻，脉滑，皆为食浊内阻之征。

治法：消食导滞，和胃清热。

方药：保和丸加减（神曲、法半夏、茯苓、陈皮、莱菔子、连翘、山楂）。

（十）胃阳虚证

胃阳虚证，是指胃中阳气不足所表现的证候。

【临床表现】 胃脘隐痛，呕吐清水，喜温喜按，得食痛减，面色㿠白，畏冷肢凉，神疲乏力，舌质淡，苔白滑，脉弱。

【证候分析】 本证是由胃气虚证发展而来，或因贪凉饮冷伤及胃阳所致。胃为阳土，主受纳腐熟水谷，今胃阳不足，虚寒内生，寒性收引，络脉气机郁滞，故见胃脘隐痛，时发时止。得温得食得按，则寒气可散，胃络气滞得散，其症自解。阳虚胃寒，水饮不化，故呕吐清水。阳虚生外寒，温煦功能减退，故见面色㿠白，畏冷肢凉。胃受纳功能减退，故食少，生化之源匮乏，机体失养，故神疲乏力。舌质淡，苔白滑，脉弱，皆为阳虚之征。

案例 7-35

马某，男，29 岁，营业员，就诊日期：2009 年 3 月 20 日。

主诉：呃逆 3 日。

现病史：患者于 3 日前因看护病患，饥饱劳碌而患感冒，症见发热、咳嗽，到当地某诊所，给予中药汤剂口服，述用寒凉清热之品（如水牛角、生石膏等品，它药不详），服后次日出现呃逆，胃脘部不舒，得热则减，不思饮食，伴有畏寒肢冷，大便溏，遂来就诊。

体格检查：双肺未闻及干湿啰音。心率 64 次/分，律齐，各瓣膜听诊区未闻及病理性杂音。上腹部无压痛、反跳痛及肌紧张，双下肢无浮肿。中医舌脉：舌淡，苔白润，脉迟缓。

思考问题

1. 按照中医脾胃病辨证理论,分析其病因及证候。

2. 如何诊断?如何选方用药?

3. 现代医学考虑何病?

答案提示

1. 四诊摘要:呃逆,胃脘部不舒,得热则减,不思饮食,畏寒肢冷,大便溏。舌淡,苔白润,脉迟缓。

分析:该患者因服用寒性药物伤及胃阳,寒邪阻遏,肺胃之气失降,故膈间及胃脘不舒。胃失和降,胃气上冲喉间,故呃逆。寒气遇热则易于消散,遇寒则阻遏气机更甚,所以得热则症减,得寒则症重。胃中有寒,受纳失司,故不思饮食。寒邪伤及脾阳,清气不升,水谷与糟粕并走大肠,故见便溏。舌淡,苔白润,脉迟缓,为胃中有寒之征。

2. 中医诊断:呃逆(胃阳虚)。

治法:温胃散寒,降逆止呃。

方药:丁香散合理中汤加减(丁香、柿蒂、高良姜、炙甘草、人参、干姜、白术)。

3. 西医诊断考虑膈肌痉挛。

四、肝与胆病辨证

肝的主要生理功能是:主疏泄,主藏血,主谋虑,在体为筋,开窍于目,其华在爪。胆的主要生理功能是:主决断,贮藏和排泄胆汁。

肝的病证有虚有实。其病变特点为体阴而用阳,肝之阴血易亏耗,而成虚证;肝气易郁结,肝阳易偏亢,产生气郁、阳亢、火逆,而成实证;或阴虚肝阳上亢,肝风内动,而成虚实夹杂之证。胆的病变特点主要体现在胆汁疏泄失常,胆气不宁,失于决断。临床常见证型有肝气郁结证、肝火上炎证、肝血虚证、肝阴虚证、肝阳上亢证、肝风内动证、肝胆湿热证、寒凝肝脉证、胆郁痰扰证。

(一) 肝气郁结证

肝气郁结证,是指肝失疏泄,气机郁滞所表现的证候。

【临床表现】 情志抑郁或易怒,善太息,胸胁或少腹胀痛,痛无定处,或咽有梗塞感,吞之不下,吐之不出,或胁下痞块,妇人见乳房胀痛,痛经,月经不调,甚则闭经,舌淡红,苔薄白,脉弦。

【证候分析】 本证多因情志不遂,肝失疏泄所致。肝属木主疏泄,以疏达为畅。情志不遂,肝失条达,故见精神抑郁、易怒,胸闷不舒,善太息;厥阴肝经循少腹,布胁肋,肝郁则经脉不利,故见胸胁少腹胀

痛;气郁生痰,痰随气逆,痰气搏结于咽喉,故咽喉有异物梗塞感,俗称"梅核气";肝气郁结,气机紊乱,冲任失调,故有月经不调,经前乳房胀痛,痛经或闭经;舌淡红,苔薄白,脉弦,均为肝气郁结之征。

案例 7-36

马某,女,42 岁,下岗职工,就诊日期:2007年4月17日。

主诉:两胁胀痛反复发作2年,加重1个月。

现病史:患者2年前下岗后心情抑郁,出现两胁胀闷疼痛,常不自主叹气,1个月前与人争吵后自觉两胁胀闷疼痛有所加重,疼痛部位不固定,多次查心电图均未见异常,今为求中医诊治来诊。病来两胁胀闷疼痛,疼痛部位不固定,易怒,胸闷不舒,善太息,乳房胀痛,痛经,食欲差。

体格检查:双肺呼吸音清,未闻及干湿啰音。心率72次/分,律齐,各瓣膜听诊区未闻及病理性杂音。腹部平软,全腹无压痛、反跳痛及肌紧张,肝脾肋下未触及,双肾区无叩击痛。双下肢无浮肿。舌质淡,苔薄白,脉弦。

思考问题

1. 从现代医学角度考虑,为进一步明确诊断,还需要做哪些检查?目前可考虑何诊断?

2. 结合中医脏腑辨证理论,当辨为何病何证?如何谴方用药?

答案提示

1. 为进一步明确诊断,可考虑查血常规,血、尿淀粉酶,肝功能,肝炎病毒指标,肝胆脾胰超声等以除外肝、胆、脾、胰的器质性病变。若上述检查均无异常,则目前可诊断为自主神经功能紊乱。

2. 中医诊断:胁痛(肝气郁结)。四诊摘要:两胁胀闷疼痛,疼痛部位不固定,易怒,胸闷不舒,善太息,乳房胀痛,痛经,纳差,舌质淡,苔薄白,脉弦。

分析:本病例中患者两胁胀痛反复发作2年,故中医可明确诊断为胁痛。该患者因下岗后生活压力所迫,情志不遂,肝失疏泄而发为胁痛。肝属木,主疏泄,以条达为畅,肝失条达,故易怒,胸闷不舒,善太息。足厥阴肝经布胁肋,络乳房,肝郁气滞,经脉不利,不通则痛,故见两胁、乳房胀痛。肝气郁结,气机紊乱,冲任失调,故痛经。肝气犯胃,胃失和降,故纳差。舌质淡,苔薄白,脉弦为肝气郁结之征。

治法:疏肝解郁,理气止痛。

方药:柴胡疏肝散化裁(柴胡、香附、陈皮、枳壳、川芎、芍药、甘草)。

(二) 肝火上炎证

肝火上炎证,是指肝火内炽,气火上逆所表现的证候。

【临床表现】 头部胀痛,眩晕,面红口苦,急躁易怒,夜间少寐,胁肋灼痛,耳鸣耳聋,尿黄便秘,或目赤肿痛,或吐血、衄血,舌红苔黄,脉弦数。

【证候分析】 本证多由情志不遂,肝郁化火,或过食肥腻厚味,或因外感火热之邪所致。肝火上攻于头目,故见头部胀痛,眩晕,面红,目赤肿痛。肝火循经上扰于耳,则耳鸣耳聋。肝火内盛不能疏泄情志,故急躁易怒。不能藏神,则夜间少寐;火热内盛,肝不藏血,血热妄行,则吐血、衄血。火热灼津,则口干,尿黄便秘。舌红苔黄,脉弦数,均为肝火内盛之征。

案例 7-37

刘某,男,42 岁,干部,就诊时间:2004 年 8 月 13 日。

主诉:头痛 2 月余。

现病史:患者自诉 2 月前因生气出现头部胀痛,心烦易怒,在当地医院测血压为 150/100mmHg,诊断为"高血压病",经口服复方降压片治疗症状无明显好转,为求中医诊治来诊。病来头胀痛,心烦易怒,面红目赤,口苦,睡眠差,小便色黄,大便干燥。

体格检查:脉搏 96 次/分,血压 150/90mmHg。神志清楚,语言流利。双肺呼吸音清,未闻及干湿啰音。心率 96 次/分,律齐,各瓣膜听诊区未闻及病理性杂音。腹部平软,肝脾肋下未触及。双下肢无浮肿。中医舌脉:舌红,苔黄,脉弦数。

思考问题

1. 现代医学应考虑如何诊断? 为进一步明确诊断还需做哪些检查?

2. 中医如何辨证治疗? 本证日久可进一步转化为何证?

答案提示

1. 西医初步诊断:原发性高血压病。为进一步明确诊断,还应检查 24 小时动态血压监测,必要时可作经颅多普勒,脑电图,脑脊液、脑部 CT 或 MRI,肾上腺 CT 等项检查,明确头痛的病因,排除继发性高血压。

2. 中医诊断:头痛(肝火上炎)。

本病例头痛,是由情志不遂,肝气郁结,郁而化火,肝火上炎所致,故属内伤头痛之实证。火性炎上,肝火循经,上扰清窍,故面红、头胀痛。肝火内盛,扰乱心神,则心烦易怒,夜眠不宁。肝火夹胆气上逆,则口苦。火热灼津,则尿黄、便秘。舌红,苔黄,脉弦数,均为肝火内盛之征。

治法:清泻肝火。

方药:龙胆泻肝汤化裁(龙胆草、黄芩、柴胡、栀子、生地、车前、泽泻、当归、木通、甘草)。

本证若病程迁延,肝火日久,阳热伤阴,肾虚阴亏,可转为肾精亏虚之头痛,或阴虚阳亢,虚实夹杂之证。

(三) 肝血虚证

肝血虚证,是指肝藏血不足,导致肝血亏虚所表现的证候。

【临床表现】 眩晕耳鸣,面白无华,爪甲不荣,两目干涩,视物模糊,夜盲,肢体麻木,筋脉拘挛,月经量少或闭经,舌质淡,脉细。

【证候分析】 本证多因脾胃虚弱,生血不足;或失血过多,伤及营血所致。肝血不足,不能上荣于头目,故见面白舌淡,视物模糊,两目干涩,夜盲;肝阴血虚,阴虚阳亢,故有眩晕耳鸣;肝血亏虚,筋脉失养,故肢体麻木,筋脉拘挛,爪甲不荣;肝血虚,血海失于充盈,故月经量少,甚则闭经;血少,脉失充盈,故见脉细。

案例 7-38

张某,女,38 岁,会计,就诊日期:2003 年 6 月 8 日。

主诉:头迷、视物昏花半年,加重 1 周。

现病史:患者自诉半年前因月经量多逐渐出现头迷,视物昏花,未予系统诊治。1 周前复因劳累,上症加重,在当地医院查血常规提示血红蛋白为 90g/L,红细胞计数为 3.0×10^{12}/L,为求中医治疗来诊。病来头晕,视物昏花,无视物旋转,无恶心呕吐,面白无华,唇甲不荣,肢体麻木,月经量少,纳可,心悸少寐,二便自调。

体格检查:体温 37.0℃。轻度贫血貌。双肺呼吸音清,未闻及干湿啰音。心率 85 次/分,律齐,各瓣膜听诊区未闻及病理性杂音。腹部平软,肝脾肋下未触及,双肾区无叩击痛。双下肢无浮肿。中医舌脉:舌质淡,脉沉细。

思考问题

1. 现代医学应考虑如何诊断? 为进一步明确诊断,应该还需要做哪些检查?

2. 中医应如何辨证施治?

答案提示

1. 西医初步诊断:贫血。为进一步明确诊断,应复查血常规,查网织红细胞计数,贫血系列,必要时行骨髓穿刺做血涂片检查以明确贫血的分型,排除其他血液性疾病。

2. 中医诊断：眩晕（肝血虚）。四诊摘要：头晕眼花，面白无华，唇甲不荣，肢体麻木，月经量少，少寐，舌质淡，脉沉细。

分析：该患者因失血过多而致眩晕，属虚证。失血过多，肝血不足，头面失养，故眩晕，面色无华，唇甲不荣，舌质淡。肝开窍于目，肝血虚则视物昏花。肝在体合筋，肝血亏虚，血不荣筋，则肢体麻木。肝血不足，血海空虚，故见月经量少。血不养心，心神不宁，故心悸少寐。血少，脉失充盈，则见脉细。

治法：滋补肝血。

方药：四物汤化裁（当归、白芍、熟地、川芎）。

（四）肝阴虚证

肝阴虚证，是指肝阴不足，虚热内扰所表现的证候。

【临床表现】 头晕头痛，胁肋隐痛，两目干涩，视物模糊，失眠少寐，五心烦热，潮热盗汗，咽干口燥，舌红少津，脉弦细数。

【证候分析】 本证多因情志不遂，气郁化火，灼伤阴液，肝阴不足所致。两胁为肝经分布所在，肝阴不足，不能濡养肝络，则有胁肋隐痛，绵绵不休。阴虚内热，热扰心神，故见失眠少寐。阴液不能上承，故咽干口燥。五心烦热，潮热盗汗，舌红少津，脉细数，均为阴虚内热之征。

案例 7-39

王某，男，35 岁，公务员，就诊日期：2004 年 1 月 7 日。

主诉：右胁部隐痛反复发作 2 年余，加重 1 个月。

现病史：患者 2 年前因情志不遂，反复发作右胁部隐隐作痛，时有胀闷不适，在当地医院行腹部超声检示"胆囊壁毛糙"，诊断为"慢性胆囊炎"，口服"消炎利胆片"等药治疗，症状有所缓解，但时有反复。1 个月前因生气上述症状复发并加重，故来诊。病来右胁部隐痛，胀闷不适，口干咽燥，头晕目眩，心烦少寐，大便干结。

既往史：否认肝炎病史。

体格检查：体温 37.1℃。全身皮肤黏膜无黄染，浅表淋巴结不肿大。双肺呼吸音清，未闻及干湿啰音。心率 88 次/分，律齐，各瓣膜听诊区未闻及病理性杂音。腹部平软，右上腹部轻度压痛，墨菲征阳性，肝脾肋下未触及，移动性浊音阴性。双下肢无浮肿。中医舌脉：舌质红，少苔，脉弦细。

思考问题

1. 从现代医学角度考虑，为进一步完善诊断，还应该做哪些检查？

2. 结合中医脏腑辨证理论，如何辨证治疗？

答案提示

1. 还应检查血常规、尿常规、肝功能，肝炎病毒指标等以排除肝炎之诊断，复查肝胆脾胰超声，必要时可做内镜下逆行胆胰管造影术（ERCP）。

2. 中医诊断：胁痛（肝阴虚）。

四诊摘要：右胁部隐痛，胀闷不适，口干咽燥，头晕目眩，心烦少寐，大便干结，舌质红，少苔，脉弦细。

证候分析：该患者右上腹部隐痛，证属中医诊断之胁痛。该患者因情志不遂，肝气郁结，气郁日久化火，耗伤肝阴，肝阴不足，不能濡养肝络，故胁肋隐痛。阴虚内热，热扰心神，则见心烦不寐。肝阴不足，肝阳上亢，故见头晕目眩。阴液不能上承，故咽干口燥。阴液不能濡润大肠，故见大便干结。舌红少苔，脉细数，均为阴虚内热之征。

治法：养阴柔肝。

方药：一贯煎加减（生地、麦冬、沙参、当归、枸杞、川楝子）。

（五）肝阳上亢证

肝阳上亢证，是指肝气亢奋，或肝肾阴虚，阴不敛阳，肝阳上扰头目所表现的证候。

【临床表现】 头晕目眩，头胀而痛，面赤口苦，眼花耳鸣，腰膝酸软，尿黄便结，舌红苔黄，脉弦细数。

【证候分析】 本证多由肾水亏损不能滋养肝木，或肝阴不足，阴不潜阳所致。肝阴不足，肝阳上扰于头目，故见头晕目眩，头胀而痛，面赤口苦。肝肾阴虚，故见眼花耳鸣，腰膝酸软。阴液不足，故见尿黄便结。舌红苔黄，脉弦数，皆为阴不制阳，阴虚阳亢之征。

案例 7-40

周某，男，46 岁，干部，就诊日期：2009 年 9 月 1 日。

主诉：头晕头胀反复发作 3 年，加重 3 天。

现病史：患者 3 年前因工作不顺利，心情抑郁，出现头晕头胀症状，遂到某医院就诊，当时测血压为 155/100mmHg，诊断为"原发性高血压病"，予硝苯地平控释片 30mg，每日 1 次口服，血压可控制在 130～150/80～90mmHg 之间。3 天前因与他人发生口角，暴怒后上述症状复发并加重，口服降压药后虽血压可控制在正常范围，但头晕头胀症状不减,遂来诊。病来头晕头胀,少寐多梦,口苦,耳鸣目花,小便黄,大便秘结。

家族史:父亲、母亲均患有高血压病,父亲因脑出血已故。

体格检查:脉搏 92 次/分,血压 140/90mmHg。形体肥胖,神志清楚,双瞳孔等大正圆,对光反射灵敏。双肺呼吸音清,未闻及干湿啰音。心率 92 次/分,律齐,各瓣膜听诊区未闻及病理性杂音。腹部平软,全腹无压痛、反跳痛及肌紧张,肝脾肋下未触及。双下肢无浮肿。四肢肌力、肌张力正常。中医舌脉:舌质红,苔黄,脉弦数。

思考问题

1. 现代医学考虑什么病?

2. 结合中医脏腑辨证理论,当辨为何病何证?如何治疗?

答案提示

1. 西医诊断:高血压病 2 级。

2. 中医诊断:眩晕(肝阳上亢)。

四诊摘要:头晕头胀,少寐多梦,口苦,耳鸣目花,小便黄,大便秘结,舌红,苔黄,脉弦数。

分析:该患者因情志内伤,郁而化火,火热之邪耗伤肝肾之阴,肝肾阴亏于下,不能制阳,而致肝阳上亢。肝阳上亢,上冒清空,故头晕头胀。怒伤肝,使肝阳更盛,故生气暴怒后头晕头胀加重。肝火扰动心神,故少寐多梦。口苦,小便黄,大便秘结,舌红,苔黄,脉弦数皆为肝阳上亢之征。

治法:平肝潜阳。

方药:天麻钩藤饮加减(天麻、钩藤、石决明、栀子、杜仲、桑寄生、牛膝、黄芩、夜交藤、茯神、益母草)。

(六) 肝风内动证

肝风内动证是指肝阳化风、热极生风、血虚生风、阴虚动风所表现的证候。

1. 肝阳化风证 是指肝阳亢逆无制而表现的风动证候。

【临床表现】 眩晕欲仆,头痛而摇,项强肢麻,肢体震颤,语言不利,步履不稳,舌红,脉弦细;若见卒然昏倒,不省人事,口眼㖞斜,半身不遂,舌强语謇,喉中痰鸣,则为中风证。

【证候分析】 本证多由肝阳上亢发展而致。肝阳亢逆无制,阳亢于上,阴亏于下,则风自内生,上达巅顶,横窜脉络,而见面红目赤,烦躁,眩晕欲仆,肢体麻木,震颤头摇等动风之象。上盛下虚,故有步履不稳,行走飘浮。阳盛灼液而成痰,风阳夹痰上扰,蒙蔽清窍,则见猝然昏倒,不省人事。风痰窜络,经气不

利,则有口眼㖞斜,半身不遂,舌强语謇。

2. 热极生风证 是指热邪亢盛引起抽搐等动风的证候。

【临床表现】 高热,烦渴,躁扰不安,抽搐,两目上翻,甚见角弓反张,神志昏迷,舌红苔黄,脉弦数。

【证候分析】 本证多因外感温热袭入,邪热炽盛,燔灼肝经,筋脉失养而动风,故见抽搐项强,角弓反张,两目上翻;热入心包,心神被扰,则见烦躁不宁;蒙蔽心窍,则神志昏迷;高热,口渴,舌红苔黄,脉弦数,均为热邪亢盛之征。

3. 血虚生风证 是指血虚、筋脉失养所表现的证候。

【临床表现】 手足震颤,肌肉瞤动,关节拘急不利,肢体麻木,眩晕耳鸣,面色无华,爪甲不荣,舌质淡,苔白,脉细。

【证候分析】 本证多由急、慢性失血过多,或久病血虚所致。肝血不足,不能上荣于头面,故见眩晕耳鸣,面色无华,舌质淡;筋脉失去营血的濡养,则爪甲不荣;血虚动风,故见肢麻,筋挛,肉瞤震颤;血少则脉不充盈,故其脉细。

4. 阴虚动风证 是指阴液亏虚、筋脉失养所表现的证候。

【临床表现】 手足蠕动,眩晕耳鸣,潮热颧红,口燥咽干,形体消瘦,舌红少津,脉细数。

【证候分析】 本证多因外感热病后期,阴液耗损,或内伤久病,阴液亏虚,致使筋脉失养发病。具体分析请参阅“肝阴虚证”。

案例 7-41

吴某,男,62 岁,退休,就诊日期:2005 年 5 月 11 日。

主诉:右侧肢体活动不利,伴言语不清 3 天。

现病史:(因患者言语不清,病史由家属代诉)该患者既往高血压病病史,经常出现头晕、头迷。3 天前在散步时忽感右侧肢体活动不利,言语不清,当时测血压为 180/100mmHg,未作处理,由家人送至我院急诊室,查头部 CT 示“左基底节区小灶性出血”,诊断为“脑出血”,后至神经内科住院治疗,经静脉滴注甘露醇等药,上述症状不缓解,为求中西医结合治疗特邀中医科会诊。会诊时症见眩晕头胀,口眼㖞斜,右半身不遂,舌强语謇,尿黄便结。病来无恶心、呕吐,无意识丧失及抽搐。

既往史:高血压病史 5 年,口服卡托普利治疗。

体格检查:血压 150/90mmHg。形体肥胖,神志清楚,颜面潮红。双瞳孔等大正圆,对光反射存在,右侧中枢性面瘫,运动性不全失语。双

肺呼吸音略粗,未闻及干湿啰音;心界不大,心率82次/分,律齐,各瓣膜听诊区未闻及病理性杂音。腹部平软,肝脾肋下未触及。双下肢无浮肿。右上肢肌力0级,右下肢肌力Ⅲ级,肌张力略增强,左侧肢体肌力、肌张力正常,双侧腱反射亢进,左侧巴氏征阳性。中医舌脉:舌质红,苔黄厚,脉弦滑。

思考问题

1. 目前现代医学应诊断为何病?为进一步明确诊断,还需做哪些检查?

2. 中医应如何辨证施治?

答案提示

1. 西医初步诊断:高血压病3级,脑出血。还应检查血常规、尿常规、生化全项等,必要时行脑脊液、眼底及颅脑MR等检查。

2. 中医诊断:中风(肝阳化风)。

分析:该患者素体阳旺,肝阳上亢发展致中风。肝阳亢逆无制,阳亢于上,阴亏于下,则风自内生,上达巅顶,而见眩晕头胀。阳盛灼液成痰,风痰走窜经络,脉络不畅,故突然口眼喎斜,舌强语謇,右半身不遂;小便黄,大便秘结,舌红,苔黄厚,脉弦皆为肝火盛之象;脉兼见滑象为肝热夹痰。四诊合参,证属肝阳化风之中风。

治法:平肝潜阳,清火通络。

方药:镇肝熄风汤加减(白芍、天冬、玄参、龟板、代赭石、地龙、牛膝、茵陈、生龙骨、生牡蛎、麦芽、川楝子)。

(七) 肝胆湿热证

肝胆湿热证,是指湿热蕴结肝胆,疏泄功能失职所表现的证候。

【临床表现】 胁肋胀痛,口苦纳呆,呕恶腹胀,小便短黄,大便不调,舌质红,苔黄腻,脉弦数;或兼见身目发黄,发热,或见阴囊湿疹,睾丸肿大热痛,外阴瘙痒,带下黄臭等症。

【证候分析】 本证多因感受湿热之邪,或嗜酒肥甘,酿生湿热,或脾胃运化失常,湿浊内生,郁而化热所致。湿热内蕴,肝胆疏泄失常,气机郁滞,故见胁肋胀痛。湿热熏蒸,胆气上泛则口苦。胆汁不循常道而外溢,则面目周身发黄,发热。湿热郁阻,脾胃升降失常,故有纳呆,腹胀,呕恶,大便不调。肝脉绕阴器,湿热下注,则阴囊湿疹或睾丸肿痛,妇人则见外阴瘙痒,带下黄臭等症。舌质红,苔黄腻,脉弦数,均为湿热内蕴之征。

案例7-42

秦某,女,31岁,教师,就诊日期:2010年8月9日。

主诉:发热1周,皮肤、巩膜黄染5天。

现病史:患者1周前无明显诱因出现发热症状,自服阿莫西林胶囊及对乙酰氨基酚片,发热症状可暂时消退,但随即复起。5天前全身皮肤及巩膜出现黄染,鲜明如橘色,伴右上腹胀闷不适,自服消炎利胆片数日效果不佳,故来诊。病来发热,右上腹胀闷不适,恶心欲吐,口苦食少,小便黄短,大便黏滞不爽。

既往史:慢性胆囊炎病史2年。否认肝炎病史。

体格检查:体温37.6℃,脉搏94次/分。全身皮肤黏膜及巩膜黄染,未见出血点。双肺呼吸音清,未闻及干湿啰音。心率94次/分,律齐,各瓣膜听诊区未闻及病理性杂音。腹部平软,右上腹部轻压痛,无反跳痛及肌紧张,墨菲征阳性,肝脾肋下未触及,肝区轻度叩痛,双肾区无叩击痛,移动性浊音阴性。双下肢无浮肿。中医舌脉:舌质红,苔黄厚腻,脉濡数。

辅助检查:肝胆脾胰彩色超声示:肝内胆管扩张,胆囊结石。

思考问题

1. 现代医学考虑何病?还需做哪些检查?

2. 结合中医脏腑辨证理论,当辨为何病何证?如何辨证论治?

答案提示

1. 西医初步诊断:急性胆囊炎,胆石症,梗阻性黄疸。应进一步查血、尿、便常规、肝功、肝炎病毒指标等以除外病毒性肝炎之诊断,必要时可行逆行胰胆管造影(ERCP)等以进一步确定黄疸的原因。

2. 中医诊断:黄疸——阳黄(肝胆湿热)。

四诊摘要:身目俱黄,鲜明如橘色,右胁肋胀闷,口苦纳呆,恶心欲吐,小便黄短,大便黏滞不爽,舌红,苔黄厚腻,脉濡数。

分析:本病例患者身目俱黄,故属中医内科之黄疸病。黄疸之辨证,当以阴阳为纲。一般色泽鲜明如橘色者属阳黄;色泽晦暗如烟熏者属阴黄。该患者身目俱黄,鲜明如橘色,故证属黄疸之阳黄。患者平素嗜食肥甘,酿生湿热,湿热蕴蒸,胆汁外溢肌肤,发为黄疸。热为阳邪,故黄色鲜明。湿热内蕴,肝胆疏泄不利,气机不畅,故见右胁肋胀闷。湿热熏蒸,胃浊和胆气上逆则口苦纳呆,恶心欲吐,大便黏滞不爽。小便黄短,舌红,苔黄厚腻,脉濡数皆为湿热内盛之征。

治法:清热通腑,利湿退黄。

方药:茵陈蒿汤加减(茵陈蒿、大黄、栀子、厚朴、黄芩、焦三仙、陈皮、甘草)。

(八) 寒凝肝脉证

寒凝肝脉证,是指寒邪凝滞于肝脉所表现的证候。

【临床表现】 少腹胀痛,睾丸坠胀,遇寒加重;或见阴囊内缩,痛引少腹,面色㿠白,形寒肢冷,口唇青紫,小便清长,舌淡苔白,脉沉弦。

【证候分析】 本证多因外感寒邪侵袭于肝脉,使气血凝滞而致。寒凝肝脉,气血凝滞,故见少腹胀痛,睾丸坠胀,遇寒加重。寒性收引,肝脉受寒,则阴囊冷缩而痛引少腹。寒为阴邪,易阻遏阳气,阳气不得布达,故见面色㿠白,形寒肢冷。阳虚不能化气行水,泌清浊,水走肠间,而见小便清长,便溏。肝络环唇,寒滞于肝,故口唇青紫。舌淡苔白,脉沉弦,均为寒凝肝脉之征。

案例 7-43

黄某,男,42岁,修理工,就诊日期:2001年12月14日。

主诉:少腹胀痛连及睾丸8小时。

现病史:患者自诉8小时前因抢修破裂自来水管道,入冷水时间久,自觉小腹冷痛,疼痛剧烈,睾丸坠胀,服热姜糖水症状无明显缓解,急来我院门诊,查腹部超声未见异常,肌内注射654-2注射液10mg,疼痛未缓解,要求口服中药。病来少腹胀痛,睾丸坠胀,遇寒加重,得温痛减,面色㿠白,形寒肢冷,小便清长,大便稀薄。

体格检查:双肺呼吸音清,未闻及干湿啰音。心率74次/分,律齐,各瓣膜听诊区未闻及病理性杂音。腹部平软,全腹无压痛、反跳痛及肌紧张,肝脾肋下未触及,双肾区无叩击痛,移动性浊音阴性,肠鸣音8~9次/分。双下肢无浮肿。中医舌脉:舌质淡,苔白,脉沉弦。

思考问题

1. 结合现代医学理论目前可考虑哪些疾病?为进一步明确诊断还需做哪些理化检查?

2. 中医应如何辨证施治?

答案提示

1. 西医可考虑急性胃肠痉挛、前列腺炎、精囊炎等疾病。为进一步明确诊断,还需检查血常规、尿常规、消化道钡透、肠镜、腹部平片、直肠指诊、前列腺B超、前列腺液常规检查、精液抗原检查等。

2. 中医诊断:腹痛(寒凝肝脉)。

四诊摘要:少腹胀痛,睾丸坠胀,遇寒加重,得温痛减,面色㿠白,形寒肢冷,小便清长,大便稀薄,舌质淡,苔白,脉沉弦。

分析:该患者外感寒邪,侵袭于肝脉,寒凝血瘀,不通则痛,而致腹痛。寒为阴邪,其性收引,寒凝肝脉,气血凝滞,少腹、睾丸皆为肝经循行之处,故见少腹胀痛,睾丸坠胀,遇寒加重,得温痛减。寒邪阻遏阳气,失于温煦,故见面色㿠白,形寒肢冷。中阳不足,运化不健,则见大便稀薄。肝络环唇,寒滞于肝,故口唇青紫。阳虚不能化气行水,泌清浊,水走肠间,而见小便清长,大便稀薄。舌淡苔白,脉沉弦,皆属寒凝肝脉之征。

治法:温肝散寒,活血止痛。

方药:天台乌药散加减(乌药、川楝、茴香、木香、高良姜、槟榔)。

(九) 胆郁痰扰证

胆郁痰扰证,是指胆失疏泄,痰热内扰所表现的证候。

【临床表现】 惊悸不寐,烦躁不安,口苦,泛恶呕吐,胸闷胁胀,头晕目眩,耳鸣,舌红,苔黄腻,脉弦滑。

【证候分析】 本证多由情志不遂,气郁化火,炼津成痰,痰热内扰,胆气不宁所致。痰热内扰,胆气不宁,故见惊悸不寐,烦躁不安。胆热犯胃,胃气上逆,故口苦,泛恶呕吐。胆气郁滞,见胸闷胁胀。痰热循经上扰,则头晕目眩,耳鸣。舌红,苔黄腻,脉滑,均为痰热内蕴之征。

案例 7-44

刘某,女,25岁,无业,就诊日期:2003年4月20日。

主诉:失眠、心烦3年,加重1个月。

现病史:患者自诉3年前因与家人生气出现睡眠欠佳,心烦多梦,自服安定片及安神补脑液治疗(具体用量不详),症状时有反复。1个月前因感情问题上述症状复发并加重,今为求中医治疗来诊。病来心烦,失眠多梦,头重目眩,厌食嗳气,胸闷。

体格检查:神志清楚,言语流利,精神不振。双肺呼吸音清,未闻及干湿啰音。心率70次/分,律齐,各瓣膜听诊区未闻及病理性杂音。腹部平软,肝脾肋下未触及,双肾区无叩击痛。双下肢无浮肿。中医舌脉:舌质红,苔黄腻,脉濡滑。

思考问题

1. 目前现代医学考虑如何诊断?

2. 中医应如何辨证施治?

答案提示

1. 西医初步诊断:神经官能症。

2. 中医诊断:不寐(胆郁痰扰)。

四诊摘要：心烦不寐，头重目眩，厌食嗳气，胸闷，舌红，苔黄腻，脉濡滑。

分析：该患者因情志不遂，肝气郁结，郁久化火，炼津成痰，痰热内扰，而致不寐。痰热上扰，清阳被蒙，则心烦，头重目眩。痰热内蕴，气机不畅，胃失和降，是以厌食嗳气。痰湿壅遏于中，故而胸闷。舌红，苔黄腻，脉濡滑，皆为痰热内蕴之征。

治法：清化痰热，和中安神。

方药：黄连温胆汤加减（黄连、陈皮、半夏、茯苓、甘草、枳实、竹茹）。

五、肾与膀胱病辨证

肾的主要生理功能是主藏精，主生殖、生长和发育，为先天之本，主水，主纳气，肾主骨生髓，开窍于耳及前后二阴，其华在发。膀胱的主要生理功能是贮存和排泄尿液。

肾藏真阴而寓元阳，是人体生长发育之根，脏腑机能活动之本，一有耗伤，则诸脏皆病，故肾病多虚证；反之，任何疾病发展到严重阶段，均可累及肾，即"久病及肾"。肾病常见证型有肾阳虚证、肾气不固证、肾虚水泛证、肾不纳气证、肾精不足证、肾阴虚证。膀胱病多见膀胱湿热证。

（一）肾阳虚证

肾阳虚证，是指由于肾脏阳气虚衰，温煦失职，生殖、气化功能下降所表现的证候。

【临床表现】 腰膝酸软，面色㿠白，畏寒肢冷，以下肢为甚，神疲乏力，男子阳痿，女子不孕，小便清长或尿少浮肿，五更泄，舌质淡胖，脉沉迟。

【证候分析】 本证多因素体阳虚或久病及肾或房劳过度所致。肾阳虚衰，腰膝失于温养，故见腰膝酸软。阳气不达四末，故面色㿠白，畏寒肢冷，下肢尤甚。阳气不足，髓海空虚，故神疲乏力。肾阳虚，不能温养脾阳，脾胃运化失常，可见五更泄。肾阳虚衰，生殖功能减退，可见阳痿或不孕。肾阳不足，膀胱气化失司，则见小便清长或尿少浮肿。舌淡胖，脉沉迟，均为阳虚之征。

案例 7-45

张某，女，62 岁，就诊时间：2005 年 4 月 7 日。

主诉：黎明腹泻 8 个月。

现病史：患者自诉平素饮食稍有不慎，即可出现腹泻。8 个月前无明显诱因晨起 5 时许即感脐腹作痛，肠鸣即泻，泻下物皆为不消化食物，泻后则安，自服诺氟沙星及参苓白术散等药，症

状无明显好转，今为求中医治疗来诊。病来腹痛，形寒肢冷，腰膝酸软，纳呆，夜寐可。

体格检查：双肺呼吸音清，未闻及干湿啰音。心率 74 次/分，律齐，各瓣膜听诊区未闻及病理性杂音。腹部平软，全腹无压痛、反跳痛及肌紧张，肝脾肋下未触及，双肾区无叩击痛，肠鸣音 9～10 次/分。双下肢无浮肿。中医舌脉：舌质淡胖，苔白，脉沉迟无力。

思考问题

1. 现代医学可初步诊断为何病？为进一步明确诊断，还需做哪些检查？

2. 中医应如何辨证施治？

答案提示

1. 西医初步诊断：慢性肠炎。为进一步明确诊断，还需检查血、便常规，肠镜，必要时可行病理组织活检，以明确病变部位及性质。

2. 中医诊断：泄泻（肾阳虚）。

四诊摘要：晨起泄泻，脐腹作痛，肠鸣即泻，泻后则安，形寒肢冷，腰膝酸软，纳呆，寐可，小便清长，舌质淡胖，苔白，脉沉迟无力。

分析：该患者年老体衰，肾精内耗，日久肾阳亏虚，不能温养脾阳，脾胃运化失常，发为泄泻。因泄泻多发于黎明五更之时，故中医又称之为"五更泻"。黎明之前，阳气未复，阴寒较盛，故脐腹作痛，肠鸣即泻。泻后则腹气通利，故泻后则安。肾阳虚，脾阳失于温煦，运化失常，清浊不分，故见完谷不化，纳呆。脾肾阳虚，肢体失于温煦，故形寒肢冷。腰为肾之府，肾阳虚，则腰膝酸软。肾阳虚，气化失司，水湿不化，故小便清长。舌淡胖，苔白，脉沉迟无力，皆为肾阳不足之征。

治法：温肾止泻。

方药：四神丸化裁（补骨脂、吴茱萸、肉豆蔻、五味子、生姜、大枣）。

（二）肾气不固证

肾气不固证，是指由于肾气亏虚，固摄功能减退所表现的证候。

【临床表现】 小便频数而余沥不尽，遗尿或小便失禁，夜尿多，腰膝酸软；男子滑精早泄，女子带下清稀，胎动易滑，舌淡苔白，脉沉弱。

【证候分析】 本证多由年高肾虚，或年幼肾气不充，或房劳过度，或久病劳损而伤肾，使肾的固摄功能减退所致。肾与膀胱相表里，肾气不固，膀胱失约，不能贮藏津液，故小便频数而余沥不尽，遗尿，或小便失禁。夜为阴盛阳衰之时，肾气虚则阴寒尤甚，故夜尿多。腰为肾之府，故有腰膝酸软。肾失封藏，精关不固，故滑精早泄。肾虚，冲任虚损，固摄失职，故带下清稀，滑胎。舌淡苔白，脉沉弱，皆为肾气虚而不固之征。

案例7-46

钱某,男,21岁,学生,就诊日期:2010年9月4日。

主诉:反复遗精5个月。

现病史:患者自诉于5个月前因手淫过度出现频繁遗精,少则每周2~3次,多则每日1次,多为梦后遗精,自服补肾壮阳药物,症状未见明显好转,今为求中医治疗来诊。病来伴腰膝酸软,小便频数,夜尿多,寐不佳。

体格检查:精神萎靡。双肺呼吸音清,未闻及干湿啰音。心率70次/分,律齐,各瓣膜听诊区未闻及病理性杂音。腹部平软,肝脾肋下未触及,双肾区无叩击痛。双下肢无浮肿。中医舌脉:舌质淡,苔白,脉沉。

思考问题

1. 现代医学考虑何病?为进一步明确诊断,还需做哪些检查?

2. 结合中医脏腑辨证理论,当辨为何病何证?如何治疗?

答案提示

1. 西医初步诊断:遗精。遗精在现代医学中常可伴见于多种器质性疾病中。为查明病因,需检查有无包茎、包皮过长、包皮垢刺激;此外,直肠指诊、前列腺B超、前列腺液常规检查有助于前列腺疾病的诊断;精液抗原检查可帮助发现精囊炎。

2. 中医诊断:遗精(肾气不固)。

四诊摘要:遗精频繁,腰膝酸软,精神萎靡,小便频数,夜尿多,寐不佳。舌质淡,苔白,脉沉。

分析:该患者因手淫过度,损伤肾精,肾失封藏,精关不固,故而遗精。腰为肾之府,肾虚故有腰膝酸软。肾气不固,膀胱失约,不能贮藏津液,故小便频数。肾气虚,阴寒尤甚,夜间属阴,故夜尿多。肾虚,心神失养,故精神萎靡,少寐。舌淡,苔白,脉沉,皆为肾虚不固之征。

治法:补肾涩精。

方药:金锁固精丸加减(沙苑蒺藜、芡实、莲须、莲肉、煅龙骨、煅牡蛎)。

(三) 肾虚水泛证

肾虚水泛证,是指肾阳虚不能温化水液,水湿泛滥所表现的证候。

【临床表现】 全身水肿,腰以下尤甚,按之没指,腹胀,小便少,腰膝酸软,形寒肢冷,或见心悸气短,喘咳痰鸣,舌淡胖有齿痕,苔白滑,脉沉细。

【证候分析】 本证多因素体虚弱,久病及肾,或房劳伤肾,肾阳虚衰,水湿泛滥所致。肾阳虚衰,膀胱气化失司,故小便不利而尿少。肾阳虚,气化不利,水溢肌肤,停滞胃肠,则见全身水肿,腹胀。水湿趋于下,故腰以下肿甚。阳虚,失于温煦,则形寒肢冷。水气凌心射肺,则见心悸气短,喘咳痰鸣。舌淡胖有齿痕,苔白滑,脉沉细,皆为阳虚水泛之征。

案例7-47

孙某,男,25岁,技术员,就诊日期:2010年10月27日。

主诉:周身浮肿反复发作7个月,加重伴腹胀10天。

现病史:患者于7个月前无明显诱因出现周身浮肿,尿少,在当地医院经检查后诊断为"肾病综合征",予口服泼尼松治疗病情有所好转,近几个月来病情时有反复。10天前因受凉感冒后上述症状加重,并伴腹胀,为求中西医结合治疗来诊。病来周身浮肿,腰以下尤甚,按之凹陷不起,四肢厥冷,怯寒神疲,腰膝酸软,腹胀,纳呆,恶心未吐,少寐,小便短少,大便溏薄。

体格检查:血压150/95mmHg。精神不振,面色苍白,眼睑浮肿。咽无充血,扁桃体不肿大。双肺呼吸音清,未闻及干湿啰音。心率80次/分,律齐,各瓣膜听诊区未闻及病理性杂音。腹部膨隆,脐下可见腹壁静脉曲张,肝脾触诊不满意,腹部移动性浊音阳性。双下肢重度水肿。中医舌脉:舌淡胖,边有齿痕,苔白滑,脉沉细。

辅助检查:甘油三酯4.23mmol/L,总胆固醇7.26mmol/L,24小时尿蛋白定量9g,血白蛋白24g/L。

思考问题

1. 目前现代医学如何诊断?为进一步明确诊断还需要做哪些理化检查?

2. 根据中医脏腑辨证理论,当辨为何病何证?如何遣方用药?

答案提示

1. 西医初步诊断:肾病综合征。为进一步明确诊断,需检查血常规,尿常规,复查肝功能、血脂、24小时尿蛋白定量,查肾功能、血离子、双肾彩超、抗链球菌"O"、血沉、类风湿因子、C反应蛋白、抗核抗体、免疫球蛋白、补体等,必要时应行肾活检以明确病理分型。

2. 中医诊断:水肿(肾虚水泛)。

四诊摘要:周身浮肿,腰以下尤甚,按之凹陷不起,腰膝酸软冷痛,四肢厥冷,怯寒神疲,腹胀纳呆,恶心未吐,少寐,小便短少,大便溏薄,舌淡胖,有齿痕,苔白滑,脉沉细。

分析:患者发病以来周身浮肿,按之凹陷不起,属中医"水肿"之范畴。本例患者久病肾阳虚衰以致水湿泛滥,溢于肌肤,发为水肿。腰膝以下,肾气主之,肾气虚衰,阳不化气,水湿下聚,故见腰以下尤甚,按之凹陷不起。腰为肾之府,肾虚而水湿内盛,故腰膝酸软冷痛。肾阳亏虚,命门火衰,不能温养,故四肢厥冷,怯寒神疲。肾阳虚,脾阳失于温煦,脾胃功能失常,故见腹胀,恶心,纳呆。肾虚,心神失养,心肾不交,故而少寐。肾阳虚衰,膀胱气化无权,故小便短少。舌淡胖有齿痕,苔白滑,脉沉细,皆为阳虚水泛之征。

治法:温补肾阳,化气行水。

方药:真武汤加减(附子、白术、生姜、茯苓、白芍)。

(四)肾不纳气证

肾不纳气证,是指肾气虚衰,摄纳失常,气不归元所表现的证候。

【临床表现】 喘促、气短,呼多吸少,气不得续,动则益甚,形瘦神惫,声音低怯,舌淡苔白,脉沉细无力。

【证候分析】 本证多由久病咳喘,肺虚及肾,或年老肾气衰弱所致。肺主气司呼吸,肾主纳气。今久病咳喘,由肺及肾,肾虚摄纳无权,气不归元,故见喘促、气短,呼多吸少,气不得续。动则耗气,故动则益甚。肾虚精气耗损,则见形瘦神惫,声音低怯。舌淡苔白,脉沉细无力,均为肾不纳气之征。

案例 7-48

魏某,男,67岁,工人,就诊日期:2009年11月26日。

主诉:咳嗽、喘息反复发作10余年,加重1周。

现病史:患者10年前因受凉感冒后出现咳嗽、喘息症状,自服"消炎药"及"平喘药"后症状缓解,此后每年气候变冷时上述症状复发并逐渐出现气短,腰酸,神疲乏力等症状,每次发病持续约3个月。1周前因劳累及着凉后上述症状复发并加重,服用阿奇霉素片,止咳糖浆后未见好转,故来诊。病来咳嗽,咳白痰,喘息气短,呼多吸少,气不得续,动则喘甚,腰酸,神疲乏力,纳可,寐不佳,二便自调。

既往史:吸烟史40余年,平均每日约30支。

体格检查:呼吸28次/分。神志清楚。气管居中。桶状胸,肺肝界位于右锁骨中线第7肋间,双肺呼吸音粗,两肺满布喘鸣音,未闻及湿啰音。心率78次/分,律齐,各瓣膜听诊区未闻及病理性杂音。腹部平软,肝脾肋下未触及,移动性浊音阴性。双下肢无水肿。中医舌脉:舌质淡,苔白,脉沉弱。

思考问题

1. 目前现代医学考虑如何诊断?为进一步明确诊断还需要做哪些理化检查?

2. 中医应如何辨证施治?

答案提示

1. 西医初步诊断:慢性支气管炎急性发作,慢性阻塞性肺气肿。为进一步明确诊断,需检查血常规,血气分析,心电图,心脏彩超,肺部CT,肺功能检查等。

2. 中医诊断:喘证(肾不纳气)。

四诊摘要:咳嗽,咳白痰,喘息气短,呼多吸少,气不得续,动则喘甚,腰酸,神疲乏力,纳可,寐不佳,二便自调,舌质淡,苔白,脉沉弱。

分析:患者久病咳喘,肺虚及肾,肺不主气,肾不纳气,故见喘促、气短,呼多吸少,气不得续。动则耗气,故动则喘甚。肾虚,腰膝失养,故见腰酸。肾阳虚亏,则神疲。舌淡苔白,脉沉弱,均为肾不纳气之征。

治法:补肾纳气。

方药:金匮肾气丸合参蛤散加减(熟地、山药、山萸肉、丹皮、茯苓、泽泻、肉桂、附子、人参、蛤蚧)。

(五)肾精不足证

肾精不足证,是指肾精亏损,以致生长、发育及生殖功能障碍所表现的证候。

【临床表现】 小儿发育迟缓,身材矮小,囟门迟闭,智力低下,肌肉、骨骼痿软,动作迟钝;成人早衰,发脱齿摇,耳鸣耳聋,健忘恍惚,两足痿软。男子精少不育,女子经闭不孕;舌淡,脉细弱。

【证候分析】 本证多因先天禀赋不足,元气不充,或后天失养所致。肾精不足,无以生髓、养骨、充脑,小儿则发育迟缓,出现五迟、五软。成人则致早衰,出现发脱齿摇,耳鸣耳聋,健忘恍惚,两足痿软等症。肾精亏虚,则性功能减退,男子精少不育,女子经闭不孕。舌淡,脉细弱,皆为肾精不足之征。

案例 7-49

工某,男,56岁,干部,就诊日期:2001年10月8日。

主诉:耳鸣反复发作2年,加重伴脱发、健忘3个月。

现病史:患者于2年前无明显诱因出现耳鸣,听力无明显改变,无恶心呕吐及眩晕,未予诊治。3个月前因劳累上述症状加重并逐渐出现脱发,健忘,为求中西医结合治疗来诊。病来耳鸣,健忘,腰膝酸软,纳可,寐佳,二便自调。

体格检查：耳道无异常分泌物，乳突区无压痛。双肺呼吸音清，未闻及干湿啰音。心率68次/分，律齐，各瓣膜听诊区未闻及病理性杂音。腹部平软，肝脾肋下未触及，双肾区无叩击。双下肢无水肿。中医舌脉：舌质红，苔薄，脉细弱。

思考问题

1. 目前现代医学考虑如何诊断？为进一步明确诊断，还需做哪些理化检查？

2. 中医应如何辨证施治？

答案提示

1. 西医初步诊断：神经性耳鸣。为进一步明确诊断，还需检查前庭功能，电测听，听力诱发电位，音叉传导，头部CT或MR等。

2. 中医诊断：耳鸣（肾精不足）。

四诊摘要：耳鸣，健忘，腰膝酸软，脱发，纳可，寐佳，二便自调。舌红，苔薄，脉细弱。

分析：耳为肾之外窍，内通于脑，患者年老体衰，肾精不足，不能生髓养脑，故见耳鸣、健忘。肾其华在发，肾精不足，无以化生，故见脱发。肾亏，精髓不足，故见腰膝酸软。舌红，苔薄，脉细弱，均为肾精不足之征。

治法：补肾填精。

方药：耳聋左慈丸加减（生磁石、五味子、熟地、山药、山萸肉、丹皮、茯苓、泽泻）。

（六）肾阴虚证

肾阴虚证，是指肾阴亏虚，失于濡养所表现的虚热证候。

【临床表现】 腰膝酸软，眩晕耳鸣，失眠多梦，咽干口燥，形体消瘦，五心烦热，潮热盗汗，男子遗精、早泄，女子经少、经闭，或崩漏，舌红少津，苔少或无苔，脉细数。

【证候分析】 本证多因久病及肾，或房劳过度，或患急性热病后，或情志内伤，耗伤肾阴后所表现出的证候。肾阴虚，腰膝、脑髓、官窍失养，故见腰膝酸软，眩晕耳鸣，咽干口燥。肾阴不足，形体失于濡养，则消瘦。阴虚生内热，虚热内扰，故见五心烦热，失眠多梦，潮热盗汗。阴虚相火妄动，火扰精室，则男子遗精、早泄，女子经少、经闭或崩漏。舌红少苔而干，脉细数，均为阴虚火旺之征。

> **案例 7-50**
>
> 李某，女，56岁，就诊日期：2005年2月4日。
>
> 主诉：口渴多饮伴多食、多尿，体重减轻3年，加重1个月。
>
> 现病史：患者自诉于3年前无明显诱因出现口渴多饮，每日饮水量约2500毫升，尿频量多，每

日尿量约2500毫升，多食易饥，每日主食约1斤①，体重1年内减轻10斤，在当地医院查空腹血糖为10.8mmol/L，诊断为"2型糖尿病"，自服格列吡嗪10mg每日2次，未予监测血糖，症状有所缓解。1个月前因感冒上述症状加重，为求中西医结合治疗来诊。病来多饮，多食，尿频量多，口干舌燥，腰膝酸软，头晕耳鸣，失眠多梦，大便秘结。

既往史：健康。其父患有2型糖尿病，其母体健。

体格检查：脉搏92次/分。精神不振，形体消瘦。甲状腺不肿大，未闻及血管杂音。双肺呼吸音清，未闻及干湿性啰音。心率92次/分，律齐，各瓣膜听诊区未闻及病理性杂音。肝脾肋下未触及，双肾区无叩击痛。双下肢无浮肿。中医舌脉：舌质红，少苔，脉细数。

思考问题

1. 目前现代医学考虑如何诊断？为进一步明确诊断还需要做哪些理化检查？还应与哪些疾病相鉴别？

2. 中医应如何辨证施治？

答案提示

1. 西医初步诊断：2型糖尿病。为进一步明确诊断，还应检查尿糖、葡萄糖耐量试验、血脂、糖化血红蛋白、尿微量白蛋白、胰岛功能测定等。应注意与甲状腺功能亢进症之多食易饥、消瘦相鉴别，故应进一步检查甲功、血清促甲状腺激素释放激素（TRH）兴奋试验、甲状腺摄碘率等以排除甲亢之诊断。

2. 中医诊断：消渴（肾阴亏虚）。

四诊摘要：患者症见多饮，多食，尿频量多，口干舌燥，腰膝酸软，头晕耳鸣，失眠多梦，大便秘结，舌红，少苔，脉细数。

分析：中医消渴病是以多饮，多食，多尿，乏力，消瘦，或尿有甜味为主要临床表现的一种疾病。患者有明显"三多一少"的症状，故中医可明确诊断为消渴。该患者年过半百，肾阴亏虚，固摄失常，气化失司，津液直趋下行，故尿频量多。腰为肾之府，肾阴亏虚，精血不足，筋脉失养，则腰膝酸软。肾主骨生髓，脑为髓之海，肾阴虚不能生髓充骨养脑，故见头晕耳鸣。大便秘结，舌红，少苔，脉细数均，为阴虚内热之征。

治法：滋阴固肾。

方药：六味地黄丸加味（熟地、山药、山萸肉、丹皮、茯苓、泽泻）。

---

① 中国市制重量单位，现1斤＝0.5kg。

（七）膀胱湿热证

膀胱湿热证,是指湿热蕴结于膀胱,致膀胱气化失职所表现的证候。

【临床表现】 尿频,尿急,排尿灼热疼痛,小便黄赤短少,或尿浊,或尿血,或尿有砂石,可伴有发热,腰部胀痛,舌红苔黄腻,脉濡数。

【证候分析】 本证多由外感湿热之邪蕴结于膀胱,或饮食不节,湿热内生,下注膀胱所致。湿热蕴结下焦,膀胱气化不利,故见小便黄赤短少,淋漓不尽。湿热下迫尿道,故尿频、尿急、尿浊。湿热阻滞,不通则痛,故尿痛。热灼伤阴络,则尿血。湿热煎熬,炼液成石,尿有砂石。湿热郁蒸则发热;湿热阻滞肾府,故腰痛。舌红苔黄腻,脉濡数,皆为湿热内蕴之征。

案例 7-51

黄某,男,29岁,职员,就诊日期:2010年7月18日。

主诉:尿频、尿急、尿痛5天。

现病史:患者自诉于5天前因感冒出现尿频、尿急、尿痛,伴发热,排尿灼热感,自服诺氟沙星症状无明显好转,今为求中医治疗来诊。病来发热,尿频、尿急、尿痛,排尿灼热感,小便短赤,大便秘结,食欲不振,寐可。

体格检查:体温37.7℃,脉搏88次/分。咽部轻度充血,扁桃体不肿大。双肺呼吸音清,未闻及干湿啰音。心率88次/分,律齐,各瓣膜听诊区未闻及病理性杂音。腹部平软,全腹无压痛、反跳痛及肌紧张,肝脾肋下未触及,双肾区无叩击痛。双下肢无浮肿。中医舌脉:舌质红,苔黄腻,脉濡数。

辅助检查:尿常规示白细胞25个/HP。

思考问题

1. 目前现代医学考虑如何诊断? 为进一步明确诊断还需做哪些检查?

2. 结合中医脏腑辨证理论,当辨为何病何证? 如何治疗?

答案提示

1. 西医初步诊断:急性泌尿系感染。为进一步明确诊断,还需复查尿常规,查血常规、尿沉渣镜检、中段尿细菌培养、肾功能、前列腺液常规检查及双肾、输尿管、膀胱、前列腺B超等。

2. 中医诊断:淋证(膀胱湿热)。

四诊摘要:发热,尿频、尿急、尿痛,排尿灼热感,小便短赤,大便秘结,食欲缺乏,寐可,舌红,苔黄腻,脉濡数。

分析:本证是由于外感湿热之邪,蕴结于膀胱所致。湿热郁蒸则发热。湿热下迫尿道,故尿

频、尿急。湿热阻滞,不通则痛,故尿痛。湿热蕴结下焦,膀胱气化失司,故见小便短赤。热伤津液,故大便秘结。湿热阻滞中焦,故食欲缺乏。舌红苔黄腻,脉濡数,皆属湿热内阻之征。

治法:清热利湿通淋。

方药:八正散(木通、车前、萹蓄、大黄、栀子、滑石、甘草梢、瞿麦、灯芯草)。

六、脏腑兼病辨证

两个或两个以上脏腑相继或同时发病者,称为脏腑兼病。脏腑兼病包括脏与脏相兼、脏与腑相兼及腑与腑相兼。临床常见脏腑兼病证型有心肺气虚证、心脾两虚证、心肾不交证、心肾阳虚证、肝胃不和证、肝火犯肺证、肝肾阴虚证、肺脾气虚证、肺肾阴虚证、脾肾阳虚证。

（一）心肺气虚证

心肺气虚证,是指心肺两脏气虚所表现的证候。

【临床表现】 心悸气短,久咳不已,咳喘少气,动则尤甚,咳痰清稀,声低气怯,头晕乏力,自汗神疲,面白无华,舌淡苔白,脉细无力。

【证候分析】 本证多由久病咳喘,耗伤心肺之气,或禀赋不足所致。肺气虚弱,宗气生成不足,则心气亦虚;若先有心气亏虚,宗气耗散,则致肺气不足,导致心肺气虚。宗气不足,心鼓动无力,则见心悸,脉细无力。肺气虚,肃降无权,肺气上逆则咳喘。宗气不足,则气短乏力,声低气怯。动则耗气,故动则尤甚。肺气虚,气不布津,则痰稀。肺主气,心主血脉,心肺气虚,全身机能活动减弱,肌肤及头面失于濡养,则面白无华,头晕神疲。卫表不固则自汗。舌淡白,脉细无力,为气虚之征。

案例 7-52

张某,女,72岁,就诊时间:2009年11月7日。

主诉:咳嗽、喘息、气短反复发作10年,加重伴心悸1周。

现病史:患者自诉于10年前感冒后出现咳嗽、喘息、气短症状,当时服用消炎药及止咳平喘药物后症状缓解,但此后每年入冬天气转凉时均出现上述症状,每年持续3个月左右,至来年春天逐渐缓解。1周前因受凉后再次出现咳嗽、气短、喘息症状,病情较以往严重,并出现心悸、头晕等症,遂来诊。病来咳嗽、喘息、气短,动则尤甚,咳痰清稀量多,声低气怯,头晕乏力,自汗神疲,面白无华,小便自调,便溏。

既往史：吸烟史50年,平均每日20支。

体格检查：颈静脉无怒张。桶状胸,肋间隙增宽,触觉语颤减弱,双肺叩诊过清音,肺肝界于右锁骨中线第7肋间,双肺底可闻及干湿性啰音。心率82次/分,律齐,各瓣膜听诊区未闻及病理性杂音。肝脾肋下未触及,双下肢无浮肿。

中医舌脉：舌淡苔白,脉细无力。

思考问题

1. 目前现代医学考虑如何诊断？该患者需做哪些理化检查？

2. 中医应如何辨证施治？

答案提示

1. 西医初步诊断：慢性支气管炎急性发作,阻塞性肺气肿,肺源性心脏病？为进一步明确诊断,需查血常规,血气分析,心电图,心脏彩超,24小时动态心电图,肺部CT等。

2. 中医诊断：喘证(心肺气虚)。

四诊摘要：咳嗽、喘息、气短,动则尤甚,咳痰清稀量多,声低气怯,头晕乏力,自汗神疲,面白无华,小便自调,便溏,舌淡苔白,脉细无力。

分析：本例患者由久病咳喘,耗伤心肺之气,宗气不足,心鼓动无力,则见心悸。肺气虚,肃降无权,肺气上逆则咳喘。宗气不足,则气短乏力,声低气怯。动则耗气,故动则尤甚。肺气虚,气不布津,则痰稀。肺主气,心主血脉,心肺气虚,全身机能活动减弱,肌肤及头面失于濡养,则面白无华,头晕神疲。卫表不固则自汗。脾气虚弱,运化失调,则便溏。舌淡白,脉细无力,为气虚之征。

治法：补益心肺。

方药：养心汤合补肺汤(人参、黄芪、茯苓、茯神、当归、川芎、柏子仁、枣仁、远志、甘草、五味子、熟地黄、桑白皮、紫菀)。

(二) 心脾两虚证

心脾两虚证,是指心血虚,脾气虚所表现的证候。

【临床表现】 心悸怔忡,失眠多梦,头晕健忘,食欲缺乏,腹胀便溏,倦怠乏力,面色萎黄,或皮下出血,女子月经量少色淡,或淋漓不尽;舌质淡,脉细弱。

【证候分析】 本证多因久病失调,气血亏耗,或慢性失血,或思虑过度,暗耗心血,脾气受损所致。脾气虚弱,生血不足或统摄无权,血溢脉外可致心血虚;心血不足,无以化气,则脾气亦虚,形成心脾两虚证。心血不足,不能养心安神,则心悸怔忡,失眠多梦,头晕健忘。脾气虚弱,健运失司,故食欲缺乏,腹胀便溏,倦怠乏力,面色萎黄。脾虚不能摄血,故皮下出血,女子月经淋漓不尽。气血生化乏源,故月经量少色淡。舌淡,脉细弱,皆为心脾两虚,气血亏虚之征。

案例7-53

刘某,女,42岁,银行职员,就诊时间：2005年5月17日。

主诉：子宫肌瘤术后,心悸健忘反复发作1年余。

现病史：患者自诉于1年前子宫肌瘤术后,逐渐出现心悸健忘,失眠多梦,多次查心电图及动态心电图未见异常,口服普萘洛尔等西药无效,为求中医治疗来诊。病来心悸健忘,面色无华,腹胀便溏,倦怠乏力,纳呆,失眠多梦,小便自调,月经量多色淡。

既往史：因月经淋漓不断于2003年确诊为"子宫肌瘤",于2004年4月行子宫肌瘤切除术。

体格检查：精神不振,轻度贫血貌。全身浅表淋巴结无肿大。双肺呼吸音清,未闻及干湿啰音。心率88次/分,律齐,各瓣膜听诊区未闻及病理性杂音。腹部平软,肝脾肋下未触及,双肾区无叩击痛。双下肢无浮肿。中医舌脉：舌质淡,苔薄白,脉细弱。

思考问题

1. 目前现代医学考虑如何诊断？结合本病例,还需做哪些理化检查？

2. 中医应如何辨证施治？

答案提示

1. 西医初步诊断：心血管神经症。还应查血常规,心脏彩超,普萘洛尔试验,复查心电图、24小时动态心电图等。

2. 中医诊断：心悸(心脾两虚)。

四诊摘要：心悸健忘,面色无华,腹胀便溏,倦怠乏力,纳呆,失眠多梦,月经量多色淡,舌质淡,苔薄白,脉细弱。

分析：患者由于慢性出血,心血耗伤,脾气受损,发为心脾两虚之心悸。心血不足,无以化气,则脾气虚,因而形成心脾两虚证。心血不足,心神失养,神不守舍故心悸健忘,失眠多梦。心主血脉,其华在面,心血不足,故面色无华。脾气虚,脾失健运,故纳呆,腹胀便溏,倦怠乏力。脾气虚,摄血无力,故月经量多色淡。舌淡,脉细弱,皆为心脾两虚,气血不充之征。

治法：补血养心,益气安神。

方药：归脾汤加减(人参、白术、黄芪、当归、甘草、茯神、远志、酸枣仁、木香、龙眼肉、生姜、大枣)。

(三) 心肾不交证

心肾不交证,是指心肾水火既济失调所表现的心肾阴虚、心阳偏亢的证候。

【临床表现】 心烦少寐,健忘,头晕耳鸣,口咽干燥,腰膝酸软,多梦遗精,五心烦热,潮热盗汗,小便短赤,舌红少苔,脉细数。

【证候分析】 本证多由思虑太过,暗耗阴精;或情志忧郁,化火伤阴;或虚劳久病、房劳过度等所致。肾水不足,不能上滋心阴,心阳偏亢;或心火亢于上,内耗阴精,致肾阴亏于下。心肾阴阳水火失去了协调既济,形成心肾不交之证。肾水不升,心火无制,心阳偏亢,上扰心神,故见心烦少寐。心肾阴虚,失于滋养,则头晕耳鸣,健忘,腰膝酸软。虚火内扰,精关不固,则多梦遗精。津亏火旺则口咽干燥,小便短赤。舌红少苔,脉细数,皆为阴虚内热之征。

> **案例 7-54**
>
> 谭某,女,48 岁,下岗职工,就诊日期:2002年 4 月 26 日。
>
> 主诉:心烦失眠半年余,加重 1 周。
>
> 现病史:患者自诉于半年前因下岗后思虑过度渐出现心烦失眠,入睡困难,口服多种西药无效,1 周前因孩子工作问题所欲不遂上症加重,为求中医治疗来诊。病来心烦失眠,多梦,伴耳鸣,健忘,腰膝酸软,五心烦热,口干津少,小便短赤,大便正常,月经先后不定期。
>
> 体格检查:脉搏 90 次/分。双肺呼吸音清,未闻及干湿啰音。心率 90 次/分,律齐,各瓣膜听诊区未闻及病理性杂音。腹部平软,肝脾肋下未触及。双下肢无浮肿。中医舌脉:舌质红,少苔,脉细数。
>
> **思考问题**
>
> 1. 目前现代医学考虑如何诊断?为进一步明确诊断还需做哪些检查?
>
> 2. 中医应如何辨证施治?
>
> **答案提示**
>
> 1. 西医初步诊断:更年期综合征。还应查血、尿常规,脑血流图,心电图,性激素水平测定等。
>
> 2. 中医诊断:不寐(心肾不交)。
>
> 四诊摘要:心烦失眠,多梦,耳鸣,健忘,腰膝酸软,五心烦热,小便短赤,大便正常,月经先后不定期,舌红少苔,脉细数。
>
> 分析:患者由于思虑太过而致不寐。该患者年近半百,肾水不足,不能上滋心阴,心阳偏亢;心肾阴阳水火失去了协调既济的关系,形成心肾不交之不寐。肾水不升,心火独亢,故见心烦,失眠,多梦。肾阴虚,则耳鸣,健忘,腰膝酸软,五心烦热。肾气不守,闭藏失职,冲任功能紊乱,血海蓄溢失常,以致月经周期错乱。津亏火旺则小便短赤。舌红少苔,脉细数,皆为阴虚内热之征。

> 治法:交通心肾,养心安神。
>
> 方药:六味地黄丸合交泰丸化裁(熟地、山药、山萸肉、丹皮、茯苓、泽泻、黄连、肉桂等)。

(四) 心肾阳虚证

心肾阳虚证,是指心肾阳气虚衰,失于温煦而表现的证候。

【临床表现】 形寒肢冷,心悸气促,心胸憋闷,小便不利,肢体浮肿,甚则唇甲青紫,舌质紫暗,苔白滑,脉沉微。

【证候分析】 本证多因劳倦内伤,或久病不愈所致。心阳虚衰,久病及肾,致肾阳亦衰;或肾阳亏虚,气化无权,水气凌心,形成心肾阳虚。阳虚,机体失于温煦,故形寒肢冷。心肾阳虚,鼓动无力,血液失于温运,血行瘀滞,故见心悸气促,心胸憋闷,甚则唇甲青紫,舌质紫暗,脉沉微。心肾阳衰,气化失司,水液内停,泛溢肌肤,故见小便不利,肢体浮肿。

> **案例 7-55**
>
> 冯某,女,69 岁,退休,就诊时间:2010 年 12月 18 日。
>
> 主诉:胸闷、心慌反复发作 7 年,加重伴下肢浮肿 1 周。
>
> 现病史:患者自诉于 7 年前劳累后出现胸闷、心慌症状,在当地医院就诊查心电图后诊断为"冠心病",并服用单硝酸异山梨酯片、复方丹参滴丸等药物治疗后缓解,7 年来胸闷心慌症状每于劳累、情志不遂时诱发,并逐渐出现气促症状。1 周前因与家人生气后上症再次出现并加重,伴有小便不利,下肢浮肿,遂来诊。病来心胸憋闷,心悸喘息气促,动则尤甚,形寒肢冷,肢体浮肿,小便不利,大便自调。
>
> 既往史:父亲患有冠心病,并因心肌梗死已故。
>
> 体格检查:双眼睑略浮肿。口唇略发绀。双肺呼吸音清,未闻及干湿啰音。心率 76 次/分,律齐,各瓣膜听诊区未闻及病理性杂音。腹平软,全腹无压痛、反跳痛及肌紧张,肝脾肋下未触及。双下肢浮肿,指压痕阳性。中医舌脉:舌质暗,苔白滑,脉沉微。
>
> **思考问题**
>
> 1. 目前现代医学考虑如何诊断?该患者需做哪些理化检查?
>
> 2. 中医应如何辨证施治?
>
> **答案提示**
>
> 1. 西医初步诊断:冠心病,心功能不全(心功能Ⅲ级)。该患者需查血、尿、便常规,B 型尿

钠肽(BNP),肝肾功能,血离子测定,心肌酶及同工酶测定,心电图,心脏彩超等,必要时可做冠脉CTA或冠脉造影。

2. 中医诊断:水肿(心肾阳虚)。

四诊摘要:心胸憋闷,心悸喘息气促,动则尤甚,形寒肢冷,肢体浮肿,小便不利,大便自调,舌质暗,苔白滑,脉沉微。

分析:该患者因久病不愈,心阳虚衰,久病及肾,致肾阳亦衰,肾阳亏虚,气化无权,水气凌心,相互影响,终成心肾阳虚之证。阳虚,机体失于温煦,故形寒肢冷。心肾阳虚,鼓动无力,血液失于温运,血行瘀滞,故见心悸气促,心胸憋闷,甚则唇甲青紫,舌质紫暗,脉沉微。动则耗气,故动则尤甚。心肾阳衰,气化失司,水液内停,泛溢肌肤,故见小便不利,肢体浮肿。

治法:益气温阳,温补心肾。

方药:桂枝甘草汤合真武汤加减(附子、白术、茯苓、桂枝、甘草、生姜、芍药、五味子)。

(五)肝脾不调证

肝脾不调证,是指肝气郁结,肝失疏泄,脾失健运所表现的证候。

【临床表现】 胁肋胀满窜痛,善太息,情志抑郁或急躁易怒,腹胀腹痛,纳呆便溏,或腹痛欲泻,泻后痛减,舌苔白腻,脉弦。

【证候分析】 本证因情志不遂,肝气郁结,失于疏泄,横逆乘犯,脾失健运;或思虑伤脾,劳倦过度,脾失健运,形成肝脾不调。肝失疏泄,肝郁气滞,不通则痛,胁乃肝之分野,故胁肋胀满窜痛,善太息,情志抑郁或急躁易怒。脾失健运,则纳呆腹胀,便溏。肝郁乘脾,气机失畅,清气不升,则腹痛泄泻。泻后气滞得畅,故疼痛缓解。苔白腻,脉弦,均属肝脾不调之征。

案例 7-56

史某,男,53 岁,干部,就诊日期:2004 年 7 月 6 日。

主诉:腹泻反复发作 3 个月。

现病史:患者自诉于 3 个月前因情志不遂出现腹痛泄泻,泻后痛减,未到医院系统诊治,自服小檗碱等药症状无明显好转。此后每因精神紧张而上症复发,今为求中医治疗来诊。病来胸胁胀痛,善太息,急躁易怒,嗳气食少。

体格检查:双肺呼吸音清,未闻及干湿啰音。心率 72 次/分,律齐,各瓣膜听诊区未闻及病理性杂音。腹部平软,全腹无压痛、反跳痛及肌紧张,肝脾肋下未触及,双肾区无叩击痛,肠鸣音 10 次/分。双下肢无浮肿。中医舌脉:舌质淡,

苔白腻,脉弦。

思考问题

1. 目前现代医学考虑如何诊断?为进一步明确诊断还需要做哪些理化检查?

2. 中医应如何辨证施治?

答案提示

1. 西医初步诊断:胃肠功能紊乱。还应查便常规,便细菌培养,大便球杆比,肠镜等。

2. 中医诊断:泄泻(肝脾不调)。

四诊摘要:腹痛即泻,泻后痛减,胸胁胀痛,善太息,急躁易怒,纳呆,舌质淡,苔白腻,脉弦。

分析:患者由于情志不遂,气机不利,肝失疏泄,横逆犯脾,致脾失健运,形成肝脾不调之泄泻。泻后气滞得畅,故泻后疼痛缓解。肝经布于胁肋,肝失疏泄,肝气郁滞,故胸胁胀痛,善太息,急躁易怒。脾失健运,则纳呆。舌淡,苔白腻,脉弦,均属肝脾不调之征。

治法:疏肝健脾。

方药:痛泻要方加减(陈皮、白术、白芍、防风)。

(六)肝胃不和证

肝胃不和证,是指肝气郁结,肝失疏泄,胃失和降所表现的证候。

【临床表现】 胸胁、胃脘胀满疼痛,呃逆嗳气,吞酸嘈杂,纳食减少,苔薄白或薄黄,脉弦。

【证候分析】 本证多因情志不遂,肝气郁结,横逆犯胃,胃失和降;或饮食伤胃,胃病及肝所致。肝郁气滞,横逆犯胃,不通则痛,故胃脘胀痛;郁久化热,肝胃郁热,胃失和降,胃气上逆则呃逆嗳气,吞酸嘈杂。胃失受纳,则纳食减少。苔薄白或薄黄,脉弦,均属肝胃不和之征。

案例 7-57

梁某,女,42 岁,外企职员,就诊日期:2008 年 10 月 30 日。

主诉:胃痛反复发作 8 个月,加重 3 天。

现病史:患者于 8 个月前因与他人争吵后出现胃部胀闷不适,胃痛难忍,至某医院住院治疗后疼痛缓解,但此后每因心情抑郁或饮食不慎发作。3 天前患者再次因与家人生气恼怒,胃痛胃胀症状再次复发并加重,自服胃康灵胶囊效果不佳,遂来诊。病来胃部胀闷不适,攻撑作痛,两胁满闷不舒,伴嗳气频繁,食欲缺乏,乳房胀痛。

体格检查:双肺呼吸音清,未闻及干湿性啰音。心率 72 次/分,律齐,各瓣膜听诊区未闻及病理性杂音。腹部平坦,上腹部无压痛、反跳痛

及肌紧张，肝脾肋下未触及。双下肢无浮肿。中医舌脉：舌淡红，苔薄白，脉沉弦。

思考问题

　　1. 现代医学应考虑什么疾病？还需要做哪些辅助检查？

　　2. 按照中医理论，本病应如何辨证治疗？

答案提示

　　1. 西医初步诊断：考虑胃炎或胃溃疡。还需行上消化道全程钡餐透视，或纤维胃镜等检查。此外需做心电图或24小时动态心电图等心脏相关检查以除外心脏病。

　　2. 中医诊断：胃痛（肝胃不和）。

　　四诊摘要：胃脘部胀闷不适，攻撑作痛，两胁满闷不舒，伴嗳气频繁，食欲缺乏，乳房胀痛，舌淡红，苔薄白，脉沉弦。

　　分析：肝为刚脏，主疏泄而喜条达，若情志不舒，肝气郁结，失于条达，横逆犯胃，发为胃痛。气机不利，肝胃气逆，故脘胀嗳气。如情志不和，肝郁更甚，气结复加，故每因情志而痛作。胃失和降，受纳失职，故嗳气频繁，食欲不振。肝经布两胁及乳房，肝郁气滞，故两胁满闷不舒，乳房胀痛。病在气分而湿浊不甚，故见薄白苔。病在里而属肝主痛，故见脉沉弦。

　　治法：疏肝理气，和胃止痛。

　　方药：柴胡疏肝散加减（柴胡、白芍、川芎、香附、陈皮、枳壳、甘草）。

（七）肝火犯肺证

　　肝火犯肺证，是指肝火上逆犯肺，肺失清肃所表现的证候。

　　【临床表现】 胸胁灼痛，急躁易怒，头晕头胀，烦热口苦，咳嗽阵作，痰黄黏稠，甚则咯血，舌质红，苔薄黄，脉弦数。

　　【证候分析】 本证多由郁怒伤肝，肝郁化火，或邪热蕴结肝经，上逆犯肺，肺失清肃所致。肝郁化火，气火上逆，故胸胁灼痛、急躁易怒。肝火上炎，故烦热口苦、头晕头胀。肝火犯肺，肺失清肃，则咳嗽阵作，痰黄黏稠。火热灼伤肺络，则咯血。舌红，苔薄黄，脉弦数，皆为肝火盛之征。

案例7-58

　　吴某，男，24岁，应届毕业大学生，就诊日期：2009年7月9日。

　　主诉：咳嗽咳痰2个月，加重伴痰中带血2天。

　　现病史：患者于2个月自觉因感冒出现咳嗽，咳痰色黄，口服消炎药及止咳化痰药后症状

有所缓解，但因行将毕业就业压力大，咳嗽咳痰症状始终未完全消失。2天前参加毕业典礼后因悲伤、恼怒，咳嗽咳痰症状加重，并出现痰中带血，遂来诊。病来咳嗽阵作，痰黄而黏，痰中带血，血色鲜红，不发热，胸胁疼痛，口干苦，烦躁易怒，小便短黄，大便干燥。

　　既往史：否认结核病史。否认烟酒史。

　　体格检查：脉搏92次/分。咽部轻度充血，扁桃体不肿大。双肺呼吸音略粗，未闻及干湿啰音。心率92次/分，律齐，各瓣膜听诊区未闻及病理性杂音。腹平软，全腹无压痛、反跳痛及肌紧张，肝脾肋下未触及，双肾区无叩击痛。双下肢无浮肿。中医舌脉：舌质红，苔薄黄，脉弦数。

　　辅助检查：胸部X线片提示未见异常。

思考问题

　　1. 目前现代医学考虑如何诊断？为进一步明确诊断需做哪些检查？

　　2. 中医应如何辨证施治？

答案提示

　　1. 西医初步诊断：支气管扩张？需查血常规，肺部CT，支气管碘油造影，结核菌素试验等。

　　2. 中医诊断：咳嗽（肝火犯肺）。

　　四诊摘要：咳嗽阵作，痰黄而黏，痰中带血，血色鲜红，胸胁疼痛，口干苦，烦躁易怒，小便短黄，大便干燥，舌红，苔薄黄，脉弦数。

　　分析：咳嗽病位在肺，与肝、脾密切相关。本例患者因行将毕业、就业压力、校友分别等精神情志因素，肝气郁结，气郁化火，肝经气火上逆犯肺所致咳嗽。肝经气火上逆犯肺，肺失清肃，气机上逆，则咳嗽阵作。火热灼津，炼液成痰，故痰黄而黏。火伤肺络则痰中带血，血色鲜红。肝经气火内郁，失于柔顺，则胸胁疼痛，烦躁易怒。火热熏蒸，胆气上逆，则口干苦。热邪伤津，则小便短黄。肠失濡润则便秘。舌红，苔薄黄，脉弦数，均为肝火内炽之征。

　　治法：清肝泻肺，化痰止咳。

　　方药：泻白散合黛蛤散加减（桑白皮、地骨皮、粳米、甘草、青黛、海蛤壳）。

（八）肝肾阴虚证

　　肝肾阴虚证，是指肝肾两脏阴液亏虚所表现的证候。

　　【临床表现】 头晕目眩，失眠多梦，视物昏花，耳鸣健忘，胁痛，腰膝酸软，口燥咽干，颧红盗汗，五心烦热，男子遗精，女子月经不调，舌红少苔而干，脉细数。

　　【证候分析】 本证多由久病失调伤阴，或房劳过度伤精，或情志内伤耗阴等所致。肝藏血，肾藏精，精

血同源,肝肾同源。肾阴不足,则水不涵木,肝阴亦亏;肝阴亏虚,子病及母,又可累及肾阴,导致肾阴亦亏,形成肝肾阴虚。肝肾阴虚,阴虚则阳亢,故头晕目眩,失眠多梦。肝肾阴虚,脑髓及官窍失养,则耳鸣健忘,视物昏花。肝脉失养则胁痛。肝肾阴亏,冲任失调,故月经不调。虚火扰动精室,则遗精。腰膝失于肾精滋养,则腰膝酸软。虚热内炽,则五心烦热。津不上润,口燥咽干。虚火上扰,则颧红。内迫营阴则盗汗。舌红少苔,脉细数,皆属阴虚内热之征。

肝肾阴虚证兼有肝阴虚证及肾阴虚证的证候,现代医学中梅尼埃病、高血压病、颈椎病、遗精、月经不调等疾病常见此证型。

(九)肺脾气虚证

肺脾气虚证,是指肺脾两脏气虚所表现的证候。

【临床表现】　久咳不止,喘促气短,痰多清稀色白,食欲缺乏,腹胀便溏,甚则面浮足肿,舌淡苔白,脉细弱。

【证候分析】　本证多由久病咳喘,肺虚及脾;或饮食不节,劳倦伤脾,不能输精于肺所致。脾肺之气均不足,水津无以布散,痰湿内生而形成肺脾气虚。久咳不止,肺气受损,故见气短喘促。肺气虚,水津失于布散,聚湿生痰,故痰多稀白。脾虚,失于运化,则食欲缺乏,腹胀便溏。脾失健运,气不行水,故面浮足肿。舌淡苔白,脉细弱,皆属肺脾气虚之征。

肺脾气虚证兼有肺气虚证及脾气虚证的证候,现代医学中慢性支气管炎、肺气肿、支气管哮喘、肺源性心脏病、肺癌、慢性肠炎、肠易激综合征等疾病常见此证型。

(十)肺肾阴虚证

肺肾阴虚证,是指肺肾两脏阴液亏虚所表现的证候。

【临床表现】　干咳少痰,甚或咯血,形体消瘦,骨蒸潮热,颧红盗汗,咽干或声音嘶哑,腰膝酸软,遗精,舌红少苔,脉细数。

【证候分析】　本证多因久咳耗伤肺阴,进而累及肾阴;或痨虫、燥热耗伤肺阴,病久及肾;或房劳过度,肾阴亏损不能濡养肺阴,而致肺肾阴虚。阴虚肺燥,津液不能上承,肺失清肃,则干咳少痰,咽干,或声音嘶哑。虚火上炎,灼伤肺络,故咯血。肾阴不足,失于濡养,故见腰膝酸软。虚火扰动精室,精关不固,则遗精。阴津不足,肌肉失养,则形体消瘦。阴虚内蒸,则骨蒸潮热。虚火上炎,则颧红。热扰营阴,则盗汗。舌红少苔,脉细数,均为阴虚内热之征。

肺肾阴虚证兼有肺阴虚证及肾阴虚证的证候,现代医学中慢性支气管炎、支气管哮喘、肺结核、肺气肿、慢性肺源性心脏病、糖尿病、尿崩症、肺癌等疾病常见此证型。

(十一)脾肾阳虚证

脾肾阳虚证,是指脾肾两脏阳气虚衰所表现的证候。

【临床表现】　面色㿠白,形寒肢冷,腰膝或下腹冷痛,下利清谷,或五更泄泻,或面浮肢肿,小便不利,甚则出现腹水,舌淡胖大,脉沉弱。

【证候分析】　本证多由脾、肾两脏久病,失于温养;或久泻久痢,脾阳久虚累及肾阳;或寒水久踞,肾阳虚衰,不能温煦脾阳,形成脾肾阳虚所致。脾肾阳虚,温煦失司,故见面色㿠白,形寒肢冷,腰膝或下腹冷痛。脾阳虚,运化失司,则下利清谷,五更泄泻。肾阳虚,膀胱气化失司,气不化水,水湿内停,泛溢肌肤,则小便不利面浮肢肿。土不制水,水湿内聚,渗入腹腔,则出现腹水。舌淡胖、脉沉细弱皆为阳虚之征。

脾肾阳虚证兼有脾阳虚证及肾阳虚证的证候,现代医学中的慢性肠炎、溃疡性结肠炎、肠易激综合征、习惯性便秘、慢性肾炎、慢性肾功能不全等疾病常见此证型。

第3节　六经辨证

六经辨证是东汉张仲景所创立,主要用于诊治外感风寒所引发疾病的一种辨证论治体系,是经典著作《伤寒论》的辨证论治纲领,也是最早的一种辨证论治方法。

六经,是指太阳、阳明、少阳、太阴、少阴、厥阴,而六经中又分手足,因而六经总领十二经及其所属脏腑。六经辨证是以六经所系脏腑经络、气血津液的生理功能与病理变化为基础,结合人体抗病能力的强弱,病因的属性,病势的进退缓急等因素,对外感病的发生、发展过程中出现的各种症状进行分析、综合、归纳为太阳病证、阳明病证、少阳病证、太阴病证、少阴病证、厥阴病证这六类病证,并由此判断病变的部位,证候的性质与特点,邪正消长趋向,并以此为前提决定立法处方等问题的辨证论治法则。

利用六经辨证,根据外感病过程的症状分为太阳病证、阳明病证、少阳病证、太阴病证、少阴病证、厥阴病证六个不同的病理阶段。它们是既有各自特点又相互联系的证候。

一、太阳病证

太阳统摄营卫,主一身之表,为诸经之藩篱。外邪侵袭人体,太阳首当其冲,故太阳病证为外感疾病的早期阶段。太阳病以"脉浮,头项强痛而恶寒"为提纲。太阳病因患者体质及感受的邪气及病程不同而分为太阳中风、太阳伤寒、太阳温病及表郁轻证。其中以太阳中风和太阳伤寒为临床常见。

（一）太阳中风证

太阳中风证，是风寒袭表，卫外不固，营阴外泄所表现的证候。

【临床表现】 发热，恶风寒，汗出，头痛，脉浮缓。

【证候分析】 本证是由于风寒袭表，卫外不固，营阴外泄，营卫失和所致。风寒外袭，卫气浮盛于外与邪抗争，正邪相争则发热；风寒外袭，卫气与邪抗争，失去温分肉功能则恶风寒，失去司开合功能，腠理疏松，营阴外泄则汗出；风寒袭表，经气不利则头痛；风寒袭表，正气欲抗邪外出，脉应之为浮，而营阴外泄，脉道松弛，因而兼缓，但此缓脉是与紧脉相对而言非迟缓之脉。

案例 7-59

张某，男，16岁，上个月因感冒而发热，体温38℃。经用解热镇痛药，体温降低，但发热不退，每天体温37℃左右。现代医学常规检查未发现异常。多次治疗，医生大都用解热镇痛药和抗生素，但仍发热不解，逾20日。现症见时有头痛，微恶风寒，动则汗出，倦怠乏力，纳食不佳，二便正常，舌质淡红，苔薄白，脉浮弱。

思考问题

中医诊断为何证？用何方药治疗？

答案提示

中医诊断为太阳病，太阳中风证，可选用桂枝汤加减治疗。

（二）太阳伤寒证

太阳伤寒证，是风寒束表，卫阳被遏，营阴郁滞所表现的证候。

【临床表现】 恶寒发热，头痛，身疼腰痛，骨节疼痛，无汗而喘，脉浮紧。

【证候分析】 本证为风寒束表，卫阳被遏，营阴郁滞所致。风寒束表，卫阳失去温分肉功能则恶寒，恶寒为太阳伤寒必见之症；外邪袭表，正气与邪恶抗争则发热，在本证的早期因卫气未能及时伸张与邪抗争，可能没有发热，即发热可能晚于恶寒出现。风寒束表，因寒性收引凝滞，而造成卫阳被遏，营阴郁闭故无汗；因寒性凝滞，而造成在表的经气不利而产生头痛，身疼腰痛，骨节疼痛等一系列疼痛症状；邪犯太阳，内和于肺，肺气失宣则喘；寒邪束于肌表则脉浮紧。

案例 7-60

宋某，男，40岁。隆冬季节，不慎感受风寒，当晚即发高热，体温达39℃，恶寒较重，虽盖两床厚棉被仍感觉寒冷，周身关节疼痛，皮肤干燥滚烫，咳嗽不止，舌淡苔白，脉浮紧有力。

思考问题

1. 作为临床专业学生，你考虑此患者为何病，应如何处理？

2. 中医诊断何病证？用何方药治疗？

答案提示

1. 考虑肺部疾病，应做肺部常规检查。

2. 中医诊断为太阳伤寒证，可考虑用麻黄汤加减治疗。

二、阳明病证

阳明主燥，多气多血，故邪入阳明多燥化，无论阳明自身受邪，或是他经传入，证多属里实燥热之性，故阳明病以"胃家实"为提纲。根据燥热之邪与肠中糟粕相结与否，而分为阳明经证和阳明腑证。

（一）阳明经证

阳明经证，是指燥热之邪客于阳明未与肠中糟粕相结而充斥全身的证候。

【临床表现】 身大热，汗大出，不恶寒，反恶热，烦渴引饮，脉浮滑或洪大。

【证候分析】 燥热之邪客于阳明，正邪交争则发热；里热炽盛迫津外泄则汗大出；病在里而无表证故不恶寒；里热炽盛故反恶热；里热炽盛，热盛伤津扰神则烦渴引饮；里热炽盛则脉浮滑，里热炽盛，伤津耗气则脉洪大。

案例 7-61

张某，男，53岁，患感冒发热咳嗽5天，在当地医院诊断为肺炎，曾用抗生素治疗3天，但疗效不佳，遂邀中医会诊，现诊见口渴，汗出，咽微痛，时有咳嗽，咳出黄痰，舌红，苔薄黄，脉浮大有力。

思考问题

中医对此患者应如何诊治？

答案提示

此患者可诊断为阳明经证，可选用白虎汤加止咳化痰药治疗。

（二）阳明腑证

阳明腑证，是指燥热之邪客于阳明且与肠中糟粕相结，以致燥屎阻滞，腑气不通所表现的证候。

【临床表现】 日晡潮热，神昏谵语，汗自出或手足濈然汗出，腹满硬痛，不大便，舌苔黄燥，脉沉实。

【证候分析】 燥热之邪与肠中糟粕相结，热虽盛于里却失去发越之势，故平时，无发热或热势不高，而阳明经旺于日晡之时，正邪交争剧烈，故发潮热；燥热与肠中糟粕相结，腑气不通则不大便，气机壅滞则腹满硬痛;腑气不通,热浊之气上扰心神,则神昏谵语;如燥热与肠中糟粕相结不实,仍有向外发越之势,则有全身汗出;若燥热之邪与肠中糟粕相结较实,热邪失去发越之势则身无汗出,只在阳明经所主部位的手足有连续不断汗出;燥热之邪炽盛,伤及津液则舌苔黄燥;燥热成实,故脉沉实有力。

案例 7-62

李某,男,40 岁,因感冒后发热 39℃而在家卧床休息接受治疗,医生给予抗生素静脉滴注及口服解热镇痛药治疗,5 天后体温降为 38℃左右,下午略高,可达 39℃。伴意识模糊,时有谵语,清醒时自诉腹胀痛,触诊时腹硬拒按,舌红,苔黄而干,脉沉实有力。

思考问题
1. 你考虑此为何病? 需进一步做何检查?
2. 中医如何诊治?

答案提示
1. 可考虑肠梗阻,应拍腹平片等检查。
2. 中医诊断为阳明腑实证,可用大承气汤加减治疗。

三、少阳病证

少阳为小阳,包括足少阳胆经和手少阳三焦经,主疏利气机,通调水道,转枢内外而为枢。少阳病,表现为邪在半表半里,胆火内郁,枢机不利的证候。故少阳病以"口苦、咽干、目眩也"为提纲。

【临床表现】 往来寒热,胸胁苦满,心烦喜呕,默默不欲食,口苦,咽干,目眩,脉弦。

【证候分析】 邪入少阳,正邪相争,正胜则发热,邪胜则恶寒,故往来寒热;邪犯少阳,经气不利,则在其所循行的胸胁部位出现胀满;胆火上炎则口苦,胆火上扰心神则心烦,胆火内郁,疏机不利则神情默默;胆火内郁,横逆犯胃,胃气上逆则呕,横逆犯脾,脾失运化则不欲食;胆火内郁伤津则咽干;少阳经循行于目,胆火循经上扰则目眩;弦脉为少阳经主脉。

案例 7-63

徐某,男,11 岁。发热,体温 39℃,两侧腮部肿大,在当地医院儿科诊断为流行性腮腺炎,给予抗生素和解热镇痛药治疗 3 天,仍发热。现诊见往来寒热,寒时加盖厚被仍觉冷,须臾则觉热,热时去衣被而仍觉热,两腮肿大,舌淡红,苔薄微黄,脉弦数。

思考问题
中医诊断为何证? 用何方治疗?

答案提示
中医诊断为少阳病,可选用小柴胡汤加减治疗。

按语:两腮部为少阳经所循行之处,此患者可见典型的往来寒热,虽无少阳病其他症状,可根据《伤寒论》中"伤寒中风,有柴胡证,但见一证便是,不必悉具"的理论,此证已反映胆火内郁、枢机不利的病机,足以诊断为少阳病小柴胡汤证。此患者服 2 剂小柴胡汤后,热退肿消而痊愈。

四、太阴病证

太阴应包括手太阴肺经和足太阴脾经,因手太阴肺经外合皮毛与太阳病密切相关,所以手太阴肺经的病证已列为太阳病证。故太阴病为足太阴脾病证。太阴主湿,主运化精微,必赖阳气之温煦。病袭太阴,则以脾阳不运,寒湿阻滞为主,故以"腹满而吐,食不下,自利益甚,时腹自痛"为提纲。

【临床表现】 腹满而吐,食欲缺乏,腹泻,腹痛阵发,口不渴,舌淡苔白滑,脉迟缓。

【证候分析】 本证是中阳不足,运化失职,寒湿内停,升降失常所导致的病证。脾阳虚寒,寒凝气滞,或因运化失司,寒湿内阻气机不畅,故见腹满腹痛,此腹满腹痛因虚而致或虚实夹杂,故以时发时止为特点;中阳不足,升降失常,浊阴不降反而上逆则呕吐,清阳不升反而下渗则下利;此为阳虚之证,虽有下利,一般无津伤,所以口不渴;因中阳不足,运化失司,水湿内停,故舌淡,苔白滑,脉迟缓。

案例 7-64

王某,男,40 岁,素体脾胃不和,因感冒后,而引起腹胀,下午加重,夜晚尤甚,重时难以入睡,曾服吗丁啉疗效不佳。腹胀时不喜温按,舌淡红,苔白厚腻,脉沉迟。

思考问题
中医如何诊治?

答案提示
中医诊断为太阴病,可选用厚朴生姜半夏甘草人参汤加减治疗。

按语:此证为脾虚运化失司,寒湿内生,阻滞气机,是因虚致实,虚实夹杂,实多虚少之证,故用厚朴生姜半夏甘草人参汤治疗,但在药物的剂量上,行气化湿药物的量要远大于温补的剂量。

五、少阴病证

少阴为手少阴心经和足少阴肾经,少阴心主血脉,主神志,为君主之官;少阴肾藏有先天之精,主水液,肾阴肾阳为脏腑阴阳之本。病入少阴多为疾病最重的阶段。其病机以阴阳气血不足为主,故少阴病以"脉微细,但欲寐"为提纲。根据其病证特点分为少阴寒化证和少阴热化证。

(一) 少阴寒化证

少阴寒化证,是指以心肾阳虚,气血不足,全身性虚衰的一种病理状态。

【临床表现】 畏寒,但欲寐,烦躁,四肢厥逆,下利清谷,或有发热,或面红如妆,舌淡苔白,脉沉微。

【证候分析】 本证是心肾阳虚所致,心肾阳虚,四肢经脉失于温煦故畏寒、四肢厥逆,心神失于温养则但欲寐,阳虚阴盛,虚阳外越则烦躁;肾阳虚不能温煦脾阳,脾肾阳虚,运化腐熟无力则下利清谷;阳虚阴盛,盛阴格阳于外则发热,格阳于上则面红如妆;舌淡苔白,脉沉微,皆为阳虚之征。

案例 7-65

唐某,男,72 岁,冬月感寒,鼻流清涕。自服羚翘解毒丸,自觉精神甚疲,且手足发凉。切脉未久,即侧头欲睡,握其手,凉而不温,舌淡嫩而白,切其脉不浮反沉而无力。

思考问题

1. 此患者感冒后鼻流清涕,服用羚翘解毒丸是否正确?

2. 中医应如何诊治?

答案提示

1. 此患者服用羚翘解毒丸是错误的。

2. 按中医六经辨证,应为少阴寒化证,可选用四逆汤加减治疗。

按语:此人年纪较高,且适值冬月,又见鼻流清涕,故多为风寒外感,应服用辛温解表剂,此人误服苦寒的羚翘解毒丸,更伤人体阳气,造成外感直中少阴,而出现手足凉,但欲寐,舌淡,脉沉而无力的少阴阳虚之证,治宜急救回阳,方用四逆汤加减。

(二) 少阴热化证

少阴热化证,是少阴阴虚,阴虚则阳亢所表现的证候。

【临床表现】 心烦不寐,咽干口渴,或有不大便,舌红少苔,脉细数。

【证候分析】 本证为少阴阴虚内热之证。阴虚则内热,热扰心神则心烦不寐;阴虚则失于濡养则咽干口渴;阴虚化燥,燥热与肠中糟粕相结,腑气不通则不大便。

案例 7-66

张某,女,32 岁。素来睡眠不佳,10 天前因感冒发热后而加重,心烦少寐,尤以入夜为重。现代医学常规检查未见异常,医生诊断为神经衰弱,服以地西泮可以暂时入睡,但停服后症状更加严重。现诊见自觉烦闷不堪,心烦意乱,常欲奔赴室外。咽干口渴,舌质红,舌尖部起红刺如草莓状,少苔,脉细数。

思考问题

1. 作为临床医生,处此患者应采取怎么样处理方法?

2. 中医如何诊治?

答案提示

1. 可选用镇静剂或心理治疗。

2. 中医诊断为少阴热化证,可选用黄连阿胶汤加减治疗。

按语:此患者为少阴病热化的心肾不交证。心位于上而属火,肾位于下而属水,心火应下纳于肾以温肾,使肾水不寒,肾水应上济于心,使心火不亢,形成心肾相交,水火济济,而此患者心烦,舌红,舌尖起红刺如草莓状,脉数等均为心火亢。咽干口渴,少苔,脉细等为肾阴虚。故此为肾阴虚不能上济心火,心火亢于上而肾水亏于下的心肾不交证。故用黄连阿胶汤,清心火滋肾水以安心神。

六、厥阴病证

厥阴病证是六经病证的最后阶段。病入厥阴,肝失条达,气机不利,易致阴阳失调,又因厥阴有阴尽阳生,极而复返的特性,因而厥阴病的特点是,上热下寒,寒热错杂等,证候较复杂。故厥阴病以"消渴,气上撞心,心中疼热,饥而不欲食,食则吐蛔,下之利不止"为提纲。

【临床表现】 口渴,口臭,咽喉不利,气上冲心,胸中热痛,饥不欲食,腹痛,下利等。

【证候分析】 本证的特点是阴阳失调,上热下寒,寒热错杂。因上热而有口渴,口臭,咽喉不利,胸中痛热;胃中有热则有饥感,而脾虚运化失司,则不欲食;脾虚寒凝气滞则腹痛;脾虚运化失司,寒湿下注则下利。

案例 7-67

张某,男,50岁,素体胃肠不和,大便稀溏不成形。近日因感冒而出现呕吐,胸间痞闷,见食物即产生恶心感,有时勉强进食少许,有时食下即吐,口微燥,大便溏,清浊混杂而下,清冷无臭,无肛门灼热感,一日两三次,脉数而无力。

思考问题

1. 按八纲辨证此为寒证还是热证?
2. 按六经辨证如何诊治?

答案提示

1. 按八纲辨证此证不是单纯的寒证,也不是单纯的热证,而是寒热错杂证。
2. 六经辨证为厥阴病寒热错杂证,可选用干姜黄芩黄连人参汤加减治疗。

第4节 卫气营血辨证

卫气营血辨证是清代叶天士创立的一种诊治外感温热病的辨证方法,用以说明外感温热病的病位深浅、病势轻重及其传变规律,并用它成功有效地指导温热病的临床实践。卫分主表,病位在肺与皮毛,病情轻浅;气分主里,病位在肺、胸膈、胆、三焦、胃、肠等脏腑,病情较重;营分为邪入心营,病位在心与包络,病情深重;血分为邪热深入心、肝、肾,重在耗血动血,病情危重。

温热病一般多起于卫分,渐次传入气分、营分、血分,构成病邪步步深入的传变规律。

一、卫 分 证

卫分证,是指温热之邪侵犯肌表,卫气卫外功能失常,肺卫失宣所表现的证候。常见于温热病的初起阶段。

【临床表现】 发热,微恶风寒,舌边尖红,脉浮数;常伴头痛,鼻塞,口干微渴,咳嗽,咽喉肿痛等。

【证候分析】 本证以发热,微恶风寒,舌边尖红,脉浮数为辨证要点。风温之邪,外袭肌表,卫为邪郁,故见发热,微恶风寒;温为阳邪,故多见发热重而恶寒轻。风温阳热炎上,故舌边尖红;温邪在表,脉气向外,故脉浮数。温热上扰清空,故见头痛;热伤津液,故口干渴;肺合皮毛,开窍于鼻,卫气被郁,肺气失宣,故鼻塞、咳嗽;温热上灼,故咽喉肿痛。

案例 7-68

邱某,男,32岁,建筑工人。以发热微恶寒,咽喉肿痛2天为主诉就诊。患者2天前因天气炎热,夜卧室外受凉,出现发热恶寒,全身不适,因施工任务紧张,仍坚持上班。今晨仍发热,微恶风寒,咽喉肿痛,口渴,不欲食,小便稍黄,伴咳嗽。检查:体温39.2℃;咽部重度充血,双侧扁桃体不大,双肺呼吸音正常,未闻及干湿性啰音;舌边尖红,苔薄黄,脉浮数。血常规示:白细胞 $11 \times 10^9/L$,中性粒细胞75%,淋巴细胞25%。

思考问题

1. 作为一名临床医生,结合现代医学理论,应考虑什么疾病?还需要做哪些理化检查?
2. 按照中医卫气营血辨证理论,本病为何病何证?如何选方用药?

答案提示

1. 西医诊断:上呼吸道感染。建议进一步做胸部X线、呼吸道分泌物细菌培养检查。
2. 中医诊断:卫分证之风热袭表。

四诊摘要:发热,微恶寒,咽喉肿痛,口渴,舌边尖红,苔薄黄,脉浮数。

分析:患者暑月贪凉外宿,风温之邪侵犯肌表,邪正交争于卫表,故见发热,微恶寒。热灼咽喉则咽喉肿痛。热邪伤津则口渴。肺主皮毛,卫气与肺相通,温热袭表,肺气失宣,故伴咳嗽。温热仅侵袭卫分,故见舌边尖红,苔薄黄,脉浮数。

治疗原则:宣卫解表。

方药:银翘散(连翘、金银花、薄荷、竹叶、荆芥穗、淡豆豉、牛蒡子、桔梗、芦根、生甘草)。

二、气 分 证

气分证,是指温热病邪内入脏腑,正盛邪实,正邪剧争,阳热亢盛所表现的证候。由于邪入气分所犯脏腑、部位的不同,故产生的证候类型相应较多。

【临床表现】 壮热,不恶寒反恶热,心烦,大渴,大汗,尿赤,舌红苔黄,脉洪大。或兼咳喘、胸痛、痰稠色黄;或兼日晡潮热、腹满胀痛拒按,便秘或纯利稀水;或兼胁痛,口苦,干呕,脉弦数等。

【证候分析】 本证以壮热,不恶寒反恶热,大汗大渴、舌红苔黄,脉洪大为辨证要点。多由卫分证不解,邪热内传入里,或温邪直入气分而成。温热病邪,入于气分,正邪剧争,阳热亢盛,故必发热;热邪从内蒸发,外灼肌腠,故不恶寒反恶热;热甚蒸腾,迫津外泄则大汗;津亏不润故大渴,热扰心神则心烦,邪从里发,热炽阳明,故舌红苔黄,脉洪大。

气分证具有病变范围较广,兼症繁杂的特点。凡温热病邪不在卫分,又不及营分、血分的一切证候,均属于气分证。故辨证时除抓住主证外,还必须依据兼症之特点,进一步判断病变所在的脏腑。

案例 7-69

姜某,女,29 岁,农民。以产后高热 3 天为主诉就诊。患者产后第 2 天出现壮热,不恶寒,至今已发热 3 天,烦躁,大汗,大渴,腹痛,恶露多,小便短赤,大便干燥难下。检查:体温 39℃;脉搏 85 次/分;咽无充血,双侧扁桃体不大,双肺呼吸音正常,未闻及干湿性啰音。舌红,苔黄燥,脉洪大。血常规示:白细胞 $18×10^9$/L,中性粒细胞 78%;淋巴细胞 22%。

思考问题

1. 作为一名临床医生,结合现代医学理论,应考虑什么疾病?

2. 按照中医卫气营血辨证理论,本病为何病何证?如何选方用药?

答案提示

1. 西医诊断:产后发热。

2. 中医诊断:产后发热(气分证之热盛阳明)。

四诊摘要:高热,不恶寒,烦躁,出汗多,大渴,腹痛,恶露多,小便短赤,大便干燥难下,舌红,苔黄燥,脉洪大。

分析:患者产后气血亏虚,抗病力弱,不慎感受温热之邪,内传气分,亢盛于阳明,故见产后发热不退,大汗,口渴,烦躁。阳明里热亢盛,灼津耗液,故小便短赤;津液不足,肠道失润,故大便干燥难下。新产受邪,热扰胞宫,故腹痛。热迫血妄行,故恶露多。舌红苔黄燥,脉洪大滑数,均为气分证之阳明热盛之征象。

治疗原则:清营凉血,透热转气。

方药:白虎人参汤合小承气汤(生石膏、知母、人参、粳米、大黄、厚朴、枳实、甘草)。

三、营 分 证

营分证,是指温邪内陷,劫伤营阴,心神被扰所表现的证候,是温热病发展过程中病邪内陷较为深重的阶段。

【临床表现】 身热夜甚,口不甚渴或不渴,心烦不寐,甚或神昏谵语,斑疹隐现,舌红绛,脉细数。

【证候分析】 本证以身热夜甚,心烦或谵语,舌红绛,脉细数为辨证要点。多由气分证不解,传变入营;或卫分证逆传直入营分;或营阴素亏,温邪乘虚内陷营分所致。温邪入营,灼伤营阴,阴虚阳亢则身热夜甚;邪热蒸腾营阴之气上潮于口,故口不甚渴或不渴;营行脉中,内通于心,心神被扰,故心烦不寐,甚则神昏谵语;邪入于营,热窜血络,则斑疹隐隐。营分有热,热势蒸腾,故舌质红绛;脉细数为热劫营阴之象。

营分介于气分和血分之间,若病势由营转气,是病情好转的表现;由营入血,则表示病情加重。

案例 7-70

芦某,女,4 岁半,以"发热夜甚,伴斑疹隐隐 1 周"为主诉就诊。患者发热咳嗽 1 周,伴谵语,烦扰不安,身热夜甚,口未渴,喘促,胸腹部斑疹隐隐。检查:体温 38.8℃,双肺密集细小水泡音,心音钝而有力,心律齐,心率 140 次/分,颈略有抵抗,生理反射存在,病理反射未引出。舌质深绛少津,苔黄,脉细数。

思考问题

按照中医卫气营血辨证理论,本病为何病何证?如何选方用药?

答案提示

中医诊断:热入营分证。

四诊摘要:发热、身热夜甚,谵语,斑疹隐隐,烦扰不安,舌红绛少津,脉细数。

分析:病儿为邪热入于营分,小儿神气怯弱,感受温热邪毒,蒸腾营阴,内扰心神,故临床常见谵语烦扰,身热夜甚,烦渴或口反不渴诸证。邪入于营,热窜血络,则斑疹隐隐。

治疗原则:清营凉血,透热转气。

方药:清营汤(犀角或水牛角、生地黄、元参、竹叶、麦冬、丹参、黄连、银花、连翘)

运用要点:"透热转气",即清解营分邪热中伍以轻清透泄之品,使入营之邪从气分外出而解。对营分证的治疗应注意使营分的邪热能外透,在用药时,于清解营分邪热的药物中,配合轻宣透泄的气分药,如银花、连翘、竹叶等。

四、血 分 证

血分证,是指温热病邪深入血分,热盛动血、耗阴、动风所表现的证候。热入血分是卫气营血病变的最后阶段,也是温热病发展过程中最为深重的极期阶段。病变涉及心、肝、肾三脏,病证可有热盛动血、热盛动风、热伤阴血、虚风内动等多种证型。

【临床表现】 身热夜甚,烦热燥扰,昏狂、谵妄,斑疹显露,色紫或黑,吐血、便血、尿血,舌质深绛,脉细数。或兼抽搐,颈项强直,角弓反张,目睛上视,牙关紧闭等;或见持续低热,暮热早凉,五心烦热,口干咽燥,神倦,耳聋,形瘦;或见手足蠕动,瘛疭等。

【证候分析】 本证以身热夜甚,昏狂谵妄,斑疹紫暗,出血动风,舌深绛,脉细数为辨证要点。多由营分证病邪不解传入血分,或气分邪热直入血分,或因温邪久羁,劫灼肝肾之阴而成。血分热盛,阴血受损,故见身热夜甚;血热扰心,心神不宁,则烦热燥扰;心神失守,则见昏狂谵妄;热盛迫血妄行,故见出血诸病;血中炽热,故舌质深绛或紫;血热伤阴耗血,故脉细数。

若血热燔灼肝经,引动肝风,则可见抽搐、项强、上视、角弓反张、牙关紧闭等"动风"诸症。

若邪热久羁血分,劫灼肝肾之阴,阴虚阳热内扰,则可见持续低热,暮热早凉,五心烦热,口干咽燥,神倦,耳聋,形瘦等阴精不足之症;甚则出现筋脉失养、虚风内动的手足蠕动,瘛疭等症。

血分证病位最深,病情危重。心主血,肝藏血,邪入血分,势必影响心肝两脏;若邪热久羁,耗血伤阴,真阴亏损,病又多及肝肾两脏。故血分证实热者多以心、肝血热神乱为主,虚热者则多以肝、肾阴亏为主。

案例 7-71

陈某,男,23岁,以"发热夜甚,伴神昏3天"为主诉就诊。3天前,患者不慎被烧伤,其左肩背、臀部、双下肢被烧伤,由家人送入当地乡镇卫生所。当晚患者即发热、烦躁、口渴,卫生所医生诊视,并给予伤口清理和药物治疗,发热未退,且谵语妄言,今晨急诊入院。现仍发热,身热夜甚,谵语妄言,躁扰不安,口唇干裂,小便黄赤,大便2日未解。检查:体温39℃;脉搏110次/分;呼吸30次/分;血压95/60mmHg;神志不清,呼吸急迫,谵语妄言。左肩背、臀部、双下肢烧伤处皮肤红赤或红暗,可见大小不等水泡,有脓性分泌物渗出。口唇干裂。心率110次/分,律齐,未闻及病理性杂音。双肺呼吸音正常。舌质绛,苔黄燥,脉细数。血常规示:白细胞17×10⁹/L,中性粒细胞87%;淋巴细胞13%。

思考问题

1. 本病例以卫气营血辨证属何证型?

2. 血分证的病理变化主要在何脏?为什么?

3. 试分析本案的病因病机。

答案提示

1. 本病例属血分实热证。

2. 病理变化主要在心、肝、肾。血为营气所化,运行脉中,由心主之,肝藏之,故温热邪毒入血分,势必影响心肝两脏。而邪热久羁,耗伤真阴,阴液亏损,又多病及肾,所以血分证常以心肝肾的病变为主。

3. 本病为邪热毒邪入于血分,耗血动血所致。患者不慎烧伤,火热之毒入于血分,正气与之抗争,故见发热,呼吸急迫,面赤气粗。血分热盛,阴血受损,故见身热夜甚;火热烧伤皮肤,则见烧伤处皮肤红赤或红暗及水疱等。皮肤感染毒邪,导致烧伤处渗出脓液。血分炽热,扰乱心

神,故燥扰不安,谵语妄言。热邪灼伤津液,津不上承,则口唇干裂。肠道失于润泽,故大便干硬难行,2日未解。热移小肠则小便短赤。舌质绛,苔黄燥,脉细数,均为血分实热征象。

五、卫气营血的传变

卫气营血辨证将温热病转变过程划分为卫、气、营、血四个不同的层次,其传变规律,一般是由浅入深,由表及里,由轻转重,主要有顺传和逆传两种传变方式。

顺传,指温热病邪循卫、气、营、血的次序传变。由卫分开始,渐次内传入气,然后入营,最后入血。标志着邪气步步深入,病情逐渐加重。

逆传,指温热病邪不按上述次序及规律传变。具体表现为一是不循次序传。如卫分证不经气分,而直接传入营分、血分;或发病初期未出现卫分证,即出现气分、营分或血分证等。二是不按规律传。如卫分证未罢,又出现气分证,即"卫气同病";气分证未罢,又出现营、血分证,即"气营(血)两燔"等。反映机体邪热亢盛,传变迅速,正气虚衰,无力抗邪,病情重笃。

上述仅为温热病的一般传变规律,由于温热病邪和机体反应的特殊性,温热病传变过程中证候转化形式是非常复杂的。在温热病整个发生、发展和演变过程中,卫气营血四个阶段切不可孤立地截然划分,临床辨证时要从实际出发,灵活看待,注意其相互联系。

案例 7-72

邓某,女,33岁,就诊日期:2003年1月25日。

主诉:发热恶寒2天。

现病史:患者于2天前无明显诱因出现发热,入院当天自觉症状加重,测体温38℃,微恶寒,神疲乏力,肢体酸重,稍口干,纳差,面红,无头痛,无咳嗽、咳痰,无咽痛,无汗,无鼻塞流涕,睡眠一般,二便调。

既往史:否认肝炎、肺结核病史,否认高血压及糖尿病史。

体格检查:体温38℃。神志清,全身皮肤黏膜无出血点、亦无黄染。双眼睑无浮肿,双瞳孔等大等圆,对光反射良好,口唇无发绀。咽无充血,双侧扁桃体不大。心率68次/分,律齐,未闻及病理性杂音。双肺呼吸音正常,右下肺可闻及细湿啰音。腹部平软,肝脾肋下未触及,双下肢无浮肿。舌淡红,苔薄白,脉濡浮。

理化检查:白细胞 5.0×10^9/L,中性粒细胞 63.9%;红细胞 4.31×10^{12}/L,血红蛋白 131g/L,血小板 95×10^9/L;胸片检查示右下肺少许模糊阴影。

西医诊断:右下叶肺炎(后证实为 SARS)。

中医诊断:卫分证之春温伏湿。

治疗原则:清凉解毒,透热达邪。

处方:青蒿 15g(后下)、黄芩 15g、柴胡 12g、大青叶 20g、板蓝根 30g、法半夏 12g、枳壳 10g、浙贝 12g、紫菀 12g、天竺黄 12g、杏仁 10g、炙甘草 6g,每日 1 剂,水煎服,配合清开灵注射液静脉滴注加强清热。

二诊:1 月 28 日,热势仍未遏止,反有上升之势,体温 39.2℃,症状未减,疲倦加重,双肺呼吸音粗,肺底闻及少许湿啰音,舌淡红,苔薄白,脉濡细。化验:白细胞 2.5×10^9/L,中性粒细胞 50.96%,血小板 67×10^9/L。湿热蕴毒,毒势盛,并易耗气挟瘀,毒瘀互结,且变证多端,有入营之势,治宜加重清热凉血解毒,化瘀软坚散结,少佐益气之品。原方继续服用,加服安宫牛黄丸,并加用仙方活命饮,西洋参 10g 另炖服。方药如下:金银花 30g、浙贝 15g、赤芍 15g、白芷 12g、陈皮 3g、升麻 6g、防风 12g、当归 6g、虎杖 20g、皂角刺 12g、穿山甲 12g(先煎)、乳香 6g、没药 6g、连翘 18g、五爪龙 15g。根据西医观点,此时属于炎症渗出期,需要注意肺纤维化的问题,而运用仙方活命饮以化瘀软坚散结,甚为合拍。

三诊:1 月 31 日,体温降至正常,但神疲、乏力,头晕,偶有咳嗽,白黏痰,无口干,舌淡,苔薄白腻,脉濡细。白细胞 2.3×10^9/L,中性粒细胞 50.2%,红细胞 3.12×10^{12}/L,血红蛋白 97g/L,血小板 90×10^9/L;胸片:病灶增多,密影;热势已退,胸片虽病灶增多,强弩之末也,未足为虑,此乃正虚邪恋,治当清热养阴,扶正透邪。此时舌苔呈现白腻,为伏湿外达之象,治疗上应重视化湿、活血。处方:炙麻黄 8g、杏仁 10g、甘草 10g、黄芩 10g、半夏 10g、竹茹 10g、白茅根 15g、桑枝 10g、苡仁 20g、太子参 20g、五味子 20g、麦冬 15g、藿香 6g、佩兰 6g,仍加服仙方活命饮,并加大补气而性温和之五爪龙至 30g;热势既退,停用清开灵,改以参麦针益气生津。

2 月 12 日胸片示:右肺炎症全部吸收。守方略有加减,治愈出院。

思考问题

根据卫气营血转变的理论,该病案为顺传还是逆传。谈谈你的看法。

第5节 三焦辨证

三焦辨证,是清代吴鞠通在《温病条辨》中,对外感温热病进行辨证归纳的一种方法。它是依据《内经》关于三焦所属部位的概念,在《伤寒论》六经辨证及叶天士卫气营血辨证的基础上,将外感温热病的证候归纳为上焦病证、中焦病证、下焦病证,用以阐明三焦所属脏腑在温热病发展过程中不同阶段的病理变化、证候表现及其传变规律。

上焦病证主要包括手太阴肺经和手厥阴心包经的病变,其中手太阴肺经多为温热病的初期阶段;中焦病证主要包括手阳明大肠经、足阳明胃经和足太阴脾经的病变。脾胃同属中焦,阳明主燥,太阴主湿,邪入阳明而从燥化,则多呈里热燥实证;邪入太阴从湿化,多为湿温病证;下焦主要包括足少阴肾经和足厥阴肝经的病变,多为肝肾阴虚之候,属温病的末期阶段。

一、辨三焦病证

(一)上焦病证

上焦病证,是指温热之邪,侵袭手太阴肺和手厥阴心包,以发热汗出、咳嗽气喘、神昏谵语等为主要表现的证候。

【临床表现】 发热,微恶风寒,头痛,汗出,口渴,咳嗽,舌边尖红,脉浮数或两寸独大;或见但热不寒,咳嗽,气喘,口渴,苔黄,脉数;甚则神昏谵语,舌謇肢厥。

【证候分析】 本证以发热汗出、咳嗽气喘、或神昏谵语等为辨证的主要依据。温热之邪犯表,卫气失和,肺气失宣,故见发热,微恶风寒,咳嗽,舌边尖红,脉浮数或两寸独大等症;温邪上扰清窍则头痛,伤津则口渴,迫津外泄则汗出;邪热入里,故身热不恶寒;邪热壅肺,肺失肃降而上逆,则见咳嗽,气喘,口渴,苔黄,脉数。

若肺经之邪不解,温邪逆传心包,舌为心窍,故舌謇;心阳内郁,故肢厥;热迫心伤,神明内乱,故神昏谵语。

案例 7-73

黄某,男,35岁,工人,就诊日期:2009年1月20日。

主诉:发热2天,咳嗽,咳吐黑色痰涎,右下胸疼痛。

现病史:恶寒发热,头痛有汗,咳嗽,痰中带血,量不多,右季肋疼痛,咳则加重,口渴喜饮。

体格检查:体温39.1℃,咽充血,右下胸背部可闻及少许湿啰音;舌质红,苔薄白,脉浮数。

理化检查:血常规检查示白细胞$18 \times 10^9/$L,中性粒细胞87%。

思考问题

1. 该病的西医诊断是什么?还需进一步做何检查?

2. 按照中医学三焦辨证辨证理论,本病为何病何证?如何选方用药?

答案提示

1. 西医诊断:大叶性肺炎,还需进一步做胸部X线片。

2. 中医诊断:风温犯肺,肺失宣降。

四诊摘要:恶寒发热,头痛有汗,咳嗽,痰中带血,右季肋疼痛,口渴喜饮。舌质红,苔薄白,脉浮数。

分析:此证病在上焦肺,并表现为卫气同病,但根据发病经过及中医四诊所见,其属于邪袭肺卫为主兼入里化热趋势,还是属于肺热壅盛为主而兼有表邪未尽解,是辨证的关键和难点。本案例患者虽然西医诊断为大叶性肺炎,咳吐铁锈色痰,中医四诊见口渴、舌红、恶寒发热、苔薄白、脉浮数等辨证要点,昭示其病机以表热为主,所以属于上焦邪袭肺卫兼有入里化热趋势。

治疗原则:辛凉解表,化瘀清肺。

方药:桑叶9g、菊花9g、杏仁9g、桔梗9g、连翘9g、鲜芦根30g、板蓝根30g、桃仁9g、冬瓜仁15g、生薏仁15g、丹皮9g、仙鹤草9g。

(二)中焦病证

中焦病证,指湿热之邪侵袭中焦脾胃,邪从燥化和邪从湿化,以发热口渴,腹满便秘,或身热不扬、呕

恶脘痞、便溏等为主要表现的证候。

【临床表现】 身热面赤,呼吸气粗,腹满,便秘,神昏谵语,渴欲饮冷,口干唇裂,小便短赤,苔黄燥或焦黑起刺,脉沉实有力。或身热不扬,头身重痛,胸脘痞闷,泛恶欲呕,大便不爽或溏泄,舌苔黄腻,脉濡数。

【证候分析】 本证以发热口渴,腹满便秘,或身热不扬、呕恶脘痞、便溏为辨证的主要依据。多由温邪自上焦传入中焦,脾胃二经受病,若邪从燥化,表现为阳明燥热证;若邪从湿化,则成太阴湿热证。

邪入阳明,热炽伤津,胃肠失润,燥屎内结,故见腹满、便秘;邪热蒸腾,则身热面赤,呼吸气粗;热扰神明,故见神昏谵语;灼津耗液,则见渴欲饮冷、口干唇裂、小便短赤;苔黄燥或焦黑起刺,脉沉实有力,为燥热内结,津液被劫之征。

邪从湿化,湿热郁阻中焦,脾失健运,胃失和降,故见胸脘痞闷、泛恶欲呕、大便不爽或溏泄;湿遏热伏,郁于肌腠,故身热不扬;湿性重着,湿热郁阻,气机不畅,故头身重痛;苔黄腻,脉濡数为湿热内蕴之象。

案例 7-74

刘某,男,19岁,学生,就诊日期:2008年11月25日。

主诉:患者家属代诉,头痛2天,伴发热,呕吐,身热如焚,昏睡半天,答话不清。

现病史:患者于2天前头痛,次日上午头痛转剧,身发热,并呕吐1次,家人给服陈艾水,至下午身体如焚,昏睡,问之答话不清。

体格检查:体温39.5℃,面红唇赤,脉大而数,强张其口,舌红,苔黄欠润,身热灼手,大汗出。颈项强直,腹壁、提睾反射均消失,克氏征阳性,巴宾斯基征阳性,膝反射增强。

理化检查:脑脊液压力较高,色清;白细胞$200 \times 10^6/L$;蛋白质实验阳性,糖及氯化物均正常。

思考问题

1. 作为一名临床医生,结合现代医学理论,该病的西医诊断是什么?

2. 按照中医学三焦辨证辨证理论,本病是"阳明经热"之中焦证还是"邪闭心包"的上焦证?为什么?

答案提示

1. 西医诊断:流行性乙型脑炎。

2. 证候分析:此案例虽已有"神昏"表现,但"舌红"、"苔黄"则显示其邪热当是在气分层次。进一步分析三焦脏腑部位,"身热灼手"、"大汗出"、"脉大而数",阳明经证之"四大"已居其三;只是"口渴"情况因为患者神昏而不详,但从其具有"面红唇赤"、"苔黄欠润"等相类表现来看,亦

当有明显的口渴，根据以上分析，该案例当属于阳明经热之中焦证，其"神昏"当是胃经气分热盛扰袭心包而致，而非以"邪闭心包"的上焦证为主。"邪闭心包"证当在神昏同时伴"舌绛"、"肢厥"等表现。

（三）下焦病证

下焦辨证，是指温热之邪犯及下焦，劫夺肝肾之阴，以身热颧红、手足蠕动或瘛疭、舌绛苔少等为主要表现证候。

【临床表现】 身热颧红，手足心热，口燥咽干，神倦，耳聋，或见手足蠕动，心中憺憺大动，舌绛苔少，脉细数或虚大。

【证候分析】 本证以身热颧红、手足蠕动或瘛疭、舌绛苔少等为辨证的主要依据。温病后期，病邪深入下焦，损及肝肾之阴。肾阴亏耗，耳失充养，故耳聋；神失阴精充养，故神疲；阴亏不能制阳，虚热内生，则见身热颧红，口燥咽干，手足心热，舌绛苔少，脉虚大；热邪久羁，真阴被灼，水亏木旺，筋失所养，虚风内扰，以致出现手足蠕动，心中憺憺大动等症。

案例 7-75

朱某，女，18 岁，就诊日期：1995 年 3 月 20 日。

主诉：恶寒发热月余，日趋加重，伴咳嗽气急引胸作痛，心烦不能寐，甚则入夜谵语。

现病史：春温发热月余，初起寒热咳嗽，自以外感小恙，未能及时治疗，延误数日，继则高热不退，起伏于 38.5～40℃ 之间，咳嗽气急，引胸作痛，咳痰欠爽，心烦不能安寐，甚则入夜谵语。经某医院依"重症肺炎"治疗，热势得挫，咳嗽气急、心烦谵语渐平，复查胸透肺部炎症大部吸收，血象亦趋正常。但低热不清，体温波动 37.3～38℃ 之间。两日来，恙情突变，特来我院就诊。现症见发热不退，面赤唇燥，间或心烦，头晕不能起坐，精神萎靡，神志朦胧，肢厥汗出，时而抽动，舌干绛苔少中裂，脉细微欲绝。

体格检查：体温 37.8℃，面赤唇燥，肢厥汗出，时而抽动，舌干绛苔少中裂，脉细微欲绝。

思考问题

按照中医学三焦辨证辨证理论，本病后期为何病何证？如何选方用药？

答案提示

本例患者病程较长，持续低热不清，更见舌干绛少苔，已属于下焦肝肾真阴真阳耗竭之阴伤重证；时常肢体抽动，则提示肝肾阴亏而风从内生；肢厥汗出，脉细微欲绝，则显示有阴竭阳脱，

阴阳离决之危象。故速投大定风珠，取复脉之甘润，以复耗竭之真阴；三甲之咸寒，以潜上冒之厥阳。共奏"阴复阳留"，虚风内定之功。

处方：生白芍 18g、生地 18g、大麦冬 18g、五味子 18g、生龟板 15g（先煎）、生鳖甲 15g（先煎）、生龙骨 15g（先煎）、生牡蛎 15g（先煎）、麻仁 10g、阿胶 9g、小麦 1 撮、鸡子黄 2 枚（冲）。

二、三焦病证的传变

三焦病证的各种证候，标志着温病病变发展过程中的三个不同阶段。其中上焦病证候，多表现于温病的初期阶段；中焦病证候，多表现于温病的极期阶段；下焦病证候多表现于温病的末期阶段。其传变一般多由上焦手太阴肺经开始，由此而传入中焦，进而传入下焦为顺传；如感受病邪偏重，抵抗力较差的患者，病邪由肺卫传入手厥阴心包经者为逆传。

三焦病的转变过程，虽然有自上而下，但这仅指一般而言，也并不是固定不变的。有的病犯上焦，经治而愈，并无传变；有的又可自上焦经传下焦，或由中焦再传肝肾的，这又与六经病的循经传、越经传相似。也有初起即见中焦太阴病证症状的，也有发病即见厥阴症状的。这又与六经病证中的直中相类似。此外，还有两焦症状互见和病邪弥漫三焦的，这又与六经的合病、并病相似。因此，对三焦病势的判断，应根据临床资料，全面、综合的分析。

案例 7-76

王某，男，35 岁，就诊日期：2010 年 11 月 30 日。因深秋久晴无雨，天气温燥，遂感其气而发病。初起头疼身热，干渴无痰，即咳痰多稀而黏，气逆而喘，咽喉干痛，鼻干唇燥，胸满胁痛，心烦口渴。脉右浮数左弦涩，舌苔薄白而干，边尖俱红，此《内经》所谓"燥化于天，热反胜之"。治疗遵经旨以辛凉为君，佐以苦甘，清燥救肺汤加减。

处方：冬桑叶 9g 生石膏 12g（冰糖水炒）麦冬 4.5g 瓜蒌仁（杵）12g 光杏仁 6g 南沙参 4.5g 生甘草 2.4g 制月石 0.6g 肺霜 4.5g（冲）。先用鲜枇杷叶 30g（去毛筋），鸭梨皮 30g 煎汤代水。

二诊：连进辛凉甘润，肃清上焦，上焦虽渐清解，然犹口渴神烦，气逆欲呕，脉右浮大搏数者，此燥热由肺而顺传胃经也。治用竹叶石膏汤加减，甘寒清镇以肃降之。处方：生石膏六钱（杵）毛西参叁钱半 生甘草六分① 甘蔗浆两瓢

---

① 中国市制重量单位，现 1 分＝0.5g。

（冲）　竹沥夏半钱　原麦冬半钱　鲜竹叶30片
鸭梨汁两瓢（冲）。

　　三诊：烦渴已除，气平呕止，唯大便秘结，腹
满似胀，小便短涩，脉右浮数沉滞。此由气为燥
郁，不能布津下输，故二便不调而秘涩。治以增
液润肠，五汁饮加减。处方：鲜生地汁两大瓢
鸭梨汁两大瓢　生莱菔汁两大瓢　广郁金三支
（磨汁约二小匙）。用净白蜜一两，同四汁重汤炖
温，以便通为度。

　　四诊：白归身一钱　生白芍三钱　肥知母三
钱　蔗汁两瓢　细生地三钱　生甘草五分　天
花粉二钱　蜜枣两枚。连授4剂，胃渐纳谷，神
气复原而愈。

思考问题

　　根据中医学三焦病证转变的理论，该病是如
何转变的？其用药的依据是什么？

答案提示

　　本例患者初感温燥，肺卫受之，后因邪传气
分而燥热伤肺之证。此时病在上焦，故首诊治以
辛凉为君，轻宣燥热，佐以甘苦化阴，以润其燥。
服后，上焦燥热得以清肃，但肺与阳明津液受损，
此乃燥热由肺顺传于胃所致。肺胃津伤则烦渴
欲呕，病在中焦。故二诊投以甘寒清镇，养胃降
逆；大肠液枯则便结腹胀，故继以甘寒增液，润肠
通便。待阳明燥气已平，则改用清燥养营，"调理
善其后"。整个病程起于上焦肺而愈于中焦阳明
肠胃。

第8章　防治原则及治法

中医治疗学包括防治原则与治法两部分。防治原则，是预防和治疗疾病总的原则。治则最基本的有预防为主、治病求本、扶正祛邪、调整阴阳、因时因地因人制宜等。

治法，是治疗疾病的基本方法，是治则的具体化。我国历代医家通过反复的临床实践，归纳出"八法"。八法，是针对八纲辨证以及方药的主要作用而概括出来的基本治疗方法，即汗、吐、下、和、温、清、消、补。

第1节　防治原则

一、预防为主

所谓预防，就是采取积极措施，防止疾病的发生与发展。中医学历来十分重视对疾病的预防，早在2000多年前，《素问·四气调神大论》中指出："圣人不治已病治未病，不治已乱治未乱，……夫病已成而后药之，乱已成而后治之，譬犹渴而穿井，斗而铸锥，不亦晚乎。"强调"防患于未然"的原则，这种防重于治的思想，颇具现实意义。所谓"治未病"包括未病先防和既病防变两个方面。

（一）未病先防

未病先防，是指在人体未发生疾病之前，采取各种措施，做好预防工作，以防止疾病的发生。也就是充分调动人体的主观能动性，锻炼身体，增强体质，调摄精神，颐养正气，合理饮食，规律生活，以提高机体的抗病能力。同时也要能动地适应客观环境的变化，避免各种致病因素的侵袭，从而维护健康，以防止疾病发生。

（二）既病防变

既病防变，是在疾病发生后，要早期诊断，早期治疗，根据疾病的传变规律，先安未受邪之地，以防止疾病的发展及传变。如《金匮要略》提出："见肝之病，知肝传脾，当先实脾。"故临床上治疗肝病时，常兼用健脾和胃之法，可以防止肝病传脾，控制肝病的传变。

二、治病求本

治病求本，首见于《素问·阴阳应象大论》的"治病必求于本"，是指在治疗疾病时，必须抓住疾病的本质，并针对其本质来进行治疗。这是辨证论治的基本原则之一。

在疾病的发生发展过程中，常出现错综复杂的现象。因而，探求疾病根本原因就显得极为重要。例如，胃痛发病常与寒邪客胃、饮食伤胃、肝气犯胃、脾胃虚弱等因素有关，治疗时必须通过辨证寻找胃痛的原因和本质，进行相应治疗。分别选用散寒止痛、消食导滞、疏肝和胃、温中健脾等治法。临床上治病，只有熟练掌握和运用好辨证施治，才能取得满意疗效。辨证就是治病求本的过程和体现。

（一）正治与反治

1. 正治　是采用与疾病证候性质相反的方法进行治疗，又称"逆治"。适用于疾病的征象与本质一致的病证。常用的治则有"寒者热之"、"热者寒之"、"实则泻之"、"虚则补之"。寒者热之，是寒性病证表现寒象，应用温热方药进行治疗；热者寒之，是热性病证表现热象，应用寒凉方药进行治疗；实则泻之，是指实性病证出现实象，用攻逐邪实的方药进行治疗；虚则补之，是指虚损性病证出现虚象，用具有补益作用的方药进行治疗。

2. 反治　是顺从疾病外在表现的假象而进行治疗，又称"从治"。适用于疾病的征象与其本质不完全一致的病证。常用的治则有"热因热用"、"寒因寒用"、"塞因塞用"、"通因通用"。

（1）热因热用：是以热治热，即用温热性质的药物治疗具有假热征象的病证。适用于阴寒内盛，格阳于外，反见热象的真寒假热证。临床虽见热象，但其本质为真寒，治本之法当用温热药治之。

（2）寒因寒用：是以寒治寒，即用寒凉性质的药物治疗具有假寒征象的病证。适用于里热盛极，阳盛格阴，反见寒象的真热假寒证。临床虽见寒象，但其本质为热盛，治本之法当用寒凉药治之。

（3）塞因塞用：是以补开塞，即用补益的药物治疗具有闭塞不通的病证。适用于因虚而致闭阻的真虚假实证。如气虚所致便秘，血虚所致闭经。

（4）通因通用：是以通治通，即用通利的药物治疗具有通泻症状的实证。适用于食积腹痛，泻下不畅；瘀血所致的崩漏；膀胱湿热所致的尿频、尿急、尿痛等病证。

案例 8-1

李某,男,30 岁,2002 年 9 月 27 日就诊。

主诉:口腔黏膜糜烂 1 周。

现病史:患者 1 周前出现口腔黏膜糜烂,灼热疼痛,曾于口腔科就诊,拟诊断为"急性口腔炎",予抗生素口服及复方硼酸溶液局部涂抹,症状未有明显改善,又服中药清热泻火之剂,症状改善不明显,遂来我院就诊。现症见:口腔黏膜糜烂成片,覆盖黄色膜状物,胃纳差,喜热饮,面色苍白,怕冷,寐差,大便溏薄。舌质偏红,苔黄厚腻,脉沉细而缓。

既往史:有慢性胃炎病史 10 余年,常反复发作。

治疗经过:四诊合参,治以温中健脾,用理中汤加味治疗,服药 2 剂后,口腔疼痛减轻,大便也有好转,黏膜溃烂大部分已愈,可以进食与睡眠。

思考问题

1. 口腔炎采用清热药治疗病情加重,而用温热药治疗速获奇效,为什么?

2. 医生采用的是什么治疗原则?正治还是反治?

答案提示

1. 患者口腔黏膜糜烂,灼热疼痛,诊断为"急性口腔炎",一般认为炎症属热,故医生屡用抗生素、清热泻火之中西药治疗,但疗效不佳,说明辨证有误,仔细询问病史,四诊合参,其病机为脾胃虚弱,中阳不足,阴火内生,上炎于口,上热下寒,上热是假,下寒是真。其疾病之本是阳虚,而不是火热,故用清热泻火之剂治疗效果不佳,而采用温中健脾之法治疗有效。

2. 本病病机为脾胃虚弱,中阳不足,阴火内生,浮越于上,上热下寒,真寒假热,上热是假,下寒是真。热因热用,用理中汤温中健脾。医生采用的治病求本的治疗原则,是反治。

(二) 标本缓急

"标"是指疾病的现象,病的次要矛盾;"本"则是指疾病的本质,病的主要矛盾。"标"与"本"的含义是多方面的。从正邪两方面来说,正气为本,邪气为标;就病因、症状而说,病因为本,症状为标;从病变部位而分,内脏为本,体表为标;从发病先后来分,原发病(先病)为本,继发病(后病)为标。在复杂多变的病证中常有标本主次的不同,因而在治疗中应有先后缓急的区别。

1. 急则治其标　指标病危急,若不及时治疗,会危及患者生命,或影响本病治疗时所采用的一种治则。如临床上各种原因引起的大出血,将危及患者生命时,应采取应急措施,先止血以治标,血止后再治其本。

2. 缓则治其本　指对慢性病或急性病恢复期,从根本上着手进行治疗所采用的一种治则。如阴虚发热、咳嗽患者,发热、咳嗽为标,阴虚为本,治疗上应滋阴以治其本,待阴虚恢复后,发热咳嗽之标自能消失。

3. 标本同治　指标病本病同时俱急,不宜单治标或单治本,只能采取同治之法。如素体气虚又患外感,治宜益气解表。益气为治本,解表为治标。又如表证未解,里证又现,治应表里双解。

案例 8-2

曹某,女,11 岁,2007 年 5 月 11 日就诊。

主诉:哮喘反复发作 8 年,加重半月。

现病史:患者患哮喘近 8 年,每于气候转换之时反复发作。近半月出现哮喘持续发作,呼吸急促,不能平卧,遂来就诊。现症见:呼吸急促,咳嗽剧烈,喷嚏流涕,倚母怀喘息,不能平卧。痰多白沫,不易咳出。

体格检查:体温 38℃,脉搏 130 次/分,呼吸 38 次/分,血压 130/90mmHg。双肺呼吸音较弱,可闻及干湿啰音。心率 130 次/分,律齐,各瓣膜听诊区未闻及病理性杂音。苔薄腻,舌质青,脉细数。

治疗经过:西药用激素,平喘药及各种抗生素,中药拟以宣肺平喘,化痰祛邪(处方:生麻黄 4.5g、射干 9g、炙地龙 9g、苍耳子 9g、炙紫菀 15g、炙百部 15g、黄芩 9g、姜半夏 9g、白芍 9g、鲜竹沥 30g)。经过治疗后,哮喘逐渐缓解,10 天后哮喘症状完全消失,回学校读书。

平时服用培补脾肾方:党参、白术、茯苓、炙甘草、胡桃肉、补骨脂、熟地、枸杞子、山药、苍耳子。如有感冒流涕咳嗽时,服标本兼顾方:生麻黄、射干、陈胆星、党参、白术、茯苓、胡桃肉、黄芩。随访多年,现已停药,哮喘 9 年未发。

思考问题

1. 治疗顽固性哮喘,分了几个阶段,每一阶段采用什么原则处理标本关系?

2. 本例患者哮喘病的标是什么?本是什么?

答案提示

1. 本病分为三个阶段,即发作、缓解及并发感冒三个时期。发作期用急则治其标的方法,采用中西医结合,解痉,抗感染,宣肺平喘,化痰祛邪法;缓解期用缓则治其本的方法,培补脾肾。如有感冒时,标本兼顾,采用解表祛邪,又益气扶正。

2. 本病为本虚标实,其标是风寒、痰浊、蕴热、气逆在不同时期的表现,其本是肺脾肾虚。

三、扶 正 祛 邪

疾病的演变过程,从邪正关系来说,是正气与邪气双方互相斗争的过程。邪正斗争的胜负决定着疾病的转归和预后。邪胜于正则病进,正胜于邪则病退。因而,治疗疾病的一个基本原则,就在于扶助正气,祛除邪气,使疾病向痊愈的方向转化。总之,扶正祛邪总的原则是"扶正而不留邪,祛邪而不伤正"。扶正祛邪的基本内容(表8-1)。

表8-1　扶正祛邪的基本内容

	概念	适应证	常用治法	具体措施
扶正	扶助机体的正气,增强体质,提高机体抗病能力的一种治疗原则	虚证	益气、滋阴、养血、温阳	服药、针灸、推拿、气功、膳食、体育锻炼、精神调摄
祛邪	祛除邪气,排除或消弱病邪侵袭和损害的一种治疗原则	实证	发汗、攻下、清热、利湿、活血化瘀	随病情变化而定

四、调 整 阴 阳

疾病的发生,从根本上来说,是机体阴阳之间失去相对的协调平衡,出现偏盛偏衰的结果。因此,调整阴阳,损其偏盛,补其偏衰,恢复阴阳的相对平衡,是治疗疾病的根本法则之一。

(一)损其偏盛

损其偏盛,主要是对阴阳偏盛,即阴或阳的一方过盛有余的病证,采用"损其有余"的治法。如"治热以寒",即"热者寒之"之法,清泻其阳热,治疗阳热亢盛的实热证;"治寒以热"即"寒者热之"之法,温散其阴寒,治疗阴寒内盛的寒实证。

(二)补其偏衰

补其偏衰,主要针对阴或阳的一方甚至双方虚损不足的病证,采用"补其不足"的治法。如滋阴以制阳法,运用"壮水之主,以制阳光"之法则,治疗阴虚阳亢的虚热证;补阳以制阴,运用"益火之源,以消阴翳"之法则,治疗阳虚不能制阴所致的阴寒偏盛证。若属阴阳两虚者,则应采用阴阳双补法。

由于阴阳双方具有互根互用的关系,故阴阳偏衰亦可互损。为此,在治疗此证时,还应注意"阴中求阳"或"阳中求阴",即在补阳时适当配用补阴药,补阴时适当加用补阳药。

另外,由于阴阳概念的广义性,故诸如解表攻里、升清降浊、寒温热清、补虚泻实和调和营卫、调理气血等治法,亦都属于协调阴阳的范畴。

案例 8-3

刘某,男,52 岁,2006 年 6 月 21 日就诊。

主诉:反复咳嗽,咳痰 2 个月余,伴痰中带血 1 周。

现病史:患者于 2 个月前无明显诱因出现咳嗽、咳痰,时有胸痛,伴有低热、口渴,遂于当地门诊就诊,拍胸部 X 线片示左侧支气管扩张合并肺部感染。予以抗生素及对症治疗,合用中药清热药(石膏、黄芩、桑白皮、花粉等),效果不佳,遂来我院就诊。现症见身热、口干、心烦易怒、手足心发热。

体格检查:体温 37.5℃。全身浅表淋巴结无肿大。口唇无发绀,咽喉无红肿,扁桃体不大。双肺呼吸音较弱,可闻及干湿啰音。心率 98 次/分,律齐,未闻及病理性杂音。舌红苔少,脉细数。

治疗经过:四诊合参,证属虚火,并非实热,以阴虚火旺论治,用大补阴丸加减(龟板、知母、熟地黄、黄柏加川贝母、麦冬、北沙参、阿胶珠、侧柏炭、乌梅炭),并忌食辛燥、寒凉之品。服药 3 剂后,发热减退,7 剂后,咯血止,还有咳喘、气短、体倦、食少、脉弱,又予以生脉散加麦门冬汤加减,加以巩固。

思考问题

1. 调整阴阳偏盛偏衰,方法有哪些?前医和本主治医生的治疗方法有何不同?

2. 试述本病例治疗时是如何调整阴阳的?

答案提示

1. 调整阴阳的方法有"损其有余"和"补其不足",前面医生所用清热法适用于阳偏盛所致的实热证,本主治医生所用的治法适用于阴偏衰所致的虚热证。前面医生所用的"损其有余"的方法,即"治热以寒",效果不佳。本主治医生辨证患者为"阴虚火旺",所用的"补其不足"的方法,即"阳病治阴",滋阴泻火,疗效得到确认,是正确的辨证施治。

2. 支气管扩张咯血,大多数是血热伤络所致。火有虚实之分,如为肺热炽盛或肝火犯肺等实热证,采用清泄肺热,凉血止血法。本例患者是阴虚内热,虚火灼伤肺络所致疾病的根本在于阴虚。因此本病不宜用寒凉苦泄之品以泻火清热。而应"阳病治阴",滋阴以泻火。大补阴丸具有滋阴降火的功效,所以可获得速效。

五、同病异治、异病同治

(一) 同病异治

同病异治,指同一种疾病,由于病情的发展和病机的变化,以及邪正消长的差异,机体的反应性不同,治疗上应根据其具体情况,运用不同的治法加以治疗。如同为感冒一病,可有风寒、风热、暑热、气虚等不同,治法亦各有不同。

案例 8-4

陈某,男,59 岁,2005 年 4 月 4 日就诊。患者于 3 月 30 日晚餐后突然咽部发痒,旋即咯血数口,色鲜红;夜间又咯血 3 次,量较多,每次约 60～100ml。胸部闷室,偶有隐痛,低热,轻咳。经 X 线胸片检查,诊断为支气管扩张,伴有右下肺部感染。住院 5 天,经用抗生素及酚磺乙胺、硫酸鱼精蛋白等止血剂,发热胸痛好转,唯咯血仍不能控制。于 4 月 4 日中医诊治,诊其脉弦大而缓,察其舌质红,苔薄黄腻,体形较胖,面色红。自觉有内热,口干,小便黄,大便秘,既往有高血压及烟、酒嗜好史。据此辨为肝胆火旺,气逆上冲,灼伤肺络,血液为之灼溢。予平肝降逆、清肺和络为治,用龙胆泻肝汤加减(龙胆草 6g、代赭石 20g、焦山栀 10g、黄芩炭 9g、生地炭 10g、丹皮炭 9g、白及 15g、炒银柴胡 6g、潼木通 3g、川军炭 9g、白茅根 30g、茜草炭 10g),2 剂。

翌日复诊。药后大量咯血未作,胸闷减轻,大便已通。仍有咳嗽咳痰,痰中夹血丝。前方既效,治不更张,原方减川军炭为 6g,加蒸百部 10g,3 剂。

4 月 8 日三诊。咯血已止,胸闷胸痛亦除,仍觉内热,纳少,脉象较缓和,苔黄腻已化,舌质仍红。肝火已平,肺阴耗伤,中土未振。继予育阴养肺,健脾和胃以调理善后。随访 1 年,体健如常。

案例 8-5

王某,男,33 岁。1996 年 10 月 25 日初诊。素来阴虚体质,咯血 2 年,时发时止,反复不急。曾在当地医院检查,诊断为支气管扩张,近 1 个月来因工作劳累,咯血 3 次。今晨大口咯血盈杯,约 80～100ml,色淡红,伴胸闷、咽喉间不适,稍有咳嗽,咳则有血咯出,断续不净。患者多种西药过敏,要求中药治疗。诊其脉数细而滑,舌红苔薄,面色较白,心悸气短,口干咽燥,精神不振,纳食少。此乃气阴两虚,且有晕脱之虑。急拟

补气益阴,凉血止血。用生脉散合月华丸加减[高丽参 9g(另煎)、北沙参 15g、天麦冬各 10g、五味子 9g、川贝母 6g、生地炭 10g、黄芩炭 9g、茜草炭 10g、白及 15g、丹皮炭 9g、淮山药 20g、炙甘草 6g],2 剂。

10 月 27 日复诊。药后大口咯血已止,惟痰中仍有少量血丝,治守原方继进。前方减高丽参为 6g,减沙参为 10g。继服 3 剂后咯血已止,余症亦宁,精神食欲已振。继以养阴益气,健脾补血以调理善后。另嘱以归脾丸、月华丸常服,以期巩固,随访 1 年,并未发作。

思考问题

上面两个病案同为咯血症(支气管扩张),为何治疗治法用药差别这么大,说明了中医的什么理论?

答案提示

上两个病案的治疗,充分体现了中医的"同病异治"的特色,同为咯血症(支气管扩张),但由于二者所表现的证型不一样,所用的药物也有不同。第 1 例患者无明显诱因而骤然咯血,色鲜红,伴胸闷。脉症合参,结合平时血压偏高,性情易怒病史,诊断为肝火犯肺,灼伤血络之实证。故方取龙胆泻肝汤加减,直折上逆之火,平降冲逆之气,使火气降而气逆平,肺热清而出血止。第 2 例患者咯血因循日久,气阴耗伤,加之平时工作及家庭负担较重,思虑过度,故咯血反复不愈,颜色淡红,面色较白,心悸气短,口干咽燥,精神不振,纳食少,脉数细而滑,舌红苔薄,显属气阴不足证,用生脉散益气防脱以固本,月华丸养阴止血救其标。

(二) 异病同治

异病同治,指不同的疾病,在其病情发展过程中,会出现相同的病机变化或同一性质的证候,可以采用相同的治法治疗。如久泻脱肛、崩漏、子宫脱垂、胃下垂等,是几种截然不同的疾病,但辨证如果均符合中气下陷这一证型,则治法皆应以升提中气的方法进行治疗。

案例 8-6

周某,女,57 岁,1994 年 7 月 24 日就诊。

主诉:阴痒流脓半年。

现病史:半年来阴部奇痒,阴道内有略黄色液体流出,量多,气味臭,阴户溃烂,疼痛难忍,每日要换内裤多次,不能与老伴同床,经某医院妇检无异常发现,特请中医治疗。症见性急易怒,舌红,苔黄腻,脉濡数。

治疗经过:诊断为阴痒(肝经湿热下注)。用龙胆泻肝汤,加黄柏、苍术、芡实、地肤子、苦参,3剂痒止,6剂白带正常,9剂复查阴道干净,能行夫妻事。

案例 8-7

王某,男,64 岁,农民,1996 年 2 月 3 日就诊。

主诉:左季肋部丘疹伴疼痛 3 天。

现病史:患者左季肋部有散在紫红色小丘粒 4 个,一线排列,痛如火燎刀割,夜不得眠。西医诊断为带状疱疹,由病毒感染所致。用吗啡脒、青霉素等治疗,疗效不显。患者要求中医治疗。症见口苦,舌红,苔黄干,大便秘结。

治疗经过:诊断为缠腰火丹——肝经湿热壅滞经脉,阻碍气机,气血壅阻,循经发为缠腰火丹。用龙胆泻肝汤加重楼、银花、连翘、大黄,2剂痛减,15 剂而愈。

按语:"异病同治"是祖国医学特点"辨证论治"的内涵之一,它是以"证"为依据,确定所选用的方剂。以上两个病例虽然病因、病位、病症及病种各不相同,但它们在发生、发展的过程中,皆出现了"肝经湿热"的病机,所以皆用龙胆泻肝汤治疗,而临床症状和体征也随之消除,从而取得满意效果。这充分说明了祖国医学"异病同治"的科学性、优越性。

六、因时、因地、因人制宜

疾病的发生、发展、变化与转归,受到多种因素影响。由于天时气候,地域环境,患者的性别、年龄、体质等因素不同,所以在治疗疾病的过程中,必须根据具体因素区别对待,而采用适宜的治法。

(一)因时制宜

四季气候的变化,对人体生理、病理有一定影响,而反常的气候是诱发疾病的重要条件。根据季节气候特点指导临床用药的原则,称为因时制宜。例如,夏季因人体腠理开泄,汗出较多,故同是治疗风寒感冒,不宜过用辛温解表药;冬季腠理致密,可重用辛温解表药;暑季多雨,气候潮湿,宜在辛温解表药的基础上加入化湿渗湿之品。

(二)因地制宜

根据不同地区的地理环境,指导用药的原则,称为因地制宜。即由于地域、地势、气候、水质、土质等差异,在不同地域长期生活的人们的生活环境、工作环境、生活习惯与生活方式各不相同,生理活动与病理变化亦各有特点,因而治疗疾病时要因地制宜。如风寒感冒治宜辛温发汗,在西北地区多用麻黄、桂枝、细辛;在南方地区多用荆芥、苏叶、生姜等;在湿重地区多用羌活、防风、佩兰等。

(三)因人制宜

在疾病的治疗过程中,根据患者不同的年龄、性别、体质强弱、生活习惯及精神状态的特点,选用适当的治法,称为因人制宜。年龄不同,药量不同,成人药量宜大,儿童则宜小;性别不同用药各异,妇女妊娠期慎用或禁用峻下、毒性较强、通经祛瘀、行气破滞等药物。

因时、因地、因人制宜,又称三因制宜,具体地反映出辨证论治的原则性和灵活性,只有将诸多因素同疾病的病理变化结合起来具体分析,用不同的方法治疗,才能更加合理有效地治愈疾病。

第2节 治 法

治法不同于治则,治则指导治法,治法从属于一定的治则。治法中,如发汗法要掌握因时、因地、因人制宜的原则具体运用;攻下法和补益法要根据标本缓急、邪正盛衰,在祛邪扶正的原则指导下选用。

治法,包括治疗大法和具体治法。治疗大法概括了许多具体治法中共性的东西,在临床上有普遍的指导意义,基本的治法包括汗、吐、下、和、温、清、消、补"八法"。具体治法是针对具体病证而拟定的治法,属于个性的、各具其特定应用范围的治疗方法,如辛凉解表法、清胃泻热法、温补脾肾法等。以下介绍属于共性的治疗大法,即八法。

一、汗 法

汗法,也叫解表法,是运用发汗、解表的方药,通过开泄腠理,调和营卫,来调节肌表的卫外功能以祛邪外出的一种治疗方法。适用于一切外感疾病初起,病邪在表的病证,症见恶寒发热,头痛身疼,苔薄,脉浮等。此外,水肿病腰以上肿甚、疮疡病初起、麻疹将透未透等有表证者,也可运用。

临床上外感风寒证用辛温解表法,外感风热证用辛凉解表法,如果患者正气素虚,则应根据其阴虚、阳虚、气虚、血虚等具体症状,在解表剂中适当配伍滋阴、助阳、益气、养血等药物,以达到扶正祛邪的目的。此即滋阴发汗、助阳发汗、益气发汗、养血发汗等方法。此外,还有理气、清热、消食等与发汗并用的方法,亦称"表里双解法"。

应用汗法,注意不要发汗太过,以免耗气伤津。对于表邪已解,麻疹已透,疮疡已溃,自汗盗汗,吐泻失水,津液亏虚,体质衰弱者不适宜用汗法。用发汗剂后应避风寒,忌食油腻厚味及辛辣食物。

案例 8-8

患者,男,8 岁,学生。主诉:全身及下肢严重浮肿 3 个月。

患儿 3 个月前发热,当时某医院诊断为感冒,用解热镇痛剂及中药板蓝根等治疗,发热稍减,但浮肿非但不减,反而日益加重,由下肢漫及全身。经进一步检查诊断为肾小管肾炎,收入住院。用西药利尿剂,开始有效,继用则效果不显,近来浮肿日益加重,四肢及面部重度浮肿,阴囊肿大如球,肚脐外凸,眼睛因水肿不能张开,小便点滴俱无,气喘胸胀,不能平躺,全身皮肤干燥无汗,发热烦躁,体温 37.8℃。脉象寸部浮大,关尺沉伏,舌质胖大,舌苔灰腻,查阅以往病历,曾用中药,处方都是利水药物,剂量甚大,如车前子、茯苓用到 120g,但利尿效果不显。邀请中医会诊,辨证为肺气闭。方药:麻黄 6g,杏仁 9g,苏叶 6g,桔梗 6g,防己 10g,通草 3g,1 剂。服药 1 煎,皮肤微有汗意,但不明显出汗,小便开始排出。服药 2 煎,小便解下很多,1 日 1 夜 10 余次,如决堤之水,全身水肿很快消退。以后用调补脾肾方药治疗,病情缓解出院。

思考问题

1. 患儿诊断为肾炎,中医属浮肿病,为何用利水中药无效?

2. 后来中医使用什么治疗方法使水肿消退?

答案提示

1. 患儿发病初期有外感病史,伴发热、气喘胸胀、浮肿、寸部脉浮。发病部位明显在肺,肺不通调水道,水液壅塞不通而成水肿。本病其本源在肺,故用利尿的治法属南辕北辙,所以效果欠佳。

2. 其后中医运用汗法来宣肺开泄腠理,使肺气得以通畅停留之水自可按正常循环途径输送到膀胱而排出体外。本病例用汗法来治疗水肿病,又叫做"提壶揭盖"法。

二、吐 法

吐法,也叫催吐法,是利用药物涌吐的性能,引导病邪或有毒物质从口中吐出的一种治疗方法。适用于食积停滞胃脘、顽痰停滞胸膈、误食毒物或过量药品等。

寒药吐法,适用于热邪郁滞于上的病证;热药吐法,适用于寒邪郁滞于上的病证;峻药吐法,适用于邪实于上,病势急迫的病证;缓药吐法,适用于邪实正虚,病在上焦,且须采用吐法的病证。

应用吐法,应注意对于病情危重,失血、伤津过多或喘促不安,或老、幼、孕妇、产后气血衰弱者不宜使用。此外,一般以一吐为快,不宜反复使用。凡给予催吐剂时,吐后宜进稀粥等以自养,禁食辛辣、硬性食物,防止七情刺激、房室劳倦,谨避风寒。

三、下 法

下法,也叫泻下法,是运用有泻下作用的方药,通过泻下大便而攻逐体内的积滞和水液,或解除实热蕴结的一种治疗方法。适用于各种寒、热、燥、湿等邪结于肠道以及水湿内停、瘀血、宿食、痰积等里实证。

临床上用寒下法治疗里实热证;用温下法治疗寒冷凝滞,积滞胃肠;用润下法治疗津亏血少的大便秘结;用逐下法治疗阳水实证;用攻瘀法治疗瘀热结于下焦而体质尚实者。

应用下法,应注意峻下逐水,易损伤正气,要根据病情和患者体质,适当掌握剂量,以邪去为度,不可过量或久用。对于邪在表者不可下;阳明病腑未实者不可下;年老体虚、脾胃功能不佳的患者,新产后营血不足而大便难下者,或月经期、妊娠期妇女当慎用。

四、和 法

和法,也叫和解法,是运用具有和解及疏泄作用的方药以达到祛除病邪,调整机体,扶助正气的一种治疗方法。适用于邪在半表半里的少阳证,脾胃不和、胃肠不和、肝胃不和等脏腑不和证。

临床上用和解少阳法治疗少阳证;用调和肝脾法治疗肝脾失调;用调和胃肠法治疗胃肠失调证;用疏肝和胃法治疗肝气犯胃、胃失和降之肝胃不和证。一般情况下,在病势不太强盛,而汗、吐、下等法皆不适用而正气并不虚弱的状况下,均可使用。

和法虽属治法当中较缓和的一种治法,但是如果使用不妥,亦能助邪或损伤正气。因此,凡病邪在表而尚未入少阳者,邪气入里、阳明热盛之实热证,症见三阴寒证者,均不宜使用和法。

五、温 法

温法,也叫祛寒法,是运用温热性质的方药以补益机体的阳气,达到祛除寒邪的一种治疗方法。适用于里寒证。对于寒邪侵及脏腑、阴寒内盛的实寒证,或某些阳气虚弱、寒从内生的虚寒证均可选用此法。

临床上用温中散寒法治疗寒邪直中中焦,或阳虚中寒证;用温经散寒法治疗寒邪凝滞经络、血脉不畅的寒痹证;用回阳救逆法治疗亡阳虚脱,阴寒内盛的危候。另外,温肺化饮、温化寒痰、温肾利水、温胃理气等都属于温法的范畴。

温法所用的药物,性多燥烈,易耗伤阴血。故对于阴虚、血虚或血热妄盛而致出血证者及孕、产妇均应慎用或禁用。

六、清 法

清法,又叫清热法,是运用性质寒凉的方药,通过凉血、泻火、解毒的作用以清除热邪的一种治疗方法。适用于里、实、热证。凡热性病,里热很盛,但无结实(大便燥结、数日不解)或半表半里的热证,或虚热证均可使用。

临床上清热泻火,适用于热在气分,属于实热的证候;清热解毒,适用于时疫温病、热毒疮溃等证;清热凉血,适用于热入营血的证候。

清热法所有的方药多具寒凉之性,常易损伤脾胃阳气,故一般不宜久用。另外,凡体质素虚、脏腑本寒者,表邪未解、阳气被郁而发热者,因气虚或血虚引致虚热证者,皆禁用本法。

七、消 法

消法,又叫消导法,是运用消食导滞,行气、化痰、利水的方药以消除积滞的一种治疗方法。适用于气、血、食、痰、湿所引起的积聚、癥瘕、痞块等病证。

临床上消食导滞,适用于饮食不当,脾胃不适,以致饮食停滞的病证;行气消瘀,适用于气结血瘀证;消坚化积,适用于体内痰积痰湿,气血相结,形成痞块、积聚癥瘕等病证;消痰化饮,适用于痰饮蓄积的病证;消水散肿,适用于气不化水,水气外溢的病证。此外,虫积、内外痈肿等病证,亦可采用消法治疗。

消法虽不比下法峻猛,但用之不当,亦能损伤人体正气。凡气滞中满之臌胀及土衰不能制水之肿满,见阴虚热病或脾虚而腹胀、便溏、完谷不化,妇人血枯而致月经停闭者,均应禁用消法。

八、补 法

补法,又叫补益法,是以具有补养作用的方药,改善机体虚弱的一种治疗方法。适用于各种原因造成的阴阳、气血、脏腑功能虚弱的病证。

补气法,适用于脾肺气虚,倦怠乏力,少气不足以息,自汗,脉虚大等症;补血法,适用于血虚与失血的患者,视其血热(宜补血行血以清之)、血寒(宜温经养血以和之)之不同,分别用药;补阴法,适用于阴精或津液不足而引起的病证;补阳法,适用于脾肾阳虚,表现为腰膝冷痛、下肢酸软不任步履、少腹冷痛、小便频数、阳痿、早泄等症者。除此以外,临床中使用补法时,常根据其虚在何脏,予以直补其脏;如补养心血法、补益心气法、养血柔肝法、滋阴润肺法、补气健脾法、滋阴补肾法、温补肾阳法等;另外当某些脏腑的气、血、阴、阳同虚时,则应几法相兼治疗,如脾肾双补、滋补肝肾、益气养阴等。

运用补法时应注意,对"真实假虚",即"大实有羸状"证,应绝对禁补,免犯误补益疾病之戒。对邪实正虚而以邪气盛为主者,亦当慎用,防止造成"闭门留寇"的不良后果。

第9章 中　药

中药,是指以中医学理论阐述其药性并指导临床应用的传统药物,属于天然性状的植物、动物、矿物及其加工品。由于中药以植物药居多,故自古以来人们习惯把中药称为"本草"。

中药学,是专门研究中药基本理论和各种药物来源、产地、采集、炮制、性能、功效及配伍应用等知识的一门科学,是中医学的重要组成部分。历代医药学家在长期医疗实践中,大胆探索,不懈努力,积累了丰富的用药经验与方法,并逐步形成了独特的理论体系和应用方法。几千年的实践证明,中药是我国人民防病治病的主要武器,对保障人民身体健康和民族繁衍昌盛起到了巨大作用。我国地域辽阔,中药药源丰富,药品种类繁多,目前记载的药品已达 5000 多种,使用形式亦不断增加。因此,中药学的发展有着广阔的前景和空间。

第1节　中药的基本知识

一、中药的产地、采集、干燥和储存

中药的产地、采集、干燥和储存方法,对于保证中药的质量和药效十分重要。

1. 产地　因为中药的质量依赖于产地的自然条件,因此选择使用"道地药材"是保证药物疗效的重要前提。所谓"道地药材",是指产地历史悠久、品种优良、炮制考究、疗效突出等带有地域特点的一些药物。如吉林的人参,辽宁的细辛,云南的三七,内蒙古的甘草、黄芪,四川的黄连、川芎,重庆的黄连、陈皮等。同一种药物因其产地不同,质量亦有所差异。由于各地区的水质、气候、日照、雨量、土壤成分等自然条件有所不同,故逐渐形成了"道地药材"的概念和使用"道地药材"的用药原则。

2. 采集　中药的采集季节适时与否,与治疗效果有着密切关系,采集药物应在其有效成分含量多时进行,才能符合医疗的要求。

采集植物药的一般规律是:根及根茎类一般在秋末地上部分开始枯萎及早春植物抽苗时采集,这时植物正处在休眠状态,这些部分有效成分含量较高。树皮及根皮类以春夏之交采集为宜,这时植物生长旺或浆液充足,皮内养分较多,皮和本质部容易剥离。全草、茎枝和叶类,大多在植株充分成长,茎叶茂盛或开花的时期收集。花类宜在含苞待放或初放时采摘。

果实及种子一般应在成熟时采收。动物药应在生长、活动季节捕捉采集。矿物类药,全年皆可采挖,但需注意方法,择优采用。

3. 干燥　常用的药用植物采收后,应迅速加工使之干燥,以免腐烂变质,降低药效。方法有晒干、阴干、烘干和用石灰干燥等。

4. 储存　中药的储存,主要应防止虫蚀、发霉、变质,保持干燥是最基本的条件,通常采用干燥、低温、避光、密闭保存及化学药物薰杀等方法处理储存。对剧毒药材,宜写明"剧毒药"标签并由专人保管,分开储藏,防止错杂而发生事故。

二、中药的炮制

炮制,又称炮炙。是药物在制成各种剂型前必要的加工处理过程,其主要目的是为了减低药物毒性和不良反应,或是为了改善药物的性能,加强药物的疗效等。常用的炮制方法有炒、煅、炮、煨、炙、蒸、煮、水飞等。

案例 9-1

患者,男,28 岁。以大便秘结伴腹胀满 5 日为主诉于 2005 年 6 月来诊。患者自述于 5 天前高热后出现大便秘结,5 日未排便,伴脘腹胀满,矢气频频,午后潮热,纳食不佳,寐可,小便自调。今为求中医治疗来诊。查脐周压痛阳性,无肌紧张及反跳痛,舌质红,苔黄燥,脉沉实。腹部平片未见异常。予大承气汤(生大黄、芒硝、枳实、厚朴)水煎 200ml,每日 2 次分服,2 剂大便下,余症皆消。

思考问题

该患者的诊治过程中,为什么选用生大黄而不是熟大黄?

答案提示

大黄性苦寒,归脾、胃、大肠、肝、心包经,具泻热通便、凉血解毒、逐瘀通经之功。因炮制不同,大黄具有不同的功效。生大黄泻下力较强,欲攻下者宜生用;酒制大黄泻下力较弱,活血作用较好,宜于瘀血证及不宜峻下者。大黄炭则多用于出血证。本病例中,患者出现"痞、满、燥、实"之阳明腑实证,且正值壮年,体耐攻伐,故选用生大黄以泻热通便,荡涤胃肠。

三、中药的性能

中药的性能,即中药的药性理论,是研究药物的性质、功能及其运用规律的理论。中药的性能是中医药学理论体系中一个重要的组成部分,是学习、运用、研究中药所必须掌握的基本理论知识。

中药的性能主要包括四气、五味、升降浮沉、归经及中药的毒性等内容。

1. 四气 四气,又称四性,是指药物具有寒、热、温、凉四种药性。此外,还有平性,是指寒、热之性不太明显,但仍有偏温、偏凉之不同,所以通常仍称四性。寒与凉、温与热之间仅是程度的差别,温次于热,凉次于寒。

药物的四气是通过药物作用于机体产生的反应或治疗效果而总结出来的药性理论。凡能治疗温热性疾病的药物,多属凉性或寒性;凡能治疗寒凉性疾病的药物,多属温性或热性。寒凉药多有清热泻火、解毒凉血等作用,如黄芩、板蓝根对于发热口渴、咽痛等热证有清热解毒作用,表明这两种药物具有寒性;温热药多有温阳通脉等作用,如附子、干姜对于腹中冷痛、脉细无力等寒证有温中散寒作用,表明这两种药物具有热性。

2. 五味 五味,即指酸、苦、甘、辛、咸五种药味。有些药物具有淡味和涩味,“淡附于甘,涩附于酸,故仍称五味”。药物的味不同,则作用不同,现分述如下:

(1) 辛:“能散、能行”。散即发散,行即行气行血,故辛味药具有发散、行气行血作用。如细辛解表散寒,香附行气解郁,川芎活血化瘀等。多用于治疗表证、气滞及血瘀等病证。

(2) 甘:“能补、能和、能缓”,即具有补益、调和、缓急的作用。一般用于治疗虚证的滋补强壮药,如党参、熟地;缓解拘挛疼痛、调和药性的药物,如甘草、饴糖等均有甜味。

(3) 酸(涩):“能收、能涩”,即具有收敛、固涩作用。如固表止汗、敛肺止咳、涩肠止泻、涩精缩尿、固崩止带的药物多具有酸味,故酸味药大多用于治疗体虚多汗、肺虚久咳、久泻滑脱、遗精遗尿、崩漏带下等病证。如山茱萸、五味子涩精敛汗;五倍子、赤石脂涩肠止泻等。

(4) 苦:“能泄、能燥、能坚”,即具有通泄、燥湿及存阴等作用。清热燥湿药大多具有苦味,故能泄热燥湿,常用于实热火证及湿热等病证。如大黄泻热通便;杏仁降肺气止咳平喘;黄连清热泻火;苍术燥湿;黄柏清湿热与坚阴等。

(5) 咸:“能下、能软坚”,即具有泻下通便、软坚散结等作用。泻下药、软坚药大多具有咸味,故咸味药常用于治疗大便秘结、瘰疬瘿瘤、癥瘕痞块等病证。如芒硝泻下通便;瓦楞子软坚散结等。

(6) 淡:“能渗、能利”,即具有渗湿利尿作用,常用于水肿、小便不利等病证。如茯苓、猪苓等利尿药。

3. 升降浮沉 升降浮沉,是指药物在治疗疾病时对人体的作用有不同的趋向性。药物的这种性能可用于调整机体气机紊乱,使之恢复正常的生理功能,或因势利导,驱邪外出,达到治愈疾病的目的。

升和降,浮和沉都是相对的。升,是上升提举;降,是下达降逆;浮,是向外发散;沉,是向内收敛。升降浮沉也就是指药物对机体有向上、向下、向外、向内四种不同的作用趋向。这种趋向性是与疾病所表现的趋向性是相对而言的。

一般而言,凡具有升阳发表、驱散风邪、涌吐开窍等功效的药物,药性大多是升浮的;而具有清热泻下、重镇安神、利尿渗湿、消食导滞、息风潜阳、止咳平喘及降逆收敛的药物,其药性大多是沉降的。但是,也有少数药物升降浮沉性能不明显或存在着双向性,如麻黄既能发汗,又能利水,川芎既能“上行头目”,又“下行血海”。

药物的升降浮沉受多种因素的影响,主要与气味厚薄、四气、五味、用药部位、质地轻重、炮制、配伍等有关。从四气五味而论,凡味属辛甘、气属温热的药物,大都是升浮药,如麻黄、升麻、黄芪等;凡味属酸苦咸、性属寒凉的药物,大都是沉降药,如大黄、芒硝、山楂等。从药物质地而论,花叶枝皮等质轻的药物大多都为升浮药,如苏叶、菊花、蝉蜕等;而种子、果实、矿物、贝壳及质重者大都是沉降药。同时药物的升降浮沉又与炮制和配伍有关,即药物通过炮制可影响或改变其升降浮沉的性能。有些药物酒制则升,姜炒则散,醋炒收敛,盐炒下行。而在复方配伍中,性质升浮的药物在大堆沉降药中能随之下降;反之,性质沉降的药物在大堆升浮药中能随之上升。

4. 归经 归经,指药物对机体某部分的选择性作用,即某药对某经(脏腑和经络)或某几经发生明显作用,而对其他经则作用较小,或没作用。归经是以脏腑、经络理论为基础,以所治具体病证为依据的。药物归经不同,其治疗作用也不同。如酸枣仁能安神治心悸失眠,归心经;麻黄止咳平喘,归肺经;肝经病变每见胁痛、抽搐等,全蝎能解痉止痛,归肝经。有一些药物,可以同时归入数经,说明该药对数经病变均有治疗作用。如山药能补肾固精、健脾止泻、养肺益阴,归肾、脾、肺经。因此,归经指明了药物治病的应用范围,药物的归经不同,治疗的范围也就不同。

一些药物不但自己能入某经,而且还能引导其他药进入某经,称引经药。引经药起“向导”作用,能引导“诸药直达病所”。现将部分引经药介绍如下。

(1) 手太阴肺经:麻黄、荆芥、桔梗。

(2) 手阳明大肠经:杏仁、马齿苋。

(3) 手少阴心经:茯苓、黄连。

(4) 手太阳小肠经:竹叶。

(5) 足太阴脾经:茵陈、苍术。

(6) 足阳明胃经:白芷、石膏、葛根。

(7) 足少阴肾经:独活、黄柏、肉桂。

(8) 足太阳膀胱经:防风、木通、羌活。

(9) 足厥阴肝经:柴胡、天麻、青皮。

(10) 足少阳胆经:青蒿、郁金、青皮。

(11) 手厥阴心包经:柴胡、钩藤、丹皮。

(12) 手少阳三焦经:柴胡、栀子。

5. 中药毒性　毒性,指药物对机体所产生的不良影响及损害性。毒性反应与副作用不同,它对人体的危害性较大,可引起功能障碍,造成脏腑组织器官的损伤,甚至可危及生命。

中药学将药物对人体产生的副作用或毒性,统称为不良反应。副作用,是指药物在常用治疗剂量范围内出现的与治疗剂量无关的不适应反应,一般比较轻微,对机体危害不大,停药后可自行消失。毒性反应,指药物对机体组织或器官造成的损害,或对正常生理功能的破坏。中药毒性的有无是相对的,没有绝对无毒的药物。作为中药的性能,毒性应当具有普遍性。药物的毒性有无、大小主要取决于用量,并与药材的质量、储存、炮制、剂型、配伍、给药途径等因素,以及患者的体质、年龄、证候性质等都有密切关系。因此,使用有毒药物时,应从上述各个环节进行控制,要在治疗过程中严密观察可能出现的毒副反应,做到早诊断、早停药、早处理,避免中毒事故的发生(具体参见各药物)。总之,应当坚持"有毒观点,无毒用药"的原则,以确保临床用药的安全性。

四、中药的用法

1. 中药的配伍　根据病情需要和药物性能,有选择地将两种或两种以上药物组合在一起应用,叫配伍。它是组成方剂的基础。在长期临床用药实践中,把单味药的应用和药物的配伍关系总结为"七情"。现分述如下。

(1) 单行:用一味药治疗病证,称为单行。如用一味人参治疗气虚欲脱证。

(2) 相须:就是两种功效相同或近似的药物合用,可起协同作用,以提高疗效。如大黄配芒硝可以增加泻下作用;石膏配知母能增加清热泻火的作用。

(3) 相使:两种药物合用,一种药物为主,另一种药物为辅,辅药能提高主药疗效,叫相使配伍。如黄芪与茯苓同用,茯苓能提高黄芪补气利水的作用。

(4) 相畏:一种药物的毒性和副作用,能被另一种药物减轻或消除的配伍方法,称相畏。如生半夏的毒副作用可被生姜减轻或消除,即生半夏畏生姜。

(5) 相杀:一种药物能够消除另一种药物毒副作用的配伍,叫相杀。如防风杀砒霜毒,绿豆杀巴豆毒等。

相畏与相杀,实际上是同一配伍关系的两种提法,其结果都是消减毒性。

(6) 相恶:一种药物能破坏另一种药物的功效,使其作用减弱,甚至消失的一种配伍谓相恶。如莱菔子与人参同用,人参的补气作用则被莱菔子削弱,所以说人参恶莱菔子;黄芩能削弱生姜的温胃止呕作用,故说生姜恶黄芩。

(7) 相反:两种药物配伍应用后,产生毒性反应或副作用,称相反。如半夏反乌头,甘草反海藻等。

七情配伍关系中,除单行外,相须、相使能产生协同作用而增加疗效,临床用药时应充分发挥;相畏、相杀,相互拮抗,可减轻或消除毒副作用,应酌情考虑使用;相恶、相反,互相削弱,抵消原有药物功效,甚至产生毒副作用。临床上用药时,相须相使、相畏相杀是常用的配伍方法,而相恶、相反则是配伍禁忌。

2. 中药用药的禁忌　中药的用药禁忌主要包括配伍禁忌、妊娠禁忌及服药时的饮食禁忌。

(1) 用药配伍禁忌:中药配伍禁忌的范围主要包括药物七情中相反相恶两个方面的内容。金元时期把药物的配伍禁忌概括为"十八反"、"十九畏",并编成歌诀传诵至今。

"十八反"歌:"本草明言十八反,半蒌贝蔹及攻乌,藻戟遂芫俱战草,诸参辛芍叛藜芦"。歌意是乌头反半夏、瓜蒌、贝母、白蔹、白及;甘草反海藻、大戟、甘遂、芫花;藜芦反各种参(包括人参、党参、西洋参、沙参、丹参、玄参、苦参等)及细辛、芍药。

"十九畏"歌:"硫黄原是火中精,朴硝一见便相争;水银莫与砒霜见,狼毒最怕密陀僧;巴豆性烈最为上,偏与牵牛不顺情;丁香莫与郁金见,牙硝难合荆三棱;川乌草乌不顺犀,人参最怕五灵脂;官桂善能调冷气,若逢石脂便相欺"。

(2) 妊娠用药禁忌:所谓妊娠禁忌药,是指对妊娠母体或胎儿具有损害作用,干扰正常妊娠的药物。根据药物作用的强弱,一般分为禁用和慎用两类。禁用的药物大多毒性强、药性猛烈的药物,如巴豆、牵牛、大黄、麝香、三棱、莪术、大戟、甘遂、芫花等。慎用的药物主要有攻下通便、行气消滞、祛瘀及大辛大热之品,如大黄、枳实、附子、乳香、没药、王不留行、干姜、肉桂、天南星等。凡属妊娠禁用药物,绝对不能用;慎用药物,也要根据孕妇的病情,慎重选用。

(3) 服药时的饮食禁忌:饮食禁忌,就是通常所说的忌口,即在服药期间,忌用一些有碍或不利病情的药物,简称食忌。食忌包括病证食忌和服药食忌。

病证食忌:病证食忌,是指治疗疾病时,应根据病情的性质忌食某些食物,以利于疾病的痊愈。如温热病应忌食辛辣油腻煎炸之品,寒凉证应忌食生冷寒凉之品。

服药食忌:服药食忌,是指服药时不宜同吃某些食物,以免降低疗效或加剧病情或变生他证。如服人参时忌食萝卜;地黄、何首乌忌葱、蒜、萝卜;土茯苓、使君子忌茶等。

3. 中药的用量　中药的用量是否得当,是直接影响药效及临床疗效的重要因素之一。若药量过小，就起不到治疗作用；药量过大，非但达不到预期疗效，甚至可造成不良后果。一般来讲，确定中药的剂量，应考虑以下四个方面因素。

(1) 药物性质与剂量：毒性大、作用峻烈的药物用量宜小；质坚体重的药物如矿物、介壳类用量宜大；质松量轻的药物如花、叶、皮、枝等用量宜小；鲜药含水分较多，用量宜大；而干品用量宜小。

(2) 剂型配伍与剂量：通常是单方剂量比复方剂量要大些；复方中，主要药比辅助药物剂量要大些；同样药物入汤剂要比入丸散剂的用量大些。

(3) 年龄、体质、病情与剂量：由于年龄、体质的不同，对药物的耐受程度不同，则药物用量也有所差别。一般老年人、小儿、妇女产后及体质虚弱者均要减少用量。5 岁以上用成人量的 1/2；5 岁以下用成人量的 1/4；病情轻、病势缓、病程长者用量宜小；病情重、病势急、病程短者用量宜大。

(4) 季节、地域与剂量：如发汗解表药夏季用量宜小，冬季用量宜大；苦寒泻火药夏季用量宜重，冬季用量宜轻。

4. 中药的煎服法 中药汤剂是临床最常用的口服剂型，其煎法和服法对保证药效有重要影响。

(1) 煎药法：主要是指中药汤剂的煎煮方法。煎煮质量的好坏直接影响治疗效果和用药安全。

1) 煎药用具：煎药器皿以砂锅、瓦罐搪瓷为宜，忌用铁锅，以免产生化学反应而影响疗效。

2) 煎药用水：古时曾用井水、雨水、泉水、米泔水煎煮。现在多用自来水、井水等水质洁净新鲜的水。

3) 煎煮火候：有文火及武火之分。使温度上升及水液蒸发迅速的火候，谓武火；使温度上升及水液蒸发缓慢的火候，称文火。

4) 煎煮方法：先将药物放入容器内，加冷水漫过药面，浸泡 30～60 分钟，先用武火烧开，再用文火慢煎，使有效成分易于煎出。一般煎煮 2～3 次，煎液去渣滤净，混合后分 2～3 次服用。煎药火候的控制根据药物性能而定。一般地讲，解表药、清热药宜武火急煎，时间宜短；补益药需文火慢煎，时间宜长。有些药物因质地不同，煎煮法也有所不同，处方上需加以注明，归纳起来主要有先煎、后下、包煎、另煎、溶化、冲服等。

① 先煎：主要指有效成分难溶于水的一些金石矿物、贝壳类药物，应打碎先煎，煮沸 20～30 分钟，再下其他药物同煎，以使有效成分充分析出。如磁石、代赭石、石决明、牡蛎、龙骨、珍珠母、生石膏、龟板、鳖甲等。对附子、乌头等毒副作用较强的药物，宜先煎 45～60 分钟，以降低毒性，保证安全用药。

② 后下：指某些气味芳香的药物，久煎有效成分易于挥发，而降低药效，需在其他药物煎沸 5～10 分钟后放入。如薄荷、香薷、青蒿、砂仁、木香、沉香、白

豆蔻、草豆蔻等。此外，有些药物虽不属芳香药，但久煎也能破坏有效成分。如钩藤、大黄、番泻叶等。

③ 包煎：对黏性强、粉末及带有绒毛的药物，宜先用纱布包好，再与其他药物同煎，以防止药液混浊或刺激喉咙引起咳嗽或沉于锅底焦化。如蛤粉、滑石、青黛、旋覆花、车前子、蒲黄及灶心土等。

④ 另煎：又称另炖。对于那些贵重药品，为了更好地煎出有效成分，往往单独另煎 2～3 小时。如人参、西洋参、羚羊角、鹿角等。

⑤ 溶化：又称烊化，指某些胶类药物及黏性大而易溶药物，可单用水或黄酒将此类药加热溶化或烊化后，用煎好的药液冲服。如阿胶、鹿角胶、龟甲胶、鳖甲胶、鸡血藤胶及蜂蜜、饴糖等。

⑥ 冲服：主要指某些贵重药物，用量较轻，常研成细末制成散剂，用温开水或复方中与其他药物煎液冲服。如麝香、牛黄、珍珠、羚羊角、人参、蛤蚧等。

(2) 服药法：主要包括服药时间及服药方法。

1) 服药时间：汤剂一般每日 1 剂，分 2～3 次服。急性病可不拘时间，慢性病宜定时服。一般地讲，病在胸膈以上宜饭后服，病在胸膈以下宜饭前服；补益药多滋腻碍胃，宜早晚空腹服；对胃有刺激的药物宜饭后服；驱虫药及泻下药宜空腹服；宁神安眠药宜睡前服。

2) 服药方法：一般汤剂宜温服，但解表药宜偏热服。寒证用热药宜热服；热证用寒药宜冷服。服用丸、散剂均可用温开水吞服。

案例 9-2

患者，女，16 岁。以"头晕目眩 3 小时"为主诉于 2004 年 8 月来诊。患者自述于 3 小时前于烈日下参加军训，自觉头晕目眩，伴身热汗出，口干舌燥，饮水而不解渴，心烦，急躁，急来就诊。查舌质红，苔黄，脉洪大。辨为中暑证，即阳明热盛，予白虎汤治疗（生石膏 50g，知母 18g，粳米 18g，甘草 9g），诸症皆消。

思考问题

该患者的用药过程中，如何理解石膏和知母的配伍关系？

答案提示

石膏辛甘大寒为君，制阳明内盛之热；知母苦寒质润为臣，以增强石膏清肺热之力，二者配伍乃相须关系。

第 2 节 解 表 药

凡以发散表邪为主要作用，治疗表证的药物，称为解表药。根据药物寒热性质不同，可分为辛温解表药和辛凉解表药两大类。解表药通过发汗解除表证，若用之不当，汗出过多，则伤津耗气。因此，本类药物不可久用或过量应用，应中病即止。凡阳虚自汗、阴

虚盗汗、泻痢呕吐、吐血下血、麻疹已透、疮疡已溃、热病后期阴液已伤等病证,均应慎用。

一、辛温解表药

凡以发散风寒表邪为主要作用,治疗风寒表证,性味辛温的药物,称辛温解表药。风寒表证以恶寒发热、头身疼痛、鼻塞流清涕、苔薄白、脉浮等为临床表现。本类药物发汗作用较强,故阴虚血亏,里热偏盛者不宜使用。有些辛温解表药还具有温经通脉、祛风除湿、利水平喘、透疹等功效,可用于治疗风寒湿痹及疹发不畅、水肿咳喘等病证。

麻 黄

为麻黄科植物草麻黄 *Ephedra sinica* Stapf. 或木贼麻黄 *Ephedra equisetina* Bge. 及中麻黄 *Ephedra intermedia* Schrenk et C. A. Mey. 的干燥草质茎。主产于河北、山西、甘肃、内蒙古、辽宁、四川等地。立秋至霜降之间采收,阴干切段,生用、蜜炙或捣绒用。

[性味归经] 辛、微苦,温。归肺、膀胱经。

[功效主治]

1. 发汗解表 用于风寒表实证。症见恶寒发热、头痛鼻塞、无汗、脉浮紧等。常与桂枝、杏仁、甘草配伍,增强发汗解表作用,如麻黄汤。

2. 宣肺平喘 用于治疗风寒外束,肺气失宣的寒喘,常与杏仁、甘草配伍,如三拗汤;治疗内有寒饮、复感外寒的咳喘,与干姜、桂枝、细辛、白芍等配伍,如小青龙汤;治疗风热犯肺,咳喘痰黄,常与生石膏、杏仁等配伍,如麻杏石甘汤。

3. 利水消肿 用治风水泛滥,症见全身水肿、恶风咳喘、小便不利等。麻黄可以宣发肺气,通调水道,使津液四布而治疗水肿。风寒偏盛者,常与生姜、苏叶等同用;风热偏盛者,常与生石膏、白术、生姜等配伍,以宣肺行水,如越婢加术汤。

此外,麻黄还可以温散寒邪,用于治疗风寒湿痹证,阴疽痰核。

[用法用量] 煎服,3~10g。生用,发汗力强,常用于发汗解表、利水消肿;蜜炙或捣绒用,发汗力弱,多用于止咳平喘。

[使用注意] 麻黄发汗力强,用量不宜过大,且中病即止,不宜久服。体虚多汗、肺虚、肾虚咳喘、虚性水肿者忌用。

[药理研究] 本品含有麻黄碱、伪麻黄碱、甲基麻黄碱、有机酸类、麻黄多糖 A、B、C、D、E,儿茶酚鞣质,无机元素 Se 及 Mo 以及少量挥发油和黄酮等。麻黄水煎剂及挥发油有发汗及解热作用。麻黄煎剂对多种细菌及病毒有抑制作用。麻黄提取物可抑制嗜碱性细胞及肥大细胞释放组胺等过敏介质。麻黄碱对支气管平滑肌有松弛和解痉作用,对鼻黏膜血管有强而持久的收缩作用。麻黄碱有兴奋心脏、收缩血管、升高血压及中枢兴奋作用。近年来又发现麻黄具有对抗急性瘀血证形成和清除氧自由基的作用。

桂 枝

为樟科植物肉桂 *Cinnamomum cassia* Presl. 的嫩枝。主产于广西、广东及云南等地。春季采收嫩枝,晒干或阴干,切成薄片或小段。

[性味归经] 辛、甘,温。归心、肺、膀胱经。

[功效主治]

1. 解肌发表 用于外感风寒表证。症见恶寒发热、头痛鼻塞、无汗等属表实证者,常与麻黄配伍,以和营通阳,助麻黄发汗,如麻黄汤;症见恶风、汗出、脉浮缓等外感风寒,营卫不和所致表虚证者,常与白芍、生姜配伍,以解肌发表,调和营卫,如桂枝汤。

2. 温经通脉 用于寒凝经脉所致的胸痹,常与薤白、枳实等同用,如枳实薤白桂枝汤;痛经者,常与吴茱萸、当归、牡丹皮同用,如温经汤;腹部有癥积痞块者,与活血祛瘀的丹皮、桃仁等配伍,如桂枝茯苓丸;治疗风寒湿痹证,常与祛风除湿、温经止痛的附子配伍,以增强温经散寒功效,如桂枝附子汤。

3. 助阳化气 用治阳虚水肿及痰饮。阳虚水湿不化,停聚于内,可致水湿、痰饮为患。若属脾虚水饮停聚中焦,症见心下逆满、起则头眩者,常与白术、茯苓同用,如苓桂术甘汤;若属膀胱气化不行而致小便不利,水肿者,常与茯苓、猪苓、泽泻、白术同用,如五苓散。

[用法用量] 煎服,3~10g。切成薄片或小段使用。

[使用注意] 本品辛温助热,易伤阴动血,外感热病、阴虚火旺、血热妄行等证忌用,月经过多及孕妇慎用。

[药理研究] 本品主要成分为挥发油,还有香豆素等成分。挥发油中主要成分为桂皮醛、桂皮酸等,桂皮醛有解热、镇痛、镇静、抗惊厥以及利尿和抗过敏作用。桂枝能使血管扩张,改善外周循环,增加冠状动脉血流量,对离体灌流大鼠心肌缺血再灌注损伤有明显的保护作用,其挥发油还具有良好的抗病毒和抗菌作用。

防 风

为伞形科植物防风 *Saposhnikovia divaricate* (Turcz.) Schischk 的根。主产于黑龙江、吉林、重庆、内蒙古、河北、四川、辽宁、山西等地。春秋季采挖,除去芦头上之棕毛,晒干,润透切片。

[性味归经] 辛、甘,微温。归膀胱、肝、脾经。

[功效主治]

1. 发汗解表 用于风寒表证。常与荆芥、白芷、川芎等配伍,如荆防败毒散;与金银花、连翘、薄荷等辛凉解表药配伍,用于风热表证,加强疏散风热作用。

2. 胜湿止痛 用于风寒湿痹、关节疼痛、四肢拘挛,常与羌活、当归、黄芪等同用,如蠲痹汤。用于土虚木乘所致腹痛腹泻,能散肝舒脾,与白术、白芍、陈皮同用,如痛泻要方。

3. 祛风止痉 用治风中经络所致的口眼㖞斜,常与白芷、秦艽、羌活等同用,如大秦艽汤。还可治疗破伤风、角弓反张、牙关紧闭、抽搐痉挛等症,常与南星、白附子、天麻同用,如玉真散。

4. 透疹止痒 用治麻疹初起,疹发不畅者,常与升麻、葛根配伍;风疹瘙痒,久治难愈者,常与蝉蜕、牛蒡子、苍术等同用,如消风散。

[用法用量] 煎服,3~10g。防风同绿豆、红糖、甘草同煎内服,可解砒霜中毒。

[药理研究] 本品含挥发油,主要成分为人参醇、升麻素、补骨脂素、多糖成分A、B、C及甘露醇等。防风煎剂具有解热、镇痛、抗炎、抗菌、抗肿瘤、提高机体免疫功能、抗过敏、抗凝血等药理作用。防风新鲜汁对绿脓杆菌、金黄色葡萄球菌有一定抑制作用。

荆 芥

为唇形科植物荆芥 *Schizonepeta tenuifolia* (Benth.) Briq 的带花序的全草或花穗。我国南北各地均产,主产于江苏、浙江、江西、湖北、湖南等地。秋冬采收,阴干切段。生用、炒用或炒炭用。

[性味归经] 辛、微温。归肺、肝经。

[功效主治]

1. 祛风解表 本品轻扬,辛而不烈,微温不燥,性较平和,善散风邪。用于风寒表证,常与防风、羌活等配伍,如荆防败毒散;用于风热表证,常与金银花、连翘、薄荷等配伍,如银翘散。

2. 透疹止痒 用于麻疹疹出不畅及风疹瘙痒以宣散透疹,祛风止痒,常与防风、蝉蜕等配伍,如消风散。

3. 散瘀止血 用治吐血、衄血、便血、尿血、崩漏等证。治疗便血,与槐花、柏叶、枳壳同用,如槐花散。

[用法用量] 煎服,3~10g。荆芥穗发汗力强于荆芥。解表透疹生用,止血炒炭用。

[药理研究] 本品含挥发油,其中主要成分为薄荷酮、胡薄荷酮等。荆芥煎剂具有解热、镇痛、抗氧化作用。荆芥炭较生品能明显使出血时间、凝血时间缩短。荆芥水煎剂对金黄色葡萄球菌、白喉杆菌有较强的抗菌作用,对伤寒杆菌、痢疾杆菌、炭疽杆菌、绿脓杆菌及麻疹病毒等有抑制作用。

生 姜

为姜科草本植物姜 *Zingiber officinale* Rosc. 的根茎。我国各地均产。于9~11月间采挖。除去须根,洗净,切片入药。捣汁名生姜汁,取皮名生姜皮,煨熟名煨姜。

[性味归经] 辛,微温。归肺、脾经。

[功效主治]

1. 发汗解表 用于风寒表证。用于风寒表实

证,与辛温解表剂通用,可增强发汗效果;轻微感冒,可煎汤加红糖热服;也可用于表虚证,与白芍、桂枝、大枣、甘草配伍,如桂枝汤。

2. 温中止呕 生姜能温中散寒降逆,和胃止呕,随配伍之不同,可用于多种呕吐。用于治疗胃寒呕吐,可单用生姜煎汤热服;与半夏同用以温中降逆止呕,如小半夏汤;治疗热证呕吐,可配伍竹茹、半夏、陈皮等。

3. 温肺止咳 用治风寒客肺、咳嗽痰多。常与其他散寒止咳药如紫苏、杏仁、紫菀等配伍,如杏苏散;与桔梗、白前、荆芥等配伍,如止嗽散。

此外,生姜能解半夏、南星、鱼蟹毒。本品又是灸疗常用药,将其切片,置于穴位或患部,上置艾柱燃灸,即隔姜灸。

[用法用量] 煎服或捣汁冲服,3~10g。

[使用注意] 本品辛温,热盛及阴虚内热证忌用。

[药理研究] 生姜中含挥发性成分72种,包括一萜类、倍半萜类、醇类、醛类、酮类、酯类和二苯基庚烷,生姜酚和生姜酮有解热作用;生姜煎剂可抑制盐酸性和应激性胃黏膜损伤,并可使胃液分泌增加;生姜酚和生姜酮对肠管平滑肌有松弛作用;二苯基庚烷具有抗氧化作用,可以调节大鼠脂质过氧化,降低体内过氧化物。生姜提取物对金黄色葡萄球菌、白色葡萄球菌、伤寒杆菌和绿脓杆菌均有显著抑制作用。

羌 活

为伞形科植物羌活 *Notopterygium incisum* Ting ex H. T. Chang. 或宽叶羌活 *Notopterygium forbesii* Boiss. 或川羌活 *Notopterygium franchetii* Boiss. 的根及根茎。主产于四川、甘肃、云南等地。初春及秋季采挖,除去茎叶须根,干燥,切片。

[性味归经] 辛、苦,温。归膀胱、肾经。

[功效主治]

1. 散寒解表 因其能散能行,气味雄烈,遍达肢体,既能发散风寒,用于外感风寒表证,又可祛风除湿,故尤其适用于表寒夹湿证,症见发热恶寒、头痛如裹,身体疼重。常与细辛、白芷、防风、川芎等配伍,如九味羌活汤。

2. 祛风除湿 羌活能散肌肤游风及寒湿之邪,通利关节以止疼痛。用于风寒湿痹所致的肢节疼痛、肩背酸痛,尤其善于祛除上半身风湿痹痛,常与防风、独活、秦艽等同用,如蠲痹汤。

[用法用量] 煎服,6~10g。

[使用注意] 血虚痹证慎用。

[药理研究] 羌活所含挥发油有解热作用,并具有明显的镇痛及抗炎、抗过敏作用。羌活对金黄色葡萄球菌、布氏杆菌、痢疾杆菌、变形杆菌、绿脓杆菌等均有抑制作用。挥发油能扩张冠状动脉,改善心肌供血,增加脑血流量,抗血栓形成和抗心律失常等药理作用。

其他辛温解表药见表9-1。

表 9-1 其他辛温解表药

药名	性味	归经	功效	主治	用量/g	备注
白芷	辛,温	肺、胃大肠	祛风除湿 通窍止痛 消肿排脓	风寒头痛,风湿痹证 鼻渊脓涕,窍闭不通 痈疡疮疖,已溃未溃	6~10	长于治疗鼻渊、头痛
紫苏	辛,温	肺、脾	散寒解表 行气宽中 安胎止呕 解鱼蟹毒	外感风寒,头痛咳嗽 脾胃气滞,嗳气胸闷 胎动不安,妊娠呕吐 鱼蟹中毒,腹痛吐泻	6~10	苏叶长于解表 苏子长于降逆 苏梗长于安胎 苏叶解鱼蟹毒
辛夷	辛,温	肺、胃	散寒解表 宣通鼻窍	外感风寒,头痛鼻塞 鼻渊浊涕,不闻香臭	3~10	本品有毛,刺激咽喉,包煎
苍耳子	辛、苦温 小毒	肺	散寒解表 宣通鼻窍 除湿止痛	外感风寒,头痛鼻塞 鼻渊头痛,不闻香臭 风寒湿痹,关节疼痛	3~10	一次用量过大超过100g可中毒致死
藁本	辛,温	肺、膀胱	散寒解表 除湿止痛	外感风寒,巅顶头痛 风寒湿痹,肢节疼痛	3~10	血虚头痛及热证头痛忌用
细辛	辛,温	肺、肾	散寒解表 祛风止痛 温肺化饮	外感风寒,身痛头痛 风寒湿痹,关节疼痛 外寒里饮,咳喘痰稀	1~3	丸散0.5~1g 反藜芦大剂量,先煎

案例 9-3

张某,男,47岁,干部。发热、头痛2天前来就诊。患者于2天前因感受风寒而开始出现发热,伴有恶寒,头痛无汗,四肢、项背酸痛,鼻塞流清涕,舌淡苔薄白,脉浮紧。

思考问题

中医诊断为何证?应如何辨证用药?

答案提示

本病案中医病名诊断为感冒,证候为外感风寒表实证。

治法为辛温解表,宣肺散寒。治以麻黄汤加味:麻黄9g,桂枝6g,炙甘草3g,荆芥9g,防风9g,白芷6g,水煎服。

按语:本病例为典型的外感风寒表实证,风寒之邪外束肌表,卫阳被郁,故见恶寒、发热、无汗;清阳不展,脉络失和,则见头痛、四肢酸痛;风寒袭肺,肺气不宣,则鼻塞流清涕,舌淡苔白脉浮紧,均为表寒征象。方用麻黄汤发汗解表,宣肺止咳,荆芥、防风祛风散寒,白芷通窍止痛。诸药合用,共奏发汗解表,散寒止痛之功。

二、辛凉解表药

凡以发散风热表邪为主要作用,治疗风热表证,性味辛凉的药物,称辛凉解表药。风热表证或温热病的卫分证,以发热、微恶风寒、舌边尖红、苔薄黄、脉浮数等为临床表现,或兼见口渴咽干、喉痒咳嗽、头昏痛、目赤多泪、鼻塞流涕等症状。有些辛凉解表药还

有透疹、解毒功效,可用治风疹、麻疹和疮疡肿毒初起。

柴 胡

为伞形科植物柴胡(北柴胡)*Bupleurum chinense* DC. 或狭叶柴胡(南柴胡)*Bupleurum scorzonerifofium* Willd. 的根或全草。前者主产于河北、辽宁、黑龙江、陕西等地;后者主产于湖北、四川、江苏等地。春秋两季采挖,晒干,切短节。

[性味归经] 苦、辛,微寒。归肝、胆、脾、胃、三焦经。

[功效主治]

1. 疏散风热 用治风热表证。症见发热、微恶风寒、头痛、脉浮数等,与甘草同用透表泄热。治疗风寒入里,郁而化热之证,与葛根、柴胡同用,解肌清热,如柴葛解肌汤。现代用柴胡制成的单味或复方注射液,对外感发热有较好的解热作用。

2. 和解少阳 用治邪入少阳的半表半里证。症见寒热往来、胸胁苦满、口苦、咽干、目眩等,常与黄芩、半夏、人参同用,如小柴胡汤。

3. 疏肝解郁 用治肝气郁结。症见胸胁胀痛、妇女乳胁胀满、月经不调等,常与白芍、当归等同用,如逍遥散;与枳壳、香附、川芎等行气药配伍,如柴胡疏肝散。

4. 升阳举陷 用治气虚下陷所致的久泻、脱肛、阴挺等,常与升麻同用,并配伍人参、黄芪、白术等补脾益气药物,如补中益气汤。

[用法用量] 煎服,3~10g。酒炒可增强升提之力;醋炒可增强止痛之功。

[使用注意] 本品药性升发,凡气逆不降、肝阳

上亢者均当慎用。

[药理研究] 柴胡主含挥发油、柴胡皂苷、柴胡多糖、有机酸、醇类等。柴胡皂苷为柴胡的主要成分，有解热、抗炎、镇痛、镇咳、镇静、保肝利胆、抑制胃液分泌、抗肿瘤作用。水煎剂还具有免疫调节作用。体外试验表明，柴胡对结核杆菌、钩端螺旋体、牛痘病毒、流感病毒有抑制作用。

薄　荷

为唇形科植物薄荷 *Mentha haplocalyx* Briq. 的地上部分。全国南北均产。主产于江苏、安徽、江西、浙江、河北、四川、云南等地。收获期因地而异，每年一般可采收 2～3 次。阴干。用时润软切段。

[性味归经] 辛，凉。归肺、肝经。

[功效主治]

1. 疏散风热　用治外感风热表证及温病初起有表证者，常与金银花、连翘、桔梗等同用，如银翘散。

2. 清利头目　用治风热上攻所致头痛目赤、口苦咽干者，常与菊花、白芷、栀子等配伍。

3. 利咽透疹　用治热邪壅滞于上的咽喉肿痛、口舌生疮，常与金银花、牛蒡子等配伍。用于麻疹初起、疹发不畅及风疹瘙痒，常与蝉蜕、防风、荆芥等同用，疏表散邪，助疹透发。

4. 疏肝解郁　用治肝郁气滞所致胸胁胀痛、妇女月经不调。本品入肝而散，有疏肝散郁之功，常与柴胡、白芍等同用，如逍遥散。

[用法用量]　煎服，3～10g。鲜品 15～30g。

[使用注意]　本品含挥发油，不宜久煎。阴虚血燥、肝阳上亢者忌用。

[药理研究]　薄荷含挥发油，能使皮肤毛细血管扩张，促进汗腺分泌，加强散热；还有强大的利胆健胃；抗肿瘤和改善支气管通气量作用；局部外用有清凉、止痒、止痛作用。体外实验表明，薄荷煎剂对多种细菌及病毒具有拮抗作用。

葛　根

为豆科植物野葛 *Pueraria lobata*（Willd.）Ohwi. 或甘葛藤 *Pueraria thomsonii* Benth. 的根。主产于四川、重庆、浙江、河南、湖南等地。甘葛藤习称"粉葛"，主产于广东、广西等地。春秋两季采挖，切片，晒干。生用或煨用。

[性味归经]　甘、辛，凉。归脾、胃经。

[功效主治]

1. 发表解肌　用治外感表证，尤其擅长治疗太阳受邪，经气不利所致项背强直。属风寒者，常与麻黄、桂枝同用，如葛根汤；属风热者，常与柴胡、黄芩等配伍，如柴葛解肌汤。

2. 生津止渴　用于热病口渴或内热消渴，可单用或与天花粉、麦冬、生地黄等药配伍，如玉泉散。

3. 透发麻疹　用治麻疹初起或疹出不畅，本品性能解肌发散，以助麻疹透发，与升麻、芍药等同用，如升麻葛根汤。

4. 升阳止泻　能升发清阳，鼓舞脾胃清阳之气上行，用治脾虚泄泻，与人参、白术、茯苓等配伍，如七味白术散；湿热下利初起身热者，与黄芩、黄连同用，如葛根黄芩黄连汤。

[用法用量]　煎服，6～15g。

[使用注意]　夏日表虚汗多及胃寒者慎用。发表解肌、生津止渴生用；脾虚泄泻煨用。

[药理研究]　本品主要含黄酮类化合物，其中包括葛根素、黄豆苷、葛根素木糖苷等。葛根素使心肌收缩力增强、降低心肌耗氧量；解除冠状动脉血管痉挛，增加冠脉血流量；静脉注射葛根总黄酮，改善犬实验性心肌缺血的心肌代谢，缩小急性心肌梗死面积；使脑血管阻力降低，脑血流量明显而持久地增加；并改善脑及外周血管阻力，提高局部微循环量，降低血压。葛根煎剂有解热、解酒、降低血糖和抗氧化作用。

菊　花

为菊科植物菊 *Chrysanthemum morifolium* Ramat. 的头状花序。因产地、花色、加工方法不同，分为白菊花、黄菊花、野菊花。前二者为栽培品，主产于浙江、安徽、河南、四川等地。花期采收，阴干。

[性味归经]　辛、甘、微苦，微寒。归肺、肝经。

[功效主治]

1. 疏散风热　用治风热表证及温病初起。症见发热恶寒、头痛等，常与桑叶、连翘、薄荷等同用，如桑菊饮。

2. 清肝明目　肝经风热或肝火上攻所致目赤肿痛，常与黄芩、白蒺藜、木贼等同用。肝肾阴虚所致目暗不明、视物昏花，常与枸杞子、熟地黄、山茱萸等配伍，如杞菊地黄丸。

3. 平肝潜阳　用治肝阳上亢之头痛眩晕，常与羚羊角、钩藤、白芍、生地等同用，如羚角钩藤汤。

4. 清热解毒　用治疔疮痈疽，常与蒲公英、金银花等同用，如五味消毒饮。

[用法用量]　煎服，6～10g。

[使用注意]　疏散风热常用黄菊花，平肝明目用白菊花，疔疮痈疽用野菊花。

[药理研究]　菊花含挥发油和黄酮类成分，菊花制剂能扩张冠状动脉，增加冠状动脉血流量，减轻心肌缺血，并能降低血脂。菊花总黄酮有降压和抗氧化作用。菊花挥发油中的 β-榄香烯具有广谱抗肿瘤等广泛的药理作用。

桑　叶

为桑科植物桑 *Morus alba* L. 的经霜树叶。全国各地均产，但南方产量为多。

[性味归经] 苦、甘，寒。归肝、肺经。经霜后采收，晒干。生用或炙用。

[功效主治]

1. 疏散风热 用治风热表证。症见发热头痛、汗出恶风、咽痛咳嗽等，常与菊花、薄荷、连翘、桔梗等配伍，如桑菊饮。

2. 清肺润燥 用治燥热伤肺所致干咳痰少、咽干口渴，常与苦杏仁、沙参、贝母等配伍，如桑杏汤；若痰中带血，常与桑白皮、牡丹皮、地骨皮、川贝母等同用。

3. 清肝明目 用治肝经风热证。症见目赤肿痛、羞明多泪等，常与菊花、决明子等配伍，也可煎汤外洗。用治肝阴不足所致视物昏花，可与黑芝麻炼蜜为丸服用，即桑麻丸。

[用法用量] 煎服，6～12g。单味洗眼可用至30～120g，肺热燥咳宜蜜炙。

[药理研究] 桑叶主含黄酮，黄酮中所含芸香苷及槲皮素能扩张冠状动脉，减慢心率，降低血压；能减少毛细血管通透性，使脆性增加而出血的毛细血管恢复正常。桑叶还具有降低血脂、抗氧化、抗衰老、利水和抗肿瘤作用。

其他辛凉解表药见表9-2。

表 9-2 其他辛凉解表药

药名	性味	归经	功效	主治	用量/g	备注
升麻	辛、甘微寒	肺、脾胃、大肠	发表透疹 清热解毒 升阳举陷	风热头痛，麻疹不透 龈肿口臭，热毒疮疡 中气下陷，久泻脱肛	3～10	常与柴胡同用加强升阳举陷之力
牛蒡子	辛、苦寒	肺、胃	疏风散热 宣肺透疹 解毒利咽	外感风热，发热头痛 肺热咳嗽，麻疹不透 痈疽疔疖，咽喉肿痛	6～12	气虚便溏者忌用
蔓荆子	辛、苦微寒	肺、肝胃、膀胱	疏风散热 清肝明目 祛风除湿	外感风热，头痛头晕 风热上扰，目赤肿痛 风湿热痹，肢挛肿痛	6～12	本品长于治疗风热头痛
蝉蜕	甘、寒	肺、肝	疏风散热 透疹止痒 明目退翳 息风止痉	风热头痛，咳嗽音哑 疹出不畅，风疹瘙痒 目赤肿痛，翳膜遮睛 小儿惊风，神昏抽搐	3～10	孕妇慎用
淡豆豉	苦、辛凉	肺、胃	疏风解表 除烦清热	外感表证，发热头痛 热郁懊恼，胸中烦闷	10～15	本品发散而不伤正

案例 9-4

李某，女，15岁，学生。发热，咽痛1天前来就诊。患者于一天前开始出现发热，并伴有微恶风寒，头痛，咳嗽，现诸症加剧，并伴有咳吐黏黄痰，鼻塞流黄涕，咽喉疼痛，口渴欲饮，舌边尖红，苔薄黄，脉浮数。

思考问题

中医诊断为何证？应如何辨证用药？

答案提示

本病案中医病名诊断为感冒，证候诊断为风热证。治法为辛凉解表。治以银翘散加味：金银花9g、连翘6g、牛蒡子9g、薄荷12g、荆芥穗9g、桔梗9g、竹叶6g、芦根9g、甘草6g、黄芩9g、知母9g、天花粉9g。水煎服。

按语：本病例为风热证，风热之邪外束肌表，热郁肌腠，卫表失和，故见发热、微恶风寒；风热上扰头目，故见头痛；风热上熏肺窍，咽喉肿痛，鼻塞流浊涕；肺失清肃，故见咳嗽，痰黏而黄；舌边尖红，苔薄黄，脉浮数均为表热征象。方用银翘散加减，连翘、薄荷、竹叶、桔梗、甘草，疏表泄热，清宣肺气；金银花、牛蒡子、芦根清热解毒，黄芩、知母清热化痰；天花粉清肺润燥。

第3节 祛风湿药

凡具有祛风除湿功效，以祛除风湿，解除痹痛为主要作用，治疗风湿痹证的药物，称为祛风湿药。本类药物能祛除留着于肌肉、经络、筋骨间风湿之邪，部分药物还兼有活血舒筋、通络止痛及补肝肾、强筋骨等作用,适于风寒湿痹及肝肾不足所致筋骨痿软等病证。祛风湿药大多辛散温燥,阴虚血亏患者应慎用。

独 活

为伞形科植物重齿毛当归 *Angelica pubescens* Maxim. f. *biserrata* Shan et Yuan 的根。主产于湖北、四川、安徽、浙江等地。春初苗刚发芽或秋末茎叶枯萎时采挖,除去须根及泥沙,烘干。切片生用。

[性味归经] 辛、苦,微温。归肾、膀胱经。

[功效主治]

1. 祛风除湿 用治风寒湿痹证。其性下行,对下肢痹痛尤为常用。症见肌肉酸楚、腰膝重痛,常与秦艽、桑寄生、防风、细辛、牛膝等同用,如独活寄生汤。

2. 散寒止痛,解表 用治风寒表证,兼有湿证。症见头痛如裹、昏沉胀痛、舌苔白腻等,常与羌活、蔓荆子、藁本等同用,如羌活胜湿汤。

此外,亦可用于少阴头痛、皮肤湿痒等。

[用法用量] 煎服,3～10g。可浸酒或入丸散用。

[使用注意] 本品辛散温燥,阴虚及气血不足者慎用。

[药理研究] 本品主要化学成分为香豆素。独活煎剂有镇痛、镇静、抗炎、抗血小板聚集、抗血栓、抗凝、抗心律失常、抗肿瘤、抗胶原性关节炎等作用。独活酊剂及煎剂均有明显降压作用。

威 灵 仙

为毛茛科植物威灵仙 *Clematis chinensis* Osbeck. 或棉团铁线莲 *C. hexapetala* Pall. 或东北铁线莲 *C. manshurica* Rupr. 的根及根茎。主产于江苏、河南、安徽、浙江等地。秋季采挖,除去泥沙,晒干。生用。

[性味归经] 辛、咸,温。归膀胱经。

[功效主治]

1. 祛风湿 用治风湿痹证。症见关节疼痛、屈伸不利、肢体麻木、筋脉拘挛者,常与秦艽、独活、桑枝、羌活、牛膝、当归等同用。

2. 通经络 用治跌打损伤所致瘀滞疼痛。可单用或与川乌、五灵脂、乌药等同用。

3. 消骨鲠 用治诸骨鲠喉。可用本品煎汤,缓缓咽下或与乌梅、醋同用。

此外,亦能消痰水,用于噎嗝、痞积等。

[用法用量] 煎服,5～10g。治骨鲠可用至30g。

[使用注意] 本品性急善走,易耗伤气血,损伤正气,故气血虚者忌用。

[药理研究] 本品主要化学成分为原白头翁素。有镇痛、抗疟、抗炎、引产、促进胆汁分泌、预防胆结石、松弛平滑肌、抗利尿等作用。威灵仙提取物还有抗肿瘤、抗氧化、免疫抑制等作用。其煎剂能显著兴奋小鼠离体肠管,对肠管蠕动有促进作用。原白头翁素易聚合成白头翁素,此为威灵仙的有毒成分,服用过量可引起中毒。

秦 艽

为龙胆科植物秦艽 *Gentiana macrophylla* Pall. 或麻花秦艽 *G. straminea* Maxim. 或粗茎秦艽 *G. crassicaulis* Duthie ex Burk. 或小秦艽 *G. dahurica* Fisch. 的根。主产于甘肃、陕西、四川、内蒙古等地。春、秋二季采挖,除去泥沙,晒干。切片生用。

[性味归经] 辛、苦,微寒。归胃、肝、胆经。

[功效主治]

1. 祛风除湿 用治风湿痹证。秦艽既可祛风湿,又可通络止痛,新久寒热痹证均可。症见关节疼痛、筋脉挛急等,常与独活、防风等同用。其性微寒,兼能清热,痹证见发热、关节红肿等热象者尤为适宜。

2. 清热除蒸 用治阴虚内热证。本品苦而微寒,有清虚热之功,为骨蒸潮热常用之品,常与青蒿、鳖甲、地骨皮等同用。

3. 清利湿热 用治湿热黄疸。常与茵陈、栀子同用。

[用法用量] 煎服,5～10g。

[药理研究] 本品主要化学成分为秦艽碱甲、秦艽碱乙和秦艽碱丙。实验证明秦艽具有抗炎、镇痛、解热、抗过敏、抗肿瘤、抑制中枢神经系统、减慢心率、降压、抑菌等作用。

桑 寄 生

为桑寄生科常绿小灌木槲寄生 *Viscum coloratum* (*Komar.*) Nakai 或桑寄生 *Loranthus parasiticus* (L.) Merr. 的带叶茎枝。前者主产于河北、辽宁、吉林、内蒙古等地;后者主产于广东、广西等地。冬季至次春采割,除去粗茎,切段,干燥或蒸后干燥。生用。

[性味归经] 苦,平。归肝、肾经。

[功效主治]

1. 祛风除湿 用治风湿痹证。症见关节疼痛、腰膝酸痛等,常与独活、牛膝等同用。本品苦甘性平,既可祛风除湿,又能补益肝肾、强筋健骨。对于风湿日久,肝肾不足,腰膝酸痛者尤为适宜。

2. 强筋健骨 用于肝肾不足之证。症见筋骨痿软等,常与杜仲、当归等同用。

3. 养血安胎 用治血虚胎漏、妊娠下血等。常与艾叶、阿胶、川断等同用。

[用法用量] 煎服,10～20g。

[药理研究] 本品主要化学成分为齐墩果酸、β-香树脂醇、内消旋肌醇、β-谷甾醇、槲皮素等。有降压、增加冠脉血流量、利尿、抗菌及抗病毒、镇静、降脂、抗过敏、抗肿瘤等作用。

其他祛风湿药见表9-3。

表 9-3 其他祛风湿药

药名	性味	归经	功效	主治	用量/g	备注
五加皮	辛、苦 温	肝、肾	祛风除湿 强筋健骨 利水消肿	风寒湿痹,腰膝疼痛 肝肾不足,腰膝酸软 水肿,小便不利	5~15	阴虚火旺者慎用。北五加 皮有一定毒性,用量不 宜过大
木瓜	酸,温	肝、脾	祛风除湿 舒筋活络 化湿和胃	风寒湿痹,肢节疼痛 筋脉拘急,吐泻转筋 夏伤暑湿,恶心呕吐	6~10	胃酸过多者不宜用
海风藤	辛、苦 微温	肝、肾	祛风除湿 通络止痛	风寒湿痹,关节肿胀 跌打损伤,瘀肿疼痛	6~12	有抗内毒素和抗氧化作用
伸筋草	辛、苦 温	肝、肾脾	祛风除湿 舒筋活络	风寒湿痹,关节肿痛 筋脉拘急,屈伸不利	5~12	可浸酒服。孕妇慎用
马钱子	苦,温 大毒	肝、脾	祛风除湿 散结消肿 通络止痛	风湿顽痹,麻木瘫痪 疔毒痈疽,咽喉肿痛 跌打损伤,瘀血疼痛	0.3~0.6	炮制后入丸散用,过量易 致中毒,不可多服久服
川乌 (草乌)	辛,苦 热 大毒	心、肝 肾、脾	祛风除湿 温经止痛	风寒湿痹,肌肤麻木 关节肿胀,屈伸不利 胸腹冷痛,寒疝作痛 骨节冷痛,阴疽肿毒	1.5~3	内服用制川乌,先煎 1 小 时。反半夏、白及、白 蔹、瓜蒌、贝母、天花粉。 草乌毒性比川乌更大
桑枝	微苦 平	肝	祛风除湿 通络消肿 祛风止痒	风寒痹痛,关节不利 中风不遂,水肿脚气 风客皮腠,风疹瘙痒	10~15	能提高淋巴细胞转化率
乌梢蛇	甘,平	肝	祛风通络 定惊止痉 祛风杀虫	风湿顽痹,麻木拘挛 抽搐痉挛,颈项强直 干湿皮癣,麻风恶疮	9~12	—
豨莶草	辛、苦 寒	肝、肾	祛风除湿 舒筋活络 清热解毒	风湿热痹,骨节肿痛 风中经络,半身不遂 痈肿疔毒,湿热黄疸	6~12	有抗疟、抗早孕作用
防己	辛、苦 寒 小毒	肺、脾 膀胱	祛风除湿 利水消肿 清热利湿	风湿热痹,关节肿痛 风水腹满,肢肿尿少 膀胱湿热,小便不利	6~10	木防己含马兜铃酸,有毒, 慎用
络石藤	苦 微寒	心、肝、肾	祛风通络 凉血消肿	风湿热痹,筋脉拘挛 热毒疮疡,喉痹痈肿	6~12	阳虚畏寒、便溏者慎用
雷公藤	辛、苦 寒 大毒	肝、脾	祛风除湿 利水消肿 杀虫止痒	风湿热痹,骨节肿痛 肾病水肿,腹满肢肿 皮肤顽癣,皮炎皮疹	6~12	现代研究认为本品为免疫 抑制中药。孕妇忌用

案例 9-5

邵某,女,35 岁,以双下肢肌肉酸痛 3 个月,加重伴头部昏沉胀痛 3 天为主诉就诊。自述 3 个月前感冒后出现双下肢肌肉酸痛、僵硬,晨起明显,自服"阿司匹林"、"吲哚美辛"等药物治疗(具体用量不详),症状无明显好转。3 天前着凉后上述症状加重,并出现头部昏沉胀痛,在我院门诊检查示血沉 50mm/h,类风湿因子阳性,诊断为"类风湿性关节炎",为求中医治疗来诊。查舌质淡,苔白腻,脉濡缓。

思考问题

结合上述病例,中医应考虑何病?根据所学的祛风湿药物理论,在遣方用药上你认为应首选哪种祛风湿药物?

答案提示

本病例应考虑为中医的"痹证"。治疗上应首选祛风湿药物独活。

按语:类风湿性关节炎属中医学的"痹证"范畴。治疗上应选用治疗风湿痹证的药物,即祛风湿药。本病例中患者以下肢痹痛为主诉就诊,且在风湿痹证基础上又出现表证头痛;而独活其性下行,对下肢痹痛尤为常用;且有散寒止痛、解表之功,故治疗上首选独活;可配伍威灵仙、秦艽、海风藤、络石藤等祛风湿药物及当归、川芎、防风等养血祛风之品。

第4节 祛 湿 药

凡具祛湿功效,用于治疗水湿停聚的药物,称祛湿药。因其性味功效的不同,又有化湿燥湿、利水渗湿、清热利湿之分。本类药物易耗伤阴液,阴虚血燥者慎用。

一、化湿燥湿药

凡具化湿燥湿、强健脾胃作用,治疗湿阻中焦的药物,称化湿燥湿药。因药物气味芳香,故又称芳香化湿药。本类药物主要适用于湿阻中焦所致的脘腹痞满、食少倦怠、呕恶泄泻等病证。其药物大多含挥发油,不宜久煎。

藿 香

为唇形科植物广藿香 Pogostemon cablin (Blanco) Benth. 或藿香 Agastache rugosa (Fisch. et Mey.) O. Ktze. (土藿香)的地上部分。主产于广东、海南、重庆、四川、云南等地。夏、秋季枝叶茂盛时采割。阴干,切断。生用或鲜用。

[性味归经] 辛,微温。归脾、胃、肺经。

[功效主治]

1. 化湿解暑 用治夏月外感所致恶寒发热、脘痞腹胀、呕恶泄泻,常与紫苏、厚朴、法夏、大腹皮等同用,如藿香正气散。用治夏季伤暑所致头昏胸闷、恶心欲吐的暑湿证,常与佩兰、薄荷、厚朴等同用,也可用鲜藿香与薄荷泡茶饮。

2. 和中止呕 用治湿阻中焦,中气不运所致脘腹痞满、食欲缺乏、恶心呕吐、舌苔浊腻,常与半夏、苍术、厚朴、生姜等同用,以化湿调中止呕,如不换金正气散。

[用法用量] 煎服,3~10g。藿香叶偏于发表,藿香梗偏于和中。鲜品解暑化湿、辟秽力强,用量加倍。

[使用注意] 阴虚内热、舌绛无苔及胃热呕恶者忌用。

[药理研究] 藿香含挥发油,油中主要成分为广藿香醇、广藿香酮、桂皮醛、丁香油酚及多种黄酮类化合物。其煎剂对大黄所致的腹泻有抑制作用,能明显抑制小肠推进功能,大剂量可抑制胃排空。其挥发油及水提物有促进胃液分泌,增强消化功能及解痉止痛的作用。藿香煎剂对多种真菌均有抑制作用,广藿香酮的活性最强;藿香中的黄酮类物质有抗病毒作用。

苍 术

为菊科植物茅苍术（南苍术）Atractylodes lancea (Thunb.) DC. 或北苍术 Atractylodes chinensis (DC.) Koidz. 的根茎。主产于江苏、湖北、河北、安徽、山西、内蒙古及东北等地。挖取根茎后,除去残茎、须根及泥土,晒干。水或米泔水润透切片,炒微黄用。

[性味归经] 辛、苦,温。归脾、胃、肝经。

[功效主治]

1. 燥湿健脾 用治中焦湿滞所致食欲缺乏、恶心呕吐、腹胀泄泻、倦怠乏力等,常与厚朴、陈皮等同用,如平胃散。

2. 祛风除湿 用治风寒湿邪引起的关节疼痛、肢体困重,常与桂枝、防风、独活、秦艽等同用;风湿热痹,常与黄柏、知母、生石膏等同用;用治外感风寒夹湿头痛、无汗,常与白芷、川芎、羌活等同用,如九味羌活汤。

3. 养肝明目 用治青盲、夜盲等,常与黑芝麻、草决明、猪肝等同用。

[用法用量] 煎服,3~10g。亦可熬膏或入丸散用。

[使用注意] 苍术香燥伤阴,阴虚内热、大便燥结、表虚多汗者忌用。

[药理研究] 苍术含挥发油,油中主要成分为β-桉叶醇、苍术醇、苍术酮等。实验表明对多种实验性胃溃疡的形成有抑制作用;对胃肠运动有调节作用;苍术提取物具有保肝、利尿、抗炎及对中枢神经系统呈抑制作用。苍术正丁醇提取物具有明显的抗心律失常作用;煎剂可使血糖降低。

其他化湿燥湿药见表9-4。

表 9-4 其他化湿燥湿药

药名	性味	归经	功效	主治	用量/g	备注
佩兰	辛,平	脾、胃肺	解暑发表化湿和中	暑湿外感,寒热呕恶湿困脾胃,脘痞泛恶	3~10	善治湿热困脾,浊气上泛证
厚朴	辛,苦温	脾、胃肺、大肠	行气燥湿消积除满消痰平喘	湿阻中焦,食少呕恶食积不化,脘腹痞满痰浊壅肺,咳逆喘促	3~10	本品行气力强,善治寒湿积滞。孕妇慎用
白豆蔻	辛,温	肺、脾胃	化湿行气温胃止呕	湿阻中焦,脘胀食少寒凉伤中,呕吐呃逆	3~6	入煎剂宜后下
草豆蔻	辛,温	脾、胃	燥湿健脾温中止呕	寒湿内阻,脘痞腹满脘腹冷痛,呕吐泄泻	3~6	入煎剂后下,阴虚血少者忌用
草果	辛,温	脾、胃	燥湿温中除痰截疟	脾胃寒湿,腹痛吐泻秽浊湿邪,疟疾痰饮	3~6	温燥伤津,阴虚血少者忌用
砂仁	辛,温	脾、胃	化湿健脾温中止泻理气安胎	湿阻中焦,脘胀食少寒湿吐泻,心腹冷痛妊娠恶阻,胎动不安	3~6	入煎剂宜后下

案例 9-6

朱某,男,15 岁。腹痛,腹泻,头痛,发热 1 天就诊。患者于 1 天前因过食冷饮后,出现腹痛肠鸣,泄泻清稀,有如水样,并伴有头目胀痛,肢体酸痛,胸闷不舒,四肢倦怠,食少纳呆,舌苔白腻,脉濡缓。

思考问题

中医诊断为何病? 辨证为何? 如何用药?

答案提示

本病例中医应诊断为泄泻,辨证为寒湿困脾。治以藿香正气散加减。

按语:该患者因过食生冷,寒湿之邪侵袭肠胃,脾失健运,升降失调,清浊不分,传导失司,故大便清稀;寒湿内盛,肠胃气机阻滞,则腹痛肠鸣;湿邪阻滞气机,故头目胀痛,肢体酸痛;脾为湿困,清阳不升,故四肢倦怠,食少纳呆;舌苔白腻,脉濡缓,为寒湿之象。当治以藿香正气散加减,藿香辛温散寒,芳香化湿;白术、茯苓健脾除湿;陈皮、厚朴、大腹皮疏畅气机,理气消满;苍术、半夏燥湿醒脾。

二、利水渗湿药

凡具利水渗湿、通利小便功效,用于治疗水湿停聚的药物,称利水渗湿药。本类药物大多味甘淡,性平,又称淡渗利湿药,主要适用于水湿停聚所致的水肿胀满、小便不利等病证。本类药物易伤阴耗液,阴虚津亏者慎用。

茯 苓

为多孔菌科真菌茯苓 Poria cocos(Schw.)Wolf 的菌核。多寄生于松科植物赤松或马尾松等树根上。色白者名"白茯苓",淡红色者名"赤茯苓",外皮名"茯苓皮",抱松树根而生者名"茯神"。主产于湖北、河南、云南、贵州等地。7~9 月采挖,除去泥沙,切制阴干。生用。

[别名] 云苓

[性味归经] 甘、淡,平。归心、脾、肾经。

[功效主治]

1. 利水渗湿 用治水肿、小便不利等水湿证。常与猪苓、泽泻、白术等同用,如五苓散;治疗脾虚停饮所致的心悸、头眩,与桂枝、白术、甘草配伍,如苓桂术甘汤。

2. 补中健脾 用治脾虚湿盛之食少便溏,常与人参、白术等同用,如四君子汤、参苓白术散。

3. 宁心安神 用治心悸怔忡、失眠健忘等,常与龙眼肉、酸枣仁等同用,如归脾汤。

[用法用量] 煎服,10~15g。利水用茯苓皮;安

神用茯神;健脾用茯苓。

[药理研究] 本品主要含茯苓多聚糖、茯苓酸、麦角固醇、胆碱、组氨酸及无机元素钾盐等。具有保肝、利尿、镇静、抗肿瘤、降血糖、增加心肌收缩力的作用。茯苓多糖能对抗四氯化碳所致肝损害的谷丙转氨酶增高及代谢障碍,并具有较高的抑瘤率;茯苓各种提取物均能使心肌收缩力加强、心率加快;对离体肠管平滑肌收缩幅度降低,张力下降,并降低胃酸分泌。茯苓醇浸剂连续使用使尿量明显增加。

猪 苓

为多孔菌科真菌猪苓 Polyporus umbellatus (Pers.)Fries 的菌核。多寄生于桦树、枫树、柞树的腐朽根上。主产于陕西、山西、湖南、湖北、河北、河南、四川、贵州、云南及东北等地。春秋二季采挖,去泥沙,晒干。切片入药,生用。

[性味归经] 甘、淡,平。归肾、膀胱经。

[功效主治]

利水渗湿 猪苓利水渗湿之功强于茯苓,但无茯苓的补益之力。用治水湿停聚的各种水肿、泄泻、带下等证。单味即可见效。脾虚湿盛水肿,常与白术、茯苓、泽泻等同用,如四苓散;若水热互结,症见发热、小便不利兼有口渴心烦等阴伤者,与阿胶、滑石、泽泻等同用,即猪苓汤;对于湿热下注的带下,则配泽泻、黄柏以清热利湿。

[用法用量] 煎服,6~12g。

[使用注意] 易耗津液,无湿者不宜使用。

[药理研究] 本品含麦角甾醇、猪苓多糖和粗蛋白等。猪苓煎剂利尿强度比木通、茯苓强,在增加尿量的同时,亦增加 Na^+、K^+、Cl^- 的排泄。研究表明,猪苓能增强小鼠网状内皮系统吞噬功能,对实验性肿瘤有抑制作用;猪苓多糖与化疗药物或具有免疫活性的细胞因子合用,具有增强其抗癌效果和较强的抗诱变作用,并有抗实验性肝转移的作用。猪苓多糖还有保肝及抗肝炎作用,其乙醇提取物对金黄色葡萄球菌、枯草杆菌、大肠杆菌有抑制作用。

泽 泻

为泽泻科植物泽泻 Alisma Orientalis Sam. Juzep. 的块茎。主产于四川、福建、江西等地。产于江西、福建者名"建泽泻",质量较佳。冬季茎叶开始枯萎时采挖,洗净,用微火烘干,再撞去须根及粗皮,以水润透切片,晒干。麸炒或盐水炒用。

[性味归经] 甘,寒。归肾、膀胱经。

[功效主治]

1. 利水渗湿 治疗水湿停聚所致水肿胀满、小便不利,常与茯苓、猪苓等同用,如五苓散;用治湿盛所致泄泻、尿少,常与茯苓、车前子、白术等同用以渗湿止泻。其利水渗湿之功还可治疗痰饮内停所致的

眩晕,以泽泻配伍白术煎服,如与白术配伍的泽泻汤。

2. 清热利湿 用治湿热下注所致带下、淋浊,常与车前子、黄柏等清热利湿药物同用。

[用法用量] 煎服,3~15g。生用或麸炒、盐炒用。

[使用注意] 无湿热及肾虚滑精者忌用。

[药理研究] 本品含泽泻萜醇(A、B、C、D、E、F)、挥发油、生物碱、天门冬素、树脂等。泽泻有明显的利尿作用,对多种高血压模型均有持续但较弱的降压作用;具有降压、降血糖、抗脂肪肝、提高免疫力和抗炎作用,能干扰外源性胆固醇(TC)、甘油三酯的吸收,加速 TG 水解。泽泻提取物能抑制主动脉粥样硬化斑块的形成,对心率无明显影响,但能增加冠状动脉血流量。泽泻对金黄色葡萄球菌、肺炎双球菌及结核杆菌等有抑制作用。泽泻甲醇提取物可抑制模型大鼠的皮肤过敏反应,有抗变态反应的作用。

其他利水渗湿药见表9-5。

表9-5 其他利水渗湿药

药名	性味	归经	功效	主治	用量/g	备注
薏苡仁	甘、淡凉	脾、胃肺、大肠	健脾渗湿清热排脓除痹止痛	脾虚湿盛,食少泄泻肺痈吐脓,肠痈腹痛湿滞经络,关节疼痛	10~30	健脾止泻炒用;清热除湿生用
萆薢	苦,平	肝、胃膀胱	利湿化浊祛风除湿	下焦湿浊,膏淋带下寒湿痹痛,关节不利	6~15	善治膏淋
冬瓜皮	甘、凉	肺、小肠	利水渗湿清热解暑	水肿胀满,小便不利暑热烦渴,小便短赤	15~30	冬瓜仁清热化痰、排脓消痈
赤小豆	甘、酸平	心、小肠	利水渗湿解毒排脓	水肿胀满,湿热黄疸肠痈乳痈,痄腮丹毒	10~30	治疗疮肿毒宜研末外用
玉米须	甘,平	肝、肾、膀胱	利水通淋清肝利胆	膀胱湿热,水肿淋证肝胆湿热,黄疸结石	15~30	有利尿、降压、作用

案例 9-7

王某,男,43 岁,农民。近半个月来症见全身水肿,下肢明显,按之没指,小便短少,身体困重,胸闷,纳呆,泛恶,苔白腻,脉沉缓。

思考问题

中医诊断为何证?首选哪类中药?

答案提示

中医诊断为水肿,属于水湿浸渍证。应首选化湿类中药中的利水渗湿药。

按语：外感水湿,内伤脾胃,脾为湿困,水湿不运,泛于肌肤而成水肿。治宜健脾化湿,通阳利水。首选利水渗湿药茯苓、猪苓、泽泻等,可配伍白术,苍术加强燥湿健脾之效,如胃苓汤;还可配伍化湿利水较强的五皮饮合用,效果更佳。

三、清热利湿药

凡具清热利湿功效,用于治疗湿热证的药物,称清热利湿药。本类药物主要适用于湿热所致黄疸、热淋、血淋等病证。热盛常配清热解毒药;湿盛常配芳香化湿药。

茵 陈

为菊科植物茵陈蒿 *Artemisia capillaris* Thunb. 或滨蒿 *Artemisia scoparia* Waldst. et Kit. 的幼苗。全国大部分地区均产。主产于山西、安徽、陕西等地。春季幼苗高约 3 寸时采收,除去老茎及杂质,晒干。生用。

[性味归经] 苦、辛,微寒。归脾、胃、肝、胆经。

[功效主治]

1. 利湿退黄 用治湿热黄疸,黄色鲜明、发热、腹满便秘、小便不利等,常与栀子、大黄等同用,如茵陈蒿汤;若湿邪偏重,小便不利者,与五苓散同用,即茵陈五苓散;寒湿阴黄,黄色晦暗,常与附子、白术等同用,如茵陈术附汤。

2. 除湿止痒 用治湿热内蕴所致风瘙瘾疹、湿疹疥疮等皮肤病,可与黄柏、苦参、地肤子等配伍,可煎汤内服或外洗。

[用法用量] 煎服,10~15g。不宜久煎。

[使用注意] 脾虚血亏所致萎黄忌用。

[药理研究] 茵陈提取物中含绿原酸、6,7-二甲氧基香豆素、挥发油,挥发油中主要成分为茵陈二炔酮、茵陈二烯酮等,各种成分均有促进胆汁分泌,增加胆酸和胆红素排泄作用。茵陈煎剂对四氯化碳(CCl_4)所致的肝损害有明显保护作用;能降血脂、扩张冠状动脉及促进纤溶;对金黄色葡萄球菌、白喉杆菌、伤寒杆菌、大肠杆菌、绿脓杆菌、脑膜炎双球菌、志贺氏痢疾杆菌等有不同程度的抑制作用。茵陈提取物还具有解热、镇痛、抗炎和抗肿瘤作用。

木 通

为木通科植物五叶木通（木通）*Akebia quinata* (Thunb.) Decne. 或毛茛科小木通（川木通）*Clematis armandii* Franch. 及同属绣球藤（川木通）*Clematis montana* Buch. Ham. 或马兜铃科东北马兜铃（关木通）*Aristolochia manshuriensis* Kom. 的木质茎。主产于江苏、湖南、湖北、四川、贵州、广西、东北等地。春秋两季采收，除去粗皮，晒干。生用。

〔性味归经〕 苦、寒。有毒。归心、肾、膀胱经。

〔功效主治〕

1. 利湿通淋 用治膀胱湿热所致小便短赤、淋漓涩痛，常与车前子、滑石、萹蓄等同用，如八正散；用治血淋则常与小蓟、生地黄、蒲黄等同用。

2. 清心除烦 用治心火上炎所致口舌生疮，心烦尿赤，常与生地黄、竹叶、甘草等同用，如导赤散。

3. 通经下乳 用治气滞血瘀的乳汁不通，常与王不留行、穿山甲等同用；用治血瘀痛经，常与当归、牛膝等同用。

〔用法用量〕 煎服，3～6g。

〔使用注意〕 关木通过量久服可致肾脏损害。孕妇忌用。

〔药理研究〕 木通主要来源于木通科、毛茛科和马兜铃科三种植物，具有利尿、抗菌作用。马兜铃科关木通含马兜铃酸及马兜铃内酰胺，毒性大，利尿作用有待确证且杀菌力差；木通科木通和毛茛科川木通不含马兜铃酸和马兜铃内酰胺，安全无毒且有利尿杀菌作用，历代所用木通多为木通科木通，故未见毒性记载。

金 钱 草

为报春花科植物过路黄 *Lysimachia christinae* Hance 的全草，习称"大金钱草"。我国江南各省均有分布，主产于四川、重庆、广东、贵州等地。夏、秋两季采收，除去杂质，晒干。

〔性味归经〕 甘、咸，微寒。归肝、胆、肾、膀胱经。

〔功效主治〕

1. 清热利湿 用治肝胆湿热所致胁痛口苦、肌肤发黄，常与茵陈、栀子等同用；膀胱湿热所致小便不利、淋漓涩痛，常与车前子、萹蓄等配伍。

2. 排石退黄 用治泌尿系结石见小便涩痛者，常与海金沙、石苇、鸡内金等配伍；肝胆结石见胁痛黄疸者，常与茵陈、郁金、生大黄等配伍。

3. 解毒消肿 用治疮疖疔毒、虫蛇咬伤、烧伤及烫伤，可捣汁内服外敷。

〔用法用量〕 煎服，15～30g。鲜品加倍。外敷适量。

〔药理研究〕 本品含酚性成分、黄酮类、苷类、鞣质、胆碱、挥发油、氨基酸等。动物实验证明，本品有明显促进胆汁分泌和排泄作用，使胆管泥沙状结石易于排出，胆管阻塞和疼痛减轻，黄疸消退。本品有抑菌、消炎、利尿作用，还对体液免疫、细胞免疫有抑制作用。

车 前 子

为车前科植物车前 *Plantago asiatica* L. 或平车前 *Plantago depressa* Willd. 的成熟种子。前者全国均产，后者主产于黑龙江、辽宁、河北等地。全草入药，名"车前草"。夏、秋两季种子成熟时采收果穗，晒干，搓出种子，除去杂质。炒用，或盐水炒用。

〔性味归经〕 甘、微寒。归肝、肾、肺、小肠经。

〔功效主治〕

1. 清热利湿 用治湿热蕴结膀胱所致小便淋漓涩痛，常与木通、滑石、栀子等清热利湿药配伍，如八正散。

2. 渗湿止泻 用治湿盛引起的泄泻，可单用研末吞服，亦可与白术、茯苓、泽泻等配伍。

3. 清肝明目 用治肝热所致目赤肿痛，常与菊花、决明子、夏枯草配伍。

4. 清肺化痰 用治肺热所致咳嗽痰黄，常与黄芩、贝母、瓜蒌等配伍。

〔用法用量〕 煎服，5～10g。纱布包煎。

〔使用注意〕 肾虚滑精者慎用。车前草长于清热解毒；车前子长于利水。

〔药理研究〕 车前子含有大量黏液质、琥珀酸、腺嘌呤、胆碱、车前子酸及脂肪油等。有显著的利尿作用。此外，车前子提取液有预防肾结石形成的作用。

其他清热利湿药见表9-6。

表 9-6 其他清热利湿药

药名	性味	归经	功效	主治	用量/g	备注
滑石	甘、淡寒	胃、肺膀胱	清解暑湿 清热利湿 解毒敛疮	暑湿烦渴，脘闷欲吐 热结膀胱，小便涩痛 湿疹湿疮，热痱作痒	10～15	布包入煎。湿疹痱子宜外用
海金砂	甘、淡寒	膀胱小肠	利湿通淋 排石止痛	热淋石淋，血淋膏淋 肝胆结石，尿路结石	6～15	布包入煎
萹蓄	苦，微寒	膀胱	利尿通淋 杀虫止痒	湿热下注，小便涩痛 湿疹阴痒，阴道滴虫	10～15	湿疹宜外洗

续表

药名	性味	归经	功效	主治	用量/g	备注
瞿麦	苦,寒	心、膀胱	利尿通淋 活血痛经	膀胱湿热,小便涩痛 血瘀经闭,月经不调	10～15	孕妇慎用
石苇	苦、甘 微寒	肺、小肠 膀胱	利尿通淋 凉血止血 化痰止咳	热结膀胱,小便涩痛 血热妄行,吐衄崩漏 肺热咳嗽,痰多咯血	6～12	有显著镇咳、祛痰、平喘作用
通草	甘、淡微寒	肺、胃 膀胱	利尿通淋 下乳通经	膀胱湿热,小便涩痛 乳汁不下,经闭不通	3～5	孕妇慎用
灯心草	甘、淡微寒	心、肺 小肠	利尿通淋 清心降火	膀胱湿热,小便涩痛 心烦失眠,小儿夜啼	1～3	外用煅末,吹喉治喉痹

案例 9-8

赵某,男,45岁,面部、眼睛发黄,胁肋胀痛1周前来就诊。患者于1周前开始出现胁肋部胀痛,伴有心烦、恶心,白睛黄染,继则出现面部及周身发黄,白睛及周身皮肤色黄,颜色鲜明如橘皮,并伴有发热口渴,口苦,恶心欲吐,小便黄赤,大便秘结,舌苔黄腻,脉弦数。

思考问题

中医诊断为何病? 辨证为何? 首选中药是什么?

答案提示

中医诊断为黄疸,辨证为湿热阻滞。首选中药为茵陈。

按语: 黄疸的发病主要是湿阻中焦,脾胃升降失常,影响肝胆疏泄,胆汁不循常道,溢于肌肤,下注膀胱,使身目小便俱黄。湿热蕴蒸,胆汁外溢肌肤,因热为阳邪,故黄色鲜明;肝失疏泄,胆气上逆,故见心烦、口苦、胁肋胀痛;发热口渴,小便短少,是湿热耗津,气化不利而致;阳明热盛,则大便秘结。舌苔黄腻,脉弦数,均为湿热蕴结,肝胆热盛之象。治则当清热利湿。首选中药为清热利湿,退黄之要药茵陈。可选用茵陈蒿汤加减。

第5节 清 热 药

凡具有清热功效,以清泻里热为主要作用,主治热性病证的药物,称清热药。根据其作用不同,分为清热泻火、清热解毒、清热凉血、清热燥湿、清热明目、清虚热七类。

清热药多寒凉,易伤脾胃,影响运化,脾胃虚弱者慎用。用本类药物,要注意中病即止,避免攻伐太过,损伤正气。

一、清热泻火药

凡具有清热泻火功效,治疗气分实热证的药物,称清热泻火药。热为火之渐,火为热之急,清热与泻火不可截然分开,凡能清热的药物,大多皆能泻火。本类药物主要适用于急性热病具有高热、口渴、汗出、烦躁,甚则神昏谵语、小便短赤、苔黄燥、脉洪大等证候。

虚者使用本类药物,当考虑顾护正气,适当配伍扶正之品。

石 膏

为硫酸盐类矿物硬石膏 *Cypsum* 矿石。主含含水硫酸钙(CaSO$_4$·2H$_2$O)。主产于湖北、安徽等地,山东、河南、山西、甘肃、四川亦产。一般于冬季采挖,挖出去后去净泥土、杂石,碾碎。研细生用或煅用。

[性味归经] 辛、甘,大寒。归肺、胃经。

[功效主治]

1. 清热泻火 石膏清气分实热、肺胃实火,兼解肌表之热。用治肺、胃气分实热所致壮热、烦渴、大汗、脉洪大者,常与知母配伍,如白虎汤;邪热郁肺出现咳嗽痰黄稠者,常与麻黄、杏仁配伍,如麻杏石甘汤。

2. 除烦止渴 用治肺胃燥热所致烦渴引饮,常与知母、人参等配伍。

3. 生肌收敛 外用治疮疡溃不收口、湿疹、烧伤烫伤等,可单用或配伍青黛、黄柏等。

[用法用量] 煎服,15～60g。入汤剂宜打碎先煎,外用须经火煅研末。清热泻火生用,敛疮生肌煅用。

[药理研究] 本品主要化学成分为含水硫酸钙(CaSO$_4$·2H$_2$O),此外还含有人体所需常量的铝、镁、铁、锰、锌、铜等多种微量元素。石膏具有抑制体温调节中枢的亢进而产生有力的解热作用,同时发汗

中枢也被抑制,故解热而不发汗;其所含钙质对神经肌肉有抑制作用,故对烦躁和高热引起的抽搐有一定疗效;此外还有增强机体免疫功能、止渴、镇痛等作用。临床上常用于发热、病毒感染等的治疗。石膏上清液可使冠状动脉血流量减少,增加剂量可使心率减慢、血压下降、呼吸抑制。

知 母

为百合科植物知母 *Anemarrhena asphodeloides* Bge. 的根茎。主产于河北(历县产者最佳)、山西、陕西、内蒙古等地。春秋季均可采收,除去地上部分及须根,洗净,晒干。润软刮去皮,切片,盐炒用。

[性味归经] 苦、甘,寒。归肺、胃、肾经。

[功效主治]

1. 清热泻火 用治肺、胃气分实热所致壮热、烦渴、脉洪大者,常与生石膏配伍;肺热所致咳吐黄痰,常与黄芩、瓜蒌、栀子等配伍。

2. 滋阴降火 用治阴虚所致骨蒸潮热,多与生地、黄柏、龟甲等配伍。

3. 生津润燥 用治里热伤津及消渴病证见口渴引饮者,常配伍天花粉、葛根、麦冬等;肠燥便秘者,常与生首乌、当归、火麻仁等同用。

[用法用量] 煎服,6~12g。清热泻火生用;滋阴降火盐水炙用。

[使用注意] 本品性寒滑润,有滑肠之弊,脾虚便溏者忌用。

[药理研究] 本品含知母皂苷、知母黄酮、知母多糖、生物碱、有机酸及铁、锌等多种金属元素。本品可拮抗地塞米松引起的反馈性血浆皮质酮降低,对正常皮质酮水平无明显影响。其甲醇提取物对血小板聚集有显著抑制作用。从知母根茎中分离得到的知母聚糖有降血糖作用。此外,知母还具有抗癫痫、抗炎及免疫调节作用。

栀 子

为茜草科植物栀子 *Gardenia jasminoides* Ellis. 的成熟果实。产于我国长江以南各地。秋冬采收。生用、炒焦或炒炭用。

[别名] 越桃 山栀

[性味归经] 苦、寒。归心、肺、胃、三焦经。

[功效主治]

1. 泻火除烦 用治实热证。本品善消心、肺、胃经之火邪而除烦。邪热扰心所致郁闷心烦者,常与淡豆豉合用,即栀子豉汤;高热神昏、烦躁谵语者,常与连翘、黄连配伍。

2. 清热利湿 用治肝胆湿热所致黄疸,常与茵陈、大黄配伍,如茵陈蒿汤;热结膀胱所致小便淋漓涩痛,常与滑石、甘草等配伍。

3. 凉血解毒 用治血热妄行所致吐血、尿血等,常与生地黄、白茅根等同用;目赤肿痛、热毒疮疡等,常与大青叶、黄芩、黄柏等同用。

[用法用量] 煎服,6~10g。清热泻火生用;止血宜炒焦用;除烦止呕宜姜汁炒用;外治扭挫伤宜生品研末调敷。

[使用注意] 脾虚便溏、食少者忌用。

[药理研究] 本品主要含有大量的环烯醚萜类化合物,同时还存在一些有机酸、黄酮、香豆素、挥发油、皂苷、木脂素、多糖及其他类化合物;现代药理研究表明栀子具有抗炎、抗氧化、利胆、利尿、抗肿瘤、解热、镇痛、辐射防护、降血脂等多种药理活性。栀子提取物对四氯化碳引起的大鼠肝损害有保护作用,并可降低异常升高的 ALT、AST、ALP 及胆红素,可使胆囊收缩,胆汁分泌增加,抑制大鼠胃酸分泌,并对动物有显著泻下作用;能降低心肌收缩力,使心输出量下降并有镇静、镇痛、抗炎作用。

其他清热泻火药见表9-7。

表 9-7 其他清热泻火药

药名	性味	归经	功效	主治	用量/g	备注
龙胆草	辛、寒	肝、胆 膀胱	泻肝胆火 清热燥湿	肝胆实火,目赤肿痛 湿热下注,带下臭秽	3~9	脾胃虚寒者忌用
芦根	甘,寒	肺、胃	清热生津 除烦止呕 清肺泻热	热病伤津,烦渴多饮 胃热呕吐,呃逆心烦 肺热咳嗽,肺痈吐脓	15~30	脾胃虚寒者忌用
天花粉	甘、微苦 微寒	肺、胃	清热生津 解毒排脓 清肺润肺	热病伤津,烦渴多饮 口舌生疮,痈疽疮疡 燥热伤肺,干咳少痰	10~15	反乌头,孕妇忌用
竹叶	甘、辛 淡,寒	心、胃 小肠	清心利尿 清热除烦	口舌生疮,小便涩痛 热病津伤,烦渴口饮	6~15	阴虚火旺者忌用

案例 9-9

何某,男,26 岁,感冒 2 天,高热 1 天来诊。患者 2 天前患感冒,恶寒发热,头身疼痛,鼻塞流涕,自服感冒药稍有缓解,上午突发高热(39.5℃),不恶寒,伴有心烦,口渴,汗出,面红赤,小便红赤,舌红,脉洪数。

思考问题

中医如何辨证?应用何种中药最为合适?

答案提示

中医应辨证为阳明病,首选中药为石膏。

按语:此患者因患感冒,治疗护理不当,寒邪入里化热,而成阳明气分热盛证,首选中药为清热泻火之要药石膏。因石膏味辛甘寒,性寒清热泻火,辛寒解肌透热,甘寒清胃热、除烦渴,为清泻肺胃气分实热之要药。可与知母、甘草、粳米配伍为白虎汤应用。知母苦寒而润,清热生津,甘草、粳米和胃护津,以防寒凉伤中。

二、清热解毒药

凡具有清热解毒功效,治疗各种热毒病证的药物,称为清热解毒药。本类药物主要适用于痈疽疔疮、瘟毒发斑、咽喉肿痛、热毒血痢等病证。

金 银 花

为忍冬科植物忍冬 *Lonicera japonica* Thunb. 或红腺忍冬 *Lonicera hypoglauca* Miq. 或山银花 *Lonicera confusa* DC. 或毛花柱忍冬 *Lonicera dasystyla* Rehd. 的花蕾。产于全国各省。夏初当花含苞未放时采摘,阴干。生用或制为露剂。

[别名] 双花 银花 忍冬花

[性味归经] 甘、寒。归肺、心、胃经。

[功效主治]

1. 清热解毒 用治温病初起,身热、口渴、脉数者,常与连翘、板蓝根等同用;疮痈初起,红肿热痛者,常与蒲公英、野菊花、紫花地丁等同用。

2. 疏散风热 用治风热表证,症见发热恶寒、咽痛口干、脉浮数者,常与连翘、薄荷等同用。

3. 凉血止痢 用治热毒血痢。症见下痢脓血、里急后重者,常与马齿苋、白头翁等同用。

[用法用量] 煎服,6~15g,热毒重者可用至30~60g。外用适量。

[使用注意] 脾胃虚寒者忌用。

[药理研究] 金银花中含绿原酸四乙酰化合物、木犀草素等黄酮类成分、挥发油、三萜皂苷类及少量肌醇等。金银花具有抗菌、抗病毒、解热、抗炎、利胆、保肝、降脂、止血、抗生育及抗实验性胃溃疡等作用。

连 翘

为木犀科植物连翘 *Forsythia suspense* (Thunb.) Vahl 的果实。主产于山西、河南、陕西、山东等地。白露前采收的初熟果实为"青翘";寒露后采收的成熟果实为"黄翘"。青翘采用后即蒸熟晒干,筛取籽实,称"连翘心"。均入药。以青翘为佳,生用。

[性味归经] 苦、微寒。归肺、心、小肠经。

[功效主治]

1. 清热解毒 本品苦寒清热,善清上焦火热,尤长于清心火。用治温病初起的发热、头痛、口渴、咽痛,常与金银花、板蓝根、牛蒡子等同用;热入心包的高热神昏,常与水牛角、莲子芯、竹叶等同用。

2. 消痈散结 能解热毒兼消痈肿,是疮痈肿毒常用之品,有"疮家圣药"之称。用治痈疮疖肿等,常与夏枯草、浙贝母、皂角刺、穿山甲、蒲公英、丹皮等配伍。

3. 疏风散热 本品质地轻宣疏散,用治外感风热表证,症见发热恶寒、口渴咽痛者,常与薄荷、桑叶、荆芥等同用。

[用法用量] 煎服,6~15g。清热解毒宜用青翘;疏风散热宜用黄翘;清心泻火宜用连翘心。

[使用注意] 脾胃虚寒及虚寒阴疽忌用。

[药理研究] 连翘含有连翘苷、连翘苷元、连翘脂苷 A、B、C、D 和熊果酸、芦丁等,另含挥发油,主要存在于种子中。连翘抗菌谱广,在体外的抑菌作用与金银花大体相似,对金黄色葡萄球菌和痢疾杆菌有很强的抑制作用,其抗菌有效成分为连翘脂苷 A、B、C、D。此外,连翘还具有解热、抗炎、保肝、抗过敏、镇吐、强心、利尿防止出血及降压等作用。

蒲 公 英

为菊科植物蒲公英 *Taraxacum mongolicum* Hand.-Mazz. 或碱地蒲公英 *Taraxacum sinicum* Kitag. 或同属数种植物的全草。全国各地均有分布。夏秋两季采收,洗净晒干,防霉。鲜用或生用。

[性味归经] 苦、甘、寒。归肝、胃经。

[功效主治]

1. 清热解毒 本品甘寒清降、苦泄,功专于解热毒、消痈散结,用治内外热毒疮痈。乳痈,疔疖,常与野菊花、紫花地丁、金银花等同用,如五味消毒饮;治乳痈可单用,鲜品内服或捣敷;肠痈腹痛,常与大黄、牡丹皮等同用;肺痈吐脓,常与鱼腥草、芦根等同用;用治咽喉肿痛,常与板蓝根、玄参同用。

2. 利湿通淋 用治湿热证。湿热黄疸,常与黄芩、柴胡、大黄、茵陈等配伍;膀胱湿热所致小便淋漓涩痛,常与白茅根、金钱草、车前子配伍。

3. 清肝明目 用治肝火上炎所致的目赤肿痛、羞明多泪,常与夏枯草、菊花、黄连等同用。

[用法用量] 煎服,10~15g。外用适量,捣烂敷患处。

[使用注意] 阴疽忌用。剂量过大可致腹泻。

[药理研究] 蒲公英主含蒲公英甾醇、蒲公英素、芹菜素及其葡萄糖苷、芸香苷、菊淀粉、多糖及树脂等。其煎剂对金黄色葡萄球菌、溶血性链球菌、卡他双球菌等多种细菌及腹股沟表皮癣菌等多种真菌有抑杀作用。体外实验证明,其提取液对内毒素有拮抗作用。

大 青 叶

为十字花科植物菘蓝 *Isatis indigotica* Fort. 的干燥或新鲜叶片。主产于山西、河北、河南、江苏、安徽、浙江等地。于夏秋采收叶片,晒干生用,或鲜用。

[性味归经] 苦、咸、寒。归心、胃经。

[功效主治]

1. 清热解毒 本品苦寒,清心胃实火热毒。凡温病邪在卫、气、营、血分,或心胃火毒上攻,均可选用。用治外感风热或温病初起,发热、头痛、口渴,常与金银花、荆芥、牛蒡子等同用;用治温热病热毒入于血分,发斑、神昏、壮热、烦躁等证,常配伍水牛角、栀子等药。

2. 凉血消斑 用治血热毒盛,发为丹毒、口疮、咽喉肿痛等证。

[用法用量] 煎服,10～15g。外用适量,捣烂敷患处。

[使用注意] 脾胃虚寒忌用。

[药理研究] 本品主含靛蓝、靛玉红等。有明显的抗菌、抗病毒作用;此外还有抗内毒素、抗炎、解热作用。大青叶煎剂可增强小鼠腹腔炎性细胞对葡萄球菌的吞噬能力。临床广泛用于多种病毒性疾病的治疗,对多种细菌性感染也有一定疗效。

附 板蓝根

为菘蓝或马蓝的根。性味苦、寒,归心胃经。功能清热解毒、凉血、利咽。有类似于大青叶的清热解毒功效,而更以解毒散结见长。主要用于温热病发热、头痛、喉痛或发斑疹以及痄腮、疮痈肿毒等多种热毒炽盛之证。用量10～15g。煎服或入散剂。

其他清热解毒药见表9-8。

表9-8 其他清热解毒药

药名	性味	归经	功效	主治	用量/g	备注
鱼腥草	辛、微寒	肺	清热解毒 消痈排脓 清热除湿	热毒疮疡,痈肿疔毒 肺痈吐脓,肠痈腹痛 膀胱湿热,大肠湿热	15～30	鲜品用量加倍
败酱草	辛,苦 微寒	胃、肝 大肠	清热解毒 消痈排脓 祛瘀止痛	痈肿疔毒,肺热咳嗽 肺痈吐脓,肠痈腹痛 产后瘀阻,经行腹痛	6～15	脾胃虚弱者忌用
白花蛇舌草	甘、微苦寒	胃、大肠 小肠	清热解毒 利湿通淋	咽喉肿痛,毒蛇咬伤 膀胱湿热,尿赤涩痛	15～30	阴疽及脾胃虚寒者忌用
牛黄	苦,凉	肝、心	清热解毒 息风止痉 化痰开窍	咽喉肿痛,口舌生疮 小儿惊风,痉挛抽搐 痰热闭阻,神昏口噤	0.2～0.5	宜入丸散。孕妇慎用,非实热证不宜
射干	苦,寒	肺	清热解毒 利咽消肿	肺热咳嗽,痰热壅盛 咽喉肿痛,喉痹音哑	3～10	脾虚便溏者忌用
山豆根	苦,寒 有小毒	肺、胃	清热解毒 利咽消肿	热毒蕴结,疮痈痈肿 咽喉肿痛,牙龈肿痛	3～6	过量易致呕吐。脾胃虚寒者忌用
蚤休	苦,微寒 有小毒	肝	清热解毒 消肿止痛 息风定惊	痈肿疔毒,毒蛇咬伤 外伤肿痛,癌肿疼痛 小儿惊风,手足搐搦	3～10	阴疽及孕妇忌用
青黛	咸,寒	肝 肺、胃	清热解毒 凉血消斑 泻肝定惊 清肺止咳	咽痛口疮,热毒疮疡 温毒发斑,血热吐衄 肝胆火盛,惊悸抽搐 肺热咳嗽,咳痰咯血	1.5～3	宜入丸散。胃寒者慎用
白头翁	苦,寒	胃、大肠	清热解毒 凉血止痢	热毒疮疡,红肿疼痛 热毒血痢,里急后重	9～15	虚寒泄泻慎用
马齿苋	酸,寒	肝、大肠	清热解毒 凉血止痢	痈肿疮疡,湿疹丹毒 崩漏便血,热毒血痢	10～15	鲜品加量倍用
野菊花	苦,辛 微寒	肺 肝、心	清热解毒 清肝泻火	痈疽疔疖,咽喉肿痛 肝火上炎,目赤肿痛	10～15	
紫花地丁	苦、辛寒	心、肝	清热解毒 凉血消肿 解蛇毒	痈肿疔疮,乳痈肠痈 血热壅滞,红肿热毒 毒蛇咬伤	15～30	鲜品捣汁内服,药渣与雄黄调敷患处可解蛇毒

案例 9-10

钱某,女,28 岁,哺乳期。以"右侧乳房红肿疼痛,痛不可触 3 天"为主诉来诊。伴见发热,口渴,喜冷饮,尿黄,便干,寐差。因处于哺乳期,故要求外用中药治疗。查患者右侧乳房局部皮肤发红,可触及硬结,压痛阳性;舌质红,苔黄,脉弦数。

思考问题

作为一名临床医师,你认为应如何诊断?结合所学的清热解毒药物理论,应首选哪种清热解毒药物外用?

答案提示

四诊合参,该患者证属中医"乳痈"范畴,即"急性乳腺炎";应首选清热解毒药物蒲公英外敷。

按语:急性乳腺炎是产后哺乳妇女的常见病,中医称之为"乳痈",多为热毒内侵所致,治疗上应以清热解毒药物为主。可选用蒲公英、野菊花、紫花地丁、金银花、连翘、大青叶等以解毒消痈。其中蒲公英甘寒清降、苦泄,专治内外热毒疮痈,且可捣敷单用治疗乳痈,而本例患者应属于哺乳期,要求外用中药治疗,故首选蒲公英外敷治疗。

三、清热凉血药

凡具有清热凉血功效,清营分、血分热的药物,称清热凉血药。本类药物适用于营分、血分实热所致身热夜甚、燥扰不安、神昏谵语、吐血、衄血等病证。

生 地 黄

为玄参科植物地黄 Rehmannia glutinosa Libosch. 的块根。主产于河南、浙江、陕西、山西、江苏等地。春秋两季采挖,除去须根,大小分开,干燥。切片,生用或鲜用。

[别名] 干地黄

[性味归经] 甘、苦、寒。归心、肝、肾经。

[功效主治]

1. 清热凉血 本品苦寒清热,又凉血止血。用治热入营血所致壮热、烦渴、神昏、舌绛,常与水牛角、玄参等同用;血热妄行所致发斑吐衄、便血尿血,常与牡丹皮、赤芍、水牛角等同用。

2. 养阴生津 本品甘寒质润,用治热病伤津及阴虚内热所致发热口渴、大便秘结,常与玄参、麦冬等同用,如增液汤;骨蒸潮热、盗汗、咽干者,可与鳖甲、青蒿等同用,如青蒿鳖甲汤。

[用法用量] 煎服,10～15g。清热凉血用鲜地黄;滋阴生津用生地黄。

[使用注意] 脾虚食少、腹满便溏者慎用。

[药理研究] 生地黄含多种环烯醚萜苷类成分、葡萄糖及 20 余种微量元素等。水提液具有降压、镇静、抗炎、抗过敏作用;其流浸膏具有强心、利尿作用,煎剂能明显缩短凝血时间。其水提取物能使外周血液 T 淋巴细胞显著增加,增强网状内皮系统的吞噬功能。腹腔注射地黄低聚糖可明显降低四氧嘧啶糖尿病大鼠高血糖水平。

牡 丹 皮

为毛茛科植物牡丹 Paeonia suffruticosa Andr. 的根皮。主产于安徽、四川、湖南、甘肃、贵州等地。于秋季或春初采挖,除去须根、外皮,趁鲜湿时剥去木心,晒干。生用或炒用。

[性味归经] 苦、辛、微寒。归心、肝、肾经。

[功效主治]

1. 清热凉血 用治温病热入营血所致身热口渴、舌红绛、斑疹、吐血、衄血等证,常与水牛角、生地等同用。

2. 活血散瘀 用治血瘀所致经闭、痛经、积聚等,常与桃仁、赤芍、桂枝等同用;外伤瘀肿疼痛,常与乳香、没药、赤芍等同用。

此外,亦能清透阴分伏热,用于温热病后期,阴分伏热的发热;还可凉血消痈,用于痈肿疮毒及内痈。

[用法用量] 煎服,6～12g。清热凉血生用;活血散瘀酒炒用。

[使用注意] 血虚有寒及孕妇忌用;月经过多慎用。

[药理研究] 本品含牡丹酚、牡丹酚苷、氧化芍药苷及挥发油、葡萄糖等。牡丹皮具有抗癌、抗过敏性哮喘、保肝、抗动脉粥样硬化、抗炎、抗心肌再灌注性损伤、改善认知障碍、神经保护等多方面的药理作用。牡丹皮能显著降低心输出量,具有明显降压作用。其所含芍药苷对二磷酸腺苷引起的血小板凝聚有抑制作用,可防止微血栓形成;对 II 型变态反应引起的溶血反应及 III 型变态反应引起的炎症有抑制作用。牡丹酚有镇静、镇痛、解热降温等中枢抑制和解痉、利尿作用。牡丹皮在试管内对白色葡萄球菌、枯草杆菌、大肠杆菌、伤寒杆菌等多种细菌有抑制作用。

玄 参

为玄参科植物玄参 Scrophularia ningpoensis Hemsl. 的干燥根。主产于浙江、四川、陕西、贵州、湖北、江西等地。立冬前后采挖,反复堆、晒,至内部色黑,晒干,切片,生用。

[别名] 元参

[性味归经] 苦、甘、咸、寒。归肺、胃、肾经。

[功效主治]

1. 清热凉血 用治温病热入营血所致身热、口干、舌绛、发斑疹等症,常与生地、黄连、连翘等同用。

2. 泻火解毒 用治热毒壅盛、疮痈肿毒等证,常与石膏、知母、双花、连翘等配伍。

3. 养阴生津 用于热病伤阴所致口渴烦躁、大便秘结等证,常与生地等配伍,如增液汤。

[用法用量] 煎服,10～15g。

[使用注意] 反藜芦,脾胃虚寒者不宜用。

[药理研究] 玄参主含玄参素和环烯醚萜类成分。有明显降压作用,离体实验表明能显著增加离体兔心冠脉流量,并可对抗垂体后叶素所致的冠脉收缩;此外,还具有抗炎、抗氧化活性、镇静、抗惊厥、抗血小板聚集等作用。

其他清热凉血药见表9-9。

表 9-9 其他清热凉血药

药名	性味	归经	功效	主治	用量/g	备注
赤芍	苦,微寒	肝	清热凉血 解毒透疹 活血消痈	温病发斑,斑疹紫黑 疹出不畅,疹毒内陷 痈疽肿毒,疮疡湿疹	5～10	反藜芦,血寒经闭者忌用
紫草	甘、咸、寒	心、肝	清热解毒 利咽消肿	肺热咳嗽,痰热壅盛 咽喉肿痛,喉痹音哑	3～10	脾虚便溏者忌用
水牛角	苦、咸、寒	心、肝、胃	清热凉血 清热解毒 清热定惊	热入营血,斑疹吐衄 喉痹咽肿,疮疡肿痛 神昏谵语,惊风癫狂	15～30	宜先煎3小时以上。脾胃虚寒者忌用

案例 9-11

李某,男,9岁,反复皮肤紫癜半个月。瘀点、瘀斑大小不等,斑色鲜红,伴鼻衄、尿血,发热,心烦口渴,大便秘结,舌质红,脉细有力。

思考问题

中医如何辨证?应用哪类中药最为合适?

答案提示

中医辨证为血热妄行,应用清热凉血类中药进行治疗。

按语:该患者所患疾病为紫斑,由于热壅脉络,迫血妄行,血出于肌腠之间,故见青紫斑点,热毒损伤脉络,故伴有尿血、鼻衄,内热郁蒸,故发热,热盛伤津,故口渴,便秘,舌红脉数,均为实热之征象。应治以清热解毒,凉血止血。方用犀角地黄汤清热凉血方药为佳。

四、清热燥湿药

凡具有清热燥湿功效,治疗湿热内蕴或湿邪化热的药物,称清热燥湿药。本类药物主要适用于湿温、暑湿、湿疹、湿疮等湿热病证。本类药物苦寒伐胃,性燥伤阴,故脾胃虚寒、津伤液亏者慎用。必须用时,当配伍益胃或养阴药物。

黄 芩

为唇形科科植物黄芩 *Scutellaria baicalensis* Georgi. 的根。主产于山西、河北、内蒙古、山东、河南等地。山西产量最多,河北承德产的质量最好。春秋两季采挖,除去残茎、须根,晒干。蒸透或开水润透切片。生用,酒炒或炒炭用。

[性味归经] 苦、寒。归肺、胆、胃、大肠经。

[功效主治]

1. 清热燥湿 用治湿温郁阻所致身热不扬、渴不多饮、胸脘痞闷、舌苔黄腻者,常与滑石、白蔻仁、通草等同用;湿热中阻所致痞满呕吐者,常与黄连、半夏等同用,如半夏泻心汤;胃肠湿热下利者,常与黄连、葛根等同用,如葛根芩连汤。

2. 泻火解毒 用治肺热所致咳吐黄痰,单用有效;火毒炽盛的疮痈肿毒、咽喉肿痛,常与连翘、牛蒡子、板蓝根等配伍,如五味消毒饮。

3. 凉血止血 用于热毒炽盛,迫血妄行所致的吐血、衄血、崩漏下血,可单用,也与牡丹皮、赤芍等同用;阴虚血热,常与地骨皮、丹参、白芍等同用。

4. 清热安胎 用治胎热不安,常与白术、白芍等配伍。

[用法用量] 煎服,3～10g。清热多生用;安胎多炒用;止血炒炭用。

[使用注意] 本品寒凉伤胃,苦燥伤津,脾胃虚寒及阴虚津伤者慎用。

[药理研究] 本品有效成分为黄酮类,包括黄芩苷、黄芩素、汉黄芩苷、汉黄芩素等。黄芩煎剂在试管内对痢疾杆菌、白喉杆菌、绿脓杆菌、伤寒杆菌、变形杆菌金黄色葡萄球菌、肺炎球菌、溶血性链球菌、脑膜炎球菌有不同程度的抗菌作用。黄芩苷可抑制小鼠被动皮肤过敏反应,对气管过敏性收缩有缓解作用。多数实验证明黄芩具有解热、利尿、降压、镇静、保肝、利胆、降血脂、免疫调节、抗肿瘤、抗氧化作用。其水提取物能抑制前列腺素生物合成,并具抗凝血和抗血栓形成作用。

黄 连

为毛茛科植物黄连 *Coptis chinensis* Franch. 或

三角叶黄连 Coptis deltoidea C. Y. Cheng et Hsiao 或云连 Coptis teetoides C. Y. Cheng 的根茎。主产于重庆、湖北、四川、贵州、云南等地。秋季采挖5～7年的植株,除去苗叶、须根,干燥。生用或姜炒。

[性味归经] 苦、寒。归心、脾、胃、肝、胆、大肠经。

[功效主治]

1. 清热燥湿 用治湿热阻滞中焦所致心下痞满、恶心呕吐,常与黄芩、木香、半夏等同用;用治湿热泻痢所致腹痛腹泻、里急后重,常与木香、白芍、白头翁、葛根、黄芩等配伍。

2. 清热解毒 用治三焦热盛所致高热烦躁、心烦不寐,常与黄芩、黄柏、栀子等配伍,如黄连解毒汤;治疗痈疮疔毒等红肿热痛者,常与黄柏、连翘、金银花等配伍。

3. 清热泻火 用治火热扰心所致高热烦躁、心烦不寐,常与黄芩、栀子等配伍;治疗胃火牙痛、口舌生疮,常与升麻、牡丹皮等同用,如清胃散。

[用法用量] 煎服,2～5g;研末吞服,1～1.5g;外用适量。清心火宜生用;清肝火宜吴茱萸水炒用;胃热呕恶者宜姜汁炒用。清热多生用;安胎多炒用;止血炒炭用。

[使用注意] 本品寒凉伤胃,苦燥伤津,脾胃虚寒及阴虚津伤者慎用。

[药理研究] 本品含多种生物碱,其中以小檗碱含量最高。黄连中非生物碱成分有绿原酸、阿魏酸等。黄连煎剂与小檗碱的抗菌作用基本一致,具有广泛的抗炎作用。小剂量小檗碱能兴奋心脏,增加其收缩力,增加冠脉血流量;大剂量则抑制心脏,减弱其收缩;其降压幅度随剂量的加大而增加。小檗碱及黄连提取物有利胆、抑制胃酸分泌,抗癌、抑制组织代谢、抗溃疡形成及抗急性炎症等作用。

黄 柏

为芸香科植物黄皮树 Phellodendron chinense Schneid. 或黄檗 Phellodendron amurense Rupr. 的树皮。主产于四川、重庆、云南、贵州、湖北、吉林、辽宁、黑龙江、内蒙古、河北等地。清明前后剥取树皮,刮去粗皮,晒干压平。切片生用或盐炒用。

[性味归经] 苦、寒。归肾、膀胱、大肠经。

[功效主治]

1. 清热燥湿 用治膀胱湿热所致小便涩痛,常与车前草、黄连等配伍;带下黄稠臭秽,常与苍术、薏苡仁、牛膝等同用,如四妙丸;大肠湿热所致泻痢脓血,常与白头翁、黄连等同用,如白头翁汤;湿热黄疸,常与大黄、茵陈等同用。

2. 泻火解毒 用治热毒壅盛所致痈疽疮疡,常与黄芩、黄连、栀子等配伍,如黄连解毒汤;亦用于外伤、烧伤、烫伤,常与大黄、朴硝、寒水石等同用。

3. 退虚热 用治阴虚火旺所致骨蒸潮热、腰酸遗精,常与知母、生地、山茱萸等同用。

[用法用量] 煎服,3～12g。外用适量。清热燥湿生用;泻相火、退骨蒸,盐水炒用;清热止血炒炭用。

[使用注意] 本品苦寒伤胃,脾胃虚寒者忌用。

[药理研究] 本品主含小檗碱、黄柏碱、药根碱及黄柏内碱、黄柏酮等。其抗菌作用与黄连类似,但对乙型肝炎病毒有明显抑制作用。此外,黄柏还具有免疫抑制、抗溃疡、降压、镇静、降血糖、抗心律失常等作用。

其他清热燥湿药见表9-10。

表 9-10　其他清热燥湿药

药名	性味	归经	功效	主治	用量/g	备注
苦参	苦,寒	心、肝胃、大肠膀胱	清热燥湿 杀虫止痒 清热利湿	湿热泻痢,黄疸带下 湿疹湿疮,皮肤瘙痒 膀胱湿热,小便不利	3～10	反藜芦,脾胃虚寒及阴虚津伤者忌用
白鲜皮	苦,寒	脾、胃膀胱	清热燥湿 祛风止痒	湿热疮毒,黄疸热痹 湿疹疥癣,风疹瘙痒	6～10	对多种真菌有抑制作用
秦皮	苦,涩,寒	肝、胆大肠	清热燥湿 清肝明目	湿热泻痢,赤白带下 肝经郁火,目赤肿痛	6～12	脾胃虚寒者忌用

案例 9-12

毕某,女,42岁,以"白带量多、黄稠臭秽1个月"为主诉来诊,伴见纳呆,小便涩痛,大便黏腻不爽。在妇科诊断为"阴道炎"。查舌苔黄腻,脉濡。

思考问题

结合所学的清热燥湿药物理论,治疗上应首选哪种清热燥湿药物?

答案提示

中医可辨为带下病,证属湿热下注。治疗上应首选清热燥湿药黄柏。

按语：黄柏性味苦寒，入肾、膀胱、大肠经，常用来治疗下焦湿热诸证；而黄芩、黄连则分别主治上焦和中焦湿热病变。本病例患者症见带下量多、黄稠臭秽，证属下焦湿热，故首选黄柏。治疗上常配伍苍术以燥湿健脾，增强其清热燥湿之功。

五、清热解暑药

凡具有清热解暑功效，用来治疗暑热或暑湿证的药物，称为清热解暑药。本类药物主要适用于感受暑邪所致的发热烦渴、头痛眩晕、吐泻腹痛等病证。

荷 叶

为睡莲科植物莲 Nelumbo nucifera Gaertn. 的叶。主产于湖南、湖北、江苏、浙江、江西等地。

[性味归经] 苦、凉。归肝、脾、胃经。

[功效主治]

1. 清热解暑 用治暑热所致发热烦渴、头痛眩晕，常与西瓜翠衣、石斛等同用，如清暑益气汤；暑湿所致吐泻不止、神疲烦闷，常与藿香、佩兰等同用。

2. 健脾升阳 用治脾胃虚弱所致食少腹胀、便溏、脱肛、带下，常与白术、山药、黄芪、人参等同用。

3. 凉血止血 用治血热所致咯血、吐血、衄血、尿血，常与大蓟、小蓟、生柏叶、生地等配伍。

此外，亦治水肿。

[用法用量] 煎服，9～15g。解暑用鲜荷叶；健脾用干荷叶；止血用荷叶炭。

[药理研究] 本品含前荷叶碱、荷叶碱、槲皮素、荷叶苷等。荷叶能明显降低小鼠血清胆固醇含量。荷叶提取液能清除氧自由基，显著延长果蝇寿命和抑菌、抗病毒、抗过敏作用。

青 蒿

为菊科黄花蒿 Artemisia annua L. 的全草。主产于湖北、江苏、四川、重庆、江苏、浙江、安徽等地。夏秋两季采收，鲜用或阴干，切段。

[性味归经] 苦、辛、寒。归肝、胆经。

[功效主治]

1. 清热解暑 用治外感暑热所致发热口渴、头晕头痛，脉洪而数者，常与滑石、连翘、西瓜翠衣等同用。

2. 退热除蒸 本品能透发阴分伏热，为治阴虚发热要药。用治温病后期邪伏阴分出现的夜热早凉，常与鳖甲、知母、牡丹皮等同用，如青蒿鳖甲汤；阴虚所致骨蒸痨热、潮热盗汗，常与银柴胡、胡黄连、地骨皮等同用。

3. 清胆截疟 用治邪郁少阳所致寒热往来、口苦咽干、目眩者，常与黄芩、竹茹等配伍，如蒿芩清胆汤；用治夜间疟、恶性疟，可单用本品。

[用法用量] 煎服，6～12g。外用适量。

[使用注意] 不宜久煎。脾胃虚弱者慎用。鲜用绞汁服。

[药理研究] 本品含青蒿素、青蒿酸、青蒿内酯、青蒿醇等倍半萜类，蒿黄素等黄酮类，东莨菪素等香豆素类和挥发性成分。青蒿素对鼠疟、猴疟及人疟均有显著抗疟作用，对血吸虫、华支睾吸虫亦有杀灭作用；并有抑制心肌收缩力，减慢心率，降低冠状动脉血流量和降血压作用。

其他清热解暑药见表9-11。

表9-11 其他清热解暑药

药名	性味	归经	功效	主治	用量/g	备注
香薷	辛，微温	肺、胃	解暑辟秽 发汗解表 利水消肿	外感暑湿，湿浊内蕴 夏感风寒，咳嗽咽痒 周身浮肿，小便不利	6～10	
绿豆	甘，寒	心、胃	清暑利尿 清热解毒	暑热烦渴，小便短赤 痈肿疮毒，药食中毒	15～30	生研服汁可解附子、巴豆、砒霜毒

案例9-13

王某，男，38岁，以"外感暑热发热后潮热盗汗1周"为主诉来诊。该患者外感暑热后出现发热口渴、头晕头痛，自服康泰克及抗感解毒颗粒，症状无明显好转，并于1周前出现午后潮热，夜间盗汗，伴见五心烦热，咽干口渴，纳佳，寐差，大便略干。查体温37.3℃，舌质红，少苔，脉细数。

思考问题

结合所学的清热解暑药物理论，治疗上应首选哪种清热解暑药物？

答案提示

该患者夏季外感暑热后发热，持续1周后出现潮热盗汗，结合舌脉，乃阴虚所致发热，治疗应首选清热解暑药青蒿。因青蒿除具有清热解暑之功，还可退热除蒸，为治阴虚发热要药。故选用青蒿。治疗上常配伍鳖甲、生地、知母、丹皮等,如青蒿鳖甲汤,以增强养阴透热之力。而清热解暑药荷叶除清解暑热外,亦健脾升阳、凉血止血,可治脾阳不升和各种出血,又治水肿,不适于本病例,故治疗上不作为首选。

六、清热明目药

凡具有清热明目功效,治疗目赤肿痛及目暗不明的药物,称为清热明目药。本类药物主要适用于因风热、热毒、湿热及脏腑积热上炎所致的目疾诸证。

决 明 子

为豆科植物决明 Cassia obtusifolia L. 或小决明 Cassia tora L. 的成熟种子。主产于安徽、广西、四川等地。秋季采收,晒干,打下种子,生用或炒用。

[别名] 草决明

[性味归经] 甘、苦、咸、微寒。归肝、大肠经。

[功效主治]

1. 清热明目 决明子既能清实热,又益肝明目。虚实目疾均可应用。用治肝火上炎所致目赤肿痛,常与夏枯草、钩藤、菊花等同用;风热上冲所致目赤肿痛、羞明多泪,常与青葙子、茺蔚子、菊花等同用;热毒上攻所致目赤涩痛,可与黄芩、赤芍、木贼等同用。

2. 润肠通便 本品寒凉滑润,入大肠经,用治内热肠燥所致大便秘结,常与火麻仁、郁李仁等同用。

[用法用量] 煎服,10～15g。

[使用注意] 脾虚便溏者慎用。用于通便,不宜久煎。

[药理研究] 本品含大黄酚、大黄素、大黄酸、决明素、决明酮等。决明子水浸液有降压、降血脂及泻下作用。其醇浸液体外对金黄色葡萄球菌、白色葡萄球菌、白喉杆菌、伤寒杆菌、副伤寒杆菌、大肠杆菌及多种真菌有抑制作用。此外,决明子还具有保肝、抗癌、抗血小板聚集、增强免疫力、护眼作用。

夏 枯 草

为唇形科植物夏枯草 Prunella vulgaris L. 的带花果穗。我国各地均产,主产于江苏、浙江、安徽、河南等地。夏季采收,晒干。

[性味归经] 辛、苦、寒。归肝、胆经。

[功效主治]

1. 清肝明目 用治肝火上炎所致目赤肿痛,常与决明子、钩藤、菊花等同用。

2. 散结消肿 用治瘰疬瘿瘤、乳痈疖肿等证,常与玄参、牡蛎、浙贝等同用。

[用法用量] 煎服,10～15g。

[使用注意] 脾胃虚弱者慎用。

[药理研究] 本品主要成分为三萜皂苷,苷元为齐墩果酸和熊果酸。夏枯草可明显降低实验动物血压;低浓度时兴奋心脏,高浓度时抑制心脏。此外,夏枯草还具有抗炎、免疫抑制、抗突变、抗癌及降血糖作用。

其他清热明目药见表9-12。

表9-12　其他清热明目药

药名	性味	归经	功效	主治	用量/g	备注
青葙子	苦,微寒	肝	清肝泻火 明目退翳	肝火上炎,目赤肿痛 目生翳障,视物昏暗	5～15	反藜芦,脾胃虚寒及阴虚津伤者忌用
密蒙花	苦,寒	脾、胃 膀胱	清肝泻火	肝火上炎,目赤肿痛	3～10	对多种真菌有抑制作用
谷精草	辛,甘 凉	肝、肺	疏风散热,明目退翳	目赤肿痛,羞明多泪 目生翳膜,视物不清	5～10	外用适量,煎汤洗

案例 9-14

李某,女,41岁,主因"目赤肿痛,大便秘结2周"来诊。该患者2周前因情志不舒,出现目赤肿痛,大便秘结,未予诊治,今为求中医治疗来诊。伴见口苦,头晕,胁胀痛,纳可,小便黄。查舌质红,苔黄,脉弦数

思考问题

结合所学的清热明目药物理论,治疗上应首选哪种清热明目药物?

答案提示

四诊合参,该患者证属肝火上炎。治疗应首选清热明目药决明子。该患者因生气,肝火上炎出现目赤肿痛,大便秘结。而清热明目药决明子既能清实热,益肝明目,主治肝火上炎所致目赤肿痛;又入大肠经,寒凉滑润,润肠通便,用治内热肠燥所致大便秘结。故首选决明子。治疗上还可配伍其他清热明目药及清泄肝火药,如龙胆草、夏枯草、青葙子等。

七、清虚热药

凡具有清虚热功效,治疗虚热病证的药物,称为清虚热药。本类药物主要适用于阴虚内热所致骨蒸潮热、五心烦热、盗汗等病证。使用这类药物时,应适当配伍凉血养阴之品以治其本。

地 骨 皮

为茄科植物枸杞 Lycium chinense Mill. 的根皮。全国大部分地区均产,主产于江苏、浙江、宁夏、山西、河南等地。初春或秋后采挖,剥取根皮,晒干,切段。

[性味归经] 甘、寒。归肺、肝、肾经。

[功效主治]

1. 清虚热 用治阴虚所致骨蒸痨热、五心烦热、潮热盗汗、脉象细数者,常与鳖甲、知母、银柴胡等同用。

2. 清肺热 用治肺热郁结所致咳嗽咳痰、气喘气逆等,常与桑白皮等同用,如泻白散。

3. 止血 用治血热妄行所致吐血、衄血等,常与白茅根、侧柏叶等同用。

此外,本品泻热邪而止烦渴,亦可用于消渴的治疗;又能泻肾经浮火而止虚火牙痛。

[用法用量] 煎服,6～15g。外用适量。

[使用注意] 外感发热及脾胃虚寒者忌用。

[药理研究] 本品含甜菜碱、桂皮酸、酚类物质、地骨皮甲素、枸杞素 A 和 B、亚油酸和亚麻酸等。其煎剂、酊剂、浸剂均有明显的解热作用及降血糖、降血压、降血脂、镇痛、免疫调节作用。枸杞素 A 和 B 有抗肾上腺皮质激素和肾素作用。其煎剂对伤寒杆菌、甲型副伤寒杆菌及痢疾杆菌均有较强抑制作用。

银 柴 胡

为石竹科植物银柴胡 Stellaria dichotoma L. var. Lanceolata Bge. 的根。主产于宁夏、甘肃、陕西、内蒙古等地。秋后茎叶枯萎至立春植株萌发前采挖,除去残茎须根,洗净,晒干,切片。

[性味归经] 甘、微寒。归肺、胃经。

[功效主治]

1. 退虚热 用治阴虚所致骨蒸痨热、五心烦热、潮热盗汗,常与鳖甲、青蒿、地骨皮等同用。

2. 清疳热 用治小儿食滞或虫积所致疳积发热,常与胡黄连、使君子、党参等同用。

[用法用量] 煎服,3～10g。

[使用注意] 外感发热忌用。

[药理研究] 本品主要含甾体类、黄酮类及挥发性成分。动物实验表明本品有解热、抗炎、抗菌及降低主动脉类脂质的含量,抗动脉粥样硬化作用。

其他清虚热药见表9-13。

表 9-13 其他清虚热药

药名	性味	归经	功效	主治	用量/g	备注
胡黄连	苦,寒	肝、胃 大肠	清虚热 清湿热 除疳热	阴虚发热,盗汗骨蒸 湿热泻痢,痔疮肿痛 疳积发热,腹胀纳差	3～10	脾胃虚寒者慎用
白薇	苦,咸 寒	胃、肝 肾	清热凉血 利尿通淋 解毒疗疮	邪热入营,阴虚发热 膀胱湿热,热淋血淋 血热毒盛,疮痈肿毒	5～10	脾胃虚寒者慎用

案例 9-15

王某,男,36岁。体虚久病,长期低热,劳累后发热尤甚,伴有气短懒言,盗汗,舌红,少苔,脉细数。

思考问题

中医如何辨证? 应用哪类中药最为合适?

答案提示

中医应辨证为阴虚发热,应选用清虚热类中药。

按语 该患者久病体虚,耗伤阴液,阴衰则阳盛,水不制火,而导致阴虚发热。当治以滋阴清热。药用清虚热为主的清骨散加减。方中银柴胡、地骨皮、胡黄连、知母青蒿、秦艽清退虚热,鳖甲滋阴潜阳,甘草调和诸药。

第6节 消 导 药

凡具有消食导滞功效,以消除胃肠积滞、促进消化为主要作用,治疗饮食积滞的药物,称消导药或消食药。本类药物主要适用于饮食不消、宿食停滞所致脘腹胀满、嗳腐吞酸等病证。若脾胃虚弱,应配伍健脾助运之品以标本同治。

山 楂

为蔷薇科植物山里红 Crataegus pinnatifida Bge. var. major N. E. Br. 或山楂 Crataegus pinnatifida Bge. 或野山楂 Crataegus cuneata Sieb. et. Zucc. 的果实。主产于河南、山东、河北、浙江、江苏、湖南、四川等地。秋末冬初采收,晒干。生用或炒用。

[性味归经] 酸、甘,微温。归脾、胃、肝经。

［功效主治］　山楂味酸甘,微温,归脾、胃、肝经,消食化积为主。色红入血分,活血化瘀,亦用于妇女闭经、产后瘀血、恶露不尽等。

1. 消食化积　为消油腻肉食积滞之要药。用治肉食积滞所致脘腹胀满、嗳气吞酸、腹痛腹泻,可与莱菔子、神曲等同用。

2. 活血散瘀　山楂色红,能入血分而活血散瘀消肿。用治气滞血瘀所致胁肋刺痛、血瘀经闭,可与桃仁、红花、川芎等同用;产后瘀阻腹痛、恶露不尽,常与当归、川芎、益母草等配伍。

［用法用量］　煎服,10～15g;大剂量30g。消食散瘀多生用或炒用;止泻止痢多炒焦或炒炭用。

［使用注意］　孕妇慎用。

［药理研究］　本品主含黄酮、有机酸、三萜、鞣质、胺类及微量元素等。实验证明,山楂对实验性高脂血症有明显降低作用,还具有增加冠脉流量、扩张外周血管、降压、抗菌、抗衰老、增强免疫功能、保护胃肠功能及内皮细胞功能等作用。

鸡 内 金

为雉科动物家鸡 *Gallus gallus domesticus* Brisson. 的砂囊内膜。产于全国各地。剥离后,洗净晒干。研末生用或炒用。

［性味归经］　甘、平。归脾、胃、小肠、膀胱经。

［功效主治］

1. 运脾消食　用治饮食积滞,小儿疳积所致脘腹胀满,常与山楂、麦芽、神曲、白术等同用。

2. 固精止遗　用治肾气不固的遗精、滑精,常与芡实、菟丝子、莲须等配伍;遗尿者,常与桑螵蛸、牡蛎、黄芪等同用。

此外,本品有化坚消石之功,可用于泌尿系结石及胆结石,常与金钱草同用。

［用法用量］　煎服,3～10g。

［药理研究］　本品含胃激素、角蛋白、17种氨基酸、胃蛋白酶和淀粉酶等。鸡内金能促进胃液分泌,使胃液酸度增高;亦能促进胃运动,加速胃排空。

其他消导药见表9-14。

表9-14　其他消导药

药名	性味	归经	功效	主治	用量/g	备注
莱菔子	辛、甘平	脾、胃肺	消食除胀降气化痰	饮食积滞,脘腹胀满痰涎壅盛,咳嗽气喘	6～12	消食下气宜炒用
神曲	甘、辛温	脾、胃	消食化积健脾和胃通乳消胀	食积不化,脘腹胀满脾胃虚弱,食少纳呆风寒表证兼食滞脘腹	6～15	
麦芽	甘,平	脾、胃肝	消食化积健脾开胃通乳消胀	饮食积滞,脘腹胀满脾虚食少,食欲缺乏乳汁郁积,回乳断奶	6～12	生麦芽健脾和胃;炒麦芽回乳消胀;焦麦芽消食化滞
谷芽	甘,平	脾、胃	消食化积健脾开胃	食滞脘腹,胀满不饥脾胃虚弱,食欲缺乏	10～15	炒用消食;生用和中

案例 9-16

张某,男,29岁,因"右上腹阵发性绞痛,向后背放射8小时"为主诉来诊。该患者8小时前就餐后突然出现右上腹部绞痛,阵发性加剧,疼痛向后背部放散。查右上腹墨菲征阳性,无肌紧张及反跳痛。腹部超声示"胆囊结石"。舌质红,苔薄,脉弦。

思考问题

结合所学的消导药物理论,你认为应首选哪种消导药?

答案提示

应首选消导药鸡内金。因鸡内金除具运脾消食、固精止遗之功,可还有化坚消石,可用于泌尿系结石及胆结石,该患者病属胆结石,故首选鸡内金。治疗上还应酌加金钱草、郁金、柴胡、黄芩、大黄等利胆泻浊化石之品。

第7节 催 吐 药

凡具催吐功效,以引起或促使呕吐为主要作用,祛除胃内宿食或毒物的药物,称催吐药或涌吐药。本类药物主要适用于宿食停滞或误食毒物。由于本类药物大多具有毒性,且作用峻猛,故只能暂用,中病即止,不可连服、久服。

瓜 蒂

为葫芦科植物甜瓜 *Cucumis melo* L. 的果蒂。全国各地均产。在甜瓜盛产期,将未老熟的果实摘下,切取果蒂,阴干入药。

［别名］　瓜丁　苦丁香

［性味归经］　苦,寒;有毒。归胃经。

［功效主治］

1. 催吐痰食　用治误食毒物或宿食停滞,可与赤小豆为末,香豉煎汤送服;痰热内扰所致痰涎涌喉、胸膈烦闷,可与赤小豆、栀子等同用。

2. 利湿退黄　用治湿热黄疸难愈者，可单用本品研末吹鼻。

［用法用量］　煎服，2.5～5g；入丸散，0.3～1g。外用小量，研末吹鼻，待鼻中流出黄水即可。

［使用注意］　体虚、吐血、咯血及无实邪者忌用。若服本品后，呕吐剧烈，可用麝香0.01～0.015g，开水冲服以解之。

［药理研究］　瓜蒂含葫芦素B、葫芦素E（甜瓜素）等。葫芦素类成分都有细胞毒作用，并有抗肿瘤活性。葫芦素E口服有强烈催吐作用。此外，葫芦素E对四氯化碳引起的大鼠中毒性肝炎有保护作用，使谷丙转氨酶（GPT）明显降低。葫芦素B能有效抑制肝细胞变性、坏死的发展，加速组织的修复及抑制胶原纤维的增生。瓜蒂对细胞免疫低下或缺陷有提高细胞免疫的作用。

其他催吐药见表9-15。

表9-15　其他催吐药

药名	性味	归经	功效	主治	用量/g	备注
常山	辛、苦寒有毒	肺、肝心、胃	涌吐痰涎截疟	痰饮停聚，胸膈壅塞误食毒物，停滞胃脘各种疟疾	4.5～9	用量过大可中毒，涌吐生用；截疟炒用
藜芦	辛、苦寒有毒	肺、胃	涌吐风痰杀虫疗癣	中风闭证，癫痫痰浊咽喉肿痛，误食毒物疥癣秃疮，瘙痒难忍	0.3～0.9	反细辛、芍药及诸参，服后呕吐用葱白汤解
胆矾	辛、酸寒有毒	肝、胃胆	涌吐痰涎祛腐蚀疮	风热痰壅，喉痹肿痛癫痫惊狂，误食毒物肿毒不溃，风眼赤烂口疮牙疳，胬肉疼痛	0.3～0.6	口服极易中毒，一般外用。解毒剂为依地酸二钠钙

第8节　泻　下　药

凡具泻下通便功效，以促进排便为主要作用，治疗胃肠积滞、水肿停饮的药物，称泻下药。本类药物主要适用于便秘及水肿。根据本类药物的作用特点及使用范围的不同，分为攻下药、润下药及逐水药三类。其中攻下药及逐水药泻下峻猛，年老体弱、久病正虚者应慎用；妇女胎前产后及经期忌用。

一、攻　下　药

本类药物味苦性寒，具有较强的清热泻火及泻下通便的作用，主要适用于热结便秘及火热上炎之里实热证。

大　黄

为蓼科植物掌叶大黄 Rheum palmatum L. 或唐古特大黄 Rheum tanguticum Maxim. ex Reg. 或药用大黄 Rheum officinale Baill. 的根和根茎。主产于甘肃、青海、四川、陕西、贵州、云南等地。秋末茎叶枯萎或次春发芽前采挖，除去须根，刮去外皮，干燥。生用、酒炒、炒炭或制熟用。

［别名］　将军　川军　锦纹

［性味归经］　苦，寒。归脾、胃、大肠、肝、心包经。

［功效主治］　清热泻火，凉血解毒，用于治疗火热亢盛、高热不退或火热上炎等。入血分，活血祛瘀，治血瘀诸证，并苦寒燥湿，治湿热黄疸、热淋等。

1. 泻热通便　大黄性主沉降，走而不守，直达下焦，善于荡涤胃肠实热积滞，为治胃肠腑实证的要药。用治热结便秘，单用即可。里热炽盛，可与芒硝、枳实、厚朴等同用，如大承气汤。本品又能清泄湿热，治疗湿热黄疸，常与茵陈、栀子等配伍，如茵陈蒿汤。

2. 凉血解毒　用治血热妄行所致吐血、衄血、咯血者，常与黄芩、黄连同用，如三黄汤；火邪上炎所致目赤肿痛、咽喉肿痛、牙龈肿痛、热毒痈肿，常配金银花、蒲公英、牡丹皮、黄芩等。

3. 逐瘀通经　用治妇女产后瘀阻腹痛、恶露不尽，常与桃仁、红花等同用；跌打损伤、瘀血肿痛或癥瘕积聚者，可与赤芍、当归、穿山甲、桃仁等同用。

［用法用量］　煎服，3～10g。外用适量，研末调敷。攻下通便用生大黄；活血逐瘀用酒制大黄；止血用大黄炭。

［使用注意］　入汤剂宜后下；或用温开水泡服，久煎则泻下作用减弱。脾胃虚寒者慎用。妇女妊娠期、哺乳期、月经期应慎用或忌用。

［药理研究］　本品主要成分为蒽醌类化合物，如大黄酸、大黄素、大黄酚等。大黄煎剂有明显的泻下作用。大黄能治疗和预防应激性胃溃疡出血，保护胃肠黏膜，抑制胃酸分泌，降低蛋白酶活性；对实验性肝损伤有明显保护作用；大剂量可促进胆汁及胰液分泌。大黄是一类作用很强的自由基清除剂和脂质过氧化抑制剂，对机体免疫功能具有双向调节作用。此外，还具有解热、抗炎、利尿、止血、活血及抗肿瘤作用。大黄的抗菌谱广，对多种细菌、真菌及流感病毒有抑制作用。

芒 硝

为硫酸盐类矿物芒硝族芒硝 *Mirabilitej* 经加工精制而成的结晶体。主含水硫酸钠（NaSO₄·10H₂O）。主产于河北、天津、山东、河南、江苏等地。将天然产品用热水溶解,过滤,放冷析出结晶,通称朴硝或皮硝。再取萝卜洗净切片,置锅内加水与朴硝共煮,取上层液,放冷析出结晶,即芒硝。芒硝经风化失去结晶水而成的白色粉末称玄明粉(元明粉)。

[性味归经] 咸、苦,寒。归胃、大肠经。

[功效主治] 芒硝咸软坚,苦寒清热泻下,能荡涤肠胃实热而除燥屎。主治实热积滞、大便燥结、谵语发狂。又可用于痈肿疮疡、目赤、咽肿、口舌生疮等。

1. 泻下软坚 用治实热所致大便燥结,常与大黄相须为用。

2. 清热解毒 用治热毒上炎所致咽喉肿痛、口舌生疮,常与硼砂、冰片等制成散剂外用;肠痈初起,可与大黄、牡丹皮等同用,如大黄牡丹皮汤。

[用法用量] 烊化冲服,3～12g。外用治丹毒、乳痈,化水外敷。

[使用注意] 不能与三棱同用。孕妇忌用。

[药理研究] 本品主要成分为硫酸钠。尚含有氯化钠、磷酸钙、硫酸镁等。本品服后在肠中不易被吸收,形成高渗氯化钠溶液状态,起到容积性泻下作用,服药后需大量饮水。此外,本品还具有利尿及抗炎作用。

其他攻下药见表9-16。

表 9-16 其他攻下药

药名	性味	归经	功效	主治	用量/g	备注
番泻叶	甘、苦寒	大肠	泻热通便 行水消胀	热结便秘,腹满胀痛 腹水鼓胀,二便不利	3～6	孕妇忌用
芦荟	苦、寒	肝、胃大肠	泻热通便 清泻肝火 疗疳杀虫	热结便秘,腹满胀痛 肝经实火,烦躁易怒 小儿疳积,虫积腹痛	1～2 (入丸散)	内服醋制,反甘草。孕妇忌用

二、润 下 药

本类药物多为植物种仁,富含油脂,具有润燥滑肠作用,使大便易于排出。主要适用于年老津枯、产后血虚、热病伤津及失血等所致的肠燥津枯便秘。使用本类药物需根据病情适当配伍,热盛津伤宜与清热养阴药配伍,血虚宜与补血药配伍,气滞者宜与行气药配伍,气虚者宜与益气药配伍。

火 麻 仁

为桑科植物大麻 *Cannabis sativa* L. 的成熟果实。主产于山东、浙江、河北、江苏及东北等地。秋季果实成熟时采收,除去杂质,晒干。生用打碎。

[别名] 大麻仁 麻子仁

[性味归经] 甘,平;有毒。归脾、胃、大肠经。

[功效主治] 润肠通便 用治津血不足之肠燥便秘,常与当归、桃仁、生地黄等同用。其味甘性补,对老人、产妇之血虚津枯肠燥便秘,尤为适宜。

[用法用量] 煎服,10～15g。生用或微炒后,打碎入煎。

[使用注意] 孕妇及习惯性流产者忌用。食入过量可致中毒。

[药理研究] 本品含葫芦巴碱、脂肪油等。所含脂肪油内服后在肠道分解产生脂肪酸,刺激肠黏膜,促进分泌,加快蠕动,减少大肠的水分吸收而致泻。

此外,火麻仁醇提取物还具有镇痛、抗炎、抗血栓、降血压、降血脂等作用。

郁 李 仁

为蔷薇科植物欧李 *Prunus humilis* Bge. 或郁李 *Prunus japonica* Thunb. 或长柄扁桃 *Prunus pedunculata* (Pall.) Maxim. 的成熟果实。主产于山东、浙江、河北、江苏及东北等地。秋季果实成熟时采摘,除去果肉,取仁去壳,晒干,去皮。捣碎用。

[性味归经] 辛、苦、甘、平。归脾、大肠、小肠经。

[功效主治]

1. 润肠通便 用治津血不足兼气滞之便秘,常与柏子仁、桃仁等同用。

2. 利水消肿 用治脚气水肿、腹水胀满,常与茯苓、白术等同用。

[用法用量] 煎服,6～10g。生用,打碎入煎。

[使用注意] 孕妇慎用。

[药理研究] 本品含郁李仁苷 A、B 和苦杏仁苷、脂肪油等。郁李仁水煎剂能明显缩短燥结型便秘模型小鼠排便时间,排便次数明显增加。此外郁李仁还具有抗炎、镇痛、降压等作用。

三、逐 水 药

本类药物泻下作用峻猛,能引起剧烈腹泻,使体内积液从大便排出,部分药物兼有利尿作用,故称逐水药。主要适用于水肿、臌胀、胸胁停饮等病证。逐水药力峻猛有毒,易伤正气,年老体弱及孕妇忌用。临床应用时,应注意用量、炮制方法及禁忌等,做到中病即止,不可久服。

大 戟

为大戟科植物大戟 *Euphorbia pekinensis* Rupr. 或茜草科植物红芽大戟 *Knoxia valerianoides* Thorel 的根。主产于江苏、四川、江西、广西、云南、广东、贵州等地。春季未发芽前,或秋季茎叶枯萎时采挖,除去残茎及须根,洗净,晒干。醋制过用。

[性味归经] 苦、辛;寒。有毒。归肺、肾、大肠经。

[功效主治]

1. 泻水逐饮 大戟苦寒下泄,通利二便,为泻水逐饮之峻药。用治水肿膨胀、便秘尿少、正气未衰者,单用即效,亦可与甘遂、芫花同用;痰湿水饮停滞胸膈

所致胸胁隐痛者,可与白芥子等同用。

2. 消肿散结 用治热毒壅滞之疔毒疮痈及痰火凝结的瘰疬痰核,内服外用均可,以外用为主,常与雄黄同用。

[用法用量] 煎服,1.5～3g;入丸散,每次服1g。外用适量。

[使用注意] 过量服用易中毒。醋制可减轻毒性。孕妇忌用。反甘草。

[药理研究] 本品含三萜类成分大戟苷、大戟色素体A、B、C及生物碱等。大戟能刺激肠管引起肠蠕动增加,产生泻下作用。此外,大戟提取物还具有利尿、降压等作用。本品有强烈刺激性,接触皮肤能引起炎症;内服可引起口腔黏膜、咽喉和胃肠黏膜肿胀、充血,严重时可导致呼吸麻痹而死亡。

其他逐水药见表9-17。

表9-17 其他逐水药

药名	性味	归经	功效	主治	用量/g	备注
甘遂	苦、寒 有毒	肺、肾 大肠	泻下逐饮 消肿散结	水肿胀满,胸胁停饮 湿热毒肿,热结便秘	0.5～1 (入丸散)	内服醋制,反甘草。孕妇忌用
牵牛子	苦、寒 有毒	肺、肾 大肠	泻下逐水 杀虫攻积	实热积滞,大便秘结 痰饮咳喘,小便不利 虫积腹痛,水肿臌胀	1.5～3 (入丸散)	炒用药性减缓。不宜与巴豆同用。孕妇忌用
芫花	辛、苦 温,有毒	肺、肾 大肠	泻下逐饮 杀虫疗癣	水肿胀满,胸腹积水 虫积腹胀,头疮顽癣	0.3～0.6 (入丸散)	内服醋制。反甘草,孕妇忌用
商陆	苦、寒 有毒	肺、脾 肾、大肠	泻下逐水 解毒散结	实热积滞,大便秘结 水肿臌胀,小便不利 疮疡肿毒,痈疽疔疖	5～10	延长煮沸时间可减毒。孕妇忌用
巴豆	辛、热 大毒	胃、肺 大肠	泻下寒积 逐水消肿 蚀腐疗疮	寒积便秘,宿食积滞 腹水臌胀,二便不通 外敷患处能促进痈肿破溃排脓;用油调雄黄、轻粉治疗疥癣恶疮	0.1～0.3 (入丸散)	制成巴豆霜用可减毒。不宜与牵牛同用。服用本品中毒可用绿豆汤解。孕妇忌用

案例9-17

周某,男,8岁,以"转移性右下腹痛3小时伴发热"为主诉来诊。患者3小时前无明显诱因出现上腹痛,伴恶心、呕吐、发热;疼痛部位很快转移至右下腹,在外科明确诊为"急性阑尾炎",要求服用中药保守治疗。查体温38.5℃,脉搏110次/分,右下腹麦氏点压痛阳性,无肌紧张及反跳痛,闭孔肌试验阳性。舌质暗,苔黄腻,脉滑数。

思考问题

中医应如何辨证治疗?

答案提示

该患者证属中医"肠痈"范畴,乃热毒、瘀血壅滞所致。治疗应泻热破瘀,散结消肿。首选大

黄牡丹皮汤。方中重用大黄,取其既清热泻火,又凉血解毒,以泻肠中湿热瘀结之毒;取芒硝软坚散结之功,以助大黄,促其速下;辅以桃仁、丹皮凉血、散血,破血祛瘀;冬瓜子清肠中湿热,排脓消痈。

第9节 祛痰止咳平喘药

凡以祛除痰涎为主要作用,治疗咳痰不畅的药物,称为祛痰药;以减轻或制止咳嗽、喘息为主要作用,治疗咳嗽、喘息的药物,称止咳平喘药。痰、咳、喘三者关系密切,互相影响。痰多易致咳嗽,因而祛痰可以止咳;咳嗽往往与喘并现,因而止咳可以平喘。祛痰药主要用于痰多咳嗽,痰饮气喘,咳痰不爽之证。

止咳平喘药主要用于外感、内伤所引起的咳嗽气喘、呼吸困难等病证。中医理论认为，癫痫惊厥、瘰疬瘿瘤、阴疽流注和中风痰迷等病证，在病机上与痰有密切关系，故亦可用化痰药治之。

祛痰止咳平喘药按药性及功效不同，可分为温化寒痰药、清化热痰药及止咳平喘药三类。

一、温化寒痰药

凡以温肺化痰或燥湿化痰为主要作用，治疗寒痰、湿痰的药物，称温化寒痰药。本类药物主要适用于寒饮、痰湿犯肺所致的咳嗽痰多、痰白清稀等病证。因本类药物温燥性烈，易助火伤津，凡热痰、燥痰及吐血、咯血者均当忌用。

半　夏

为天南星科植物半夏 Pinellia ternate（Thunb.）Breit. 的块茎。主产于长江流域。夏秋间采挖，洗净晒干为"生半夏"；经生姜制者称"姜半夏"；经白矾制者称"清半夏"；经甘草、石灰制者称"法半夏"。

〔性味归经〕　辛，温。有毒。归脾、胃、肺经。

〔功效主治〕

1. 燥湿化痰　用治痰湿阻肺，咳嗽痰多、色白质稠者，常与陈皮、茯苓、甘草等同用，如二陈汤；寒饮伏肺所致咳嗽喘息、咳痰清稀者，常与干姜、细辛等配伍，如苓甘五味姜辛汤。

2. 降逆止呕　用治痰饮犯胃所致恶心呕吐、心下痞满，常与生姜配伍，如小半夏汤；胃热呕吐，常与黄连、竹茹同用；胃寒干呕、吐涎沫，常与干姜配伍；治妊娠呕吐，可与砂仁、苏梗同用。

3. 消痞散结　用治寒热郁结于中，心下痞满不舒，常与干姜、黄芩、黄连等同用，如半夏泻心汤；瘰疬痰核，常与昆布、海藻、浙贝等同用。

〔用法用量〕　煎服，5～10g。宜制用。消痞和胃多用清半夏；降逆止呕多用姜半夏；燥湿止咳多用法半夏；生半夏长于消肿散结，只宜外用。

〔使用注意〕　其性温燥，对阴虚燥咳、血热、热痰、燥痰应慎用。反乌头。

〔药理研究〕　本品含挥发油、烟碱等。可抑制呕吐中枢而止呕，各种炮制品对实验动物均有明显的止咳作用。半夏的烯醇和水浸液、生物碱具有广泛的抗肿瘤作用；半夏有显著的抑制胃液分泌作用，水煎醇沉液对多原因所致的胃溃疡有显著的预防和治疗作用。生半夏对黏膜有强烈的刺激作用，可使声音嘶哑，甚至失音。

天　南　星

为天南星科植物天南星 Arisaema erubescens（Wall.）Schott 或异叶天南星 A. heterophyllum Bl. 或东北天南星 A. amurense Maxim. 的块茎。主产于河南、河北、四川等地。异叶天南星主产于江苏、浙江等地；东北天南星主产于辽宁、吉林等地。秋、冬二季采挖，除去须根及外皮，晒干，为"生南星"，经生姜、白矾制者称"制南星"，经牛、猪或羊胆汁制者称"胆南星"。

〔性味归经〕　苦、辛，温。有毒。归肺、肝、脾经。

〔功效主治〕

1. 燥湿化痰　用治寒痰咳嗽，痰白清稀者，常与半夏、肉桂等配伍；湿痰阻肺所致咳喘痰多，胸膈胀闷者，常与半夏、陈皮、枳实等同用，如导痰汤。

2. 祛风止痉　用治风痰眩晕，配半夏、天麻；风痰留滞经络所致半身不遂、手足顽麻、口眼㖞斜等，常与半夏、川乌、白附子配伍；破伤风所致牙关紧闭、角弓反张，常与白附子、天麻、防风同用。

3. 散结消肿　用治痰湿凝结所致痈疽肿痛、痰核，可单用本品研末醋调外敷。

〔用法用量〕　煎服，3～10g，多制用。外用适量，生品研末，以醋或酒调敷患处。

〔使用注意〕　阴虚燥咳及孕妇忌用。

〔药理研究〕　本品含三萜皂苷、安息香酸、氨基酸、D-甘露醇、淀粉等。其所含皂苷有祛痰作用。本品煎剂有镇静、镇痛及抗惊厥作用，且与西药镇静剂有协同作用。水提液能抑制多种肿瘤；本品中毒主要表现为对黏膜的刺激性及对神经系统的抑制作用。

其他温化寒痰药见表9-18。

表9-18　其他温化寒痰药

药名	性味	归经	功效	主治	用量/g	备注
白芥子	辛温	肺胃	温肺化痰 利气散结	寒痰湿痰，痰多清稀 痰湿阻滞，关节疼痛	3～6	对皮肤黏膜有刺激，过量易致腹痛、腹泻
旋覆花	苦辛咸 微温	肺胃	降气化痰 降逆止呕	痰多喘咳，胸膈痞闷 痰饮内停，胃气上逆	3～10	本品有绒毛易刺激咽喉致呛咳，宜包煎
白前	辛苦 微温	肺	降气化痰	寒邪犯肺，咳嗽痰多 胸满喘急，喉间痰鸣	3～10	外感咳嗽生用；内伤咳嗽炙用

案例 9-18

胡某，男，45 岁。10 天前因感冒而出现发热，恶寒，咳嗽痰多，经治疗后，感冒已好，但仍咳嗽痰多，故前来就诊，现已无恶寒发热，咳嗽痰多，吐痰色白清稀如水，于早晚加重，咳吐痰后自觉少安，伴有胸闷不适，胃脘胀满，不思饮食，舌苔白滑，脉弦滑。

思考问题

中医如何辨证用药？

答案提示

此证属痰饮壅肺，肺失宣降。治宜温肺化痰，敛肺止咳。方苓甘五味姜辛汤加半夏治疗，处方：半夏15g，细辛10g，干姜15g，茯苓10g，五味子25g，甘草10g。

按语：此患者虽因感冒而诱发，从现在无发热恶寒看，已无表证，咳嗽痰多，痰多清稀如水，吐痰后而少安，为寒痰之证；寒痰阻于胸腹，气机不利故胸闷不适，胃脘胀满，不思饮食；舌苔白滑，脉弦滑，均为寒痰之症。故应温化寒痰以止咳。方用苓甘五味姜辛汤加半夏治疗。用半夏、细辛、干姜温化寒痰，用茯苓、甘草健脾化痰以治本，五味子敛肺之咳，又防止半夏、细辛、干姜伤阴。全方共奏温肺化痰止咳之效。

二、清化热痰药

凡以清化热痰为主要作用，治疗痰热证的药物，称清化热痰药。本类药物主要适用于热痰壅肺所致的咳喘胸闷、痰多黄稠、咳痰不爽等病证。本类药物寒凉清润，易伤阳助湿，故寒痰、湿痰者忌用。

前 胡

为伞形科植物白花前胡 *Peucedanum praeruptorum* Dunn. 或紫花前胡 *Peucedanum decursivum* （Miq.）Maxim. 的根。主产于浙江、湖南、四川、江西、浙江、安徽等地。秋冬季或早春茎叶枯萎或未抽花茎时采挖，除去根须及泥土，晒干，切片生用或蜜炙用。

[性味归经] 苦、辛，微寒。归肺经。

[功效主治]

1. 清肺化痰、降逆止咳 用治肺热咳嗽所致痰黏而黄，常与桑白皮、贝母等同用，如前胡散；治咳嗽喘促、胸膈满闷，可与麻黄、枳壳、贝母等配伍。

2. 疏散风热 用治外感风热所致咳嗽咽痛，常与桑叶、牛蒡子、桔梗等同用。

[用法用量] 煎服，6～10g。

[药理研究] 本品主要含有多种类型的香豆素及其糖苷，其所含挥发油中主要成分为柠檬烯。前胡煎剂能显著增加呼吸道黏液分泌，并对支气管平滑肌

有解痉作用。甲醇总提取物能抑制炎症初期血管通透性，对溃疡有明显抑制作用。

桔 梗

为桔梗科植物桔梗 *Platycodon grandiflorum* （Jacq.）A. DC. 的根。全国大部分地区均产。秋季采挖，除去须根，刮去外皮，放清水中浸 2～3 小时，切片，晒干生用或炒用。

[性味归经] 苦、辛，平。归肺经。

[功效主治]

1. 开宣肺气 用治风寒袭肺所致咳嗽咽痒、痰白清稀，常与苏叶、杏仁等同用，如杏苏散；风热犯肺所致痰黄黏稠，常与桑叶、菊花、黄芩等同用，如桑菊饮。

2. 利咽 用治风热犯肺，咽痛失声者，配甘草、薄荷、牛蒡子；痰热闭肺所致声哑失音，常与桑白皮、贝母、前胡等同用。

3. 祛痰排脓 用治热毒壅肺所致肺痈咳嗽、胸痛、咳吐脓痰腥臭，常与鱼腥草、败酱草、冬瓜仁、红藤、连翘等配伍。

[用法用量] 煎服，3～10g。或入丸散。

[使用注意] 用量过大可致恶心呕吐。

[药理研究] 本品含桔梗皂苷、桔梗酸、菊糖等。桔梗煎剂能使呼吸道黏液分泌量显著增加，作用强度及作用机理与氯化铵相似。桔梗提取物有明显镇咳作用，且有增强抗炎和免疫作用。桔梗皂苷可引起大鼠心率减慢、血压下降及呼吸抑制。

贝 母

本品主要分川贝母、浙贝母、伊贝母、平贝母四大类。川贝母为百合科植物川贝母 *Fritillaria cirrhosa* D. Don 或暗紫贝母 *Fritillaria unibracteata* Hsiao et K. C. Hsia 或甘肃贝母 *Fritillaria przewalskii* Maxim. 或棱砂贝母 *Fritillaria delavayi* Franch. 的鳞茎，主要产于四川、甘肃、云南等地；浙贝母为百合科植物浙贝母 *Fritillaria Thunbergii* Miq. 的鳞茎，主产于浙江；伊贝母为百合科植物新疆贝母 *Fritillaria Walujewii* Regel 或伊犁贝母 *Fritillaria pallidiflora* Schrenk 的鳞茎，主产于新疆；平贝母为百合科植物平贝母 *Fritillaria ussuriensis* Maxim. 的鳞茎，主产于东北三省。

[性味归经] 川贝母、伊贝母、平贝母：苦、甘，微寒；浙贝母：苦，寒。归肺、心经。

[功效主治]

1. 清热化痰 用治外感风热所致咳痰黄稠者，常与黄芩、知母同用；燥热伤肺所致咽干喉痛、咳痰不爽者，常与瓜蒌、沙参、麦冬、桔梗等配伍。

2. 解毒散结 用治痈疽疮疡初起，常与金银花、白芷、天花粉等同用；肺痈胸痛，常与红藤、桔梗、连翘等同用；瘰疬痰核，常与玄参、牡蛎等配伍。

［用法用量］　煎服，3～10g。研末冲服，川贝母、平贝母，一次1～2g。川贝母药性凉润，用于肺热燥咳及阴虚痨咳；浙贝母苦寒，用于肺热咳嗽及瘰疬痰核。

［使用注意］　寒痰、湿痰忌用。反乌头。

［药理研究］　贝母所含主要成分为生物碱类。川贝母主含川贝碱等；浙贝母主含浙贝母碱等。动物实验证明，川贝母总生物碱及非生物碱部分均有镇咳降压、抗溃疡作用，浙贝母碱在低浓度时对支气管平滑肌有明显扩张作用，并对子宫均有兴奋作用。

其他清热化痰药见表9-19。

表9-19　其他清热化痰药

药名	性味	归经	功效	主治	用量/g	备注
瓜蒌	甘微苦寒	肺胃 大肠	热化痰 宽胸散结 润肠通便	痰热咳嗽，痰黏黄稠 胸阳不振，胸痹结胸 阴津不足，肠燥便秘	10～20	瓜蒌仁偏润肠通便；瓜蒌壳偏宽胸化痰。反乌头
竹茹	甘 微寒	肺胃	清热化痰 除烦止呕	痰热咳嗽，痰稠色黄 胃热呕吐，妊娠恶阻	6～10	生用清化痰热，姜汁炙用止呕
天竺黄	甘寒	心肝	清热化痰 清心定惊	痰热咳喘，痰黄喘促 热病神昏，小儿惊风	3～10	寒嗽者忌用
海藻	咸寒	肝肾	消痰软坚 利水消肿	瘿瘤瘰疬，睾丸肿痛 水湿停聚，痰饮水肿	10～15	传统认为反甘草。但临床也有伍用者
昆布	咸寒	肝肾	消痰软坚 利水消肿	瘿瘤瘰疬，癥瘕痰核 水饮停聚，小便不利	6～12	常与海藻相须而用
胖大海	甘寒	肺 大肠	清肺利咽 润肠通便	肺热声哑，咽痛咳嗽 燥热便秘，头痛目赤	2～4枚	沸水泡服或煎服

案例9-19

陈某，女，19岁，学生。以咳嗽2个月，发热胸痛4天为主诉就诊。该患者两个多月来，经常咳嗽，痰白色或青色。4天来发热，痰转黄色，腥臭，右侧胸痛，咳嗽呼吸时疼痛明显。面红口渴，饮食不振，便秘。查体：体温39.5℃。右胸上部叩诊浊音，语颤增强，闻及湿啰音，左肺亦有散在啰音，心率89次/分，律齐，肝脾未触及。苔薄质红，脉象细数。白细胞14.7×10⁹/L，中性粒细胞比率0.81。胸片右上、中肺大片浸润阴影，内有2cm×3cm大小空洞并有液平线存在，诊断为"右肺脓肿"，痰浓缩找结核杆菌未见。

思考问题

中医如何辨证用药？

答案提示

本病例证属外感温热之邪，壅结于肺，治拟宣肺清解，化痰排脓。采用千金苇茎汤加味，药用苦桔梗10g，生苡仁20g，桃仁12g，冬瓜子20g，象贝母12g，赤芍15g，芦根25g，山栀、黄芩、银花、连翘各15g，鱼腥草30g。

按语：温热之邪从口鼻而入，热邪壅肺，煎液成痰，痰热郁阻，肺气不利，宣降失常，故见咳嗽、痰黄；痰热阻滞肺络则胸痛；面红口渴，便秘，舌红，脉数等皆为痰热征象。

三、止咳平喘药

凡具宣肺祛痰、减轻或制止咳嗽、下气平喘作用，治疗咳嗽气喘的药物，称止咳平喘药。本类药物主要适用于外感、内伤等多种原因所致的咳嗽气喘、痰壅气逆、胸膈痞闷等病证。

杏　仁

为蔷薇科植物山杏 *Prunus armeniaca* L. var. *ansu* Maxim. 西伯利亚杏 *Prunus sibirica* L. 东北杏 *Prunus mandshurica*（Maxim.）Koehne 或杏 *Prunus armeniaca* L. 的成熟种子。主产于我国东北、内蒙古、华北、西北、新疆及长江流域。夏季采收成熟果实，除去果肉及核壳，晒干，生用。

［别名］　苦杏仁

［性味归经］　苦，微温。有小毒。归肺、大肠经。

［功效主治］

1. 止咳平喘　用治咳嗽气喘。风寒袭肺所致咳嗽气喘，常与麻黄、甘草等同用，如三拗汤；风热犯肺所致痰黄黏稠，可与桑叶、菊花等配伍，如桑菊饮；燥热咳嗽，痰少难咳，常与桑叶、贝母、沙参等配伍，如桑杏汤；肺热咳喘，配石膏等，如麻杏石甘汤。

2. 润肠通便　用治肠燥津枯所致便秘，常与柏子仁、郁李仁等配伍，如五仁丸。

本品外用尚可治蛲虫病、外阴瘙痒。

［用法用量］　煎服，3～10g，打碎入煎，或入丸散。

[使用注意] 本品有小毒,用量不宜过大。婴儿慎用。

[药理研究] 本品含苦杏仁苷、苦杏仁苷酶、脂肪油及挥发性成分。苦杏仁苷被杏仁中的苦杏仁酶水解后,可分解生成苯甲醛及氢氰酸(HCN)。服用小量杏仁,其所分解之苯甲醛能抑制胃蛋白酶的消化功能,而逐渐分解产生的微量 HCN 有轻度抑制呼吸中枢,产生镇咳、平喘作用。若服用量过大,呼吸中枢受抑,即可导致中毒,致使呼吸麻痹而死亡。另有抗突变作用,所含蛋白质成分还有明显的抗炎和镇痛作用。

款 冬 花

为菊科植物款冬 *Tussilago farfara* L. 的花蕾。主产于河南、甘肃、山西、陕西等地。12月或地冻前当花尚未出土时采挖,除去花梗,阴干,生用,或蜜炙用。

[性味归经] 辛、甘,温。归肺经。

[功效主治]

润肺下气,化痰止咳 用治咳嗽气喘。寒邪伤肺所致咳逆久嗽,常与半夏、麻黄、紫菀同用;寒饮犯肺所致咳而上气者,常与半夏、麻黄、射干同用;肺阴不足所致干咳少痰或痰中带血,可与川贝母、百合、沙参、麦冬等配伍。

[用法用量] 煎服,5~10g。外感暴咳宜生用,内伤久咳宜炙用。

[药理研究] 本品主要含芸香苷(芦丁)、款冬酮、款冬素等。款冬花煎剂及乙醇提取物有非常显著的镇咳作用。动物实验还表明本品有祛痰及轻微平喘作用。

紫 菀

为菊科植物紫菀 *Aster tataricus* L. f. 的根及根茎。主产于河北、安徽、东北、华北、西北等地。春秋季采挖,除去有节的根茎,编成辫状晒干,切厚片生用,或蜜炙用。

[性味归经] 苦、辛、甘,温。归肺经。

[功效主治] **润肺化痰止咳** 用于咳嗽有痰。凡咳嗽无论新久,寒热虚实,皆可用之。如治风寒犯肺,咳嗽喉痒,咳痰不爽,常与桔梗、百部、白前等伍用,如止嗽散;外感凉燥所致咽干咽痒、干咳少痰,常与麦冬、苦杏仁、苏叶等同用;肺气虚弱所致咳嗽喘息,常与人参、五味子、款冬花等同用;肺痨咳嗽所致痰中带血,常与贝母、五味子、阿胶等同用。

[用法用量] 煎服,5~10g。外感暴咳生用;肺虚久咳蜜炙用。

[药理研究] 本品含多种紫菀皂苷、紫菀酮、紫菀苷、挥发油及脂肪酸等。紫菀煎剂、紫菀粗提取物、紫菀酮、紫菀皂苷都能使气管分泌物增加,有明显的祛痰作用。

其他止咳平喘药见表9-20。

表9-20 其他止咳平喘药

药名	性味	归经	功效	主治	用量/g	备注
百部	甘苦 微温	肺	润肺止咳 杀虫灭虱	新久咳嗽,顿咳痨嗽 头虱体虱,阴道滴虫	5~15	久咳宜蜜炙用
桑白皮	甘寒	肺	泻肺平喘 利水消肿	肺热咳嗽,喘逆痰多 胀满喘急,水肿尿少	5~15	利水消肿生用;止咳平喘 炙用
枇杷叶	苦 微寒	肺胃	清肺止咳 降逆止呕	肺热咳嗽,咳痰黄稠 胃热呕逆,烦热口渴	5~10	止咳炙用,止呕生用
白果	甘、苦涩 平有毒	肺	敛肺定喘 止带缩尿	哮喘痰嗽,久咳失敛 带下白浊,遗尿尿频	5~10	本品有毒,不可多用
葶苈子	辛、苦 大寒	肺 膀胱	泻肺平喘 利水消肿	痰涎壅盛,气喘咳嗽 水肿胀满,小便不利	5~10	研末服,3~6g

案例 9-20

陈某,男,30岁。以"反复发作性咳嗽5年"为主诉就诊。该患者5年前出现清晨、夜间咳嗽多发,遇冷、闻异味或运动加剧,少痰,痰白,有时咽痒,怕风,睡眠尚可,大便畅,小便清,夜尿1~2次。查咽轻充血,舌淡红,苔薄白,脉缓。

思考问题

中医如何辨证用药?

答案提示

本病例证属风寒束肺咳嗽。治以疏风宣肺,化痰止咳。方拟三拗汤加味:杏仁12g、麻黄10g、甘草6g、苏子10g、百部10g、款冬花12g、紫菀10g、防风12g、五味子10g、地龙12g、陈皮5g、法半夏10g。

按语:中医认为,外感风寒,肺失宣降,肺气上逆则咳嗽痰白;咽喉为门户,肺失宣降则咽痒。舌淡红、苔薄白、脉缓,为风寒之象。

第10节 温里药

凡以温里祛寒为主要作用,治疗里寒证的药物,称温里药,亦称祛寒药。本类药物主要适用于外寒内侵、脏腑阳虚及亡阳厥逆等病证。温里药多辛温燥烈,易耗阴动火,凡属热证、阴虚证及孕妇忌用或慎用。

附 子

为毛茛科植物乌头 *Aconitum carmichaeli* Debx. 的子根加工品。主产于四川、湖南、湖北等地。6 月下旬至 8 月上旬采挖,除去母根、须根及泥沙。由于炮制方法不同,故有盐附子、黑附片、白附片之分。黑附片、白附片可直接入药;盐附子需加工炮制成淡附片或炮附片用。

[性味归经] 辛、甘,大热。有毒。归心、肾、脾经。

[功效主治]

1. 回阳救逆 用治亡阳证。症见四肢厥逆、冷汗淋漓、脉微欲绝者,常与干姜、甘草等同用,即四逆汤;若阳气欲脱,则与人参同用,即参附汤。

2. 补阳助火 用治脾胃虚寒所致脘腹冷痛、大便溏泻,常与干姜、党参、白术等同用,如附子理中汤;脾肾阳虚所致水肿,常与茯苓、白术等配伍,如真武汤;肾阳不足所致阳痿宫冷、不孕不育,可与肉桂、熟地黄、山茱萸等同用,如肾气丸。

3. 散寒止痛 用治风寒湿痹所致关节疼痛,常与桂枝、白术同用;虚寒痛经,常与桂枝、当归、小茴香等配伍。

[用法用量] 煎服,3～15g。本品有毒,宜先煎 0.5～1 小时,至口尝无麻辣感为度。

[使用注意] 阴虚阳亢及孕妇忌用。反半夏、瓜蒌、贝母、白蔹、天花粉、白及。内服需经炮制。若服用过量,或炮制、煎煮方法不当均可引起中毒。

[药理研究] 本品含乌头碱、中乌头碱、次乌头碱等。附子煎剂可加强心肌收缩力,增加冠状动脉和周围动脉血流量。附子加热炮制后其毒性成分水解成乌头原碱类物质,从而毒性大大降低,而强心成分依然保存。附子能增强机体抗氧化能力,具有抗衰老作用。

干 姜

为姜科植物姜 *Zingiber officinale* Rosc. 的干燥根茎。主产于四川、贵州、广西、广东、湖北等地。冬季采收。纯净后切片晒干,或低温烘干。生用。

[性味归经] 辛,热。归脾、胃、肾、心、肺经。

[功效主治]

1. 温中散寒 用治脾胃虚寒所致脘腹冷痛,呕吐泄泻,常与党参、白术配伍,如理中丸;胃寒呕吐,常与高良姜同用;寒积便秘,每与大黄、附子、人参同用。

2. 回阳通脉 用治心肾阳虚,阴寒内盛所致亡阳厥逆、脉微欲绝,常与附子、人参同用。

3. 温肺化饮 用治寒饮停肺所致咳嗽胸满、痰涎清稀、舌苔白滑,常与细辛、五味子等同用,如苓甘五味姜辛汤。

[用法用量] 煎服,3～10g。

[使用注意] 阴虚内热及血热者忌用。

[药理研究] 本品含挥发油,其主要成分为姜烯、姜烯酮、姜辣素等。干姜提取物具有镇痛、镇静及抗炎作用。动物实验表明,干姜有效成分对肾上腺皮质功能有增强作用,并能明显增加大鼠肝脏胆汁分泌量。

肉 桂

为樟科植物肉桂 *Cinnamomum cassia* Presl 的干燥树皮。主产于广西、广东、海南、云南等地。多秋季剥取,刮去栓皮、阴干。生用。

[性味归经] 辛、甘,大热。归脾、肾、心、肝经。

[功效主治]

1. 补火助阳 用治肾阳衰弱所致阳痿宫冷、腰膝冷痛、滑精尿频,常与附子、熟地黄、山茱萸等同用,如桂附八味丸;阳气素虚,症见畏寒喜暖、四肢不温,常与附子、人参等同用。

2. 散寒止痛 用治寒邪内侵或脾胃虚寒所致的脘腹冷痛,常与干姜、高良姜等同用;风寒湿痹所致腰膝重痛,常与独活、桑枝、杜仲等配伍,如独活寄生汤;寒疝腹痛,多与吴茱萸、小茴香等同用。

3. 温经通脉 用治阳虚寒凝、血滞痰阻所致阴疽、流注等,可与鹿角胶、炮姜、麻黄等同用,如阳和汤;寒凝血滞所致闭经痛经等,可与当归、川芎、小茴香等同用,如少腹逐瘀汤。

4. 引火归原 用治元阳亏虚,虚阳上浮所致面赤、虚喘、汗出、心悸、失眠者,常与山茱萸、五味子、人参、牡蛎等同用。

[用法用量] 煎服,2～5g。宜后下。研末冲服,每次 1～2g。

[使用注意] 孕妇慎用。畏赤石脂。

[药理研究] 肉桂含挥发油(桂皮油),油中主要成分为桂皮醛。桂皮醛能扩张冠状动脉和脑血管,使冠脉及脑血流量增加;能扩张周围血管,降低血压。肉桂水提物能抑制十二指肠平滑肌痉挛,缓解肠道痉挛性疼痛。大剂量服用本品可致中毒。

其他温里药见表 9-21。

表 9-21 其他温里药

药名	性味	归经	功效	主治	用量/g	备注
吴茱萸	辛、苦、热 有小毒	肝脾 胃肾	散寒止痛 降逆止呕 助阳止泻	厥阴头痛,干呕涎沫 中焦虚寒,呕吐泛酸 脾肾阳虚,五更泄泻	1.5～5	本品燥烈,不宜多用、久服
丁香	辛、温	脾胃 肺肾	温中降逆 散寒止痛 温肾助阳	胃寒呕吐,脘痛呃逆 肾阳不足,阳痿宫寒	1～3	畏郁金。丁香善暖脾胃
小茴香	辛、温	肝脾 胃肾	散寒止痛 理气和胃	肝经寒凝,少腹冷痛 胃寒气滞,脘痛呕吐	3～6	
胡椒	辛、热	胃大肠	温中散寒 下气消痰	胃寒腹痛,呕吐泄泻 痰气郁滞,癫痫痰多	2～4	研末每次服0.5～1.5g

案例 9-21

王某,男,67 岁,干部。以"心前区闷痛 1 天,阵发绞痛 3 小时"为主诉就诊。患者有冠心病心绞痛史 5 年,平时服用硝酸甘油、异山梨酯等药物,病情尚稳定。1 天前因过劳后即感心前区闷痛不适,稍觉气短,遂含服硝酸甘油片、速效救心丸,症状有所缓解。昨日晚餐后,突然心前区阵发绞痛,并向左肩背及上肢放射,同时伴憋闷气短,大汗出,持续约 3 小时,虽再服上述血管扩张药,未见缓解而由家人护送来院急诊。心电图提示:"冠心病、急性前壁心肌梗死"而收入病房。查血压 98/60mmHg,脉搏 98 次/分。神清,面色苍白,痛苦面容。心音低钝,四肢欠温。舌暗淡,苔薄,脉沉细无力。

思考问题

中医如何辨证用药?

答案提示

此乃心之阴阳两伤。病情危重,颇有阴阳欲脱之势,当急以阴阳双固,与西医共同抢救。治以西洋参 10g(另煎兑入),制附子 15g(先煎),麦冬 15g,五味子 8 g,干姜 10g,玉竹 10g,煅龙牡 15g,元胡 10g,丹参 15g,炙甘草 8g。

按语:心阳衰竭,累及心阴,故心前区阵发绞痛,憋闷短气,汗出肢冷;舌暗淡,苔薄,脉沉细无力等,均乃心阳不足之征。

第11节 理 气 药

凡以疏理气机为主要作用,治疗气滞或气逆证的药物,称理气药,亦称行气药。本类药物主要适用于脾胃气滞、肝气郁滞、肺气壅滞等病证。本类药物大多辛温香燥,易耗气伤阴,故气阴不足者慎用。

陈 皮

为芸香科植物橘 *Citrus reticulata* Blanco 及其同属多种栽培变种成熟果实的果皮。主产于广东、福建、四川、浙江、湖南等地。秋末冬初果实成熟时采收果皮,晒干或低温干燥。切丝,生用。

[别名] 橘皮 广陈皮 新会皮

[性味归经] 苦、辛,温。归脾、肺经。

[功效主治]

1. 理气健脾 用治脾胃气滞所致的脘腹胀痛、呃逆呕吐、泄泻等,常与苍术、半夏、厚朴等配伍,如平胃散;食积气滞,脘腹胀痛,可配山楂、神曲等同用;脾虚气滞,腹痛喜按、不思饮食,食后腹胀便溏者,可与党参、白术、茯苓等同用,如异功散。

2. 燥湿化痰 用治湿痰所致咳嗽胸满、痰多色白,常与半夏、茯苓等配伍,如二陈汤;胸痹气塞气短,可配枳实、生姜等药。

[用法用量] 煎服,3～10g。

[药理研究] 本品含挥发油、川陈皮素、橙皮苷、新橙皮苷等。其挥发油对消化道有缓和的刺激作用,能促进胃液分泌。其挥发油中所含柠檬烯有刺激性祛痰作用。川陈皮素有扩张支气管作用,其强度比氨茶碱弱。所含橙皮苷能拮抗病理性胃液分泌增多,呈现明显的抗溃疡作用;小剂量煎剂能使心肌收缩力加强,心输出量增加,冠脉扩张,大剂量时可抑制心脏。

枳 实

为芸香科植物酸橙 *Citrus aurantium* L. 及其栽培变种或甜橙 *Citrus sinensis*（L.）Osbeck 的干燥幼果。近成熟的果实名"枳壳"。主产于四川、浙江、江西、江苏、福建等地。5～6 月间采集自落果实自中部横切为两半,晒干或低温干燥。用时洗净、闷透,切薄片,干燥。生用或麸炒用。

[性味归经] 苦、辛,微寒。归脾、胃、大肠经。

[功效主治]

1. 行气破积 用治胃肠积滞。实热积滞所致便秘腹胀,常与大黄、芒硝、黄连等同用,如枳实导滞丸;湿热泻痢、里急后重,多与黄芩、黄连同用;饮食积滞所致脘腹痞满胀痛,常与山楂、神曲、麦芽、木香等配伍。

2. 化痰除痞　用治痰滞胸脘。痰热结胸所致咳吐黄痰,常与瓜蒌、黄芩、半夏等同用,如小陷胸加枳实汤;胸阳不振、痰阻胸痹所致满闷、疼痛,常与薤白、瓜蒌、桂枝等同用,如枳实薤白桂枝汤。

　　[用法用量]　煎服,3~10g。炒用性较平和。

　　[使用注意]　枳壳与枳实同出一物,二者功效相同。枳实力强,偏于破气消痞、消积导滞;枳壳力缓,偏于行气开胸、宽中除胀。孕妇忌用。

　　[药理研究]　本品含挥发油、黄酮苷等。其煎剂可使心脏收缩力量增强,血压升高;使胃肠道平滑肌兴奋性增加,收缩增强;使子宫兴奋性增强,收缩节律增加。枳实注射液具有抗休克的药理学基础,能增加心输出量,改善心脏泵血功能,提高总的外周阻力,从而导致左室压力和动脉血压上升并具有明显的利尿作用。

香　附

　　为莎草科植物莎草 *Cyperus rotundus* L. 的干燥根茎。全国大部分地区均产,主产于广东、河南、四川、浙江、山东等地。秋季采挖,燎去毛须,晒干。生用,或醋炙用。

　　[性味归经]　辛、微苦、微甘,平。归肝、脾、三焦经。

　　[功效主治]

1. 疏肝理气　用治肝气郁结所致胸胁胀痛,常与柴胡、枳壳、川芎等配伍;脾胃气滞所致脘腹胀痛,常与枳实、砂仁、白术等配伍;肝气犯胃之胃脘疼痛,可配高良姜用。

2. 调经止痛　用治月经不调,痛经,常与柴胡、川芎、当归等同用;乳房胀痛,与柴胡、青皮、瓜蒌皮等同用。

　　[用法用量]　煎服,6~10g。醋炙止痛力增强。

　　[药理研究]　本品含挥发油等。对子宫有抑制作用,使其肌张力降低,收缩力减弱;对中枢神经系统有安定作用。香附挥发油有雌激素样活性,皮下或阴道内给药,可出现阴道上皮细胞完全角质化;可抑制家兔离体肠管收缩,使肌张力下降,收缩幅度降低。动物试验还表明本品有降压、解热及抗炎作用。

木　香

　　为菊科植物木香 *Aucklandia lappa* Decne 或川木香 *Vladimiria souliei* (Franch.) Ling 的根。主产于云南、四川等地。秋、冬二季采挖,除去泥沙及须

根,切段,干燥后撞去粗皮。生用或煨用。

　　[性味归经]　辛、苦,温。归脾、胃、大肠、胆、三焦经。

　　[功效主治]

行气止痛　用治脾胃气滞之脘腹胀痛,常与砂仁、藿香等同用;肝郁气滞之胁痛,常与柴胡、郁金等同用;气滞血瘀之胸痹,常与姜黄、赤芍等同用;脾虚气滞之脘腹胀满,食少便溏,可与党参、白术、陈皮等同用,如香砂六君子汤;肝脾不调,湿热郁蒸所致脘腹胀痛,胁痛黄疸,可与郁金、茵陈、大黄等同用;湿热泻痢、里急后重,常与黄连配伍,如香连丸。

　　[用法用量]　煎服,3~10g。

　　[药理研究]　本品含挥发油。木香提取液能使离体兔肠平滑肌兴奋,肠肌张力增高,蠕动增强。但去内酯挥发油、二氢木香内酯和总内酯等7种内酯成分对犬、猫的离体小肠运动均有抑制作用,使肠肌松弛,紧张性下降及节律减慢。其挥发油有较明显的血管扩张作用,使胃肠血管舒张,血流量增加;对链球菌、金黄色及白色葡萄球菌、黄癣菌等十余种真菌有抑制作用。木香水提取液,挥发油及总生物碱能扩张支气管平滑肌,解除支气管痉挛。

薤　白

　　为百合科植物小根蒜 *Allium macrostemon* Bge. 或薤 *Allium chinense* G. Don 的地下鳞茎。全国各地均产,但以江苏所产为佳。夏秋二季采挖。洗净,除去须根,蒸透或沸水中烫透,晒干。生用。

　　[性味归经]　辛、苦,温。归肺、胃、大肠经。

　　[功效主治]

1. 通阳散结　用治痰瘀阻滞、胸阳不振之胸痹心痛,常与瓜蒌、川芎、丹参、半夏等同用。

2. 行气导滞　用治胃肠气滞之脘腹胀痛,常与砂仁、枳实、木香等配伍。

　　[用法用量]　煎服,5~10g。

　　[药理研究]　本品含大蒜氨酸、大蒜糖及前列腺素 A_1 和 B_1(PGA_1、PGB_1)等。薤白所含 PGA_1 有降压利尿和抗癌作用,PGB_1 有血管收缩作用。其提取物有明显降低血清过氧化脂质,升高前列环素(PGI_2),抗血小板聚集,降血脂作用。其煎剂对痢疾杆菌、金黄色葡萄球菌、肺炎球菌有抑制作用。

　　其他理气药见表9-22。

表9-22　其他理气药

药名	性味	归经	功效	主治	用量/g	备注
青皮	苦,辛温	肝、胆胃	疏肝破气消积化滞	肝郁气滞,胸胁胀痛食积气滞,脘腹胀痛	3~10	醋炙疏肝止痛力强
沉香	苦,辛微温	脾、胃肾	行气止痛温中止呕纳气平喘	寒凝气滞,胸腹冷痛寒邪犯胃,呕吐清水下元虚冷,肾不纳气	1.5~4.5	宜后下或磨汁冲服。入丸散每次0.5~1g

续表

药名	性味	归经	功效	主治	用量/g	备注
檀香	辛,温	脾、胃 肺、心	行气止痛 散寒调中	寒凝气滞,胸腹冷痛 胃脘寒痛,呕吐食少	2～5	实热吐衄慎用。入丸散每 次1.5～3g
乌药	辛,温	肺、脾 肾、膀胱	行气止痛 温肾散寒	寒凝气滞,胸腹诸痛 膀胱虚冷,尿频遗尿	3～10	
川楝子	苦,寒 小毒	肝、小肠 胃、膀胱	行气止痛 杀虫疗癣	肝郁气滞,脘腹疼痛 虫积腹痛,头癣秃疮	4.5～10	不可过量,易中毒。油调 外敷可治头痛
大腹皮	辛,微温	脾、小肠 大肠、胃	行气宽中 利水消肿	食积气滞,脘痞嗳气 水湿外溢,水肿尿少	5～10	
佛手	辛,苦 温	肝、胃 脾、肺	疏肝解郁 理气和中 燥湿化痰	肝郁气滞,胸胁胀痛 脾胃气滞,食少呕恶 久咳痰多,胸闷胁痛	3～10	
柿蒂	苦,涩 平	胃	降气止呃	各种原因所致的呃逆	6～10	

案例 9-22

李某,男,30岁,干部。因肝区隐痛,形体渐瘦,时愈时发1年多而住院治疗。西医诊断为迁延型肝炎,经保肝治疗3个月疗效不显,特请中医会诊:诉仍有右肋胀痛,纳呆,肠鸣矢气,大便溏,精神疲倦,夜不安寐,形瘦,苔薄白,脉弦细。

思考问题

中医如何辨证用药?

答案提示

治宜疏肝解郁,健脾和胃。以柴胡10g,当归10g,白芍15g,白术10g,茯苓10g,陈皮10g,广木香9g,鸡内金10g,炙甘草6g治之。

按语:肝郁气滞,经脉不利,故右肋胀痛;肝郁不舒,胃肠之气不畅,故矢气;肝郁乘脾,脾虚失运,故纳呆便溏,精神疲倦;脾虚化源不足,形体失养,故形体消瘦;血不养心,神不守舍,故夜不安寐。苔薄白,脉弦细,为肝郁之征。

第12节 理 血 药

凡以补血、活血、凉血、止血为主要作用,治疗血分证的药物,称理血药。根据药物功效及主治证候不同,可将其分成补血药、活血药、止血药及凉血药四类。凉血药及补血药分别在清热药及补益药中介绍,这里只介绍活血药及止血药。

一、活 血 药

凡以通畅血行、消除瘀血为主要作用,治疗血瘀证的药物,称活血化瘀药或活血祛瘀药,简称活血药。其中活血化瘀作用峻猛者,称破血逐瘀药。活血药主要适用于一切瘀血阻滞之病证。本类药物易动血耗血,故对出血证及妇女月经过多或孕妇忌用。

川 芎

为伞形科植物川芎 *Ligusticum chuanxiong* Hort. 的根茎。主产于四川、贵州、云南等地。以四川产者质优。系人工栽培。5月采挖,除去泥沙,晒后烘干,再去须根。用时切片生用或酒炙。

[性味归经] 辛,温。归肝、胆、心包经。

[功效主治]

1. 活血行气 用治气滞血瘀所致各种痛证。胸痹心痛,常与丹参、赤芍、檀香同用;肝气郁结所致胁肋作痛,常与柴胡、白芍、香附同用,如柴胡疏肝散;瘀血阻滞所致闭经痛经,常与当归、白芍、桃仁等同用,如血府逐瘀汤;跌打损伤,瘀肿疼痛,可配乳香、没药、三七等同用。

2. 祛风止痛 用治风寒湿痹所致关节冷痛,常与独活、羌活、防风、附子等同用。头痛属风寒者,常与白芷、藁本同用;属风热者,常与菊花、蔓荆子、桑叶等同用。

[用法用量] 煎服,3～10g;研末吞服,每次1～1.5g。

[使用注意] 阴虚火旺,血热出血者慎用。

[药理研究] 川芎含挥发油,油中主要成分为藁本内酯等。另含内酯化合物,如川芎内酯、川芎酚。生物碱如川芎嗪,有机酸如阿魏酸等。川芎总生物碱及川芎嗪具有显著的强心作用,使心肌收缩力量加强,心率加快,心输出量增加,周围血管扩张,血压下降,心脑血管血流量增加,微循环改善,对心肌缺血再灌注损伤有明显保护作用;并能改善全血黏度,抑制血栓形成。川芎嗪能显著减少实验性肾炎蛋白尿,抑制新月体形成和肾小球纤维化,并能减轻放射所致的纤维组织增生。川芎挥发油对动物大脑活动有抑制作用,但对延髓呼吸中枢、血管运动中枢及脊髓反射中枢具有兴奋作用。体外实验表明川芎对大肠杆菌、痢疾杆菌、变形杆菌、绿脓杆菌、伤寒杆菌及多种皮肤

真菌等有明显抑制作用。

丹　参

为唇形科植物丹参 *Salvia miltiorrhiza* Bge. 的根。多为栽培,全国大部地区均有。主产于四川、山西、山东、河北、江苏、安徽等地。春、秋季采挖,除去茎叶,洗净,润透,切成厚片,晒干。生用或酒炙用。

[别名]　紫丹参

[性味归经]　苦,微寒。归心、肝经。

[功效主治]

1. 活血通经　为妇科调经常用药。用治月经不调,经闭、痛经及产后瘀滞腹痛,可单用本品研末服。亦可配川芎、当归、益母草等同用。

2. 祛瘀止痛　用治血脉瘀阻之胸痹心痛,常与红花、川芎、檀香等同用;跌打损伤,瘀血作痛,常与当归、乳香、没药等同用。

3. 凉血消痈　用治热毒瘀阻所致疮疡痈肿,常与金银花、连翘、白芷、赤芍等同用;风湿热痹,常与忍冬藤、赤芍、桑枝等同用。

4. 除烦安神　用治热扰心神所致烦躁神昏、心悸失眠,常与金银花、黄芩、麦冬、生地等同用。

[用法用量]　煎服,5～15g。活血化瘀宜酒炙用。

[使用注意]　反藜芦。孕妇慎用。

[药理研究]　本品含丹参酮Ⅰ、丹参酮ⅡA、丹参酮ⅡB、隐丹参酮、丹参素及异阿魏酸等。丹参煎剂对结扎冠状动脉引起的急性心肌缺血有预防作用,使心肌缺血面积显著缩小,能增加缺血后再灌注缺血区的局部血流量;对心肌缺血和再灌注损伤时,脂质过氧化物形成有抑制作用,能明显降低脂质过氧化物(LPO),升高超氧化物歧化酶(SOD)活性。丹参可通过作用于多种凝血因子而呈抗血液凝固作用,能激活纤溶,抗血栓形成;使血小板黏附及聚集功能降低,血液黏稠度明显下降;毛细血管网开放数目增多,微循环血流量显著加快,血液流速显著加速。丹参注射液对肝损伤有保护作用,能促进肝细胞再生,抑制细胞核分裂和增殖而起抗肝纤维化作用。口服丹参煎剂可降低甘油三酯,抑制低密度脂蛋白的生成。其煎剂对金黄色葡萄球菌、大肠杆菌、变形杆菌、痢疾杆菌、伤寒杆菌等均有抑制作用。

桃　仁

为蔷薇科植物桃 *Prunus persica* (L.) Batsch 或山桃 *Prunus davidiana* (Carr.) Franch. 的成熟种仁。主产于四川、云南、陕西、山东、山西等地。6～7月果实成熟时采摘,除去果肉及核壳,取出种子,去皮,晒干,生用或炒用。

[性味归经]　苦、甘,平。有小毒。归心、肝、大肠经。

[功效主治]

1. 活血通经　用治瘀血阻滞所致闭经、痛经,常与当归、川芎、红花等同用,如桃红四物汤;瘀血积聚日久所致癥瘕痞块,常与三棱、莪术、赤芍、牡丹皮、桂枝等同用;跌打损伤所致瘀血肿痛,常与红花、当归、大黄等同用。

2. 活血消痈排脓　用治肺痈、肠痈。肺痈可配苇茎、冬瓜仁等药,如苇茎汤;肠痈配大黄、丹皮等药,如大黄牡丹皮汤。

3. 润肠通便　用治津枯血虚所致大便秘结,可与苦杏仁、火麻仁、郁李仁、瓜蒌仁等同用。

4. 止咳平喘　用治咳嗽气喘,既可单用煮粥食用,又常与杏仁同用。

[用法用量]　煎服,5～10g。捣碎入煎。

[使用注意]　本品有毒,不可过量。孕妇忌用。便溏者慎用。

[药理研究]　本品含脂肪油、挥发油、苦杏仁苷等。其提取物能降低周围血管阻力、增加脑血流量;抑制体外血栓形成,促进纤溶,使出血及凝血时间延长。桃仁有兴奋子宫平滑肌作用,能促进子宫收缩及出血。其所含脂肪油能润滑肠道,有利于排便。其苦杏仁苷水解后可分解出氢氰酸(HCN),起中枢镇咳平喘作用。动物实验表明本品有镇痛、免疫调节、抗过敏、抗炎及抗氧化作用。苦杏仁苷是桃仁的主要抗肝纤维化成分,能提高肝血流量和提高肝组织胶原酶活性,从而促进肝内胶原分解代谢,减少肝内胶原含量而起抗肝硬化作用。本品所含苦杏仁苷在体内分解出 HCN 是剧毒物质,能引起呼吸麻痹而死亡。

红　花

为菊科植物红花 *Carthamus tinctorius* L. 的筒状花冠。主产于河南、四川、浙江、湖北、云南等地。夏季开花,花色由黄转为鲜红时采摘。阴干或微火烘干。

[性味归经]　辛,温。归心、肝经。

[功效主治]

1. 活血通经　是妇科血瘀病证的常用药。用治血瘀经闭、痛经,常与当归、川芎、桃仁、延胡索等配伍;产后瘀滞腹痛,常与牡丹皮、蒲黄、荷叶等配伍。

2. 祛瘀止痛　用治心脉瘀阻所致胸痹心痛,常配桂枝、瓜蒌、川芎、丹参等药;瘀滞腹痛,常与桃仁、川芎、牛膝等同用;跌打损伤所致瘀血肿痛,与木香、苏木、乳香等配伍。

[用法用量]　煎服,3～9g。外用适量。

[使用注意]　孕妇忌用,有出血倾向者慎用。

[药理研究]　红花含红花苷、红花黄色素等黄酮类,葡萄糖、木糖等红花多糖类,肉豆蔻酸、油酸、亚油酸等有机酸类物质。红花提取物有抗凝、降脂、镇痛及抗惊厥作用;有轻度兴奋心脏,显著扩血管及降压作用;能降低冠状动脉阻力,增加冠脉血流量;对实验

性心肌缺血有明显的保护作用。其煎剂对肠平滑肌和子宫均有强烈兴奋作用,且作用持久。红花黄素有降压、扩张外周血管以及强而持久的镇痛作用。

其他活血药见表 9-23。

表 9-23　其他活血药

药名	性味	归经	功效	主治	用量/g	备注
延胡索	辛、苦温	心、肝脾	活血通络行气止痛	气滞血瘀,跌打损伤肝郁气滞,诸种病痛	3~10	研粉吞服,每次 1~3g;孕妇忌用
郁金	辛、苦寒	肝、胆心、肺	行气活血清心解郁利胆退黄	气滞血瘀,胸腹胁痛热病神昏,癫痫痰闭湿热黄疸,胁肋胀痛	3~10	研末吞服,每次 2~5g;畏丁香
姜黄	辛、苦温	肝、脾	活血行气通经止痛	气滞血瘀,癥瘕痛疽血瘀经闭,心腹诸痛	3~10	外用适量。孕妇忌用
乳香	辛、苦温	心、肝脾	活血止痛消肿生肌	血瘀气滞,诸种疼痛跌打损伤,疮疡痈肿	3~10	外用适量,生用或炒用,研末外敷;孕妇忌用
没药	辛、苦平	心、肝脾	活血止痛消肿生肌	瘀血阻滞,心腹诸痛跌打损伤,疮疡痈肿	3~10	外用适量;孕妇忌用
五灵脂	苦、咸温	肝	活血止痛化瘀止血	瘀血阻滞,胸腹诸痛瘀滞出血,血瘀崩漏	3~10	畏人参。孕妇慎用
益母草	苦、辛微寒	肝、心肾	活血调经利水消肿清热解毒	经闭痛经,产后瘀痛瘀水互结,水肿尿少跌打损伤,疮痈肿毒	10~30	可熬膏,入丸药。外用适量捣敷或煎汤外洗
泽兰	苦、辛微温	肝、脾	活血调经利水消肿祛瘀消痈	血瘀经闭,产后瘀痛水瘀互结,水肿尿少瘀血肿痛,疮痈肿毒	10~15	外用适量
牛膝	苦、酸平	肝、肾	活血通经强筋健骨引血下行	痛经闭经,跌打损伤腰膝酸痛,下肢痿软牙龈肿痛,口舌生疮	6~15	活血通经引血下行宜生用;补肝肾强筋骨宜酒炙用。孕妇忌用
鸡血藤	苦、甘温	肝、肾	活血调经舒筋活络行血补血	月经不调,痛经闭经风湿痹痛,麻木瘫痪血不养筋,血虚萎黄	10~30	可浸酒服,或熬膏服
王不留行	苦、平	肝、胃	活血通经下乳消痈利尿通淋	经闭痛经,跌打损伤乳汁不下,乳痈肿痛淋证涩痛,小便不利	5~10	外用适量;孕妇慎用
刘寄奴	苦、温	心、肝脾	散瘀止痛破血通经消食化积	跌打损伤,肿痛出血血瘀经闭,产后瘀痛暑湿食积,泻痢腹痛	3~10	瘀滞肿痛可用生品捣烂外敷。孕妇忌用
莪术	辛、苦温	肝、脾	破血行气消积止痛	气滞血瘀,癥瘕积聚食积不化,脘腹胀痛	3~10	醋制后祛瘀止痛作用加强。孕妇忌用
三棱	苦、辛平	肝、脾	破血行气消积止痛	气滞血瘀,癥瘕积聚食积气滞,脘腹胀痛	3~10	醋制后祛瘀止痛作用加强。孕妇忌用
水蛭	咸、苦平,小毒	肝	破血通经逐瘀消癥	血瘀经闭,癥瘕积聚跌打损伤,瘀血肿痛	1.5~3	研末每次 0.3~0.5g。孕妇忌用
斑蝥	辛,热大毒	肝、胃肾	破血逐瘀攻毒蚀疮散结消癥	癥瘕积聚,血瘀经闭恶疮瘘疮,积年顽癣瘰疬痈疽,肿硬不破	0.03~0.06	入丸散用。外用研末以酒调敷。孕妇忌用
马钱子	苦寒大毒	肝、脾	散结消肿通络止痛	跌打损伤,骨折肿痛风湿顽痹,拘挛疼痛痈疽疮毒,咽喉肿痛	0.3~0.6	本品含士的宁。炮制后入丸散,不可过量。孕妇忌用
穿山甲	咸,微寒	肝、胃	活血消癥痛经下乳消肿排脓	血瘀经闭,癥积痞块瘀血痛经,乳汁不下痈肿疮毒,瘰疬痰核	3~10	痈肿已溃及孕妇忌用。研末吞服每次 1~1.5g

案例 9-23

陈某,女,38 岁。以发作性头痛 10 余年为主诉来诊。该患者发作性头痛 10 余年。初起每年发作数次,服止痛药尚可缓解。近几年来,每因情志不遂、气候变化或月经期则周期性发作,每次持续 1～3 日,头痛如劈,服止痛药不能缓解。多次医治无效,遂投中医诊治。诉右侧头痛如锥刺、痛点固定不移 2 日。诊见患者面色苍白,倦怠乏力,双眉紧锁,呻吟不已,时欲恶心,呈苦愁病容。查舌质红,苔薄白,舌边有紫色暗点,舌下青筋显露,脉象弦涩。脑电图示轻度显常,脑地形图示有异常改变。

思考问题

中医如何辨证用药?

答案提示

治宜行气活血,化瘀止痛。方用血府逐瘀汤加减:川芎 18g,当归、生地各 15g,赤芍、川牛膝、炒枳壳、桔梗、柴胡、天麻、僵蚕、甘草各 10g,全虫 6g,蜈蚣 1 条。

按语:西医诊断为血管神经性头痛。患者病史 10 余年,因情志不遂等致气机不利,气滞血瘀,瘀血阻窍,故见头痛如锥刺、痛点固定不移。舌边有紫色暗点,舌下青筋显露,脉弦涩等均为血瘀之象。

二、止血药

凡以制止体内外出血为主要作用,治疗各种出血证的药物,称止血药。本类药物主要适用于咯血、咳血、衄血、吐血、便血、尿血、崩漏、紫癜及外伤出血等病证。止血药有凉血止血、收敛止血、化瘀止血及温经止血药之分,应根据不同出血原因选择应用。

仙 鹤 草

为蔷薇科植物龙芽草 Agrimonia pilosa Ledeb. 的全草。产于全国各地。主产于浙江、江苏、湖南、湖北等地。夏、秋二季茎叶茂盛时采割,除去杂质,晒干,生用或炒炭用。

[性味归经] 苦、涩,平。归心、肝经。

[功效主治]

1. 收敛止血 用治体内外出血诸证。如咯血、吐血、衄血、便血、尿血、崩漏等。属血热者,常与生地黄、侧柏叶、小蓟、白茅根等同用;属虚寒者,常与党参、熟地、炮姜、艾叶等同用。

2. 补虚 用治劳伤神倦,面黄乏力,可与大枣同煮,食枣饮汁;气血亏虚,神疲乏力,头晕目眩,可与党参、熟地、龙眼肉等同用。

3. 止痢 用治虚寒久泻,泻痢清稀者,常与诃

子、肉桂等配伍;湿热泻痢,黏滞黄臭者,常与黄连、白头翁、地榆等配伍。

4. 杀虫 用治疟疾,可与常山、青蒿配伍;滴虫性阴道炎之阴道湿痒,可单用煎汁冲洗。

此外,本品尚可用治痈肿疮毒、痔疮肿痛,常与金银花、蒲公英、紫花地丁等同用。

[用法用量] 煎服,10～15g;大剂量可用至 30～60g。外用适量。

[药理研究] 本品含仙鹤草素、鞣质、甾醇、皂苷及挥发油等。仙鹤草素钠盐能使血小板数量增加,凝血时间缩短。仙鹤草酚对绦虫及精子有杀灭作用。

白 及

为兰科植物白及 Bletilla striata (Thunb.) Reichb. f. 的地下根茎。主产于安徽、江西、四川、贵州、云南、浙江、湖南等地。夏、秋二季采挖,除去须根,洗净,晒干,生用。

[性味归经] 苦、甘、涩,寒。归肺、肝、胃经。

[功效主治]

1. 收敛止血 为收敛止血之要药。用治肺胃出血,可单味研末服用。肺阴不足之干咳咯血者,可与枇杷叶、生地黄等同用;热伤胃络出血,可配茜草、生地、丹皮、牛膝等,或配伍乌贼骨或大黄研细末吞服。

2. 消肿生肌 未溃或已溃疮疡均可应用。用治疮疡初起,未成脓者,常与金银花、皂角刺、乳香、贝母等同用,如内消散;疮痈已溃,久不收口者,以之与黄连、贝母、轻粉、五倍子等研末外用,以祛腐生肌。

[用法用量] 煎服,3～10g。研末吞服,每次 1.5～3g。外用适量。

[使用注意] 反乌头。

[药理研究] 本品含菲类衍生物及少量挥发油、白及甘露聚糖等。白及粉、白及甘露聚糖可明显缩短出血时间,有明显止血作用。其水提取物覆盖于动物创伤表面,能使末梢血管内的红细胞凝集并形成血栓,使创面出血立即停止。白及黏液质制造的白及代替血浆,已广泛用于临床各科出血性疾病、外伤性出血、外科手术及妇科手术的止血治疗。本品有显著的胃黏膜保护作用和抗溃疡作用。其醇提取物体外对金黄色葡萄球菌、白色念珠菌、结核杆菌均有抑制作用。

三 七

为五加科植物三七 Panax notoginseng (Burk.) F. H. Chen 的干燥根。主产于云南、广西等地。夏末秋初开花前或冬季种子成熟后采挖,去净泥土,洗净,晒干。生用或研细粉用。

[性味归经] 甘、微苦,温。归肝、胃经。

[功效主治]

1. 化瘀止血 用治体内外各种出血,如吐血、衄

血、便血、尿血、崩漏及产后出血过多等,可单用研末吞服,亦可配伍其他止血药同用。

2. 消肿定痛 用治跌打损伤所致瘀血疼痛,可单味研末,黄酒或白酒吞服;痈疽肿痛、无名肿毒等,可配伍乳香、没药、血竭、儿茶等为末外用。

[用法用量] 煎服,3～10g。研末吞服,每次1～3g。外用适量。

[使用注意] 孕妇慎用。

[药理研究] 本品主含挥发油、皂苷、黄酮苷、氨基酸等。三七有镇静、镇痛、止血、抗炎、抗惊厥、抗心律失常和抗动脉粥样硬化作用。其提取液低浓度时使心肌收缩力增强,心搏出量明显增加。三七黄酮能扩张冠状动脉和增加冠脉血流量;三七总皂苷能明显缩小心肌缺血区面积,使实验性心肌梗死区侧支循环形成,改善心肌微循环;能扩张周围血管,使血压明显下降;三七消除氧自由基作用强于人参总皂苷和绞股蓝总皂苷,使血中及组织中LPO含量显著下降,血和脑组织中SOD活性升高。

蒲 黄

为香蒲科植物水烛香蒲 *Typha angustifolia* L.或东方香蒲 *Typha orientalis* Presl 或同属植物的干燥花粉。主产于浙江、江苏、安徽、湖北、山东等地。夏季采收蒲棒上部的黄色雄性花絮,晒干后碾轧,筛取细粉,生用或炒用。

[性味归经] 甘,平。归肝、心包经。

[功效主治]

1. 化瘀止血 用治吐血、衄血、便血、尿血、崩漏等,可将蒲黄捣散服用;血热妄行者,可与大蓟、小蓟及白茅根配伍;跌打损伤所致瘀血作痛,可单用蒲黄末,温酒吞服;心腹疼痛、痛经、产后疼痛等常与五灵脂同用。

2. 利尿通淋 用治膀胱湿热所致血淋涩痛、尿血,常与生地黄、白茅根、冬葵子等同用,如蒲黄散。

[用法用量] 煎服,3～10g。包煎。生用行血利尿,炒用止血。

[使用注意] 孕妇慎用。

[药理研究] 蒲黄含黄酮、甾类、酸性成分、多种氨基酸及无机成分。蒲黄煎剂及其提取物,对体内外血小板聚集均有明显抑制作用;能直接分解纤维蛋白,促进纤溶;并对血管内皮细胞有保护作用。蒲黄提取物能加强心脏收缩力,扩张周围血管,改善微循环,降低血压,减慢心率,改善冠状动脉血流量。蒲黄水浸液对人血有促凝血作用,使凝血时间明显缩短,并认为黄酮中所含异鼠李素是其有效成分。蒲黄多种制剂及其提取物对子宫及胃肠平滑肌均表现为兴奋作用,大剂量可致痉挛性收缩。

其他止血药见表9-24。

表9-24 其他止血药

药名	性味	归经	功效	主治	用量/g	备注
大蓟	苦、甘 凉	心、肝	凉血止血 解毒消痈	血热妄行,咯血衄血 热毒痈肿,湿热黄疸	10～15	外用适量。小蓟功效与大蓟相似,善治下焦湿热
地榆	苦、酸涩 微寒	肝 大肠	凉血止血 解毒敛疮 清热燥湿	血热出血,尤宜下焦 痈疽疔毒,水火烫伤 湿热血痢,湿疹湿疮	10～15	外用适量。生用解毒敛疮;炒炭止血
槐花	苦 微寒	肝 大肠	凉血止血 清肝泻火	血热吐衄,便血痔血 肝火目赤,头胀眩晕	6～15	外用适量。凉血生用;止血炒用
侧柏叶	苦、涩 微寒	肺、肝 脾	凉血止血 化痰止咳 养血生发	血热吐衄,便血崩漏 肺热咳喘,痰稠难咳 血热脱发,须发早白	10～15	外用适量。生用化痰;炒炭止血
白茅根	甘,寒	肺、胃 膀胱	凉血止血 清热利尿 清肺胃热	血热妄行,吐血衄血 热淋水肿,小便不利 肺胃热盛,咳嗽呕吐	15～30 鲜品加倍	多生用,止血亦可炒炭用
茜草	苦,寒	肝	凉血化瘀 止血通经	血热妄行,吐血衄血 血瘀经闭,跌打损伤	10～15	生用活血通经;炒用则偏于止血
血余炭	苦,平	肝、胃	收敛止血 化瘀利尿	各种出血,咯血衄血 血淋涩痛,小便不利	6～10	外用适量。研末吞服,每次1.5～3g
艾叶	苦、辛 温	肝、脾 肾	温经止血 散寒止痛	经寒不调,崩漏下血 腹中冷痛,宫寒不孕	3～10	外用适量。散寒止痛生用;止血炒用
藕节	甘、涩 平	肝、肺 胃	收敛止血	各种出血,咯血衄血	10～15	

案例 9-24

陈某,女,16岁。皮肤出现斑点一天。患者4天来自觉劳累后疲乏头晕,今晨解暗红色糊状血便三次,全身遍布出血点与青紫块,口吐红粉色液,齿龈渗血,头昏,面色苍白,舌质淡、舌尖红,脉虚数。西医诊断为血小板减少性紫癜。

思考问题

中医如何辨证用药?

答案提示

本病例属血热迫血妄行证,治宜清热凉血,泻火解毒。以犀角地黄汤加减治之。前2剂加仙鹤草、白茅根、川连、焦山栀、侧柏炭。2剂后齿、鼻出血止,汗出,舌质淡、脉数。去侧柏炭、川连,加陈棕炭、党参调治而愈。

第13节 补 益 药

凡以补气血阴阳为主要作用,治疗各种虚证的药物,称补益药,亦称补虚药或补养药。根据各种药物功效及其主治证候的不同,将其分为补气药、补血药、补阴药、补阳药四类。

一、补 气 药

凡以补气为主要作用,治疗气虚证的药物,称补气药。本类药物主要适用于气虚所致神疲乏力、少气懒言、易出虚汗及中气下陷、气虚欲脱、血行无力、气不化津、血失统摄等病证。

人 参

为五加科植物人参 Panax ginseng C. A. Mey. 的根。主产于东北,山东、山西、湖北等地亦有生产。栽培者称"园参",野生者称"山参",朝鲜产者称"高丽参"。根据加工、炮制方法不同,又有"生晒参"、"红参"、"糖参"、"白参"等称谓。切片或粉碎用。

[性味归经] 甘,微苦,平。归心、肺、脾经。

[功效主治]

1. 大补元气 用治元气虚极欲脱,症见汗出肢冷、脉微欲绝,可大剂量单用或与附子等同用;气阴两伤之虚脱兼见汗出身暖、渴喜冷饮,常与麦冬、山茱萸、五味子同用;元气不足所致四肢不温、精神萎靡、阳痿宫冷等,常与鹿茸、巴戟天、紫河车等同用。

2. 补脾益肺 用治气虚失摄,血不循经之吐血、衄血、崩漏,常与黄芪、白术等同用;脾虚食少、腹胀便溏、神疲乏力,常与白术、茯苓同用,如四君子汤;脾气下陷、内脏下垂者,常与升麻、柴胡、黄芪、白术等同用,如补中益气汤;肺气虚弱所致咳嗽声低、气短,常与黄芪、桑白皮、五味子等同用;肺虚久咳,常与五味

子、款冬花、贝母等同用。

3. 生津 用治热伤气津,汗多口渴,常与生石膏、知母等同用,如白虎加人参汤;内热消渴所致引饮无度,常与天花粉、麦冬、葛根等配伍。

4. 安神益智 用治心气不足所致心悸怔忡、胸闷气短、失眠多梦,常与酸枣仁、柏子仁、黄芪、夜交藤等配伍。

[用法用量] 煎服,5～10g。宜文火另煎,单服或兑服。

[使用注意] 反藜芦、畏五灵脂。

[药理研究] 人参含30余种人参皂苷及多糖、挥发油、黄酮、多种维生素及20余种微量元素等。人参具有强心苷样作用,对冠状动脉、脑、眼底等周围动脉有扩张作用;小剂量升压,大剂量降压。人参皂苷有降血脂及抗动脉粥样硬化作用;能调节中枢神经系统兴奋与抑制过程,使之恢复平衡;能提高NK细胞活性和干扰素的产生;能提高耐缺氧能力和增强机体适应能力,具有抗疲劳、抗应激、抗突变、抗肿瘤及降血糖等作用;并能刺激低下的生理功能,减少自由基对细胞的损伤,推迟细胞衰老以延长寿命。

黄 芪

为豆科植物蒙古黄芪 Astragalus membranaceus (Fisch.) Bge. var. mongholicus (Bge.) Hsiao 或膜荚黄芪 Astragalus membranaceus (Fisch.) Bge. 的根。主产于内蒙古、黑龙江、山西等地。春秋二季采挖,除去须根及根头,晒干,切片,生用或蜜炙用。

[性味归经] 甘,微温。归肺、脾经。

[功效主治]

1. 补气升阳 用治脾气虚弱,倦怠乏力,食少便溏者,可单用熬膏服,或与党参、白术等补气健脾药配伍;中气下陷所致久泻脱肛、阴挺、内脏下垂等,常与人参、白术、升麻、柴胡等同用,如补中益气汤。

2. 补气摄血 气不摄血的吐、衄、崩漏、便血、紫癜,常与人参、白术等同用,如归脾汤。

3. 补气利水 气虚水肿,常与白术、陈皮、茯苓等同用。

4. 补气行滞 用治气虚血瘀所致肌肤麻木不仁,常与桃仁、当归、川芎、牛膝等配伍;中风偏瘫、半身不遂,常与地龙、红花、当归、川芎等配伍;胸痹心痛,常与丹参、瓜蒌壳等同用。

5. 益卫固表 用治气虚不固的自汗,常与牡蛎、浮小麦、麻黄根等配伍;卫表不固,易感外邪者,常与白术、防风等配伍,即玉屏风散。

6. 托毒生肌 用治气血不足,脓成不溃者,常与当归、川芎、升麻、穿山甲等同用;疮疡溃后久不收口、脓水清稀,常与白芍、当归、丹参、天花粉等同用。

[用法用量] 煎服,10～15g。补气升阳蜜炙用;托毒排脓宜生用。

[药理研究] 本品含苷类、多糖、黄酮、氨基酸等。黄芪多糖能增强单核吞噬细胞系统的吞噬功能，对正常机体的抗体生成功能、正常人和肿瘤患者的淋巴细胞转化率有明显促进作用。黄芪皂苷对心肌有正性肌力作用，与强心苷类药物作用相似，并能扩张冠状动脉和降压。黄芪多糖有抗疲劳、抗缺氧、抗肿瘤、抗辐射、保肝护肝、防止肝纤维化及延缓衰老等作用。黄芪煎剂对多种病毒有抑制作用。

党 参

为桔梗科植物党参 *Codonopsis pilosula* (Franch.) Nannf. 或素花党参 *Codonopsis pilosula* Nannf. var. *modesta*（Nannf.）L. T. Shen 或川党参 *Codonopsis tangshea* Oliv. 的根。主产于山西、陕西、甘肃等地。秋季采挖，洗净，晒干，切厚片，生用。

[性味归经] 甘，平。归脾、肺经。

[功效主治]

1. 益气 用治脾虚食少、纳呆便溏、倦怠乏力等，常与茯苓、白术等同用；气虚下陷而见脱肛、阴挺等，常与黄芪、升麻、白术等配伍；肺气不足所致气短喘咳、声音低微，可与黄芪、五味子等同用。

2. 补血 用治气血两虚之面色萎黄、头昏心悸等，常与熟地黄、黄芪、当归等同用，如八珍汤。

3. 生津 用治热伤气津，心烦口渴，常与生石膏、竹叶、麦冬、五味子等同用。

[用法用量] 煎服，10～30g。

[使用注意] 反藜芦。

[药理研究] 本品含果糖、菊糖等糖类，党参苷、丁香苷等苷类，胆碱、烟酸等生物碱，甾醇及挥发油等。党参多种制剂，多种成分能对抗多种实验性大鼠胃溃疡的发生，连续给药能促进溃疡愈合，且呈量效关系。党参煎剂可使吞噬细胞的数量增加，网状内皮系统的吞噬功能增强；并对脑膜炎双球菌、白喉杆菌、大肠杆菌、副大肠杆菌等有一定抑制作用。党参提取液能显著缩短左室舒张早期充盈时间，明显增加左室收缩功能和心输出量，改善心脏功能，降低心肌耗氧量。党参注射液静脉滴注对兔晚期失血性休克的血压有明显回升作用，并能延长其存活时间；能抑制兔体外血栓形成，改善微循环，使微血管开放数目增多，管径增粗。

白 术

为菊科植物白术 *Atractylodes macrocephala* *Koidz*. 的根茎。主产于浙江、安徽、湖南等地。冬季采收，烘干或晒干，除去须根，切厚片，生用或土炒、麸炒用。

[性味归经] 苦、甘，温。归脾、胃经。

[功效主治]

1. 益气健脾 用治脾气虚所致食少腹胀、大便溏泻，常与党参、茯苓等同用，如四君子汤。

2. 燥湿利水 用治脾虚水饮内盛所致眩晕心悸、水肿尿少，常与桂枝、茯苓、泽泻等同用，如苓桂术甘汤；脾虚湿盛之泄泻，常与陈皮、法夏、茯苓等同用。

3. 止汗 用治表虚自汗，常与黄芪、防风等同用，即玉屏风散；阴虚盗汗，常与黄芪、石斛、牡蛎、浮小麦等同用。

4. 安胎 用治气血亏虚所致滑胎、胎动不安，常与人参、黄芪、砂仁等同用；肾虚胎元不固者，常与桑寄生、杜仲等配伍。

[用法用量] 煎服，6～12g。燥湿利水生用，益气健脾炒用。

[使用注意] 阴虚火旺者忌用。

[药理研究] 白术含挥发油，油中主要成为苍术醇、苍术酮，以及白术内酯、氨基酸等。白术对胃应激性溃疡有显著抑制作用。其煎剂能促进小鼠的胃肠运动；对大鼠、兔和狗均有显著利尿作用；能增强网状内皮系统吞噬功能，提高淋巴细胞转化率和自然玫瑰花结形成率，促进细胞免疫功能。此外，本品还有保肝、利胆、抗凝、降血糖及抑菌作用。

甘 草

为豆科植物甘草 *Glycyrrhiza uralensis* Fisch. 或胀果甘草 *Glycyrrhiza inflata* Bata. 或光果甘草 *Glycyrrhiza glabra* L. 的根及根茎。主产于内蒙古、甘肃、新疆、青海、宁夏等地。春、秋采挖，以秋季最佳。除去须根，晒干，切厚片，生用或蜜炙用。

[性味归经] 甘，平。归心，肺，脾、胃经。

[功效主治]

1. 益气补中 用治脾气虚所致倦怠乏力、食少便溏者，常与人参、党参、白术、茯苓配伍。

2. 祛痰止咳 用治咳喘，单用有效，亦可随证配伍。风寒咳嗽，配麻黄、杏仁等药；风热咳嗽，配桑叶、菊花等药；湿痰咳嗽，配茯苓、半夏等药；肺燥咳嗽，配桑叶、麦冬等药。

3. 清热解毒 用治热毒疮疡，常与金银花、连翘同用；咽喉肿痛，常与桔梗、射干同用；各种药物、食物中毒，可单用，亦可与绿豆、金银花等同用。

4. 缓急止痛 用治筋脉失养所致脘腹及四肢挛急作痛，常与白芍同用；肢体拘挛转筋，常与木瓜、白芍同用。肝郁胁痛，常与柴胡、白芍、当归等同用；脾胃虚寒，营血不能温养，常配桂枝、白芍、饴糖等。

5. 调和诸药 用于药性峻猛的方剂中，以减轻或缓和药物的偏性和毒性，又可调和脾胃。与附子、干姜同用，能缓和姜、附之温燥；与生石膏、知母同用，能缓和二者之寒凉。

[用法用量] 煎服，3～10g。清热解毒宜生用；补中缓急宜炙用。

[使用注意] 不宜与海藻、甘遂、大戟、芫花同用。

[药理研究] 甘草所含甘草皂苷为甘草酸的钾、钙盐,甘草酸水解后为葡萄糖醛酸和甘草次酸。甘草所含黄酮类化合物有甘草苷、甘草苷元等。甘草有盐皮质激素和糖皮质激素样作用,大剂量时糖皮质激素样作用不明显,只呈现盐皮质激素样作用。甘草中黄酮苷类物质对大鼠实验性溃疡有明显保护作用。甘草皂苷能明显减少大鼠实验性溃疡发生率。甘草提取物具有抗炎、解痉、促进胰腺分泌、保肝、降脂、抑制血小板聚集、抗心律失常、抗氧化、止咳平喘和祛痰作用。甘草次酸有明显的中枢性镇咳作用,大剂量的甘草次酸可使小鼠呼吸抑制。

其他补气药见表9-25。

表9-25　其他补气药

药名	性味	归经	功效	主治	用量/g	备注
西洋参	甘,凉	脾、肺心、肾	补气养阴清热生津	气阴两虚,乏力口渴肺虚久咳,烦倦口渴	3~6	反藜芦,另煎兑服
太子参	甘,微苦平	脾、肺	补气生津	脾虚倦怠,食欲缺乏气虚津伤,心悸燥咳	10~30	反藜芦
山药	甘,平	脾、肺肾	补脾养胃生津益肺补肾安神	脾气虚弱,乏力少食肺虚咳喘,内热消渴肾虚遗精,尿频带下	15~30	健脾麸炒用;生津生用
刺五加	甘,微苦温	脾、肾肺、心	益气健脾补肾安神	脾虚食少,乏力倦怠腰膝酸软,失眠健忘	10~30	阴虚内热慎用
大枣	甘,温	脾、胃	补中益气养血安神缓和药性	脾胃虚弱,乏力便溏妇人脏燥,心神不安制约峻猛和毒药药性	10~30	

案例9-25

姜某,女,56岁。以心悸气短2年为主诉于1997年12月20日来诊。该患者2年前出现乏力、气短,继之心跳缓慢,心慌不适,西医诊断为病窦综合征。用阿托品后脉搏增至62次/分,但停药后即减慢如前,就诊时有胸闷、面色少华、四肢不温、舌淡等。查心率42次/分,心律不齐。舌淡,脉结代。心电图为窦性心动过缓,伴频发房性期前收缩。

思考问题

中医如何辨证用药?

答案提示

证属气阴两虚,心阳不振。治宜益气养阴,温通心阳。投以红参、生地黄、麦门冬各10g,干姜6g,吴茱萸、附子各3g,甘草15g。

按语:心气阴两虚,心神失养,则见心悸、乏力、胸闷、气短;阳气不足则面色少华、四肢不温、舌淡;气阴两虚,运血无力则脉结代。

二、补　血　药

凡以补血为主要作用,治疗血虚证的药物,称补血药。本类药物主要适用于心肝血虚所致肤色无华、心悸怔忡、失眠健忘、头昏耳鸣、月经后期、经血量少色淡等病证。补血药大多滋腻黏滞,凡湿浊中阻、脘腹胀满者不宜服用。脾胃虚弱者,可配伍健脾消食药同用。

熟　地　黄

为玄参科植物地黄 Rehmannia glutinosa Libosch. 的块根。我国大部分地区均产,主产于河南、浙江、陕西、山西、江苏等地。由生地黄加工炮制而成。切片用或炒炭用。

[性味归经] 甘,微温。归肝、肾经。

[功效主治]

1. 补血养阴　用治血虚所致面色萎黄、眩晕心悸,常与当归、白芍、酸枣仁等同用;月经后期或量少色淡,可与当归、黄芪、阿胶、川芎等配伍;肝阴不足之双目干涩、视物昏花,常与枸杞子、菊花等同用。

2. 填精益髓　用治肾精不足之腰膝酸软、眩晕耳鸣、须发早白,常与制首乌、枸杞子、山茱萸、山药等同用。

[用法用量]　煎服,10~30g。清热凉血用鲜地黄;滋阴生津用生地黄;养血填精用熟地黄。

[使用注意]　本品甘润黏腻,凡脘腹胀满,食少便溏者忌用。

[药理研究]　本品含梓醇、地黄素、甘露醇、维生素A类物质、糖类、氨基酸等。地黄具有对抗地塞米松对垂体-肾上腺皮质系统的抑制作用,并能促进肾上腺皮质激素的合成。熟地能增强细胞免疫功能和红细胞膜的稳定性。动物实验证明,地黄具有促进机体淋巴细胞的转化和增加T淋巴细胞数量的作用,并能增强单核-吞噬细胞系统的吞噬功能,特别对免疫功能低下者作用更为明显。地黄浸膏能使蛙心收缩力量显著增强,对衰弱的心脏作用更显著。但大剂量使蛙心中毒,对心脏有明显抑制作用,使心跳变慢,血压下降。

当 归

为伞形科植物当归 *Angelica sinensis*（Oliv.）Diels 的根。主产于甘肃、陕西、四川、湖北、云南等地。秋末采挖，除尽芦头、须根，待水分稍蒸发后按大小粗细分别捆成小把，用微火熏干或用硫磺烟熏，防霉防蛀，切片生用，或经酒拌、酒炒用。

[性味归经] 甘、辛，温。归肝、心、脾经。

[功效主治]

1. 补血调经 用治血虚所致面色萎黄、头昏心悸、月经不调、痛经闭经等，常与熟地黄、白芍、川芎等同用，如四物汤。

2. 活血止痛 用治跌打损伤，瘀血肿痛，常与乳香、没药、桃仁、红花等同用；寒滞经络之痹痛麻木，常与川芎、桂枝、羌活、细辛等配伍。

3. 润肠通便 用治血虚津亏所致肠燥便秘，常与肉苁蓉、牛膝、枳壳、升麻同用。

[用法用量] 煎服，5～15g。补血用当归身，活血用当归尾。

[使用注意] 本品滑肠，湿盛中满，大便溏泻者慎用。

[药理研究] 本品含挥发油，藁本内酯为其主要成分。另有当归多糖、阿魏酸、维生素、多种氨基酸等。当归对子宫具有"双向性"作用，非挥发性成分使子宫兴奋，而挥发油则对子宫呈抑制作用。所含挥发油可使心脏收缩幅度及收缩频率明显受抑，血压下降，心肌耗氧量下降，并对心肌缺血有明显保护和抗心律失常作用。当归煎剂及其所含阿魏酸能抑制血小板聚集而能抗血栓形成。当归多糖可使白细胞和网织红细胞增加，有促进血红蛋白及红细胞生成作用；对机体非特异性免疫功能有明显促进作用，能增强巨噬细胞的吞噬功能和促进淋巴细胞转化；并具有抗辐射损伤、抗炎、镇痛及保肝作用。当归煎剂对大肠杆菌、伤寒杆菌、痢疾杆菌、白喉杆菌、金黄色葡萄球菌、绿脓杆菌等有抑制作用。

白 芍

为毛茛科植物芍药 *Paeonia lactiflora* Pall. 的根。主产于浙江、四川、安徽等地。夏秋季采挖，去净泥土和支根，去皮，沸水浸或略煮至受热均匀，晒干。用时润透切片。一般生用或酒炒或清炒用。根据加工方法不同，分"生白芍""炒白芍""酒炒白芍""土炒白芍"和"焦白芍"。

[性味归经] 苦、酸，微寒。归肝、脾经。

[功效主治]

1. 养血调经 用治肝血亏虚所致面色苍白、爪甲不荣、眩晕心悸，常与制首乌、当归、阿胶等同用；月经不调，痛经崩漏，常与当归、熟地黄、川芎等配伍，如四物汤。

2. 平肝止痛 用治肝阴不足、肝阳上亢所致头晕头痛、胁肋疼痛，常与生地、柴胡、白芍、龙骨、牛膝等同用；肝旺乘脾所致腹痛泄泻，常与白术、陈皮、防风等同用，如痛泻要方；痢疾腹痛，常与木香、黄连等同用。

3. 敛阴止汗 用治阴虚盗汗，常与生地、五味子、浮小麦同用；气虚自汗，常与黄芪、白术等配伍；营卫不和，表虚有汗，常与桂枝同用，如桂枝汤。

[用法用量] 煎服，5～15g。平肝、敛阴生用；养血调经炒用。

[使用注意] 反藜芦。

[药理研究] 白芍含芍药苷、挥发油、苯甲酸、脂肪油、蔗糖、淀粉、蛋白质等。白芍总苷能促进小鼠腹腔巨噬细胞的吞噬功能，可使处于低下状态的细胞免疫功能恢复正常。其芍药苷具有解痉作用，能抑制小肠自发收缩，降低其紧张性；能扩张冠状动脉；能明显抑制催产素引起的子宫收缩。本品提取物有抗炎、镇痛、降温、抗惊厥、保肝及抗菌、抗病毒作用。

何 首 乌

为蓼科植物何首乌 *Polygonum multiflorum* Thunb. 的块根。我国大部分地区有出产。秋后茎叶枯萎时或次年未萌芽前掘出其块根，削去两端，洗净，切片，晒干，称生首乌；若以黑豆煮汁拌蒸，晒后变为黑色，称为制首乌。

[性味归经] 甘、涩，微温。归肝、肾经。

[功效主治]

1. 补益精血、固肾乌须 用治血虚所致眩晕心悸、失眠健忘，常与熟地黄、当归、酸枣仁、白芍等配伍；精血亏虚，腰酸眩晕、须发早白，常与枸杞子、杜仲、菟丝子、当归配伍；肾精不足所致筋骨痿软、腰膝无力，常与桑葚、熟地黄、杜仲等同用。

2. 润肠通便 用治血虚津亏所致肠燥便秘，常与当归、火麻仁、肉苁蓉等同用。

3. 解毒截疟 用治体虚久疟，气血耗伤者，常与人参、当归等同用；湿热风毒所致遍身疮肿痒痛、黄水淋漓、肌肉溃烂，常与防风、荆芥、金银花、苦参同用。

[用法用量] 煎服，10～30g。补益精血用制首乌；解毒、润肠用生首乌。

[使用注意] 本品滑润，大便溏泻者慎用。

[药理研究] 首乌含蒽醌类化合物大黄酚、大黄素、大黄酸以及卵磷脂等。何首乌能从胆固醇的吸收、代谢等多方面防治高脂血症及动脉粥样硬化；并能降低血液的高凝状态。所含大黄酚能促进肠管运动而起致泻作用。实验提示本品能延长细胞寿命而起延缓衰老作用。何首乌有促进肾上腺皮质功能、保肝及增加肝糖原作用；通过提高胸腺核酸和蛋白质含量，有促进胸腺细胞增生，达到延缓老年大鼠胸腺年龄性退化的作用。

其他补血药见表9-26。

表 9-26　其他补血药

药名	性味	归经	功效	主治	用量/g	备注
阿胶	甘,平	肺、肝肾	补血止血 滋阴润肺	各种血虚,诸种出血 肠燥便秘,阴虚燥咳	5～15	烊化冲服,止血常用阿胶珠,可以同煎
龙眼肉	甘,温	心、脾	养血安神 补益心脾	血虚失眠,多梦健忘 心脾两虚,心悸纳差	10～15	
紫河车	甘、咸温	心、肺肾	益气养血 温肾补精	血少精亏,不孕少乳 阳痿遗精,腰酸耳鸣	1.5～3	研末或装胶囊吞服;或鲜品煨食

案例 9-26

　罗某,男,75 岁。长期便秘来诊。患者素有胃疾。大便干结,数日 1 行,面色无华,头晕目眩,心悸气短,健忘,口唇色淡,舌淡苔白,脉细。

思考问题

　中医如何辨证用药?

答案提示

　此乃血虚便秘之证。治宜养血润燥。以当归 15g,生地 12g,麻仁 12g,桃仁 10g,枳壳 12g 治之。3 剂,水煎服。每日 1 剂,早晚分服。

按语:血虚肠道失润则大便干结,数日 1 行。面色无华,头晕目眩,心悸气短,健忘,口唇色淡,舌淡苔白,脉细,均为血虚失荣之征。

三、补阴药

　凡以滋养阴液,生津润燥为主要作用,治疗阴虚证的药物,称补阴药或养阴药、滋阴药。本类药物主要适用于阴液亏虚所致咽干口燥、便秘尿黄及阴虚内热所致五心烦热、潮热盗汗等病证。其药物大多有一定滋腻性,凡脾胃虚弱、痰湿内阻、腹胀便溏者慎用。

沙　参

　沙参分为北沙参和南沙参两种。北沙参为伞形科植物珊瑚菜 Glehnia littoralis Fr. Schmidt ex Miq. 的根。主产于山东、福建、江苏等地。南沙参为桔梗科植物轮叶沙参 Adenophora tetraphylla (Thunb.) Fisch. 或沙参 Adenophora stricta Miq. 的根。主产于安徽、江苏、浙江等地。切段生用。

　[性味归经]　甘,微寒。归肺、胃经。

　[功效主治]

　1. 养阴清肺　用治燥热伤肺所致干咳少痰、口干咽燥,常与麦冬、天花粉配伍;肺阴不足之痨嗽,咳痰咯血,常与贝母、知母、麦冬等同用。

　2. 益胃生津　用治胃阴不足所致口燥咽干,常与生地黄、麦冬等配伍。

　[用法用量]　煎服,10～15g。鲜品 10～30g。

　[使用注意]　两种沙参功用相似。北沙参长于滋阴润肺;南沙参长于清肺化痰。反藜芦。

　[药理研究]　北沙参含挥发油、多糖、生物碱及多种香豆素类化合物等。北沙参水浸液低浓度时加强心脏收缩,高浓度时抑制心脏收缩。其挥发油有解热镇痛作用。北沙参多糖具有免疫抑制作用。

　南沙参含蒲公英萜酮、胡萝卜苷、三萜皂苷和淀粉等。杏叶沙参煎剂可提高细胞免疫和非特异性免疫,且可抑制体液免疫,有调节免疫平衡作用。南沙参煎剂有祛痰作用。

麦　冬

　为百合科植物麦冬 Ophiogon japonicus (Thunb.) Ker-Gawl. 的块根。主产于四川、浙江、湖北、云南等地。夏季采挖,反复曝晒,堆置,至七八成干,除去须根,干燥,打破生用。

　[性味归经]　甘、微苦,微寒。归心、肺、胃经。

　[功效主治]

　1. 养阴润肺　用治燥热伤肺所致鼻燥咽干、干咳痰黏,常与桑叶、沙参、玉竹、瓜蒌等同用;肺肾阴虚所致痨嗽咯血,常与天冬、生地黄等配伍。

　2. 益胃生津　用治内热消渴、舌干少津者,常与天花粉、乌梅、北沙参、玉竹、玄参等同用;胃气阴两伤出现虚热烦渴、呃逆、饥不欲食者,常与人参、生地、竹茹、枇杷叶等同用。

　3. 清心除烦　用治阴虚火旺所致心烦失眠、健忘多梦,常与生地、玄参、酸枣仁、柏子仁等配伍,如天王补心丹;邪热扰心所致心烦不寐,神昏谵语,常与水牛角、生地、丹参、黄连等同用。

　[用法用量]　煎服,6～12g。

　[使用注意]　脾虚便溏及外感风寒咳嗽忌用。

　[药理研究]　本品含多种甾体皂苷,各种类型多聚糖及单糖糖苷和黄酮等。麦冬注射液能显著提高心肌收缩力和心脏泵血功能并具有抗休克和抗心律失常作用。麦冬煎剂有胃肠推进作用。其提取物有抗缺氧、增强免疫、降血糖及抗脂质过氧化作用。麦冬皂苷、麦冬煎剂及麦冬粉对白色葡萄球菌、枯草杆菌、大肠杆菌及伤寒杆菌有抑制作用。

枸　杞　子

为茄科植物宁夏枸杞 *Lycium barbarun* L. 的成熟果实。主产于宁夏、甘肃、青海、新疆等地。夏秋二季果实呈橙红色时采收，晾至皮皱后，再晒至外皮干硬，果肉柔软，生用。

[性味归经]　甘，平。归肝、肾、肺经。

[功效主治]

1. 滋补肝肾　用治肾精亏虚所致腰膝酸软、遗精滑泄，常与熟地黄、菟丝子、杜仲等同用。

2. 益精明目　用治肝血亏虚所致视物模糊、昏花夜盲，常与熟地黄、山药、菊花等同用，如杞菊地黄丸。

[用法用量]　煎服，6～12g。亦可熬膏、浸酒或入丸散。

[使用注意]　脾虚便溏慎用。

[药理研究]　本品含甜菜碱、枸杞多糖、胡萝卜素、硫胺素、核黄素、烟酸、抗坏血酸、多种微量元素及多种氨基酸。枸杞具有雌激素样作用，能使实验动物子宫增重。枸杞水提取物及枸杞多糖不仅对单核-吞噬细胞系统吞噬功能有明显增强作用；而且对细胞免疫及体液免疫功能亦有促进作用；并有降血糖、降血脂、抗脂肪肝、抗氧化、延缓衰老及生长刺激作用。

百　合

为百合科植物百合 *Lilium brownii* F. E. Brown var. *Viridulum* Baker 或细叶百合 *Lilium pumilum* DC. 的肉质鳞叶。全国大部分地区均产。主产于湖南、浙江、四川等地。秋季采挖。洗净，剥取鳞片，置沸水中略烫，干燥，生用或蜜炙用。

[性味归经]　甘，寒。归肺、心、胃经。

[功效主治]

1. 养阴润肺　用治阴虚肺燥有热之干咳少痰、咯血或咽干喑哑等症，常与款冬花、麦冬为伍；痰热灼伤肺津所致痰黏不爽，常与贝母、黄芩等同用；燥邪伤肺所致干咳少痰，常与百部、桑叶等同用；肺肾阴虚所致久咳痨嗽咯血，常与麦冬、生地黄、玄参、桔梗、贝母等同用，如百合固金汤。

2. 清心安神　用治热病伤阴所致虚烦失眠，常与知母、麦冬、生地黄、酸枣仁等同用，如百合知母汤、百合地黄汤。

[用法用量]　煎服，6～12g。清心生用，润肺炙用。

[药理研究]　百合含酚酸甘油酯、糖苷、生物碱及微量元素等。本品水提物有止咳、祛痰、平喘、镇静、抗过敏、耐缺氧及强壮作用。

其他补阴药见表 9-27。

表 9-27　其他补阴药

药名	性味	归经	功效	主治	用量/g	备注
玉竹	甘，微寒	肺、胃	养阴润燥 生津止渴	阴虚肺燥，干咳少痰 肺胃阴伤，烦热口渴	10～15	
黄精	甘，平	肺、脾 胃	养阴润肺 健脾益气 补益肾精	阴虚肺燥，干咳少痰 脾胃虚弱，倦怠食少 肾虚精亏，腰酸早衰	10～15	
石斛	甘，微寒	胃、肾	养阴清热 益胃生津	津伤烦渴，口燥咽干 胃阴不足，食少呃逆	10～15	
天冬	甘、苦 寒	肺、肾	养阴润燥 清肺生津	咽干口渴，肠燥便秘 肺燥阴伤，干咳痰黏	10～15	脾虚湿盛者忌用
桑葚	甘、酸 寒	肝、肾	滋阴补血 生津润燥	须发早白，眩晕耳鸣 津伤口渴，肠燥便秘	10～15	脾胃虚寒及腹泻者忌用
女贞子	甘、苦 凉	肝、肾	滋补肝肾 乌须明目	眩晕耳鸣，腰膝遗精 视力减退，须发早白	6～12	黄酒拌后蒸制，可增强滋补肝肾作用
鳖甲	咸，寒	肝、肾	滋阴潜阳 退热除蒸 软坚散结	阴虚阳亢，眩晕风动 阴虚发热，骨蒸盗汗 胸腹痞块，癥瘕积聚	10～24	滋阴潜阳生用；软坚散结醋炙用。先煎
龟板	甘、咸 寒	肝、肾 心	滋阴潜阳 益肾健骨 养血补心	阴虚内热，虚风内动 肾精不足，发育不良 惊悸失眠，健忘骨蒸	10～24	宜砂炒醋淬，打碎先煎。孕妇忌用

案例 9-27

刘某,男,52岁,干部。以上腹胀痛6年,加重1个月为主诉就诊。该患者6年来,反复出现上腹部胀满隐痛,伴烧灼感、嗳气、食欲缺乏,每于进食硬物则加重。多次胃镜检查诊断为萎缩性胃炎,先后服用多种中西药物治疗,症状反复发作,时轻时重。1个月前症状复发。常感胃脘隐痛,胀满不舒,饭后加重,伴烧灼感、嗳气,睡眠差,纳差口干,大便干。查形体消瘦,面色萎黄,舌红,苔薄少,脉细弱。胃镜检查示慢性萎缩性胃炎,伴幽门螺旋杆菌感染。

思考问题

中医如何辨证用药?

答案提示

证属气阴两虚,脾胃失和。治宜益气养阴,健脾和胃。投以党参15g,白术15g,麦冬15g,石斛15g,白芍15g,沙参15g,黄精15g,佛手10g,乌梅10g,鸡内金10g,炙甘草8g。

按语: 脾胃为升降之枢,燥湿相济、升降相宜。饮食失节,脾胃运化失职,升降失和,则胀满隐痛,纳差食少;气血生化不足,则形体消瘦,面色萎黄;胃阴不足,失于濡润,故胃脘有烧灼感、口干便干;胃不和则卧不安,故睡眠差。舌红,苔少,脉细弱,为气阴不足之征。

四、补 阳 药

凡以补助人体阳气为主要作用,治疗阳虚病证的药物,称为补阳药,又称壮阳药或助阳药。本类药物主要适用于阳气不足所致形寒肢冷、面色㿠白、神疲自汗及阳气欲脱等病证。补阳药性多燥烈,易助火伤阴,故阴虚火旺者忌用。

鹿 茸

为鹿科动物梅花鹿 Cervus nippon Temminck 或马鹿 Cervus elaphus Linnaeus 的雄鹿未骨化密生茸毛的幼角。主产于东北长白山区、甘肃、内蒙古、新疆、云南、西藏等地。夏秋两季雄鹿长出的新角尚未骨化时,将角锯下或用刀砍下,用时燎去毛,切片后阴干或烘干入药。

[性味归经] 甘、咸,温。归肾、肝经。

[功效主治]

1. 补肾阳、益精水、强筋骨 用治肾阳不足所致阳痿早泄、宫冷不孕、月经不调,可单用研末,亦可与人参、仙茅、巴戟天、肉苁蓉、肉桂等配伍;肝肾不足所致筋骨痿软、小儿发育迟缓,常与熟地黄、山茱萸、杜仲、牛膝配伍。

2. 调冲任 用治冲任不固所致崩漏不止、带下过多,常与乌贼骨、当归、阿胶、狗脊、白蔹等同用。

3. 托疮毒 用治阴疽久溃不敛、脓出清稀者,常与黄芪、当归、肉桂等同用。

[用法用量] 研末冲服或入丸散服,1~2g,分3次服。

[使用注意] 阴虚内热及外感实热忌用。

[药理研究] 鹿茸含雌二醇、胶质、胆固醇、维生素A和50.13%的氨基酸,其中甘氨酸最为丰富。中等剂量鹿茸精可使心脏收缩幅度加大,心率加快,心输出量增加。鹿茸提取物能促进核酸和蛋白质合成。临床研究表明,鹿茸精对创伤引起的神经功能障碍有促进恢复的作用;并具有抗应激、抗脂质过氧化和促性腺激素样作用。鹿茸多糖可增强单核-吞噬细胞系统的吞噬功能。

冬 虫 夏 草

为麦角菌科真菌冬虫夏草菌 Cordyceps sinensis (BerK.) Sacc. 寄生在蝙蝠蛾科昆虫蝙蝠蛾幼虫上的子座及幼虫尸体的复合体。主产于四川、青海、云南等地。初夏子座出土,孢子未发散时挖取。晒至6~7成干,除去似纤维状的附着物及杂质,晒干或低温干燥。生用。

[性味归经] 甘,温。归肺、肾经。

[功效主治]

1. 补肾壮阳 用治肾阳不足,肾气亏虚之阳痿遗精、腰膝酸软,常与鹿茸、杜仲、淫羊藿、巴戟天配伍。

2. 补肺平喘 肾不纳气,久咳虚喘,常与人参、补骨脂、蛤蚧、胡桃肉同用。

3. 止血化痰 用治肺虚久咳,痨嗽咯血,常与北沙参、阿胶、贝母、生地等同用。

4. 补虚扶弱 肺卫失固,体虚自汗者,可用本品与鸡、鸭、鱼、猪肉等同炖服。

[用法用量] 煎服,5~10g。或与鸡、鸭、猪肉等炖服。

[药理研究] 本品含粗蛋白、氨基酸、碳水化合物、粗纤维、D-甘露醇及多种微量元素。所含氨基酸多达19种,并以人体必需氨基酸为多。其煎剂对中枢神经系统有镇静、抗惊厥和降温作用;可增强免疫系统功能。虫草醇提取液对兔血小板聚集有明显抑制作用;能扩张支气管;增加心输出量及冠状动脉血流量,有抗心肌缺血和抗心律失常的作用;并有明显降压、抗疲劳、延缓衰老、抗炎、抗肾损及耐缺氧、耐高温及耐低温作用。虫草水提取物能降低血清胆固醇,促进ATP生成;升高血糖,但对正常血糖无影响。虫草对性功能有调节作用,其水提取物有雄激素样作用,并可使血浆皮质醇含量增高。

杜 仲

为杜仲科植物杜仲 Eucommia ulmoides Oliv. 的树皮。主产于四川、云南、贵州、湖北、陕西等地。4~

6月采收,去粗皮堆置"发汗"至内皮呈紫褐色,晒干。切块或丝,生用或盐水炒用。

[性味归经] 甘,温。归肝、肾经。

[功效主治]

1. 补肝肾 用治肾阳不足所致阳痿早泄,滑精遗精,常与人参、巴戟天、菟丝子等配伍;下元虚冷所致遗尿尿频、小便余沥,常与山茱萸、菟丝子、覆盆子、益智仁等同用。

2. 强筋骨 用治肝肾不足所致腰膝酸痛、肢软无力,可单用酒煎服,或与续断、怀牛膝、熟地黄、胡桃肉等同用。

3. 安胎 用治肾虚不固所致胎动不安、习惯性堕胎,常与续断、桑寄生、菟丝子、阿胶等同用。

[用法用量] 煎服,6～10g。

[使用注意] 阴虚火旺者慎用。

[药理研究] 本品含木脂素及其苷类,杜仲醇、杜仲苷等环烯醚萜类及杜仲胶、氨基酸、葡萄糖和无机元素硒等。杜仲能增强机体免疫功能,激活单核吞噬细胞系统的吞噬活性;能对抗氢化可的松引起的免疫抑制作用。其煎剂有中枢镇静、降压和强壮作用;并对金黄色葡萄球菌、大肠杆菌、炭疽杆菌、肺炎球菌有抑制作用。盐炙杜仲对子宫有抑制作用,且对受孕子宫的自主收缩抑制作用增强。

淫 羊 藿

为小檗科植物淫羊藿 *Epimdeium brevicornum* Maxim. 或箭叶淫羊藿 *Epimedium sagitta-tum* (Sieb. et Zucc.) Maxim. 或柔毛淫羊藿 *Epimedium pubescens* Maxim. 等的地上部分。主产于陕西、四川、山西、湖北、辽宁等地。夏、秋季茎叶茂盛时采割,除去杂质,晒干。切丝生用或羊脂油炙用。

[别名] 仙灵脾

[性味归经] 辛、甘,温。归肝、肾经。

[功效主治]

1. 温肾壮阳 用治肾阳不足所致阳痿不举、不育及尿频,单味泡酒即可,亦可与仙茅、巴戟天、枸杞子、熟地等配伍;妇女宫冷不孕,多与鹿茸、仙茅、当归等同用。

2. 强筋骨 用治肝肾亏虚之腰膝酸软、步履艰难,常与巴戟天、杜仲、桑寄生、熟地黄同用。

3. 祛风湿 用治风寒湿痹,筋脉拘挛,常与威灵仙、川芎、桂枝等同用。

[用法用量] 煎服,5～10g。可浸酒、熬膏或入丸散。

[使用注意] 本品燥烈,辛温助火,凡阴虚火旺,阳强易举者忌用。

[药理研究] 本品含黄酮类化合物,尚含木脂素、蒽醌类化合物、生物碱及挥发油等。淫羊藿能增强下丘脑-垂体-性腺轴及肾上腺皮质轴、胸腺轴等内分泌系统的分泌功能,提高尿17-酮皮质类固醇含量;能明显提高性功能,增加性腺重量,提高血浆睾酮含量,促进精液分泌。其提取液能影响"阳虚"模型小鼠DNA合成,调节细胞代谢,促进蛋白合成,促进骨骼生长,明显增加动物体重;对机体免疫功能有双向调节作用。淫羊藿黄酮具有延缓衰老作用,能减少心、肝等组织的脂褐素形成,延长耐冻时间及提高耐缺氧能力。淫羊藿煎剂能显著增加冠状动脉血流量;能降低血压;能促进血小板解聚,降低全血粘度,加快血液循环;对白色葡萄球菌、金黄色葡萄球菌、结核杆菌、脊髓灰质炎病毒和肠道病毒有抑制作用。

其他补阳药见表9-28。

表9-28 其他补阳药

药名	性味	归经	功效	主治	用量/g	备注
海马	甘,温	肾、肝	补肾壮阳 活血散结 消肿止痛	肾虚喘促,阳痿精少 癥瘕积聚,跌扑损伤	1～1.5	研末服,孕妇及火旺者忌用
仙茅	辛,热 小毒	肾、肝	温肾壮阳 强筋骨 祛寒湿	阳痿精冷、遗尿尿频 腰膝酸痛,筋骨痿软 脘腹冷痛,便溏泄泻	3～10	本品燥热伤阴,阴虚火旺者忌用
巴戟天	甘、辛 微温	肝、肾	补肾阳 强筋骨 祛风湿	阳痿早泄,宫冷不孕 筋骨痿软,腰膝冷痛 风湿久痹,屈伸不利	5～10	本品温而不燥,补而不滞
补骨脂	辛、苦 温	肾、脾	补肾壮阳 固精缩尿 温脾止泻 纳气平喘	阳痿早泄,腰膝冷痛 肾虚遗精,遗尿尿频 脾肾阳虚,五更泄泻 肾不纳气,虚寒咳喘	6～15	本品性温燥,阴虚火旺者忌服
益智仁	辛,温	肾、脾	温肾壮阳 固精缩尿 温脾止泻 摄涎止唾	腰膝酸冷,阳痿不举 遗尿尿频,遗精白浊 腹中冷痛,吐泻食少 脾胃虚寒,涎多流涎	3～10	

续表

药名	性味	归经	功效	主治	用量/g	备注
菟丝子	辛、甘 温	肝、肾 脾	补肾固精 养肝明目 温脾止泻	阳痿遗精,宫冷不孕 目昏目暗,视物减退 脾虚失运,泄泻食少	10~15	阴虚火旺、大便燥结、小便 短赤者忌用
沙苑子	甘,温	肝、肾	补肾固精 养肝明目	早泄滑精,尿频带下 目暗不明,眼目昏花	10~15	阴虚火旺及小便不利者 慎用
葫芦巴	苦,温	肾	温肾助阳 祛寒止痛	阳痿滑泄,精冷囊湿 阳虚寒凝,腿膝冷痛	5~10	阴虚火旺或湿热者忌用
肉苁蓉	甘、咸 温	肾 大肠	温补肾阳 益精补髓 润肠通便	阳痿遗精,宫冷不孕 腰膝酸软,筋骨无力 津伤血枯,肠燥便秘	6~10	阴虚火旺、腹泻便溏、实热 便结者忌用
锁阳	甘,温	肝、肾 大肠	补肾助阳 润肠通便	精冷不育,阳痿滑精 精亏血虚,阴虚便秘	6~10	脾虚泄泻、实热便秘忌用
蛤蚧	咸,平	肺、肾	助阳益精 补肺益肾	阳痿不举,遗精泄泻 久咳虚喘,痨嗽咯血	3~10	可以研末服用
续断	苦、辛 微温	肝、肾	补益肝肾 强筋健骨 止血安胎 疗伤续折	阳痿滑泄,遗精遗尿 肾虚腰痛,足膝痿弱 胎动不安,崩漏下血 跌打损伤,骨折肿痛	9~15	崩漏下血宜炒用。风湿热 痹忌用

第14节 固 涩 药

凡以收敛固涩为主要作用,治疗多汗、遗泄滑脱、崩漏带下的药物,称固涩药或收涩药。本类药物根据其作用特点,分收敛止汗、涩肠止泻、涩精缩尿及固崩止带四类。

一、收敛止汗药

凡以收敛止汗为主要作用,治疗汗出不止的药物,称收敛止汗药。本类药物主要适用于气虚肌表不固、津液外泄的自汗及阴不制阳、迫津外泄的盗汗等病证。

麻 黄 根

为麻黄科植物草麻黄 *Ephedra sinica* Stapf. 或中麻黄 *Ephedra intermedia* Schrenk et C. A. Mey. 的根及根茎。主产于河北、甘肃、内蒙古等地。立秋后采挖。剪去须根,干燥切段。生用。

[性味归经] 甘、微涩,平。归肺经。

[功效主治]

固表止汗 用治气虚自汗,常与黄芪、白术、牡蛎同用;阴虚盗汗,常与熟地黄、山茱萸、当归同用;产后虚汗,常与黄芪、当归同用,如麻黄根散。

[用法用量] 煎服,3~10g。

[使用注意] 表邪未解者忌用。

[药理研究] 麻黄根含多种生物碱,如麻黄根素和麻黄根碱,以及麻黄宁和麻黄酚等双黄酮类成分。麻黄根碱、麻黄酚及几种麻黄宁都具有降压作用。其根所含生物碱可使蛙心收缩力减弱,对末梢血管有扩张作用,对肠管、子宫平滑肌有收缩作用。

浮 小 麦

为禾本科植物小麦 *Triticum aestivum* L. 未成熟的颖果。各地均产。收获时,扬起其轻浮干瘪者,或以水淘之,浮起者为佳,晒干。生用,或炒用。

[性味归经] 甘、凉。归心经。

[功效主治]

1. 敛汗益气 阳虚自汗,阴虚盗汗者,均可应用。用治自汗,常与黄芪、牡蛎、麻黄根等同用,如牡蛎散;治盗汗,常与五味子、麦冬、地骨皮同用。

2. 除热 用治骨蒸痨热,常与玄参、麦冬、生地、地骨皮等同用。

[用法用量] 煎服,15~30g。

[使用注意] 表邪未解者忌用。

[药理研究] 浮小麦主含淀粉及酶类蛋白质、脂肪、钙、磷、铁、维生素等。

二、涩肠止泻药

凡以涩肠止泻为主要作用,治疗久泻滑脱的药物,称涩肠止泻药。本类药物主要适用于久泻久痢、大便清稀、脘冷腹痛、喜温喜按等虚寒病证。若属湿热痢疾,则并非所宜。

五 味 子

为木兰科植物五味子 *Schisandra chinensis* (Turcz.) Baill. 或华中五味子 *Schisandra sphenan-thera* Rehd. et Wils. 的果实。前者习称"北五味子",

主产于东北;后者习称"南五味子",主产于西南及长江流域以南各省。秋季果实成熟时采取。晒干,生用或经醋、蜜拌蒸晒干用。

[性味归经] 酸、甘,温。归肺、心、肾经。

[功效主治]

1. 收敛固涩 用治肺虚久咳,常与罂粟壳同用,如五味子丸;自汗盗汗,常与麻黄根、浮小麦、牡蛎等同用;肾虚精关不固遗精滑精,常与桑螵蛸、龙骨、山茱萸等同用;脾肾虚寒久泻不止,可与吴茱萸、补骨脂、肉豆蔻等同用,如四神丸。

2. 益气生津 用治阴虚内热,口渴多饮,常与山药、麦冬、知母、天花粉等同用;热伤气阴,汗多口渴、气短体倦,常与人参、麦冬等同用。

3. 宁心安神 用治阴血亏损所致虚烦心悸、失眠多梦,常与麦冬、生地、酸枣仁、茯神等同用,如天王补心丹。

[用法用量] 煎服,3～6g。研末服,每次 1～3g。

[药理研究] 本品含木脂素类化合物,以及挥发油、苹果酸、维生素C、多糖等物质。五味子对中枢神经系统的影响广泛,能改善人的智力活动;改善视力;改善听力;提高皮肤感受器的分辨力。其提取物能降低谷丙转氨基酶(ALT);明显减少咳嗽并具祛痰作用。五味子能增强细胞免疫功能,对免疫性肾炎呈现抑制作用;能抗氧化,有延缓衰老的作用。

肉 豆 蔻

为肉豆蔻科植物肉豆蔻 Myristica fragrans Houtt. 的成熟种仁。主产于广东、广西、云南等地,印尼、印度、新加坡亦产。冬春两季果实成熟时采收。除去皮壳后,干燥,煨制去油用。

[别名] 肉果 玉果

[性味归经] 辛,温。有小毒。归脾、胃、大肠经。

[功效主治]

1. 涩肠止泻 用治脾肾虚寒所致便溏久泻不止,常与吴茱萸、补骨脂、五味子等同用,如四神丸。

2. 温中行气 用治胃寒胀痛,食少呕吐,常与木香、大枣、半夏、干姜等同用。

[用法用量] 煎服,3～10g。入丸散,每次0.5～1g。宜煨熟去油后用。

[使用注意] 湿热泻痢忌用。

[药理研究] 本品含挥发油、脂肪油、皂苷等。肉豆蔻挥发油能增进胃液分泌及胃肠蠕动,有开胃和促进食欲,消胀止痛功效;对细菌和真菌有抑制作用。肉豆蔻未经炮制去油,或用量过大,可引起中毒,一般不可用生品。中毒轻者,出现幻觉,或恶心、眩晕;重者谵语、昏迷、瞳孔散大、反射消失,甚至死亡。

乌 梅

为蔷薇科植物梅 Prunus mume (Sieb.) Sieb. et Zucc. 的近成熟果实。主产于浙江、福建、四川、云南等地。夏季果实近成熟时采收,低温烘干后焖至皱皮,色变黑时即成。去核生用或炒炭用。

[性味归经] 酸、涩,平。归肝、脾、肺、大肠经。

[功效主治]

1. 涩肠止泻 用治久泻、久痢者,常与罂粟壳、诃子等同用。

2. 敛肺止咳 用治肺虚久咳少痰或干咳无痰,常与罂粟壳、苦杏仁等配伍。

3. 生津止渴 用治虚热消渴,常与天花粉、麦冬、人参等同用,如玉泉丸。

4. 安蛔止痛 用治蛔厥腹痛、呕吐,常与细辛、花椒、黄连、川楝子等同用。

[用法用量] 煎服,3～10g。止泻、止血宜炒炭用。

[药理研究] 乌梅未成熟果实含苹果酸、琥珀酸等;种子含苦杏仁苷、脂肪油、挥发油等。乌梅煎剂可收缩肠壁,促进肠蠕动;收缩胆囊,促进胆汁排泄;可刺激蛔虫后退,有安蛔作用;对大肠杆菌、葡萄球菌、肺炎球菌、变形杆菌、绿脓杆菌、伤寒和副伤寒杆菌及致病真菌有抑制作用。

三、涩精缩尿药

凡以涩精止遗、固摄小便为主要作用,治疗遗精滑精、遗尿尿频的药物,称涩精缩尿药。本类药物主要适用于肾虚失藏、精关不固之遗精滑精或肾气不固、膀胱失约之遗尿尿频等病证。外邪内侵、湿热下注所致遗精尿频不宜用。

山 茱 萸

为山茱萸科植物山茱萸 Cornus officinalis Sieb. et Zucc. 的成熟果肉。主产于浙江、河南、安徽、四川、陕西、山西等地。秋末冬初采收。用文火烘焙或置沸水中略烫,及时挤出果核。晒干或烘干用。

[别名] 枣皮

[性味归经] 酸、涩,微温。归肝、肾经。

[功效主治]

1. 收敛固涩 用治遗精滑精、遗尿尿频,常与补骨脂、桑螵蛸、熟地、山药等同用;崩漏下血、月经过多,常与熟地、当归、白芍等配伍;大汗欲脱或久病虚脱,常与人参、附子、龙骨同用。

2. 补益肝肾 用治肝肾不足者所致腰膝酸软、眩晕耳鸣者,常与熟地黄、杜仲、淫羊藿同用。

[用法用量] 煎服,5～12g。急救固脱,可用至20～30g。

[药理研究] 本品含山茱萸苷、苹果酸、维生素A、脂肪油等。山茱萸注射液对失血性休克能迅速、明显升高血压,有抗休克作用;能增强心肌收缩力,增

加心脏泵血量和扩张外周血管;有抑制血小板聚集、抗血栓形成作用,这对缓解休克时 DIC 形成有一定意义。其醇提取物对糖尿病大鼠有明显降血糖作用。其煎剂在体外对金黄色葡萄球菌、志贺氏痢疾杆菌、伤寒杆菌、痢疾杆菌及真菌有抑制作用。

桑螵蛸

为螳螂科昆虫大刀螂 *Tenodera sinensis* Saussure 或小刀螂 *Statilia maculate* (Thun-berg)或巨斧螳螂 *Hierodula patellifera* (Serville)的卵蛸。全国大部分地区均产。深秋至次春采收。置沸水浸杀其卵,或蒸透晒干用。

[性味归经] 甘、咸,平。归肝、肾经。

[功效主治]

1. 固精缩尿 用治肾虚不固所致之遗精滑精、白浊,常与龙骨、山茱萸、五味子、沙苑子等同用;治小儿遗尿者,可单用为末,米汤送服;膀胱虚冷之遗尿、尿频,可与山茱萸、菟丝子、人参等同用。

2. 补肾助阳 用治肾虚阳痿,常与鹿茸、肉苁蓉、菟丝子等同用。

[用法用量] 煎服,6～10g。

[药理研究] 本品含蛋白质、脂肪、粗纤维,并含铁、钙等。本药具有轻微抗利尿及敛汗作用,还能促进消化液的分泌,有助于食物的消化。其纤维入胃后形成胶态,可延缓葡萄糖和脂肪的吸收,有降糖和降脂作用。

金樱子

为蔷薇科植物金樱子 *Rose laevigata* Michx. 的成熟果实。主产于广东、四川、湖南、云南、贵州等地。9～10 月采收。纵切两瓣,除刺及核,晒干用。

[性味归经] 甘、酸、涩,平。归肾、膀胱、大肠经。

[功效主治]

1. 固精缩尿 用治肾虚不固之遗精滑精、遗尿尿频、带下等,可单用熬膏服,或与芡实同用,或与其他补肾、固涩之品同用。

2. 涩肠止泻 用治脾虚久泻久痢,可单用煎服;或与党参、白术、五味子、芡实等同用。

[用法用量] 煎服,6～12g。

[药理研究] 金樱子含苹果酸、枸橼酸、鞣酸、树脂、维生素 C、皂苷等。本品有抗动脉粥样硬化作用。其煎剂对金黄色葡萄球菌、大肠杆菌、绿脓杆菌、破伤风杆菌、钩端螺旋体及流感病毒均有较强抑制作用。所含鞣质具有收敛、止泻作用。

四、固崩止带药

凡以固崩止带为主要作用,治疗崩漏带下的药物,称固崩止带药。本类药物主要适用于冲任不固、带脉失约所致的崩漏下血、带下淋漓等病证。

海螵蛸

为乌贼科动物无针乌贼 *Sepiella maindroni* de Rochebrune 或金乌贼 *Sepia esculenta* Hoyle 的内壳,亦称"乌贼骨"。主产于浙江、江苏、山东、辽宁等沿海省。收集其骨状内壳洗净,干燥,生用。

[别名] 乌贼骨

[性味归经] 咸、涩,微温。归肝、肾经。

[功效主治]

1. 固精止带 用治肾虚带脉不固之带下清稀,常与山药、牡蛎、续断等同用;脾虚失约之白带量多,常与党参、白术、芡实等同用;肾失固藏之遗精滑精,常与山茱萸、菟丝子、沙苑子等同用。

2. 收敛止血 用治冲任不固所致崩漏下血,常与茜草、棕榈炭、黄芪、五倍子等配伍,如固冲汤;吐血便血者,常与白及同用,如乌及散。

3. 制酸止痛 用治脾胃虚寒所致胃痛吐酸,常与浙贝母、白及、瓦楞子等同用。胃出血者,常与白及等分为末服用。外伤出血,可单用本品研末外敷。

4. 收湿敛疮 用治湿疮湿疹,常与黄柏、青黛、煅石膏研末外用;溃疡多脓,久不愈合者,可单用研末外敷,或配煅石膏、枯矾、冰片等,共研细末,撒敷患处。

[用法用量] 煎服,6～12g。外用适量。

[使用注意] 本品收敛除湿,伤阴助热,阴虚多热者慎用。

[药理研究] 本品主含碳酸钙、磷酸钙、壳角质、胶质、氨基酸以及多种微量元素等。海螵蛸具有抗消化性溃疡、抗肿瘤、抗放射及接骨作用。其所含碳酸钙能综合胃酸,改变胃内 pH,降低胃蛋白酶活性,可缓解泛酸和胃烧灼感。所含胶质与胃液作用后,可使溃疡面上形成胶状保护膜,有止血和促进溃疡愈合作用。

其他固涩药见表 9-29。

表 9-29 其他固涩药

药名	性味	归经	功效	主治	用量/g	备注
糯稻根须	甘,平	心、肝	固表止汗 益胃生津 退热除蒸	气虚自汗,阴虚盗汗 虚热不退,骨蒸潮热	15～30	
诃子	苦、酸 涩,平	肺 大肠	涩肠止泻 敛肺利咽	脾虚久泻,肠风下血 肺虚咳喘,咽痛暗哑	3～10	涩肠止泻煨用;敛肺利咽 生用

药名	性味	归经	功效	主治	用量/g	备注
赤石脂	甘、涩 温	脾、胃 大肠	涩肠止泻 收敛止血 敛疮生肌	久泻久痢,下痢脓血 崩漏下血,便血痔血 疮疡溃烂,久不收口	9～12	湿热泻痢忌用。孕妇慎 用。畏官桂
罂粟壳	酸、涩 平	肺 大肠 肾	涩肠止泻 敛肺止咳 麻醉止痛	脾虚失运,久泻久痢 肺虚久咳,痰少声低 胃痛腹痛,筋骨疼痛	3～6	易中毒成瘾,不可过量久 服。止咳蜜炙,止痛醋炒
覆盆子	甘、酸 温	肝、肾	固精缩尿 益肾填精 养肝明目	肾虚不固,阳痿腰酸 遗精滑精,尿频遗尿 肝血不足,目暗不明	5～10	
芡实	甘、涩 平	脾、肾	固精缩尿 健脾止泻 除湿止带	肾虚遗精,小便不禁 脾虚泄泻,久泻不愈 下元虚冷,白带清稀	10～15	
椿皮	苦、涩 寒	肝 大肠	清热燥湿 收敛止血 止带止泻	湿热下注,赤白带下 崩漏下血,便血痔血 赤白下痢,久泻不止	3～10	本品收敛兼清湿热,脾胃 虚寒慎用
鸡冠花	甘、涩 凉	肝 大肠	收敛止血 收敛止带 涩肠止痢	崩漏下血,便血痔血 脾虚带下,湿热带下 赤白下痢,久泻不止	6～12	

案例 9-28

潘某,女,54 岁。以自汗 3 个月为主诉就诊。该患者 3 个月前开始自汗,动则益甚,汗湿衣衫,少气懒言,体倦乏力,面色少华,平时易于感冒。查舌质淡,苔薄白,脉虚无力。

思考问题

中医如何辨证用药?

答案提示

证属气虚自汗。治以益气固表止汗。投以黄芪 25g,白术 15g,防风 6g,牡蛎 30g,浮小麦 20g,麻黄根 10g,党参 18g。

按语:患者平时体质虚弱,肺气亏虚,肌表疏松,表卫不固,腠理开泄,故自汗,动则益甚,汗湿衣衫;气虚卫外力弱,则易于感冒;少气懒言,体倦乏力,面色少华,舌质淡,苔薄白,脉虚无力,乃气虚之征。

第 15 节 平肝息风药

凡以平肝潜阳、息风止痉为主要作用,治疗肝阳上亢或肝风内动的药物,称平肝息风药。本类药物主要适用于肝阳上亢所致头晕目眩及肝风内动所致痉挛抽搐等病证。应用时,应根据引起肝阳上亢及肝风内动的病因、病机及兼证的不同,进行相应的配伍。

天 麻

为兰科植物天麻 Gastrodia elata Bl. 的块茎。我国南北各地均有分布,主产于四川、云南、贵州等地。冬春季节采集,冬季茎枯时采挖者,称"冬麻";春季发芽时采挖者,称"春麻"。采挖后除去地上茎及须根,洗净,蒸透,晒干、晾干或烘干。用时润透,切片。

[性味归经] 甘,平。归肝经。

[功效主治]

1. 息风止痉 用治各种原因所致惊痫抽搐,常根据引起肝风内动的原因而随症配伍。如小儿急惊风与钩藤、全蝎等配伍;脾虚慢惊,则与人参、白术、僵蚕等配伍;破伤风,又与天南星、白附子、防风等药配伍,如玉真散。

2. 平抑肝阳 用治肝阳上亢所致之头痛眩晕,常与钩藤、石决明、牛膝等同用,如天麻钩藤饮;风痰上扰之眩晕、头痛,常与半夏、白术、茯苓等同用,如半夏白术天麻汤。

3. 祛风通络 用治风湿痹痛,关节屈伸不利,常与秦艽、羌活、桑枝等同用;风中经络,手足不遂、麻木抽搐,常与川芎同用,即天麻丸。

[用法用量] 煎服,3～10g。研末冲服,每次 1～1.5g。

[药理研究] 本品含天麻素、天麻苷元,以及天麻多糖、多种氨基酸及多种微量元素等。天麻水煎剂有镇静、安眠、抗惊厥及镇痛作用。天麻苷能明显降低血压,增加冠脉血流量。天麻多糖有增强机体非特异性免疫、细胞免疫和诱生干扰素的作用;有抗炎、延缓衰老和抗辐射作用。

钩 藤

为茜草科植物钩藤 Uncaria rhynchophylla (Miq.) Jacks. 或大叶钩藤 Uncaria macrophylla Wall. 或毛钩藤 Uncaria hirsuta Havil. 或华钩藤 Uncaria sinensis (Oliv.) HaVil. 或无柄果钩藤 Uncaria sessilifructus Roxb. 的带钩茎枝。主产于广东、广西、

湖南、四川、江西、贵州等地。春秋两季采收带钩的嫩枝,剪去无钩的藤茎,晒干。切段入药。

[性味归经] 甘,微寒。归肝、心包经。

[功效主治]

1. 息风止痉 用治热极生风所致惊痫、痉挛、抽搐,常与天麻、全蝎、白芍、僵蚕等同用。

2. 清热平肝 用治肝火上炎或肝阳上亢所致头痛眩晕。属肝火者常与夏枯草、栀子、黄芩等同用;属肝阳者,常与天麻、石决明、菊花等配伍。

[用法用量] 煎服,10~15g。其有效成分加热易破坏,不宜久煎,一般不超过20分钟。

[药理研究] 钩藤含钩藤碱、异钩藤碱等。钩藤及其提取物对各种动物的正常血压及高血压都有降压作用;其血流动力学特点是在降压的同时伴有心率减慢,心输出量下降,外周阻力降低以及心肌收缩力减弱。钩藤碱有抑制血小板聚集、抗血栓形成、镇静和抗惊厥作用。

全 蝎

为钳蝎科动物东亚钳蝎 *Buthus martensii* Karsch 的干燥体。主产于河南、山东、安徽、湖北等地。捕得后,先浸入清水中,待其吐出泥土,置沸水或盐水中,煮至全身僵硬,捞出,置通风处,阴干。因炮制方法不同,有咸全蝎、淡全蝎之分。

[性味归经] 辛,平。有毒。归肝经。

[功效主治]

1. 息风止痉 用治各种原因所致的痉挛抽搐,常与蜈蚣同用,研细末服,如止痉散。

2. 通络止痛 用治风湿顽痹所致肢节疼痛、筋脉拘挛,甚至关节变形,常与川乌、白花蛇、没药等同用;顽固性偏正头痛,常与蜈蚣、白附子、川芎、僵蚕等配伍。

3. 攻毒散结 用治疮疡肿毒、瘰疬结核等,常与马钱子、半夏、五灵脂配伍;骨关节结核者,常与蜈蚣、地龙、土鳖虫等配伍。

[用法用量] 煎服,3~6g。研末吞服,每次0.6~1g。外用适量。

[使用注意] 蝎尾用量为全蝎用量的三分之一。孕妇忌用。

[药理研究] 全蝎中含蝎毒,一种类似蛇毒神经毒的蛋白质。可将蝎毒中具有药理学作用的蛋白质分为蝎毒素及酶两部分。全蝎有抗惊厥、抗癫痫及镇痛作用。灌胃、静脉注射或肌内注射全蝎浸剂及煎剂均有显著持久的降压作用;对清醒动物有明显镇静作用。蝎毒主要危害是使呼吸麻痹。

其他平肝息风药见表9-30。

表9-30 其他平肝息风药

药名	性味	归经	功效	主治	用量/g	备注
石决明	咸,寒	肝	平肝潜阳 清肝明目	肝阳上亢,头晕目眩 肝火上炎,目赤肿痛	3~15	打碎先煎。清肝宜生用
珍珠母	咸,寒	肝、心	平肝潜阳 清肝明目 镇心安神	肝阳上亢,头晕目眩 目赤肿痛,视物昏花 惊悸失眠,心神不宁	15~30	打碎先煎,外用适量;孕妇慎用
牡蛎	咸、涩 微寒	肝、胆 肾	重镇安神 潜阳补阴 软坚散结	肝阳上亢,眩晕耳鸣 心神不安,惊悸失眠 痰核瘰疬,癥瘕积聚 自汗盗汗,遗精滑泄	10~30	打碎先煎。收敛固涩制酸止痛宜用煅牡蛎
代赭石	苦,寒	肝、心	平肝潜阳 重镇降逆 凉血止血	肝阳上亢,头晕目眩 胃气上逆,呕逆喘息 血热吐衄,崩漏下血	10~30	打碎先煎。入丸散每次1~3g;生用降逆平肝;煅用止血
罗布麻	甘、苦 凉	肝	平抑肝阳 清热利尿	阳亢头晕,烦躁失眠 湿热水肿,小便不利	3~15	平肝用叶片;治水肿用根
羚羊角	咸,寒	肝、心	平肝息风 清肝明目 清热解毒	肝风内动,惊痫抽搐 肝阳上亢,头晕目眩 肝火上炎,目赤肿痛 温病神昏,热毒发斑	1~3	磨汁或研末,每次0.3~0.6g。单煎两小时以上
牛黄	苦,凉	肝、心	息风止痉 化痰开窍 清热解毒	热极生风,小儿惊风 痰热阻闭,神昏谵语 恶疮肿毒,口舌生疮	0.2~0.5	入丸散剂,非实热证不用。孕妇慎用
地龙	咸,寒	肝、脾 膀胱	清热息风 清肺平喘 清热利尿 通络止痛	高热神昏,痉挛抽搐 肺热哮喘,喉中痰鸣 热结膀胱,小便不利 风湿热痹,关节肿痛	5~10 鲜品加倍	研末服,每次1~2g

药名	性味	归经	功效	主治	用量/g	备注
僵蚕	咸、辛 平	肝、肺	息风止痉 祛风止痛 化痰散结	肝风痰热,惊痫抽搐 肝经风热,头目肿痛 风中经络,痰核瘰疬	3～10	研末服,每次1～1.5g
蜈蚣	辛,温 有毒	肝	息风止痉 攻毒散结 通络止痛	痉挛抽搐,口眼㖞斜 疮疡肿毒,瘰疬痰核 风湿顽痹,偏正头痛	3～5	研末服,每次0.6～1g。外用适量。孕妇忌用

案例 9-29

柳某,男,6个月。以"高热抽搐半日"为主诉就诊。该患者昨日受凉,晨起高热,体温40℃,无汗,烦躁,半小时前四肢抽搐,约1分钟自停,小便失禁。查舌苔薄黄,脉弦数,指纹青紫。

思考问题

中医如何辨证用药?

答案提示

证属风热外感,风火上扰,扰动肝风。治以散风清热、平肝镇惊。药用荆芥、防风各10g,石决明30g,珍珠母30g,炙地龙10g,白蒺藜10g,淡豆豉10g,钩藤10g,银花10g,柴胡10g。羚珠散半支,半小时1次,共服用4次。药后第2天热退,抽搐未再发生。

按语:小儿为纯阳之体,肝常有余,风热外感,易于引动肝风,内外之风,同气相招,而致肝风内动,出现高热、惊厥。

第16节 安 神 药

凡安定神志为主要作用,治疗神志不安的药物,称安神药。安神药分重镇安神及养心安神药两类,分别适用于心神受扰及心神失养所致的惊悸怔忡、失眠多梦等病证。本类药物多属对症治标之品,部分矿石类药物有毒,应中病即止,不可久服。

朱 砂

为硫化物类矿物辰砂族辰砂,主含硫化汞(HgS)。主产于湖南、贵州、四川、广西等地。随时开采,采挖后选取纯净者,用磁铁吸净含铁的杂质,再用水淘去杂石和泥沙,研细水飞,晒干装瓶备用。

[性味归经] 甘,微寒。有毒。归心经。

[功效主治]

1. 镇心安神 用治心火亢盛所致心神不宁、烦躁不眠,常与黄连、栀子、莲子心等同用;痰热蒙蔽心窍之高热烦躁、谵语癫狂,常与牛黄、郁金、白矾等同用。

2. 清热解毒 用治疮疡肿毒,常与雄黄、大戟、山慈菇等配伍,如紫金锭;咽喉肿痛、口舌生疮,可配冰片、硼砂等外用,如冰硼散。

[用法用量] 入丸散或研末冲服,每次0.1～0.5g。外用适量。

[使用注意] 本品有毒,内服不可过量或持续服用,以防汞中毒。忌火煅,火煅则增强毒性,故只宜生用。

[药理研究] 朱砂主含硫化汞。此外含铅、钡、铁、镁、锌等多种微量元素及雄黄、磷灰石等。本品能降低大脑中枢神经的兴奋性,有镇静催眠及抗惊厥作用。外用有抑制和杀灭细菌及寄生虫的作用。

龙 骨

为古代多种大型哺乳动物,如象、犀、鹿、牛、三趾马等的骨骼化石或象类门齿的化石。主产于内蒙古、山西、陕西、甘肃、河南、河北等地。全年均可采挖,除去泥土及杂质,储于干燥处。生用或煅用。

[性味归经] 甘、涩,平。归心、肝、肾、大肠经。

[功效主治]

1. 镇惊安神 用治心神不宁、心悸失眠、惊痫癫狂,常与朱砂、枣仁、石菖蒲、远志等配伍。

2. 平肝潜阳 用治肝阳上亢所致头晕目眩、烦躁易怒,多与生赭石、生白芍等同用,如镇肝息风汤。

3. 收敛固涩 用治肾虚精关不固所致遗精滑精,常与芡实、牡蛎等同用,如金锁固精丸;心肾两虚、小便频数,常与桑螵蛸、龟板、茯苓等配伍,如桑螵蛸散;气虚冲任不固之崩漏带下,可与黄芪、乌贼骨、五味子等配伍,如固冲汤;表虚自汗、阴虚盗汗,常与黄芪、浮小麦、五味子等同用。

[用法用量] 煎服,15～30g,宜先煎。外用适量。

[使用注意] 收敛固涩宜煅用,其他宜生用。

[药理研究] 龙骨主含碳酸钙、磷酸钙及铁、钾、钠、氯、铜、锰等元素。因含有大量钙离子,故能促进血液凝固,降低血管壁的通透性及抑制骨骼肌的兴奋等作用。

酸 枣 仁

为鼠李科植物酸枣 *Ziziphus jujuba* Mill. var. *spinosa* (Bunge) Hu ex H. F. Chou 的成熟种子。主产于河北、陕西、山东、河南、辽宁等地。秋末冬初果实成熟时采收,除去果肉,碾碎果核,取出种子,晒干。生用或炒用,用时打碎。

[性味归经] 甘、酸,平。归心、肝、胆经。

[功效主治]

1. 养心安神 用治阴血亏虚，心失所养所致心悸失眠、健忘、多梦、眩晕，常与白芍、柏子仁、当归、何首乌等同用。

2. 收敛止汗 用治体虚自汗、盗汗，常与五味子、山茱萸、黄芪等同用。

[用法用量] 煎服，10~15g。研末吞服，每次1.5~2g。

[使用注意] 本品炒后质脆易碎，便于有效成分煎出，故宜炒用。

[药理研究] 酸枣仁含酸枣仁皂苷 A 和 B、黄酮苷类成分及阿魏酸、脂肪油、蛋白质和维生素 C 等。酸枣仁皂苷和黄酮苷类物质有镇静催眠及抗心律失常作用。水煎液或醇提出液有抗惊厥、镇痛、降体温、降压作用。

远　志

为远志科植物远志 *Polygala tenuifolia* Willd. 或卵叶远志 *Polygala sibirica* L. 的根。主产于山西、陕西、吉林、河南、河北等地。春季出苗前或秋季地上部分枯萎后，挖取根部，除去须根及泥沙，晒干。生用或炙用。

[性味归经] 苦、辛，微温。归心、肾、肺经。

[功效主治]

1. 宁心安神 用治心肾不交所致心神不宁、惊悸不安、失眠健忘，常与人参、茯神、朱砂、龙骨等配伍，如安神定志丸。

2. 祛痰开窍 用治痰多黏稠、咳吐不爽，常与苦杏仁、贝母、桔梗等同用；痰阻心窍所致癫痫抽搐及痰迷癫狂，常与半夏、天麻、全蝎、石菖蒲等同用。

3. 消痈散肿 用治痈疽疮毒及乳房肿痛，单用研末，黄酒送服，并外用调敷患处。

[用法用量] 煎服，5~10g。外用适量。

[药理研究] 远志含多种远志皂苷、远志酮、树脂及脂肪油等。远志水煎剂所含皂苷能促进支气管分泌液分泌增加，起祛痰作用；有镇静、降压及抗惊厥作用。试验还表明，本品的水溶性提取物有抗突变及抗癌作用。

其他安神药见表9-31。

表 9-31　其他安神药

药名	性味	归经	功效	主治	用量/g	备注
磁石	咸，寒	心、肝肾	镇惊安神 平肝潜阳 聪耳明目 纳气平喘	神不守舍，惊悸失眠 肝阳上亢，眩晕易怒 肝肾亏虚，目暗耳聋 肾不纳气，气逆喘促	15~30	平肝安神生用；聪耳平喘醋淬后用。打碎先煎。入丸散 1~3g
琥珀	甘，平	心、肝膀胱	镇惊安神 活血散瘀 利尿通淋	心神不安，惊悸失眠 瘀血阻滞，痛经经闭 小便不利，淋证癃闭	1.5~3	研末冲服，或入丸散，不入煎剂。忌火煅
柏子仁	甘，平	心、肾大肠	养心安神 润肠通便	心悸怔忡，虚烦失眠 阴血亏虚，肠燥便秘	10~20	便溏及多痰者慎用
合欢皮	甘，平	心、肝	安神解郁 活血消肿	忿怒忧郁，烦躁不眠 跌仆瘀肿，痈肿疮毒	5~10	孕妇慎用
夜交藤	甘，平	心、肝	养心安神 祛风通络	阴虚血少，失眠多梦 血虚身痛，风湿痹痛	15~30	

第17节　开　窍　药

凡具辛香走窜之性，以开窍醒神为主要作用，治疗闭证神昏的药物，称开窍药。其药物气味芳香，故亦称芳香开窍药。本类药物主要适用于热陷心包所致神昏谵语，痰蒙心窍所致神昏癫痫以及中风、中暑所致窍闭神昏等病证。其药物辛香走窜，为救急、治标之品，易耗伤正气，不可久服。

麝　香

为鹿科动物林麝 *Moschus berezovskii* Flerov 或马麝 *Moschus sifanicus* Przewalski 或原麝 *Moschus moschiferus* Linnaeus 的成熟雄体香囊中的干燥分泌物。主产于四川、西藏、陕西、青海等地。从香囊中取出麝香仁，阴干。本品应储藏于密闭、避光的容器中。

[性味归经] 辛，温。归心、脾经。

[功效主治]

1. 开窍醒神 用治各种原因所致的闭证神昏，常与牛黄、冰片、朱砂等配伍，如安宫牛黄丸、至宝丹等。

2. 活血通经 用治血瘀经闭，常与丹参、桃仁、红花、川芎等配伍，如通窍活血汤；血瘀重证，可与水蛭、三棱等配伍。

3. 消肿止痛 用治疮疡肿痛，常与雄黄、乳香、没药等同用；咽喉肿痛，常与蟾酥、牛黄、冰片、珍珠等配伍，如六神丸；跌仆肿痛，常与乳香、没药、红花等配伍,如七厘散;久病入络的偏正头痛,常与川芎、桃仁、赤芍等配伍;顽痹疼痛,可与独活、威灵仙、桑寄生等同用。

[用法用量] 入丸散,0.06～0.1g。外用适量。不入煎剂。

[使用注意] 本品能催生下胎,孕妇忌用。

[药理研究] 麝香含大环化合物如麝香酮等,甾族化合物如睾酮、雌二醇,长链化合物如胆固醇脂、三酰甘油。另含蛋白质、各种氨基酸及无机成分如钾、钠、钙等。本品对中枢神经系统作用呈双向性的,小剂量兴奋作用,大剂量抑制作用;有强心作用,能兴奋心脏,增强心肌收缩力。麝香酮对子宫有明显兴奋、增强宫缩作用。麝香有镇痛、抗炎作用。

苏 合 香

为金缕梅科植物苏合香树 *Liquidambar orientalis* Mill. 的树干分泌的树脂。主产于非洲、印度及土耳其等地。我国广西、云南已有引种。初夏时将树皮割破,使香树脂渗入树皮内。至秋季剥下树皮,榨取香树脂,置阴凉处,密封保存。

[性味归经] 辛,温。归心、脾经。

[功效主治]

1. 开窍醒神 用治中风痰厥、猝然昏倒之寒闭证,常与麝香、安息香、檀香等同用,如苏合香丸。

2. 辟秽止痛 用治暑湿秽浊所致腹痛吐泻,常与藿香、佩兰等同用;痰浊、血瘀或寒凝所致胸腹冷痛,常与麝香、冰片、檀香等同用。

[用法用量] 入丸散,每次 0.3～1g。外用适量。不入煎剂。

[药理研究] 苏合香主含萜类和挥发油等。苏合香为刺激性祛痰药,并有较弱的抗菌作用。服用苏合香制剂后能明显延长血浆复钙时间、凝血酶原时间和白陶土部分凝血酶原时间,显著提高纤溶酶活性,降低血浆纤维蛋白原含量。

其他开窍药见表 9-32。

表 9-32 其他开窍药

药名	性味	归经	功效	主治	用量/g	备注
冰片	辛、苦微寒	心、脾肺	开窍醒神清热止痛	闭证神昏,暑热猝厥 目赤肿痛,喉痹口疮 疮疡肿痛,疮溃不敛	0.15～0.3	外用适量。不入煎剂。孕妇慎用
安息香	辛、苦平	心、脾	开窍醒神祛痰辟秽活血止痛	闭证神昏,中风痰厥 气郁暴厥,中脏昏迷 气滞血瘀,心腹诸痛	0.3～1.5	外用适量。不入煎剂
石菖蒲	辛、苦温	心、胃	开窍醒神化湿和胃宁神益智	痰蒙清窍,神志昏迷 湿浊中阻,脘痞腹胀 癫狂痴呆,心神不安	5～10	鲜品加倍

第18节 驱 虫 药

凡以驱除、杀灭或麻痹虫体为主要作用,治疗人体寄生虫病的药物,称驱虫药。本类药物主要适用于蛔虫、钩虫、蛲虫、绦虫、姜片虫等肠道及其他部位的寄生虫病。驱虫药一般应在空腹时服用;无泻下作用的驱虫药,应加服泻下药。驱虫药大多具有毒性,应严格控制剂量,防止中毒。

使 君 子

为使君子科植物使君子 *Quisqualis indica* L. 的成熟果实,主产于四川、广东、广西、云南等地。9～10月果皮变紫黑时采收,晒干。去壳,取种仁生用或炒香用。

[性味归经] 甘,温。归脾、胃经。

[功效主治]

1. 驱虫 用治蛔虫、蛲虫,单味使用即可,重者与苦楝皮等配伍。

2. 消积 用治小儿疳积、乳食停滞,与胡黄连、神曲、槟榔、麦芽等同用。

[用法用量] 煎服,10～15g,捣碎入煎。单味炒香嚼服,6～9g。小儿每岁 1～1.5 粒,1 日总量不超过20 粒。

[使用注意] 本品有毒,不宜大量长期服用。服药时忌热茶。

[药理研究] 使君子含使君子氨酸钾、脂肪油、生物碱等。使君子对蛔虫、蛲虫有麻痹作用。本品过量服用易致中毒,出现头痛眩晕、呃逆呕吐,甚至血压下降等症状。

雷 丸

为多孔菌科植物雷丸 *Omphalia lapidescens* Schroet. 的干燥菌核。主产于四川、云南、贵州、湖北、广西等地。秋季采挖,洗净,晒干,生用。

[性味归经] 苦,寒。有小毒。归胃、大肠经。

[功效主治]

驱虫杀虫 用治绦虫、钩虫、蛔虫,常与槟榔、苦楝皮、木香等同用。也可单用研末吞服。

[用法用量] 入丸散,1 日 3 次,每次 6～15g,饭

后用温开水调服,连服 3 天。

[使用注意] 本品驱虫有效成分为蛋白酶,受热(60℃左右)易于破坏失效。

[药理研究] 雷丸含雷丸素。其驱绦虫作用是通过溶蛋白酶作用,使虫体蛋白质分解破坏,虫头不再附于肠壁而被排出;对蛔虫、钩虫、阴道毛滴虫亦有驱杀作用。

其他驱虫药见表 9-33。

表 9-33 其他驱虫药

药名	性味	归经	功效	主治	用量/g	备注
苦楝皮	苦,寒 有毒	肝、脾 胃	杀虫疗癣	蛔虫、蛲虫、钩虫病 疥疮头癣,湿疮湿疹	6～9	不可过量久服
槟榔	苦、辛 温	胃、大肠	杀虫消积 行气利水	多种肠道寄生虫病 食积气滞,泻痢后重 脚气水肿,小便不利	6～15	驱绦虫、姜片虫 30～60 g。 生用力佳;炒用力缓
贯众	苦 微寒 小毒	肝、脾	杀虫止血 清热解毒	绦虫钩虫、蛔虫蛲虫 血热吐衄、便血崩漏 温病发斑,痄腮肿痛	10～15	不可过量,忌油腻
南瓜子	甘,平	胃、大肠	杀虫	绦虫、血吸虫	60～120	单味带壳研末生用

第 19 节 外 用 药

凡以在体表使用为主要给药途径的药物,称外用药。本类药物主要适用于疥癣、湿疹、痈疽疔毒、麻风、梅毒、毒蛇咬伤等病证。其外用方法有研末外敷;或煎汤浸渍及热敷;或用香油及茶水调敷;或做成药捻、栓剂置入;或制成软膏涂抹等。外用药多数具有毒性,有的有剧毒,须注意用量,以防中毒。

硫 黄

为硫黄矿或含硫矿物的提炼加工品硫黄。主产于山东、河南等地。全年均可采挖。采后加热熔化,除去杂质,取出上层溶液,冷却后即得。

[性味归经] 酸,温。有毒。归肾、大肠经。

[功效主治]

1. 解毒杀虫止痒 外用治疥疮顽癣、湿疹瘙痒、阴疽肿毒,常与轻粉、雄黄、冰片等同用,局部涂搽患处。

2. 补火助阳通便 内服治命门火衰所致腰膝冷痛、肾虚喘咳、虚寒腹痛、虚寒久泻、虚冷便秘等证,常与肉桂、附子同用。

[用法用量] 外用适量,研末撒敷或香油调敷。入丸散服,1～3g。

[使用注意] 阴虚火旺及孕妇忌用。畏朴硝。本品有毒,不可多服、久服。

[药理研究] 硫黄主要含硫(S),尚含砷等。硫黄与皮肤接触,产生硫化氢及五硫黄酸,具有杀虫、杀真菌作用。硫黄内服后在胃内不起变化,在肠中形成硫化物及硫化氢,刺激胃肠黏膜,促进蠕动,软化粪便而发生缓泻。天然硫黄含砷量较多,不宜内服。其炮制品亦不可过量久服,以免引起砷中毒。

雄 黄

为硫化物类雄黄族矿物雄黄的矿石。主含二硫化二砷(As_2S_2)。主产于广东、湖南、湖北、贵州、四川等地。随时可采,采挖后去除杂质,研成细粉或水飞,生用。切忌火煅。

[性味归经] 辛,温。有毒。归大肠、肝、胃经。

[功效主治] 解毒杀虫 用治痈肿疔毒、湿疮疥癣、蛇虫咬伤,外用或内服,单用或入复方。虫积腹痛,可与牵牛子、槟榔等同用。

[用法用量] 内服入丸散,每次 0.05～0.1g。外用适量。

[使用注意] 忌火煅,煅后分解氧化为三氧化二砷(As_2O_3),有剧毒。内服慎用,不可久服。孕妇忌用。外用不可大面积长期使用。

[药理研究] 雄黄主含二硫化二砷。雄黄对慢性粒细胞型白血病有治疗作用。其水浸剂对多种皮肤真菌、大肠杆菌、结核杆菌、金黄色葡萄球菌有抑制作用;对疟原虫及日本血吸虫有杀灭作用。雄黄有剧毒,急性中毒可引起消化系统、循环系统及中枢神经系统病变,易致死亡。

血 竭

为棕榈科植物麒麟竭 *Daemonorops draco* Bl. 及其同属植物的果实及树干渗出的树脂加工制成。主产于中国台湾和广东及印度、马来西亚等地。用时捣碎研末。

[性味归经] 甘、咸,平。归心、肝经。

[功效主治]

1. 内服散瘀止痛 用治跌打损伤所致瘀血肿痛,常与乳香、没药等同用。

2. 研末外用,止血生肌敛疮 治外伤出血或消化道出血,可与三七、白及等同用;痈疽疮疖溃烂不敛者,常与乳香、没药配膏药外敷。

[用法用量] 内服入丸散,每次 1～2g。外用适量。

[使用注意] 孕妇及月经期忌服。

[药理研究] 本品含血竭素、血竭红素、去甲基血竭红素、黄烷醇、树脂酸等。血竭有抑制血小板聚集、抗血栓形成作用;有镇痛、抗炎、消肿、减轻脓性分泌物、收敛和加速伤口愈合作用。其水提取物对金黄色葡萄球菌、白色葡萄球菌及多种致病真菌有抑制作用。

其他外用药见表 9-34。

表 9-34　其他外用药

药名	性味	归经	功效	主治	用量/g	备注
轻粉	辛,寒 大毒	大肠 小肠	杀虫攻毒 逐水通便	疥癣梅毒,疮疡溃烂 实证水肿,二便不利	0.1～0.2	外用适量,内服不可过量。孕妇忌用
硼砂	甘、咸 凉	肺、胃	清热解毒 清肺化痰	咽喉肿痛,口舌生疮 目赤肿痛,火眼翳障 肺热咳嗽,痰黄黏稠	1.5～3	多作外用,内服宜慎 化痰生用;外敷煅用
蟾酥	辛,温 有毒	心、胃	解毒散结 麻醉止痛 开窍醒神	痈疽肿痛,瘰疬恶疮 表面麻醉,风虫牙痛 痧胀腹痛,神志吐泻	0.01～0.03	外用适量。不入煎剂 不可过量。孕妇慎用
炉甘石	甘,平	肝、胃	收湿敛疮 解毒退翳	湿疮湿疹,溃疡不敛 目赤肿痛,翳膜胬肉	外用适量	专作外用,不作内服
砒石	辛,大热 大毒	肺、肝	蚀疮去腐 祛痰平喘	疮疡腐肉,瘰疬牙疳 寒痰哮喘,久治不愈	0.002～0.004mg	本品剧毒,内服宜慎 外用适量,孕妇忌用

第10章 方 剂

方剂是在辨证立法的基础上,选择适当的药物,按照组方原则,恰当配伍而成,是中医临床治疗的主要形式。

第1节 方剂的基本知识

一、方剂的组成及其变化

方剂,是将各种药物按一定的原则和规律组合而成。因为各药物的功用有所不同,且有不同的偏性或毒性,只有通过合理的配伍,才能增强各药物的综合功效,调其偏性,制其毒性,使方中的药物发挥更好的功效。

(一) 组方原则

1. 君药 是方剂中针对主病或主证起主要治疗作用的药物。其药量大,药力强,是方剂中必须具有的首要药物。

2. 臣药 有两种意义,一是辅助君药加强治疗主病或主证的药物;二是针对兼病或兼证起主要治疗作用的药物,其药量与药力小于君药。

3. 佐药 有三种意义,一是佐助药,即协助君、臣药以加强治疗作用,或直接治疗次要的兼证;二是佐制药,即用以消除或减缓君、臣药物的毒性与烈性;三是反佐药,即病重邪甚,患者拒药时,配用与君药性味相反而又能在治疗中起相成作用的药物,以防止病格拒。佐药的药力小于臣药,用量也较轻。

4. 使药 有两种意义,一是引经药,即能引方中诸药直达病所的药物;二是调和药,即具有调和方中诸药作用的药物。使药的药力小,用量轻。

组方时方剂中药味的多少,君、臣、佐、使是否俱全,应视病情与治法的需要而定。只有适合病情,用药适当,配伍合理,主次分明,临床才能取得良好的治疗效果。

(二) 组成变化

方剂的组成既要严格按照组方原则,又要根据具体病情灵活加减变化。

1. 药味加减变化 一是主证未变而次要兼证不同时,对佐使药进行加减,这种加减变化不至于引起全方功效的根本改变。如银翘散是治疗风热表证时,若兼见口渴者,为邪热伤津,可加天花粉以生津。二是随证加减,改变臣药,这样由于改变了方剂的配伍

关系,则全方的功效也发生根本变化。如麻黄汤去臣药桂枝,功效则由发汗力强变为发汗力弱,由治疗风寒表实证变为治疗风寒犯肺咳喘证的基础方。

2. 药量加减变化 药量标志着药力大小,有时方剂中药物组成虽然相同,但其药物用量不同,其功用及主治亦不相同。如小承气汤与厚朴三物汤药物组成相同,小承气汤重用大黄四两为君,具有攻下热结之效,主治阳明腑实轻证;厚朴三物汤则重用厚朴八两为君,具有行气消满之功,主治气滞大便不通之证。

二、方剂的剂型

剂型,是根据病情组方后,再根据药物的特点制成一定的形态。传统剂型有汤、丸、散、膏、酒、丹剂和露、锭、条、线、搽等剂型,随着社会的不断进步,科技不断发展,人们的需求也越来越高,所以新研制的剂型越来越多,如注射剂、片剂、胶囊剂、冲剂、糖浆剂、口服液、颗粒剂、气雾剂等。现将常用的剂型介绍如下。

1. 汤剂 是将药物饮片加水浸泡后,再煎煮一定时间,去渣取汁而成,一般供内服用,如麻黄汤、四君子汤等。汤剂的特点是药效发挥迅速,吸收快,便于随证加减,是临床广泛应用的一种剂型。

2. 丸剂 是将药物研成细粉,加适宜的蜜、粉糊等黏合剂制成的圆形粒状剂型。丸剂的特点是吸收缓慢,药效持久,而且服用与携带方便。适用于慢性、虚弱性疾病,如六味地黄丸等。亦可用于急救,如安宫牛黄丸等。常用的丸剂有蜜丸、水丸、糊丸、浓缩丸等。

3. 散剂 是将药物粉碎,混合均匀,制成粉末状制剂。特点是制作简单,吸收快,便于携带,节省药材。有内服与外用两种。内服散剂有细末和粗末之分,细末可直接冲服,如七厘散;粗末可加水煮沸取汁服用,如八正散等。外用散剂一般作为外敷,掺撒疮面或患病部位,如金黄散、冰硼散等。

4. 膏剂 是将药物用凡士林、蜂蜡、羊毛脂或植物油调制而成的剂型。有内服和外用两种。内服膏剂有流浸膏、浸膏、煎膏三种,如川贝枇杷膏等;外用膏剂分软膏和硬膏两种。如外用的三黄软膏、硬膏狗皮膏等。

5. 丹剂 丹剂没有固定剂型,有丸剂、散剂、片

剂等,有内服与外用两种,内服如活络丹、至宝丹等。外用丹剂,是以某些矿物类药经高温烧炼制成的药品,如白降丹、红升丹等。

6. 酒剂　又称药酒,是将药物置于酒中浸泡,去渣取液供内服或外用。酒有活血通络,易于发散和助长药效的特性,适用于风湿疼痛、跌打损伤等,如虎骨酒等。酒剂也常在补益剂中使用。

7. 露剂　多用含有挥发性成分的新鲜药物,用蒸馏法制成的芳香气味的澄明水液,一般作为饮料,如金银花露、青蒿露等。

8. 冲剂　是将药材提取物加适量赋形剂或部分药物细粉制成的干燥颗粒状制剂,用时以开水冲服。冲剂的特点是作用迅速,味道可口,服用方便等。如小柴胡冲剂、999 感冒灵冲剂等。

9. 片剂　将药物细粉或药材提取物与辅料混合压制而成的薄片,特点是用量准确,体积小,服用方便。如三七片、银翘解毒片等。

10. 口服液　是将药用水或其他溶液提取,经浓缩、精制而成的内服液体制剂。口服液特点是体积小,口感适宜,服用方便。保健滋补品多用此制剂。如人参蜂王浆等。

11. 糖浆剂　是将药物煎煮去渣取汁浓缩后,加入适量蔗糖溶解而成的制剂。特点是口感好,适用于小儿。如小儿止咳糖浆等。

12. 针剂　又称注射液,是将中药采用现代制药工艺制成的注射液。特点是剂量准确,药效迅速,适用于急救。如参附注射液、丹参注射液等。

由此可见,同一个方剂,不同的剂型其作用特点也不同。如补中益气丸与补中益气汤,组成及用量完全相同,前者为丸剂,作用较缓和,用于脾胃气虚轻证;后者为汤剂,取汤剂以速治,用于脾胃气虚重证。

三、方剂与治法

理、法、方、药是辨证论治的四个重要组成部分,其中方剂是论治的核心与最终体现。临证时首先是辨证准确,然后据证立法,从法立方,所以治法与方剂有着密切的关系。

四、方剂的分类及常用方剂

方剂的分类,古今历代有不同的分类方法,有以病证分类、以病因分类、以脏腑分类、以组成分类、以治法或功效分类等,其中以治法或功效分类最实用。遵循以法统方的原则,本教材将常用方剂分为解表、治风、祛湿、清热、和解、消导、催吐、泻下、化痰止咳平喘、温里、理气、理血、补益、固涩、息风、安神、开窍、驱虫剂及外用剂 19 类。

第 2 节　解 表 剂

凡以辛散解表药为主组成,具有发汗、解肌、透疹等作用,用于治疗表证的方剂,称解表剂。解表法属八法中的汗法。解表剂主要适用于表证,或麻疹未透,以及疮疡、水肿等初起之时。根据解表剂的功效,分为辛温解表剂与辛凉解表剂两类。辛温解表剂,适用于风寒表证,以麻黄汤为代表方;辛凉解表剂,适用于风热表证,以银翘散为代表方。

注意事项:应用于解表,宜服后取汗,但不可发汗太过,以防损伤正气。解表剂中的药物有效成分大多含挥发油,故不宜久煎,以免影响疗效。

一、辛温解表剂

麻黄汤《伤寒论》

【组成】　麻黄 9g　桂枝 6g　杏仁 6g　甘草 3g

【用法】　水煎服,服后取微汗。

【功用】　发汗解表,宣肺平喘。

【主治】　风寒表实证。恶寒无汗,发热轻微,头身骨节疼痛,喘促,舌苔薄白,脉浮紧。现代医学的感冒、流行性感冒、急性支气管炎、支气管哮喘等病可依本方治疗。

【方解】　方中麻黄味苦辛,性温,有发汗解表,宣肺平喘之功,为君药;桂枝解肌发表,温通经脉,助麻黄发汗以疏散风寒,为臣药;佐杏仁降利肺气,与麻黄配伍一宣一降,可助麻黄宣肺平喘之效;使以甘草甘缓和中,制约麻黄与桂枝发汗太过。诸药相互配伍可发汗解表,宣肺平喘。

【方歌】　辛温解表麻黄汤,麻桂杏草急煎尝,恶寒发热头身痛,宣肺平喘功效良。

【注意事项】　本方发汗作用强,对于表虚有汗、新产妇人、失血患者等均不宜用。

【临床报道】　观察麻黄汤加味对病毒性上呼吸道感染发热患者的体温及中医证候的影响。将 96 例病毒性上呼吸道感染发热患者随机分为对照组(43 例)和治疗组(53 例),对照组给予口服西药磷酸奥司他韦胶囊治疗,治疗组给予中药口服麻黄汤加味颗粒剂治疗,疗程 3 天,分别观察两组治疗前后不同时间点的体温和中医证候的变化情况。结果两组治疗后体温均较前明显下降($P<0.05$),对照组起效时间快于治疗组,治疗组解热时间早于对照组;治疗组临床治愈率以及中医证候改善方面优于对照组($P<0.05$)。提示麻黄汤加味能明显改善中医证候,对病毒性上呼吸道感染发热具有良好的疗效(于强等,2011)。

桂枝汤《伤寒论》

【组成】　桂枝 9g　白芍 9g　炙甘草 6g　生姜 9g　大枣 4 枚

【用法】 水煎服，服后饮热稀粥少许，使微微汗出。

【功用】 解肌发表，调和营卫。

【主治】 风寒表虚证。头痛发热，汗出恶风，鼻鸣干呕，关节肌肉疼痛，苔薄白，脉浮缓。亦可用于病后、产后营卫不和等。现代医学的感冒、流行性感冒、原因不明的低热、产后及病后的低热、妊娠呕吐、多形红斑、荨麻疹等病可依本方治疗。

【方解】 方中桂枝味辛性温，解肌发表，疏散风寒，为君药。白芍益阴敛营，以固护营阴，为臣药。桂枝与白芍合用，一治卫强，一治营弱，散中有敛，汗中寓补，以调和营卫。生姜辛温，助桂枝解肌以调卫，又能和胃止呕；大枣甘平，益气补中健脾，助白芍以和营，同为佐药。炙甘草调和药性，为使药。药后饮热稀粥可温养中焦，使之易于酿汗，外邪速去。故诸药共奏解肌发表，调和营卫。

【方歌】 桂枝汤治太阳风，桂芍甘草姜枣用，项强汗出与恶风，调和营卫有奇功。

【临床报道】 桂枝汤对一些过敏性疾病属风寒表虚证候者，疗效颇佳，应用亦广。观察了解桂枝汤治疗过敏性鼻炎的疗效，选择60例门诊过敏性鼻炎就医患者，以桂枝汤为主方根据临床表现随证加减进行治疗。经治疗后临床痊愈24例（占40.00%），好转32例（占53.33%），无效4例（占6.67%），总有效率为93.33%。提示桂枝汤治疗过敏性鼻炎有较好的疗效（袁碧华，2009）。

二、辛凉解表剂

银翘散《温病条辨》

【组成】 银花30g 连翘15g 桔梗12g 薄荷6g 淡竹叶6g 生甘草6g 荆芥穗12g 牛蒡子12g 淡豆豉12g 芦根30g

【用法】 水煎数沸，每日服4次。

【功用】 辛凉透表，清热解毒。

【主治】 风热表证。发热微恶风寒，无汗或有汗不多，头痛口渴，咽喉肿痛，舌尖红，苔薄黄，脉浮数。现代医学的感冒、流行性感冒、急性扁桃体炎、上呼吸道感染、肺炎、流行性脑膜炎、风疹、荨麻疹等病可依本方治疗。

【方解】 方中银花、连翘味辛性凉解表，清热解毒，为君药。薄荷、牛蒡子疏散风热，解毒利咽；荆芥穗、淡豆豉味辛性微温，助君药宣散表邪，共为臣药。芦根、淡竹叶、桔梗、甘草清热生津，利咽消肿，为佐使药。故诸药配伍具有辛凉透表，清热解毒之功。

【方歌】 辛凉解表银翘散，竹叶荆牛薄荷甘，豆豉桔梗芦根入，风热表证服之安。

【临床报道】 收集80例外感高热的门诊患儿，年龄1~5岁；病程1~3天；体温38.5~39.8℃；血白细胞总数或淋巴细胞百分比或中性粒细胞百分比不同程度增高者40例，白细胞总数不同程度下降者15例。治疗方药如下：金银花、连翘各8~12g，薄荷（后入）3~6g，淡豆豉8~10g，一枝黄花、荆芥、黄芩、焦山栀各6~10g，冬瓜子12~20g，干芦根、大青叶各15~20g。咳嗽有痰加杏仁6~8g；咽痛加山豆根6~8g；便秘者加全瓜蒌8~12g。共治疗3天。治疗结果：24例痊愈（用药24~48小时内，体温正常，全部症状消失，血常规各项指标恢复正常）；32例显效（用药48~72小时内，体温正常，全部症状消失，血常规各项指标恢复正常）；20例有效（用药48~72小时内，体温正常，主要症状部分消失，血常规各项指标接近正常）；4例无效（体温未降，血常规各项指标无变化）。总有效率95%（李亚飞，2010）。

案例 10-1

张某，女，7岁，发热，左腮肿胀前来就诊。患者于2天前开始出现轻微发热，继则出现左侧耳下腮部漫肿，伴有轻微疼痛，表面不红，边缘不清，咀嚼不便，咽部微红，舌质红，苔薄黄，脉浮数。

思考问题

中医诊断为何病？如何辨证？应用何种方剂最为合适？

答案提示

中医诊断为痄腮，为温毒在表证，应疏风清热，散结消肿，治疗应以清热解毒药为主，方用银翘散加减。

按语：本证为时邪壅阻少阳经脉，与气血相搏，凝滞于耳下腮部，致腮部肿胀疼痛。治疗当以辛凉解表与清热解毒药物相结合应用，方能疏散表邪，消肿散结，所以选用银翘散，可酌情配伍公英、地丁、败酱草等清热解毒药物。

麻杏石甘汤《伤寒论》

【组成】 麻黄6g 杏仁9g 石膏24g 炙甘草6g

【用法】 水煎服。

【功用】 辛凉解表，清肺平喘。

【主治】 表邪化热犯肺之咳喘证。身热不解，咳嗽，气粗而喘，或有胸痛，鼻翕，口渴，舌苔薄白或黄，脉浮数或滑数。现代医学的感冒、上呼吸道感染、急性支气管炎、支气管肺炎、大叶性肺炎、支气管哮喘、麻疹合并肺炎等病可依本方治疗。

【方解】 方中麻黄辛温解表，宣肺平喘，石膏辛甘大寒，清泄肺热，与麻黄配伍，一温一寒，使药性变为辛凉，以起辛凉解表之用，使麻黄宣肺平喘而不助热，共为君药；杏仁助麻黄止咳平喘，为臣药；炙甘草益气和中,调和诸药,为佐使药。故诸药配伍以辛凉解表,清肺平喘。

【方歌】 热喘麻杏石甘汤,药仅四味效力彰,肺热壅盛气喘息,解表清肺功效良。

【临床报道】 麻杏甘石汤加味治疗上呼吸道感染效果满意。朱红赤等采用麻杏石甘汤辅佐治疗 92 例 8～16 个月的毛细支气管炎患儿,观察咳嗽、气喘气急、哮鸣音等临床表现。结果,治疗后患儿的咳嗽、气喘气急、肺部哮鸣音消失时间明显缩短,提示麻杏石甘汤辅佐治疗小儿毛细支气管炎对于改善患儿的咳嗽、气喘气急、肺部哮鸣音等临床症状疗效显著(朱红赤,2011)。

第 3 节 治 风 剂

凡以辛散祛风或息风止痉的药物为主组成,具有疏散外风或平息内风作用的方剂,称为治风剂。风邪为病,可分为外风与内风两大类。外风,是指风邪侵袭人体头面、经络、肌肉、关节、筋骨等所致的病症;内风,是脏腑功能失调所致的具备风邪特点的疾病。治风剂分为疏散外风及平息内风两大类。疏散外风剂是治疗外风所致病症的方法,代表方如独活寄生汤、川芎茶调散等;平息内风剂分为镇肝息风剂,适用于肝阳上亢,风阳上扰之证,以镇肝息风汤为代表方;平肝息风剂,适用于肝阳偏亢,肝风内动之证,以天麻钩藤饮为代表方。

注意事项:祛风剂药性多温燥,津液不足、阴虚有热者慎用。

一、疏散外风

川芎茶调散《太平惠民和剂局方》

【组成】 川芎 9g 荆芥 12g 薄荷 9g 羌活 6g 白芷 6g 细辛 3g 防风 6g 甘草 6g

【用法】 共为细末,每次用 6g,清茶调服。临床上一般改汤剂煎服。

【功用】 祛风散寒止痛。

【主治】 外感风邪头痛。偏正头痛或巅顶疼痛,恶寒发热,目眩鼻塞,舌苔薄白,脉浮。现代医学的感冒头痛、偏头痛、血管神经性头痛、慢性鼻炎头痛等病可依本方治疗。

【方解】 方中川芎辛温,祛风散寒,活血止痛,善治少阳经与厥阴经头痛,为君药。荆芥、薄荷、防风辛散上行,疏散风邪,清利头目,共为臣药。白芷疏风止痛,善治阳明经头痛;羌活疏风止痛,善治太阳经头痛,细辛散寒止痛,善治少阴经头痛,共用以助君、臣药增强疏风止痛之效,为佐药。甘草调和诸药为使药。用时以清茶调服,取茶之味苦性凉,既可上清头目,又能制约祛风药的过于温燥与升散。故诸药配伍以

有祛风散寒止痛之功效。

【方歌】 川芎茶调散荆防,辛芷薄荷甘草羌,鼻塞目眩风攻上,偏正头痛效力强。

【临床报道】 本方是治疗血管神经性头痛的良方,只要辨证准确,变通应用,不论病之新久,痛之缓急,都可标除本清,头痛得解。谈氏以本方为主,痰湿型合半夏白术天麻汤加减,瘀血型合血府逐瘀汤出入,肝经郁热型合丹栀逍遥散化裁,病程长者加全蝎、蜈蚣等活血通络,治疗血管神经性头痛 52 例,其中头痛偏于一侧 23 例,前额痛 18 例,头顶痛 4 例,后脑痛 3 例,全头痛 4 例。结果,痊愈 16 例(头痛及伴随症消失,观察 1 年未复发),显效 19 例(症状基本消失,偶有轻微头痛),有效 12 例(头痛减轻,间歇延长),无效 5 例(治疗 30 天后症状无改善,或加重)。总有效率 90.4%(谈娴娴,1998)。

牵正散《杨氏家藏方》

【组成】 白附子 白僵蚕 全蝎各等份

【用法】 共为细末,每次服 3g,热酒调下。

【功用】 祛风化痰。

【主治】 风中经络,口眼㖞斜。现代医学的颜面神经麻痹、三叉神经痛、偏头痛等病可依本方治疗。

【方解】 方中白附子味辛性温,祛风化痰,长于治头面之风,为君药。全蝎、僵蚕均善于祛风止痉,其中全蝎又长于通络,僵蚕又有化痰作用,共为臣药。热酒调服,宣通血脉,引药入络,直达病所,为佐使。故诸药共奏祛风化痰。

【方歌】 口眼㖞斜牵正散,白附全蝎与僵蚕,热酒调服大病所,风邪中络用之安。

【临床报道】 采用牵正散治疗面肌痉挛 60 例,60 例患者均行颅脑 CT 检查,桥小脑角均未发现异常,其中 25 例有面神经炎病史;12 例曾进行 A 型肉毒素治疗,10 例曾行面神经封闭治疗,均在半年内复发;5 例曾行面神经绞扎术,1 年内均复发。基础方:牵正散(白附子、僵蚕、全蝎各等分),研成细末,每次服 1～1.5g,温黄酒送服)2～4 次/天,疗程 2 周。结果临床疗效满意,总有效率为 98.3%(朱志农,2010)。

独活寄生汤《备急千金要方》

【组成】 独活 9g 桑寄生 15g 秦艽 9g 防风 9g 细辛 3g 当归 9g 白芍 9g 川芎 6g 干地黄 9g 杜仲 9g 牛膝 9g 人参 6g 茯苓 9g 炙甘草 6g 桂枝 6g(原方用桂心)

【用法】 水煎服。

【功用】 祛风湿,止痹痛,补肝肾,益气血。

【主治】 痹证日久,肝肾两虚,气血不足证。腰膝冷痛,屈伸不利,或麻木不仁,畏寒喜暖,舌淡苔白,脉细弱。现代医学的慢性关节炎、类风湿性关节炎、腰肌劳损、骨质增生症、小儿麻痹等病可依本方治疗。

【方解】 方中独活长于祛下焦风寒湿邪而止痛，为君药。防风与秦艽善祛风胜湿；桂枝温经散寒，通利血脉；细辛善于祛寒止痛，共为臣药。桑寄生、杜仲补益肝肾，强壮筋骨；川芎、牛膝活血通络，熟地、白芍、当归养血活血；人参、茯苓、甘草补气健脾，均为佐药。甘草调和诸药又为使药。故诸药配伍祛风湿而止痹痛，补肝肾，益气血。

【方歌】 独活寄生艽防辛，芎归地芍桂苓均，杜仲牛膝人参草，冷风顽痹屈能伸。

【临床报道】 戴学平收集 107 例腰椎间盘突出症患者，其中单侧腰腿痛 75 例，双侧腰腿痛 31 例，所有患者均经影像仪器(CT 及 X 线摄片等)检查后确诊。主要伴有症状：下肢放射痛 22 例，占 21.5%；直腿抬高阳性 19 例，占 17.7%；加强试验阳性 13 例，占 12.1%；相应部位浅感觉改变 41 例，占 38.3%；相应肌肉肌力改变 12 例，占 11.2%；踝反射改变 17 例，占 15.9%。以独活寄生汤作为主方：独活 15g，桑寄生 15g，牛膝 15g，木瓜 15g，秦艽 12g，防风 12g，茯苓 10g，肉桂 6g，党参 15g，当归 15g，熟地 15g，白芍 15g，川芎 15g，桃仁 10g，红花 10g，甘草 6g，土鳖虫 15g。根据临床经验酌情加减化裁：若偏于寒湿者酌加制川乌、海风藤、苍术；偏于湿热者酌加忍冬藤、丝瓜络、薏苡仁。每日 2 次口服，每日 1 剂，连续服用 30 剂。结果 107 例中治愈 51 例，占 47.7%；显效 43 例，占 40.2%；有效者 11 例，占 10.3%；无效 2 例，占 1.9%，总有效率为 98.1%(戴学平，2008)。

二、平息内风

镇肝息风汤《医学衷中参西录》

【组成】 生赭石 30g　怀牛膝 30g　生龙骨 30g　生牡蛎 30g　生龟板 15g　生白芍 15g　玄参 15g　天冬 15g　川楝子 6g　生麦芽 6g　茵陈 6g　甘草 3g

【用法】 水煎服。

【功用】 镇肝息风。

【主治】 阴虚阳亢，肝风内动证。头晕目眩，目胀耳鸣，心中烦热，面色如醉，或肢体渐觉不利，或口角渐㖞斜，甚或颠仆，昏不识人，移时始醒，或醒后不能复原，脉弦长有力。现代医学的高血压、脑血栓形成、脑出血、血管神经性头痛等病可依本方治疗。

【方解】 方中代赭石平肝降逆，镇肝息风，怀牛膝补益肝肾，引血下行，共为君药。龙骨、牡蛎、龟板、白芍滋阴潜阳同为臣药。玄参、天冬滋阴清热，以制阳亢；川楝子、茵陈、生麦芽疏肝理气，清肝泄热，以利于肝阳的平降，同为佐药。甘草调和诸药为使药。故诸药配伍有镇肝息风之功。

【方歌】 镇肝息风芍天冬，玄参龙牡赭茵供，龟麦膝草川楝入，肝风内动有奇功。

【临床报道】 以镇肝息风汤加减治疗 126 例血管神经性头痛患者，15 日为 1 个疗程，服药 1 疗程后判断疗效。结果有效率达 90.48%，提示镇肝熄风汤加减治疗血管神经性头痛疗效显著(彭暾，2009)。

天麻钩藤饮《杂病证治新义》

【组成】 天麻 9g　钩藤(后下)12g　石决明(先煎)18g　栀子黄芩各 9g　川牛膝 12g　杜仲　益母草　桑寄生　夜交藤　朱茯神各 9g

【用法】 水煎服。

【功用】 平肝息风，清热活血，补益肝肾。

【主治】 肝阳偏亢，肝风上扰证。头痛，眩晕，失眠，舌红苔黄，脉弦。现代医学的高血压病、急性脑血管病、内耳性眩晕等病可依本方治疗。

【方解】 方中天麻、钩藤平肝息风，共为君药；石决明味咸性寒质重，平肝潜阳，清热明目，助君药平肝息风，川牛膝活血利水，引血下行，引肝阳下潜，共为臣药；杜仲、桑寄生补肝肾以治本，栀子、黄芩清泻肝火，益母草活血利水，夜交藤、朱茯神宁心安神，共为佐药。故诸药相合，以平肝息风，清热活血，补益肝肾。

【方歌】 天麻钩藤石决明，栀芩牛膝茯杜仲，益母寄生夜交藤，补益肝肾又息风。

【临床报道】 选择肝阳上亢型高血压患者 60 例，分别以天麻钩藤饮(中药组)和非洛地平(西药组)各 30 例治疗 6 个月，检测治疗前后患者动态血压、颈动脉内中膜厚度(IMT)的变化。结果，两组患者昼夜平均收缩压和舒张压均明显下降，白天下降更明显；治疗后天麻钩藤饮组 IMT 显著降低。提示天麻钩藤饮对肝阳上亢型高血压病患者具有良好降压效果，并且能改善高血压患者颈动脉硬化(徐杰，2010)。

案例 10-2

谢某，男，60 岁。发作性眩晕 10 余年，左半身不适 5 天。患者于 10 年来常感头晕目眩，耳鸣，失眠，腰酸不适，平时性情急躁，于 5 天前突然晕倒，不省人事，但很快苏醒，发现左半身麻木发沉，手足转动不利。查见血压 190/128mmHg，右侧鼻唇沟稍变浅，左上、下肢肌力 V 级，舌红少苔，脉弦细而数，尺脉无力。经脑部 CT 检查诊断为多发性腔隙性脑梗死。

思考问题

1. 上述病例，辨为何证？
2. 选用什么治法和方药？

答案提示

1. 辨证诊断：中风(阴虚阳亢，肝风内动)。
2. 治法：滋阴潜阳、平肝息风。方药：镇肝息风汤加减。

第 4 节 祛 湿 剂

凡以祛湿药为主组成,具有化湿利水、通淋泄浊作用,治疗水湿为病的方剂,称祛湿剂。湿邪为病,有外湿、内湿之分,又常与风、寒、暑、热相间。根据祛湿剂功效分为芳香化湿剂,适用于外感风寒,内伤湿滞之证,以藿香正气散为代表方;苦温燥湿剂,适用于湿困脾胃之证,以平胃散为代表方;淡渗利水剂,适用于水湿停留水肿等证,以五苓散为代表方;清热化湿剂,适用于湿热俱盛或湿从热化之证,以茵陈蒿汤、八正散为代表方;温阳化湿剂,适用于湿从寒化,阳不化水之证,以真武汤为代表方。

藿香正气散《太平惠民和剂局方》

【组成】 藿香9g 紫苏6g 白术9g 白芷6g 茯苓9g 大腹皮9g 厚朴6g 半夏9g 陈皮6g 桔梗9g 炙甘草6g

【用法】 水煎服。药丸剂,每次服6～9g,每日2次;口服液,每次1支,每日3次。

【功用】 解表化湿,理气和中。

【主治】 外感风寒,内伤湿滞证。恶寒发热,头痛,恶心呕吐,腹痛腹泻,舌苔白腻,脉浮缓。现代医学的急性胃肠炎或四时感冒等病可依本方治疗。

【方解】 方中藿香解表散寒,芳香化湿,理气和中为君药。紫苏、白芷辛温发散,助藿香解表散寒;半夏、陈皮燥湿健脾,和胃降逆止呕;白术、茯苓健脾利湿;厚朴、大腹皮行气除满,化湿;桔梗宣肺利膈,共为臣佐药。使以甘草调和诸药。故诸药配伍可解表化湿,理气和中。

【方歌】 藿香正气大腹苏,甘桔陈苓朴与术,夏曲白芷加姜枣,风寒暑湿并驱除。

【临床报道】 收集胃肠型感冒50例,诊断依据为胃肠道症状(上腹部不适,胃口差,恶心呕吐,腹泻,腹痛等)较重,上呼吸道症状(发热、恶寒、头痛、鼻塞、流涕)较轻,血常规、大便常规检查排除肠炎、菌痢、传染性肝炎等疾病。治疗采用藿香正气散加减:藿香、苏叶、陈皮、法半夏、白术、桔梗、白芷、砂仁各10g,茯苓、大腹皮、建曲、葛根各15g,生姜3片,甘草3g。恶寒、发热等表邪偏重加荆芥、防风、羌活各10g;腹泻甚加泽泻、车前仁、山楂炭各15g;发热甚加银花、连翘各15g;肛门灼热、口苦加黄芩15g;便时肛门坠胀加熟大黄5g、槟榔15g;年老体弱加党参15g。结果:痊愈(临床症状全部消失,身体恢复健康)36例,有效(主要临床症状消失)12例,无效(治疗后无明显改善)2例,总有效率96%(苗德远,2008)。

平胃散《太平惠民和剂局方》

【组成】 苍术12g 厚朴9g 陈皮6g 甘草3g 生姜3片 大枣3枚

【用法】 原方为散剂,亦可水煎服。

【功用】 燥湿健脾,行气和胃。

【主治】 湿困脾胃证。脘腹胀满,恶心呕吐,食欲缺乏,肢体沉重,或有腹泻,舌苔白厚腻,脉缓。现代医学的慢性胃炎、消化道功能紊乱、胃及十二指肠溃疡等病可依本方治疗。

【方解】 方中苍术味苦性温,燥湿健脾,为君药。厚朴味辛苦性温,宽中理气除满,为臣药。陈皮理气健脾,和胃止呕,与苍术、厚朴同用,可增强其燥湿健脾作用,为佐药。甘草调和诸药,生姜、大枣调和脾胃,共为使药。故诸药配伍燥湿运脾,行气和胃。

【方歌】 平胃苍术与陈皮,厚朴甘草姜枣宜,燥湿健脾除胀满,调胃和中功效奇。

【临床报道】 观察平胃散加减治疗慢性胃炎的临床疗效。方法:治疗组38例用平胃散加减,对照组34例用法莫替丁及胃复春胶囊。结论:平胃散加减治疗慢性胃炎疗效较好。杨柏等收集慢性胃炎患者72例,随机分为治疗组(38例)和对照组(34例),治疗组用平胃散加减治疗,主方:苍术20g,厚朴20g,陈皮15g,甘草5g,枳壳15g,焦三仙各15g,半夏10g,木香15g,连翘10g,黄连5g。随症加减:寒邪客胃者加吴茱萸、干姜;寒挟食滞者加鸡内金、生姜;饮食停滞者去黄连加莱菔子;脘腹胀甚者加砂仁、槟榔;肝气犯胃加柴胡、川楝子;肝胃郁热者去焦三仙加白芍、丹皮;瘀血停滞者加三七;阴虚者加沙参、麦冬。每日1剂,水煎2次混合后分3次服。用1个疗程后可改隔日口服1剂。结果总有效率治疗组97.4%(杨柏等,2011)。

五苓散《伤寒论》

【组成】 茯苓9g 猪苓9g 泽泻15g 白术9g 桂枝6g

【用法】 原方为散剂,亦可水煎服。

【功用】 利水渗湿,通阳化气。

【主治】 水湿停聚,膀胱气化不利。小便不利,小腹胀满,水肿,腹泻,舌体胖大,脉滑。现代医学的急慢性肾炎水肿、肝硬化腹水、心源性水肿、尿潴留、脑积水等病可依本方治疗。

【方解】 本方是治疗小便不利和水肿的常用方。方中重用泽泻利水渗湿,为君药。茯苓、猪苓淡渗利水,助泽泻利水渗湿,共为臣药。白术健脾燥湿,使水精四布;桂枝温阳化气,助膀胱气化,为佐药。故诸药配伍以利水渗湿,通阳化气。

【方歌】 五苓散治太阳腑,二苓泽泻与白术,温阳化气用桂枝,利水渗湿效显著。

【临床报道】 传统名方五苓散治疗慢性肾小球肾炎蛋白尿的疗效显著。刘松峰等收集慢性肾小球肾炎患者42例,其中病程1年以内17例,1～3年20例,4～6年5例。病情除全部有不同程度蛋白尿外,应诊时有明显水肿者16例,合并感冒者10例,无症状仅尿蛋白阳性者 16 例。基础方：猪苓 10g，云苓 10g，桂枝 12g，泽泻 10g，白术 20g。随证加减：尿红细胞明显增多者加白茅根 30～60g；合并感冒者加生麻黄 6～12g，连翘 10～30g，赤小豆 10g；合并气虚者加黄芪 10～40g；合并胃脘胀满者加枳实 6g，厚朴 9g；无症状只有蛋白尿者加白芨 10～20g。结果：显效 14 例，占 33.3％；有效 24 例，占 57.1％；无效 4 例，占 9.5％，总有效率为 90.4％（刘松峰等，2010）。

茵陈蒿汤《伤寒论》

【组成】 茵陈 18g 栀子 9g 大黄 6g

【用法】 水煎服。

【功用】 清热利湿退黄。

【主治】 湿热黄疸。皮肤、巩膜俱黄，黄色鲜明，小便黄赤，大便不畅，腹微满，舌苔黄腻，脉滑数。现代医学的急性黄疸型传染性肝炎、胆囊炎、胆石症、钩端螺旋体病等引起的黄疸可依本方治疗。

【方解】 方中重用茵陈清热利湿退黄，为治黄疸之要药，为君药；栀子清利三焦湿热，使湿从小便而去，为臣药；大黄通利大便，荡涤胃肠实热，导湿热由大便而下，为佐药。故诸药共奏清热利湿退黄之功。

【方歌】 茵陈蒿汤治阳黄，茵陈栀子大黄良，便难尿赤腹胀满，清热利湿功效良。

【临床报道】 收集 86 例传染性急性黄疸性肝炎患者，其中男 46 例，女 40 例；年龄 13～63 岁，均有不同程度的巩膜、皮肤黄染及小便发黄，实验室检查均有肝功能异常及血清总胆红素增高。采用茵陈蒿汤加减治疗：茵陈 50～80g，栀子 15～30g，大黄 10～20g，白茅根 30g，枳壳 15g，厚朴 9g，柴胡 10g，牡丹皮 10g，赤芍 15g，板蓝根 15g，丹参 15g，茯苓 10g，黄芪 20g。若胁痛者加郁金 12g，川楝子 12g；恶心呕吐者加陈皮 12g，竹茹 9g；心中懊侬者加黄连 6g，龙胆草 9g。茵陈、栀子、大黄的用量根据患者的年龄及黄疸程度酌情加减。每日 1 剂，水煎 2 次，煎出液兑匀后分 2 次服，早晚各 1 次。7 天为 1 个疗程，共治疗 1～2 个疗程。结果 86 例中痊愈 52 例（60％），显效 24 例（28％），有效 10 例（12％），无无效病例，愈显率 88％，总有效率 100％（华树生，2010）。

八正散《太平惠民和剂局方》

【组成】 车前子 9g 瞿麦 9g 萹蓄 9g 滑石 12g 木通 6g 甘草梢 6g 栀子 9g 大黄 9g

【用法】 原方为散剂，每次服 6g，加灯心草煎服。现多水煎服。

【功用】 清热泻火，利水通淋。

【主治】 湿热淋证。尿频尿急，尿道刺痛，淋漓不畅，尿色黄赤，口燥咽干，舌质红苔黄腻，脉滑数。现代医学的膀胱炎、尿道炎、急性前列腺炎、泌尿系结石、肾盂肾炎、术后或产后尿潴留等病可依本方治疗。

【方解】 方中车前子、木通、滑石、萹蓄、瞿麦清热利湿，利水通淋，共为君药；辅以栀子清利三焦湿热，大黄清热泻火解毒，共为臣药；甘草梢解毒和中，为佐使药。故诸药配伍能清热泻火，利水通淋。

【方歌】 八正木通与车前，萹蓄大黄滑石研，草梢瞿麦兼栀子，泻火通淋病自蠲。

【临床报道】 观察八正散加味治疗淋证（湿热型）的疗效。将 120 例淋证（湿热型）患者随机分为治疗组 30 例、对照组 30 例和开放组 60 例。治疗组给予口服八正散加味及三金片，对照组给予口服三金片，开放组给予口服八正散加味治疗。14 天为 1 个疗程。结果，治疗组、开放组在治疗淋证（湿热型）比对照组疗效好，提示八正散加味治疗淋证（湿热型）疗效肯定，值得临床推广（李钊成，2011）。

案例 10-3

徐某，女，32 岁。以尿频、尿急、尿痛 3 日为主诉来诊。3 日前无诱因出现尿频、尿急、尿痛，伴有小腹胀痛。经服用三金片，疗效不明显来诊。查舌质红，苔薄黄腻，脉滑数。

思考问题

结合以前所学知识，诊断何病何证？如何辨证治疗？

答案提示

本案以尿频、尿急、尿痛（小便频数、淋漓涩痛）为主要临床表现，中医病名诊断为"淋证"。辨证为膀胱湿热证。湿热之邪蕴结于膀胱，膀胱气化失常，见小便短涩不利，舌红苔黄腻、脉滑数，为湿热内蕴之征。

治疗应清热利湿通淋。选用八正散。方中车前、木通、滑石、萹蓄、瞿麦清利下焦膀胱湿热、利水通淋，辅以栀子、大黄泻热降火，全方共奏清热利湿泻火通淋之功。

真武汤《伤寒论》

【组成】 茯苓 9g 芍药 9g 白术 6g 生姜 9g 炮附子 9g

【用法】 水煎服。

【功用】 温阳利水。

【主治】 阳虚水犯证。畏寒肢厥，小便不利，心下悸动不宁，头目眩晕，身体筋肉瞤动，站立不稳，四肢沉重疼痛，浮肿，腰以下为甚；或腹痛，泄泻；或咳喘呕逆。舌质淡胖，舌苔白滑，脉沉细。现代医学的慢性肾小球肾炎、心源性水肿、甲状腺功能低下、慢性支气管炎、慢性肠炎、肠结核等病可依本方治疗。

【方解】 方中附子味辛甘性大热，温补肾之阳，温运水湿，为君药。茯苓健脾利水渗湿，白术健脾燥湿，共为臣药。生姜温散，既助附子温阳散寒，又合茯苓与白术宣散水湿，白芍缓急止痛，敛阴舒筋，又可防附子燥热伤阴，共为佐药。故诸药配伍具有温阳利水之功。

【方歌】　真武茯苓术芍姜,温阳利水壮肾阳,脾肾阳虚水气停,腹痛悸眩用之良。

【临床报道】　观察真武汤对肾阳虚衰型慢性心力衰竭患者的临床疗效。将 64 例慢性心力衰竭患者随机分为常规治疗组(对照组)和真武汤治疗组(治疗组),观察两组在治疗两周后心功能分级、并发症及生活质量的改善情况。结果,治疗组总有效率 91.7%,对照组总有效率 82.1%,提示真武汤治疗肾阳虚衰型慢性心力衰竭优于常规治疗(王延超等,2009)。

第5节　清　热　剂

治疗里热证的方剂,称为清热剂。属八法中的清法。清热剂主治里热证,以凉性、寒性药物为主组成,具有清热、泻火、凉血、解毒等作用,但里热证有气分、血分之别,实热、虚热之分,脏腑偏盛之殊,故清热剂分为:清气分热剂,适用于热在气分证,以白虎汤为代表方;清热解毒剂,适用于温毒、热毒、丹毒、疔毒等证,以五味消毒饮为代表方;清脏腑热剂,适用于热邪偏盛于某一脏腑,以龙胆泻肝汤为代表方;养阴清热剂,适用于热病后期,邪热耗阴,邪不得解之证,以青蒿鳖甲汤为代表方。

清热剂的应用原则:一般是在表证已解,热已入里,或里热已盛尚未结实时使用。若邪热在表,应当解表;里热已成腑实,则应攻下;表邪未解,热已入里,又宜表里双解。

白虎汤《伤寒论》

【组成】　石膏(碎)30g　知母 12g　甘草 3g　粳米 9g

【用法】　以水将米煮熟,去米,加入其余三味同煎,分 2 次服。

【功用】　清热生津。

【主治】　阳明气分热盛证。壮热面赤,烦渴多饮,汗出恶热,尿黄便结,舌红苔黄,脉洪大或滑数。现代医学的感染性疾病,如大叶性肺炎、流行性乙型脑炎、流行性出血热、小儿夏季热、糖尿病、风湿性关节炎等病可依本方治疗。

【方解】　方中石膏味辛甘性大寒,清热除烦,为君药;知母苦寒质润,清热生津,为臣药;甘草、粳米和胃护津,以防寒凉伤中,为佐使药。故诸药配伍有清热生津之功。

【方歌】　白虎膏知甘草粳,清热泻火津能生,热渴大汗脉洪数,气分大热此方清。

【临床报道】　64 例高热患者中,伤寒、副伤寒 19 例,肺炎 16 例,夏季热 5 例,系统性红斑狼疮 7 例,风湿热 9 例,其他 8 例。治疗处方:生石膏 60～100g,甘草 10g,知母 15g,粳米 20g(小儿减量)。随症加减:按照温病之卫气营血辨证进行加减,伴有表证者加连翘、银花、大青叶;湿热内阻加苍术、滑石;热入营血加羚羊角、水牛角;津气两伤加西洋参、天花粉、芦根;热盛引动肝风加钩藤、广地龙;阳明实热大便秘结加大黄、芒硝;湿热蕴结于筋骨,表现为关节肿痛加苍术、桂枝。结果显效 56 例,有效 8 例,总有效率为 100%(陈春芳,2008)。

五味消毒饮《医宗金鉴》

【组成】　金银花　野菊花　蒲公英　紫花地丁　紫背天葵各 15g

【用法】　水煎服。药渣可捣烂敷患处。

【功用】　清热解毒。

【主治】　各种病毒、痈疮疔肿。局部红肿热痛,疮形如粟,坚硬根深如钉之状,舌红苔黄,脉数。现代医学的化脓性炎症,如蜂窝组织炎、化脓性扁桃体炎、乳腺炎等病可依本方治疗。

【方解】　方中金银花清热解毒,消散痈肿疔疮,是治疮痈要药,为君药;紫花地丁、蒲公英、野菊花、紫背天葵四药均清热解毒,消肿散结,为臣佐药。故诸药配伍有清热解毒之功。

【方歌】　五味消毒疗诸疔,银花野菊蒲公英,紫花地丁紫天葵,清热解毒有奇功。

【临床报道】　对 100 例银屑病患者予以五味消毒饮加减治疗,每日 1 剂,水煎 2 次,早晚各服 1 次,10 天为 1 疗程。结果 100 例中,治愈 52 例,显效 22 例,有效 16 例,无效 10 例,总有效率为 90%,提示五味消毒饮加减治疗银屑病疗效显著(刘高丽,2011)。

苇茎汤《备急千金要方》

【组成】　苇茎　薏苡仁　冬瓜仁各 30g　桃仁 9g

【用法】　水煎服。

【功用】　清肺化痰,逐瘀排脓。

【主治】　肺痈。发热,咳嗽吐黄痰,甚则咳吐腥臭脓血痰,胸痛,舌红苔黄腻,脉滑数。现代医学的肺脓肿、大叶性肺炎、支气管炎等病可依本方治疗。

【方解】　方中苇茎味甘性寒而轻浮,清肺热善治肺痈,冬瓜仁清热化痰,利湿排脓,薏苡仁味甘淡性微寒,渗利湿热,清肺排脓,为臣药;桃仁活血逐瘀,以助消痈,为佐药。故诸药配伍有清肺化痰,逐瘀排脓之功。

【临床报道】　将 42 例肺脓肿患者随机分为两组,对照组 20 例给予西医常规治疗,治疗组 22 例在对照组治疗基础上运用加味苇茎汤煎剂口服给药。结果治疗组有效率为 99.5%,对照组有效率为 65.7%。提示中西医结合治疗肺脓肿可显著提高临床疗效,提高治愈率(李健民,2009)。

白头翁汤《伤寒论》

【组成】　白头翁 15g　黄柏 12g　黄连 6g　秦皮 12g

【用法】　水煎服。

【功用】　清热解毒,凉血止痢。

【主治】 热毒痢疾。腹痛腹泻,大便脓血,里急后重,或有身热,舌质红苔黄腻,脉滑数。现代医学的细菌性痢疾、阿米巴痢疾等病可依本方治疗。

【方解】 方中白头翁味苦性寒,清热解毒,凉血止痢,为治热毒血痢要药,为君药;配伍黄连、黄柏、秦皮味苦性寒,清热燥湿解毒,共为臣佐药。故诸药配伍清热解毒,凉血止痢。

【方歌】 白头翁汤治热痢,黄连黄柏与秦皮,若加阿胶与大枣,产后虚痢称良剂。

【临床报道】 白头翁汤治疗溃疡性结肠炎,诊断标准:参照1978年杭州全国消化系统疾病会议制定的诊断标准。里急后重,便带脓血加地榆、败酱草、延胡索;久治不愈重用党参、黄芪、加补骨脂、吴茱萸、肉豆蔻。结果:本组26例,临床治愈(腹泻消失,大便成形,每日1~2次,腹痛消失)14例,显效(腹痛、腹泻消失,但易复发)9例,好转(腹泻次数减少,腹痛、腹胀等症状关节减轻)3例(马春莱,2000)。

龙胆泻肝汤《医方集解》

【组成】 龙胆草6g 黄芩9g 栀子9g 泽泻9g 木通6g 车前子6g 当归6g 甘草6g 柴胡6g 生地6g

【用法】 水煎服。

【功用】 清肝胆实火,泻下焦湿热。

【主治】 肝胆实火上炎证:目眩,胁痛,口苦,烦躁易怒,目赤肿痛,耳聋耳肿,舌红苔黄,脉弦数;肝胆湿热下注证:阴肿,阴痒,小便淋浊,妇女带下黄臭,舌红苔黄腻,脉弦数。现代医学的顽固性偏头痛、高血压、急性黄疸型肝炎、急性胆囊炎、急性肾盂肾炎、急性膀胱炎、尿道炎等病可依本方治疗。

【方解】 方中龙胆草味大苦性大寒,善于清肝胆实火,利肝胆湿热,为君药。黄芩、栀子苦寒泻火,助龙胆草清热燥湿,共为臣药。车前子、木通、泽泻清利湿热,导湿热下行,从小便而出;当归、生地滋养肝血,使利湿而不伤阴,共为佐药。柴胡疏肝胆之气,引诸药入肝经;甘草调和诸药,共为使药。故诸药相合以清肝胆实火,泻下焦湿热。

【方歌】 龙胆泻肝栀芩柴,生地车前泽泻偕,木通当归甘草合,肝经湿热力能排。

【临床报道】 191例腰椎间盘突出症(湿热型)患者,随机分为两组,其中龙胆泻肝汤加减组(治疗组)98例。基础方:龙胆草、柴胡、黄芩、黄柏、当归、焦山栀、川牛膝、泽泻各10g,制川乌、制草乌、甘草各5g,薏苡仁、忍冬藤、板蓝根各30g,猪苓、茯苓各20g。湿重加车前子、茵陈;热重加大黄、知母;年老体虚者川乌、草乌减至3g。常规水煎服每日1剂,分两次服,4周为1疗程。疗效评定结果:治疗组治愈45例,好转40例,未愈13例,治愈率45.91%,总有效率为86.73%。两组治愈率比较有非常显著性差异,提示

治疗组临床疗效优于对照组(柳占元,2008)。

青蒿鳖甲汤《温病条辨》

【组成】 青蒿9g 鳖甲15g 细生地12g 知母6g 丹皮9g

【用法】 水煎服。

【功用】 养阴透热。

【主治】 热病后期,阴液已伤。夜热早凉,热退无汗,舌红少苔,脉细数。现代医学的原因不明的发热、各种传染病恢复期低热、慢性肾盂肾炎、肾结核等病可依本方治疗。

【方解】 方中青蒿味苦性寒,芳香透邪,善清虚热;鳖甲滋阴清热,共为君药。生地滋阴凉血,知母滋阴降火,丹皮清热凉血,均为臣佐药。故诸药配伍以养阴透热。

【方歌】 青蒿鳖甲地知丹,阴分伏热身无汗,夜热早凉此方煎,养阴透热服之安。

【临床报道】 应用青蒿鳖甲汤加味治疗阴虚热郁型不明原因发热37例,其中病位不明的感染性疾病19例,包括细菌感染6例,病毒感染7例,真菌感染4例,其他2例;非感染性但和发热存在不确定关系疾病的6例,包括血管结缔组织病5例,肿瘤性疾病1例。最终仍有12例不能明确诊断。采用中医养阴透热法,予青蒿鳖甲汤加味口服。药物组成:青蒿10g,鳖甲30g,知母10g,细生地20g,丹皮10g。水煎服,每日1剂,分2次服。阴虚重者加龟板30g,玄参20g;热甚者加生石膏30g,知母10g;兼气虚者加太子参30g,防风10g,生黄芪15g;夹湿者加佩兰10g,砂仁6g。7天为1个疗程。1个疗程无效者停用,有效者继续服用。结果所有病例治愈28例,好转7例,未愈2例。部位不明的感染性发热治愈17例,有效2例;非感染性但和发热存在不确定关系疾病治愈4例,有效1例,无效1例;不能明确诊断的病例治愈7例,有效4例,无效1例。一般服药3天见效,2周基本痊愈,最长服药6周,总有效率为94.6%(马永顺,2008)。

> **案例10-4**
> 张某,男,32岁,脓血便1天。患者于1天前因饮食不洁而致腹痛腹泻,大便脓血,伴有发热,腹痛,里急后重,遂来本院就诊。查大便常规示脓细胞(+++),吞噬细胞少许,体温38.1℃,舌苔黄腻,脉滑数。
> **思考问题**
> 1. 上述病例,辨为何证?
> 2. 选用什么治法和方药?
> **答案提示**
> 1. 辨证诊断:痢疾(湿热型)。
> 2. 治法:清热解毒、凉血止痢。方药:白头翁汤加减。

第6节 和 解 剂

凡具有和解少阳、调和肝脾、调和寒热等作用,治疗邪在少阳,或肝脾不和、肠胃不和等证的方剂,称为和解剂。和解法属八法中的和法。根据功效和解剂分为:和解少阳剂,适用于邪在少阳,以小柴胡汤为代表方;调和肝脾剂,适用于肝气郁结,肝脾失调,以逍遥散为代表方。

注意事项:和解剂多以祛邪为主,纯虚不易应用,以防伤正;又因兼顾正气,故纯实者亦不可选用,以免延误病情。

小柴胡汤《伤寒论》

【组成】 柴胡9g 黄芩6g 半夏6g 人参6g 炙甘草3g 生姜6g 大枣4枚

【用法】 水煎服。

【功用】 和解少阳。

【主治】 少阳证。寒热往来,胸胁苦满,默默不欲饮食,心烦喜呕,口苦,咽干,目眩,舌苔薄白,脉弦。现代医学的感冒、流行性感冒、慢性肝炎、肝硬化、胆结石、急性胰腺炎、胸膜炎、急性乳腺炎、胃溃疡等病可依本方治疗。

【方解】 本方为和解少阳的主方。方中柴胡苦平,透达少阳半表之邪,为君药;黄芩苦寒,清少阳半里之热,为胆经要药,与柴胡配伍,具有较好的和解少阳,解除半表半里之邪的作用,为臣药;生姜、半夏和胃降逆止呕,人参、大枣益气调中,扶正祛邪,同为佐药;使以甘草调和诸药。故诸药配伍有和解少阳之功。

【方歌】 小柴胡汤和解功,半夏人参甘草从,更用黄芩加姜枣,少阳百病有奇功。

【临床报道】 采用小柴胡汤加减治疗慢性胆囊炎50例。方剂组成:柴胡、黄芩、丹参各15g,半夏10g,白芍、瓜蒌皮各20g,元胡6g,川贝母3g,甘草5g。偏气滞者,加青皮、陈皮、苦楝根皮、郁金各10~15g;湿热甚者,加龙胆草、蒲公英、山栀子各15~30g,金钱草10g,车前子15g;大便秘结者,加大黄6g。每日1剂,水煎3次,取汁450ml分3次温服。21天为1个疗程,连续治疗2个疗程。结果治愈(症状和体征完全消失,影像学检查正常)26例,显效(症状和体征基本消失,影像学检查明显改善)12例,有效(症状和体征大部分消失,影像学检查有改善)10例,无效(症状和体征及影像学检查无改善)2例,总有效率96%(胡万海,2010)。

逍遥散《太平惠民和剂局方》

【组成】 柴胡9g 当归9g 白芍9g 白术9g 茯苓9g 炙甘草6g

【用法】 为粗末,每次服6g,加煨姜9g,薄荷少许,同煎服。亦可改为饮片,水煎服。或为细末,水泛为丸,每次服6g,每日2次。

【功用】 疏肝解郁,健脾养血。

【主治】 肝郁血虚脾弱证。两胁作痛,胸闷嗳气,头痛目眩,口燥咽干,神疲食少,或月经不调、乳房胀痛,舌淡红,脉弦细。现代医学的慢性肝炎、肝硬化、胃及十二指肠溃疡、慢性胃炎、胃肠神经官能症、更年期综合征等病可依本方治疗。

【方解】 方中柴胡善于疏肝解郁,畅达肝气,为君药;白芍养血柔肝,当归养血活血,当归、白芍与柴胡同用,补肝体而助肝用,为臣药;白术、茯苓健脾益气,为佐药;用法中加薄荷疏肝理气以散郁遏之气,生姜降逆和中,亦为佐药;甘草补中而调和诸药,为佐使药。故诸药配伍以疏肝解郁,养血健脾。

【方歌】 逍遥散用当归芍,柴苓术草姜薄荷,肝郁作痛饮食少,养血疏肝治脾弱。

【临床报道】 应用逍遥散加减治疗乳腺增生病108例。主方:柴胡、当归、白芍、茯苓、白术、浙贝母、三棱、茜草、橘核、甘草。偏气滞者加川楝子、青皮、川芎、荔枝核。偏血瘀者,加桃仁、红花、鸡血藤、丹参、益母草;乳痛剧烈者,加玄胡、王不留行;肝郁化火而有口苦咽干,烦躁易怒者,加丹皮、栀子、夏枯草、蒲公英;苔腻、脉滑而有痰者加昆布、白芥子、瓜蒌、海藻;乳房肿块明显者加炙山甲、山慈菇、牡蛎或加服小金丹(成药)以攻坚散结;肾虚明显而见腰酸腿软者,加川断、杜仲。服法:月经结束后1周开始服药,1剂/天,2次煎服,1个月为1疗程。结果108例女性病例中,痊愈(乳房肿块及胀痛消失)74例;好转(乳房肿块缩小,胀痛减轻或消失)28例;无效(乳房肿块及胀痛无变化)6例,占5.6%。总有效率94.4%(严字仙等,2009)。

四逆散《伤寒论》

【组成】 柴胡6g 炙甘草6g 枳实6g 芍药6g

【用法】 共为细末,每次用6g,每日2~3次。或水煎服。

【功用】 透邪解郁,疏肝理气。

【主治】 阳郁热厥证。手足不温,或身微热,或腹痛,或泄利,脉弦。肝脾不和证:胁肋胀闷,脘腹疼痛,脉弦。现代医学的慢性肝炎、胆囊炎、胆石症、胃溃疡、胃炎、胃肠神经官能症、急性乳腺炎等病可依本方治疗。

【方解】 方中柴胡入肝胆经,疏肝解郁,透邪外出,为君药;白芍敛阴养血柔肝,与柴胡合用,以敛阴和阳,条达肝气,为臣药;枳实理气解郁,泄热破结,为佐药;甘草益脾和中,调和诸药,为使药。故诸药配伍有透邪解郁,疏肝理气之功。

【方歌】 四逆散里柴胡须,芍药枳实甘草宜,阳郁热厥四肢凉,疏肝理脾奏效奇。

【临床报道】 采用四逆散加减治疗乳腺增生症55例。治疗以四逆散合攻坚汤加减,药物组成为柴胡 10g,枳壳 10g,赤芍 10g,王不留行 30g,夏枯草 30g,牡蛎 10g,巴戟天 10g,炙甘草 10g。加减:乳房灼热加丹皮 10g,连翘 10g;乳核坚硬加山甲 10g,莪术 10g;气虚加黄芪 30g,党参 20g;血虚加当归 10g,阿胶 10g;肾阳不足加鹿含草 15g,鹿角霜 20g。每日 1 剂,水煎取汁每日服 3 次,1 个月经周期为 1 疗程。结果 55 例中临床治愈 38 例,显效 10 例,有效 2 例,无效 5 例,总有效率 90.91%(金锡蓉,2009)。

案例 10-5

李某,女,40 岁,发作型两胁肋疼痛半年余。患者于半年前因生气而致两胁肋胀痛,而未注意治疗,继之两胁肋胀痛经常反复发作,常伴有胸闷嗳气,头痛目眩,食少,神疲乏力,四肢倦怠,经期乳房胀痛,月经量少色淡,舌淡红,脉弦细。

思考问题

1. 上述病例,辨为何证?

2. 选用什么治法和方药?

答案提示

1. 辨证诊断:肝郁脾弱血虚证。

2. 治法:疏肝解郁,健脾养血。方药:逍遥散加减。

第 7 节 消 导 剂

凡以消食药为主组成,具有消食健脾,除痞化积等作用,以治疗食积停滞的方剂,称为消导剂。消导法属八法中的消法。消法的应用范围较为广泛,凡由气、血、痰、湿、食、虫等壅滞而成的积滞痞块,均可使用。本节仅介绍饮食内停的方剂,以保和丸为代表方。

保和丸《丹溪心法》

【组成】 山楂 18g 神曲 6g 半夏 9g 茯苓 9g 陈皮 9g 连翘 6g 莱菔子 6g

【用法】 为细末,制成丸剂,每次服 6～9g,每日 2～3 次。

【功用】 消食和胃。

【主治】 食积。脘腹痞满或胀痛,嗳腐吞酸,恶食呕吐,或大便泄泻,舌苔厚腻,脉滑。现代医学的急慢性胃炎、急慢性肠炎、消化不良、婴幼儿腹泻等病可依本方治疗。

【方解】 方中山楂能消一切食积,尤其是善消肉食油腻之食积,重用为君药;神曲善化酒食陈腐之积,莱菔子长于消谷面食之积,同为臣药;半夏、陈皮、茯苓和胃止呕,健脾利湿,连翘散结清热,共为佐使药。

故诸药共奏消食和胃之功。

【方歌】 保和神曲和山楂,苓夏陈翘莱麦芽,消食化滞和胃气,若用此方疗效佳。

【临床报道】 观察保和丸(水丸)与多潘立酮片治疗老年功能性消化不良的疗效,并进行疗效比较。结果提示两者临床疗效相比较,保和丸具有一定的优势(欧之洋等,2011)。

案例 10-6

陈某,男,20 岁,学生。脘腹胀满疼痛 3 天。患者于 3 天前因暴饮暴食而致脘腹胀满疼痛,3 天来厌食,嗳腐吞酸,呕吐酸馊食物,多为不消化食物,矢气臭如败卵,大便酸腐臭秽,舌苔厚腻,脉滑。

思考问题

1. 上述病例,辨为何证?

2. 选用什么治法和方药?

答案提示

1. 辨证诊断:食滞胃脘。

2. 治法:消食和胃。方药:保和丸加减。

第 8 节 催 吐 剂

凡以涌吐药为主组成,具有涌吐痰涎、宿食、毒食等作用,以治疗痰厥、食积、误食毒物的方剂,称为涌吐剂。属八法中的吐法。催吐剂以瓜蒂散为代表方。催吐剂作用峻猛,故年老体弱、孕妇、产后均非所宜。

瓜蒂散《伤寒论》

【组成】 瓜蒂(熬黄) 赤小豆各等份。

【用法】 上药分别研细末,和匀,每次服 1.5g,用淡豆豉 3g,煎汤送服,不吐者,稍加重用量再服。

【功用】 涌吐痰食。

【主治】 痰涎宿食,壅滞胸脘证。胸脘痞满,烦懊不安,欲吐不出,气上冲咽喉不得息,寸脉微浮。现代医学的暴饮暴食之胃扩张、误食毒物等病可依本方治疗。

【方解】 有形之邪结于胸脘,治当因势利导,以酸苦涌泄之品引而越之。方中瓜蒂味苦,善于涌吐痰涎宿食为君药。赤小豆味酸平,为臣药。君臣二药相配,酸苦涌泄,可增强催吐之力。佐以豆豉轻清宣泄,宣解胸中邪气,利于涌吐。

【方歌】 瓜蒂散用赤豆研,散和豉汁不需煎,催吐逐邪疗效速,宿食痰涎一并捕。

【临床报道】 比较瓜蒂散与阿扑吗啡戒酒的疗效。利用瓜蒂散和阿扑吗啡的催吐作用,分别对 30 例酒依赖者进行厌恶疗法戒酒。观察并比较两组患者治疗后是否建立条件反射,不良反应和半年戒断率。结果,两组患者均建立了条件反射。瓜蒂散组患者中,16例出现腹泻,但无需做特殊处理。提示瓜蒂散戒酒疗效与阿扑吗啡相当,但其价格低廉,服药方便,更有利于临床推广使用(王文林等,2008)。

第 9 节 泻 下 剂

凡以泻下药为主组成,具有通便、泻热、攻积、逐水等作用,治疗里实证的方剂,称为泻下剂。属八法中的下法。泻下剂主要分为:寒下剂,适用于里热积滞实证,以大承气汤为代表方;润下剂,适用于肠燥津亏,大便秘结之证,以麻子仁丸为代表方;逐水剂,适用于水饮壅盛于里的实证,以十枣汤为代表方。

应用泻下剂,若表邪未解,而里实已成,可表里双解。对年老体弱、孕妇、产妇及病后体虚者,均应慎用或禁用。泻下剂易伤胃气,见效即止。

大承气汤《伤寒论》

【组成】 大黄12g 厚朴12g 枳实9g 芒硝9g

【用法】 以水500ml,先煮枳实、厚朴,取250ml;去渣,下大黄煮取200ml,去渣,下芒硝微火一二沸,每日分服。大便已下,余药勿服。

【功用】 峻下热结。

【主治】 阳明腑实证。大便秘结,腹胀满拒按,矢气频作,日晡潮热,神昏谵语,手足濈然汗出,舌苔黄燥起刺,脉沉实。或下利稀水臭秽,脐腹疼痛,按之有硬块,口干舌燥,脉滑数。或里热实证之热厥、痉病或发狂。现代医学的急性单纯性肠梗阻、粘连性肠梗阻、急性胆囊炎、急性胰腺炎、幽门梗阻等病可依本方治疗。

【方解】 本方为寒下的常用代表方剂。证属病邪入里化热,与肠中燥屎相结的阳明腑实证。方中大黄味苦性寒,泻热通便,荡涤肠胃邪热积滞,为君药。芒硝味咸性寒,善于泻热软坚,润燥通便,为臣药。君臣相须为用,可增强峻下热结之力。厚朴味苦性温,善行胃肠之气,枳实味苦辛,善于破胃肠结滞,两药和用以消痞除满,破气散结,助大黄、芒硝推荡积滞,为佐使药。故诸药相合峻下热结。

【方歌】 大承气汤用硝黄,配伍枳朴泻力强,阳明腑实真阴灼,峻下热结急煎尝。

【临床报道】 探讨中药灌肠治疗恶性肠梗阻的临床疗效,为治疗此类患者提供依据。方法:回顾性分析本科2002年10月~2008年12月收治的106例恶性肠梗阻患者应用中药保留灌肠治疗的临床资料。结果:106例患者中完全缓解40例(37.7%),好转43例(40.6%)。无效23例(21.7%),均为高位完全梗阻。23例无效患者在观察期间病情未出现明显恶化。总有效率78.3%。结论:中药灌肠治疗恶性肠梗阻操作方便,疗效肯定,且价格低廉,值得临床推广应用(姜敏等,2009)。

麻子仁丸(又名脾约丸)《伤寒论》

【组成】 麻子仁15g 杏仁9g 芍药9g 枳实6g 厚朴6g 大黄9g

【用法】 共为细末,炼蜜为丸,如梧子大,每次服9g,每日1~2次。

【功用】 润肠通便。

【主治】 肠胃燥热,津液不足,大便秘结,或脘腹胀满,小便频数,苔少,脉细或弦。现代医学的虚人及老人肠燥便秘、习惯性便秘、产后便秘等病可依本方治疗。

【方解】 本方为缓下剂。方中麻子仁质润多脂,润肠通便,为君药。大黄苦寒泻热,攻积通便;杏仁降气润肠通便;白芍养阴敛津,共为臣药。枳实、厚朴破结消胀除满,以加强降泄通便之力;蜂蜜润燥滑肠,共为佐使药。故诸药配伍有润肠通便之功。

【方歌】 麻子仁丸治便难,大黄枳朴杏芍兼,胃肠燥热津不足,肠燥便秘效可验。

【临床报道】 观察麻子仁丸加减治疗恶性肿瘤化疗后便秘的疗效。将58例化疗后出现便秘的患者分为两组,A组用麻子仁丸加减煎水口服,B组口服果导,观察两组便秘治疗的有效率。结果:A组治疗便秘总有效率93.3%,B组治疗便秘总有效率71.4%。提示麻子仁丸加减化裁治疗恶性肿瘤化疗后便秘效果较好(张泉等,2009)。

十枣汤《伤寒论》

【组成】 大枣10枚 甘遂 大戟 芫花各等份

【用法】 大枣煎汤,上3味等份研末,以枣汤调服药粉1~2g,每日1次,或隔日1次,清晨空腹服。从小剂量开始0.5~1g。得快下利后米粥自养。

【功用】 攻逐水饮。

【主治】 悬饮证。胸廓饱满,胸部胀闷或痛,咳唾胸胁引痛,苔白滑,脉沉弦。亦可用于水肿腹胀属于实证者。现代医学的渗出性胸膜炎、结核性胸膜炎、肝硬化、慢性肾炎所致的胸水、腹水或全身水肿等病可依本方治疗。

【方解】 方中芫花善消胸胁伏饮痰癖,为君药。甘遂善行经脉之水湿,大戟善泻脏腑之水邪,共为臣药。三药峻烈,合用则攻逐水饮之功效甚著。佐以大枣既益脾缓中,又缓和诸药毒性,使邪去而不损伤正气。故诸药配伍有攻逐水饮之功。

【方歌】 十枣逐水效堪夸,大戟甘遂与芫花,悬饮内停胸胁痛,大腹肿满用无差。

案例 10-7

郝某,男,30岁,大便燥结5天。患者于5天前突然发热微恶风寒,次日则发热恶热,继之大便秘结,脘腹胀满,沿结肠按之有硬块,疼痛拒按,矢气频作,日晡潮热,神昏谵语,手足濈然汗出,舌苔黄燥起刺,脉沉实而数。

第10节　化痰止咳平喘剂

凡以祛痰平喘药为主组成,具有祛痰平喘作用,治疗咳嗽、哮喘的方剂,称为化痰止咳平喘剂。化痰止咳平喘剂分为:燥湿化痰剂,适用于湿痰为病,以二陈汤为代表方;温化寒痰剂,适用于寒痰为病,以小青龙汤为代表方;降气平喘剂,治疗胸膈满闷之喘咳短气,以苏子降气汤为代表方剂。

二陈汤《太平惠民和剂局方》

【组成】　制半夏12g　橘红12g　茯苓9g　炙甘草6g(原方尚有生姜、乌梅,乌梅多不用)

【用法】　水煎服。亦作丸剂。

【功用】　燥湿化痰,理气和中。

【主治】　湿痰咳嗽。痰多色白易咳,胸腹胀满,恶心呕吐,或肢体倦怠,舌苔白腻,脉滑。现代医学的慢性支气管炎、慢性胃炎、神经性呕吐等病可依本方治疗。

【方解】　本方为治湿痰之主方。方中半夏燥湿化痰,和胃降逆止呕,为君药;橘红长于理气化痰,使痰消气顺,为臣药;茯苓健脾利湿,以消除生痰之源,为佐药;甘草和中补脾,调和诸药,为使药。诸药配伍具有燥湿化痰,理气和中之功。

【方歌】　二陈汤用半夏陈,茯苓甘草梅姜存,理气祛痰兼燥湿,湿痰为病此方珍。

【临床报道】　收集126例眩晕患者,均经CT检查等排除其他脑部疾病。随机分两组,治疗组96例,对照组30例。治疗组采用中药二陈汤加味治疗:法半夏12g,陈皮6g,茯苓25g,甘草8g,桑寄生30g,天麻12g,川芎9g,蒺藜12g,赭石30g,水煎服,每天1剂,2周为1个疗程。对照组选用盐酸氟桂利嗪胶囊5mg,每日2次,口服;全天麻片2片,每日3次,口服;2周为1个疗程。治疗结果:治疗组临床痊愈48例,显效26例,有效14例,无效8例,愈显率77.08%,总有效率91.67%;对照组临床痊愈9例,显效8例,有效6例,无效7例,愈显率56.67%,总有效率76.67%(黄志英,2009)。

止嗽散《医学心悟》

【组成】　桔梗(炒)　荆芥　紫菀(蒸)　百部白前(蒸)各1000g　甘草(炒)600g　陈皮(水洗去白)500g

【用法】　上药为末,每次服9g,开水或姜汤送服;亦可作汤剂,水煎服,用量按比例酌减。

【功用】　宣利肺气,疏风止咳。

【主治】　风邪犯肺证。咳嗽咽痒,咳痰不爽,或有恶风发热,舌苔薄白,脉浮紧。现代医学的上呼吸道感染、支气管炎、百日咳等病可依本方治疗。

【方解】　紫菀、百部止咳化痰,共为君药;桔梗味苦辛而性平,善于开宣肺气,白前辛甘性平,降气化痰,为臣药;荆芥味辛微温,疏风解表,陈皮理气化痰,共为佐药;甘草调和诸药,配桔梗又有利咽止咳之功,为佐使药。故诸药配伍宣利肺气,疏风止咳。

【方歌】　止嗽散用百部菀,桔梗甘陈荆白前,宣肺疏风止咳痰,姜汤调服不必煎。

【临床报道】　观察止嗽散治疗小儿外感咳嗽的临床疗效。57例外感咳嗽患儿随机分为对照组27例,治疗组30例。对照组给予头孢氨苄颗粒配合复方愈创木酚黄酸钾口服液治疗,治疗组给予止嗽散治疗。结果:治疗组总有效率为93.0%,对照组总有效率为79.5%。提示止嗽散治疗小儿外感咳嗽疗效满意(曹淑梅等,2011)。

小青龙汤《伤寒论》

【组成】　麻黄9g　芍药9g　细辛3g　干姜3g　炙甘草6g　桂枝9g　半夏9g　五味子6g

【用法】　水煎服。

【功用】　温肺化饮,止咳平喘。

【主治】　寒饮客肺。咳嗽气喘,或哮鸣有声,重者不能平卧,咳痰清稀,色白量多,苔白滑,脉弦。亦治咳喘而兼有表证者。现代医学的支气管炎、支气管哮喘、肺炎、肺心病、过敏性鼻炎等病可依本方治疗。

【方解】　方中麻黄、桂枝发汗解表,宣肺平喘为君药。干姜、细辛既温肺化饮,又助君药以解表,为臣药。五味子味酸收敛肺气,芍药养阴敛津,以防耗伤肺气,温燥伤津;半夏燥湿化痰,共为佐药;炙甘草益气和中,调和诸药,是兼佐使药之用。故诸药配伍以温肺化饮,止咳平喘。

【方歌】　小青龙汤桂芍麻,辛草干姜味半夏,外束风寒内停饮,散寒蠲饮效果佳。

【临床报道】　收集寒哮患者216例,诊断标准:发作性胸闷、气喘、呼吸困难、喉间有哮鸣音,咳嗽,咳白色泡沫样痰。所有患者予小青龙汤加减治疗。基本方药物组成:麻黄、制半夏、枇杷叶、五味子、杏仁各10g,桔梗12g,金沸草(包煎)、炒鸡内金、炒白芥子、炒苏子各20g,炒白芍15g,桂枝、干姜、甘草各6g。加味:畏寒肢冷,可加用二仙汤(仙茅10g,仙灵脾30g);脘腹痞满,食欲缺乏,舌苔白厚腻,可以加用炒枳壳、厚朴各12g,炒莱菔子10g,以健脾化湿、消食开胃;反复感冒者加玉屏风散(黄芪 30g,防风 10g,炒白术 15g)。每日 1 剂,煎 2 次,每次煎 30 分钟左右,分早、晚 2 次饭后服用,7 天为 1 个疗程。1～3 个疗程后统计疗效。经上述方法治疗后,216 例中临床治愈(胸闷气喘、咳嗽咳痰消除)132 例,好转(胸闷气喘、咳嗽咳痰明显减轻)68 例,无效(胸闷气喘、咳嗽咳痰未见明显减轻或反而加重者)16 例,总有效率为 92.5%(王伟等,2010)。

苏子降气汤《太平惠民和剂局方》

【组成】 苏子 9g 半夏 9g 厚朴 6g 前胡 9g 炙甘草 6g 肉桂 3g 当归 6g 陈皮 6g 生姜 3 片

【用法】 水煎服。

【功用】 降气平喘,温化痰饮。

【主治】 痰喘。痰涎壅盛,胸膈满闷,喘咳短气,或肢体浮肿,舌苔白滑或白腻,脉滑。现代医学的慢性支气管炎、肺气肿、支气管哮喘等病可依本方治疗。

【方解】 本方所治喘咳属上实下虚之证,而以上实为主。上实是指痰涎壅肺,下虚是指肾阳不足。方中苏子降气平喘,祛痰止咳,为君药。半夏降逆祛痰;厚朴降气除满;前胡宣肺下气,祛痰止咳;陈皮理气祛痰,共为臣药。肉桂温肾散寒,纳气平喘;当归既可养血润燥,又可治咳逆上气;生姜散寒降逆,同为佐药。炙甘草和中调和诸药,为使药。故诸药配伍以降气平喘,温化痰饮。

【方歌】 苏子降气半夏归,橘前桂朴草姜随,上实下虚痰嗽喘,或加沉香去肉桂。

【临床报道】 观察苏子降气汤配合西药治疗 40 例慢性阻塞性肺病急性发作的疗效。治疗组在西医治疗基础上加银杏叶提取物注射液静脉滴注和口服苏子降气汤加减(苏子、橘皮、半夏、当归、前胡、厚朴等)。结果治疗组在临床症状、肺功能方面均有显著变化。提示苏子降气汤对慢性阻塞性肺病急性发作有降气化痰、止咳平喘的功效(强宁侠,2010)。

> **案例 10-8**
>
> 　王某,男,58 岁,发作性咳喘 20 余年,加重 2 天。患者 20 余年来,经常咳喘,每因受凉或秋冬季节多发,于 3 天前不慎受凉,次日则恶寒微热,继之咳嗽气喘,不能平卧,咳痰清稀,色白量多,检查见双肺闻及满布哮鸣音,舌苔白滑,脉沉细弱。
>
> **思考问题**
> 　1. 上述病例,辨为何证?
> 　2. 选用什么治法和方药?
>
> **答案提示**
> 　1. 辨证诊断:寒饮客肺。
> 　2. 治法:温肺化饮,止咳平喘。方药:小青龙汤加减。

第 11 节 温 里 剂

凡以温热药为主组成,具有温中散寒、回阳救逆作用,治疗脾胃虚寒、阴盛阳衰、亡阳欲脱等里寒证的方剂,称为温里剂。温里法属八法中的温法。温里剂分为两类:温中祛寒剂,适用于脾胃虚寒证,以理中汤为代表方;回阳救逆剂,适用于阳气衰微,阴寒内盛的急证,以四逆汤为代表方。

本类药物多辛温燥热,对阴虚、血虚、血热者均忌用。并应辨明寒热真假,如真热假寒证,不可误用。

理中丸《伤寒论》

【组成】 人参 9g 干姜 6g 白术 9g 炙甘草 3g

【用法】 上药研末,炼蜜为丸,如鸡子黄大,每次服 1 丸,每日 2～3 次。亦可作汤剂煎服。

【功用】 温中散寒,健脾益气。

【主治】 脾胃虚寒证。脘腹疼痛,喜暖喜按,自利不渴,畏寒肢冷,呕吐食少,舌淡苔白,脉沉细。现代医学的急慢性胃肠炎、胃及十二指肠溃疡、胃痉挛、胃下垂、慢性结肠炎等病可依本方治疗。

【方解】 方中干姜味辛性热,温中祛寒,扶阳抑阴,为君药;人参益气补中,为臣药;白术健脾燥湿,为佐药;炙甘草补脾益气,调和诸药,为使药。故诸药配伍以温中散寒,健脾益气。

【方歌】 理中丸主温中阳,人参白术草干姜,腹痛吐泻里寒盛,加入附子效力良。

【临床报道】 采用理中汤加味治疗脾阳虚弱型复发性口腔溃疡 40 例。药物组成:党参 12g,炮干姜 6～12g,白术 12g,炙甘草 3g,黄芪 15g,五味子 6～9g,白及 6～9g。伴形寒肢冷加鹿角霜 15g、制附子(先煎)6g;溃疡疼痛明显,影响进食加白蔹 9g、生牡蛎(先煎)30g;齿龈红肿疼痛或牙齿松动加怀牛膝 30g、黄柏 9g;纳谷不馨,进食乏味加砂仁 6g、麦芽 15g、扁豆花 30g;大便稀溏加炒山药 15g、补骨脂 12g;口臭,口苦,口黏加薏苡仁 30g、蒲公英 15g、藿香 12g。水煎服,每日 1 剂。10 天为 1 个疗程,连服 2 个疗程。停药 1 年后统计疗效。结果 40 例中痊愈 19 例,占 47.5%;显效 10 例,占 25.0%;有效 8 例,占 20.0%;无效 3 例,占 7.5%。总有效率 92.5%(李龙骧,2009)。

四逆汤《伤寒论》

【组成】 附子 15g 干姜 9g 炙甘草 6g

【用法】 水煎服。

【功用】 回阳救逆。

【主治】 阴盛阳衰。四肢厥逆,畏寒倦卧,或冷汗淋漓,神疲欲寐,腹痛下利,舌苔白滑,脉微细。现代医学的心肌梗死、心力衰竭、某些急证大汗而见休克等病可依本方治疗。

【方解】 方中附子大辛大热,祛寒回阳救逆,为君药。干姜温中散寒,为臣药。附子、干姜相合,助阳散寒之力尤著。甘草健脾和中,又可缓干姜、附子燥烈之性,为佐使药。故诸药配伍有回阳救逆之功。

【方歌】 四逆汤中附草姜,四肢厥冷急煎尝,腹痛吐泻体倦卧,回阳救逆赖此方。

【临床报道】 观察四逆汤加味对肠癌化疗造成的血小板抑制的影响,并探讨其作用机制。将60例符合纳入标准的患者随机分为四逆汤加味加FOLFOX4化疗的治疗组和单用FOLFOX4化疗的对照组,观察2组化疗后骨髓抑制情况、血小板抑制情况及治疗前后WBC、HB、PLT各项指标。结果治疗组骨髓抑制和血小板抑制发生率均明显低于对照组;PLT的下降明显低于对照组;WBC和HB的恢复明显好于对照组。提示四逆汤加味能有效增强化疗患者机体对疾病的抵抗力,保护骨髓造血和提高免疫功能(王玉等,2011)。

案例 10-9

曹某,男,25岁,脘腹冷痛1天。患者因饮食生冷而致脘腹冷痛,喜温喜按,畏寒肢冷,呕吐食少,腹泻1次,舌质淡苔白,脉沉迟而弱。

思考问题

1. 上述病例,辨为何证?

2. 选用什么治法和方药?

答案提示

1. 辨证诊断:脾胃虚寒证。

2. 治法:温中散寒,健脾益气。方药:理中汤加减。

第12节 理 气 剂

凡以理气药为主组成,具有行气或降气的作用,以治疗气滞或气逆病证的方剂,称为理气剂。理气剂可分为行气与降气两大类:行气剂,适用于气机郁滞之证,以越鞠丸、瓜蒌薤白白酒汤、柴胡疏肝散为代表方;降气剂,适用于肺胃之气上逆之证,以旋覆代赭汤为代表方。

理气剂大多辛香而燥,易伤津耗气,故对气虚、阴虚火旺者及孕妇等,均当慎用。

越鞠丸《丹溪心法》

【组成】 香附 川芎 苍术 神曲 栀子各9g

【用法】 研末,水泛为丸,每次服6g,每日2次。或水煎服。

【功用】 行气解郁。

【主治】 郁证。胸膈痞闷,或脘腹胀痛,恶心呕吐,嗳腐纳呆,脉弦或滑。现代医学的胃神经官能症、胃及十二指肠溃疡、慢性胃炎、肝炎、胆囊炎、痛经、月经不调等病可依本方治疗。

【方解】 本方所治郁证系指气、血、痰、火、食、湿六郁证,六郁之中以气郁为主,故本方立意重在行气解郁,气行则血行,气畅则诸郁自解。方中香附行气以治气郁,为君药。川芎活血行气以治血郁;苍术燥湿运脾以治湿郁;栀子清热泻火以治火郁;神曲消食导滞以治食郁,共为臣佐药。故诸药配伍具有行气解郁之功。

【方歌】 行气解郁越鞠丸,香附栀曲芎苍兼,气血食湿痰火郁,随证易君并加减。

注:临床使用本方应根据气、血、痰、火、食、湿郁的不同证侯,更换君药及适当加减。

【临床报道】 运用越鞠丸加味治疗慢性非结石性胆囊炎92例。药物组成:香附20g,炒白术、当归、白芍药各15g,川芎、栀子、神曲、柴胡各10g,炙甘草6g。辨证加减:口干口苦,加黄芩10g、金钱草20g;两胁胀痛加川楝子10g、延胡索15g、佛手10g;纳差、腹胀加鸡内金15g、焦山楂15g、砂仁6g;反酸,呕吐,上腹部灼热加黄连10g、吴茱萸3g、海螵蛸15g;心烦,急躁易怒加龙胆草6g、钩藤12g、牡蛎25g;黄疸,加茵陈15g、大黄10g、垂盆草30g。每日1剂,水煎早晚2次分服。20日为1个疗程,3个疗程后观察疗效。本组92例,治愈61例,占66.30%;好转24例,占26.0%;无效7例,占7.6%。总有效率92.4%(董靖,2008)。

瓜蒌薤白白酒汤《金匮要略》

【组成】 瓜蒌实15g 薤白9g 白酒30g

【用法】 水煎服。

【功用】 通阳散结,行气祛痰。

【主治】 胸痹。胸中闷痛,甚至胸痛彻背,喘息咳唾,短气,舌苔白腻,脉沉弦或紧。现代医学的冠心病心绞痛、肋间神经痛等病可依本方治疗。

【方解】 本方所治由胸阳不振,痰阻气滞所致胸痹。方中瓜蒌荡涤痰饮散郁结,调理气机而宽胸,为君药;薤白通阳散结,行气止痛,为臣药;白酒辛散温通,调畅气血,助药上行,为佐使药。故诸药配伍以通阳散结,行气祛痰。

【方歌】 瓜蒌薤白白酒汤,胸闷气短痛难当,桂枝半夏可加入,通阳豁痰赖此方。

【临床报道】 收集30例冠心病心绞痛患者,运用瓜蒌薤白白酒汤加味治疗。基础方:瓜蒌15g,薤白15g,生地黄15g,赤芍15g,川芎15g,水蛭5g,炙甘草15g,桔梗15g,牛膝15g,红花15g,白酒5g为引。每日1剂,水煎2次,早晚分服。14天为1个疗程,2个疗程间隔5天。治疗结果,心绞痛疗效:显效20例,有效5例,无效5例,总有效率83.3%。心电图疗效:显效5例,有13例,无效12例,总有效率60.0%

(李姝花等,2011)。

柴胡疏肝散《景岳全书》

【组成】　柴胡　陈皮各6g　川芎　香附　枳壳　白芍各5g　甘草3g

【用法】　水煎服。

【功用】　疏肝解郁,行气止痛。

【主治】　肝气郁滞证。胁肋疼痛,嗳气太息,脘腹胀满,脉弦。现代医学的慢性肝炎、胆囊炎、胆石症、胃肠神经官能症、急性乳腺炎等病可依本方治疗。

【方解】　方中柴胡疏肝理气为君药。香附、枳壳助柴胡疏肝理气,同为臣药。川芎理气活血止痛,陈皮健脾理气,白芍、甘草缓急止痛,同为佐药。又使以甘草调和诸药。故诸药共奏疏肝解郁,行气止痛之功。

【方歌】　柴胡疏肝柴陈芎,香附枳壳芍草从,肝郁胁痛脘腹胀,疏肝解郁也止痛。

【临床报道】　将368例慢性浅表性胃炎肝郁脾虚型患者随机分为两组,治疗组208例采用柴胡疏肝散加减治疗,对照组160例单用西药治疗,两组均以14天为1疗程,共治疗3个疗程。结果治疗组的总有效率为87.98%,对照组的总有效率为67.50%。提示柴胡疏肝散加味治疗慢性浅表性胃炎(肝郁脾虚型)疗效显著(王斌初,2008)。

旋覆代赭汤《伤寒论》

【组成】　旋覆花(包)9g　代赭石(先煎)15g　人参6g　生姜9g　炙甘草6g　半夏9g　大枣4枚

【用法】　水煎服。

【功用】　降逆化痰,益气和胃。

【主治】　胃气虚弱,痰浊内阻。胃脘痞硬,嗳气频作,或呕吐呃逆,舌淡苔白,脉缓。

【方解】　方中旋覆花下气化痰,降逆止噫为君。代赭石质重降逆为臣。半夏燥湿化痰,降逆和胃;生姜降逆止呕,两药合用,助君、臣药降逆止呕之功;人参、大枣、炙甘草益气补中以治胃气虚弱,共为佐药。炙甘草又能调和诸药而兼使药之用。

【方歌】　仲景旋覆代赭汤,人参半夏草枣姜,噫气不除心下痞,降逆补中此方尝。

【临床报道】　卢保强等将60例患者随机分为治疗组36例与对照组24例,治疗组服用旋覆代赭汤,每日1剂,对照组服用雷贝拉唑肠溶片20 mg,每日1次,多潘立酮片10 mg,每日3次,两组疗程均为4周;比较两组治疗前后症状及胃镜改善情况及有效率。结果:治疗组症状及胃镜改善优于对照组,其总有效率分别为91.67%,83.33%,明显高于对照组($P <$ 0.05)。结论:旋覆代赭汤治疗胃食管反流病有良好的疗效。(卢保强等,2011)

案例10-10

刘某,女,25岁,胁肋隐痛半年余。患者平素沉默少言,虽有不快,亦郁闷不语,近半年来,常感两胁肋部隐隐作痛,伴有情志抑郁,胸闷,善太息,纳呆,脘腹胀闷。舌苔薄白,脉弦。

思考问题

1. 上述病例,辨为何证?

2. 选用什么治法和方药?

答案提示

1. 辨证诊断:肝气郁滞证。

2. 治法:疏肝解郁,行气止痛。方药:柴胡疏肝散加减。

第13节　理 血 剂

凡以理血药为主组成,具有调理血分的作用,治疗瘀血或出血病证的方剂,称为理血剂。这里主要介绍活血祛瘀与止血两类。活血祛瘀剂,主要适用于瘀血阻滞的病证,以血府逐瘀汤为代表方;止血剂,适用于各种出血证,以小蓟饮子为代表方。

活血逐瘀剂能促进血行,性多破泄,对于月经过多及孕妇当慎用或禁用,或配扶正之品,以防损伤正气;止血剂属于治标,病情缓解后,应审因论治,使用时应加活血之品,以避免止血留瘀。

血府逐瘀汤《医林改错》

【组成】　当归9g　生地9g　桃仁12g　红花9g　枳壳6g　赤芍6g　川芎6g　牛膝9g　桔梗6g　柴胡3g　甘草3g

【用法】　水煎服。

【功用】　活血祛瘀,行气止痛。

【主治】　胸中血瘀证。症见胸痛头痛,痛如针刺而有定处,或呃逆日久不止,或内热烦闷,心悸失眠,急躁易怒,唇暗或两目暗黑,舌质暗红或有瘀点、瘀斑,脉涩或弦紧。现代医学的冠心病、心绞痛、心肌梗死、急性冠脉综合征的非急性期可应用此方治疗。

【方解】　方中当归活血养血,化瘀而不伤血,川芎活血行气,赤芍、桃仁、红花活血化瘀;牛膝祛瘀血,通血脉,引瘀血下行,同为君药。柴胡、枳壳疏肝理气,桔梗开宣肺气,使气行则血行,助君药活血祛瘀;生地助当归养血活血,使祛瘀而不伤阴血,又能清热,为臣佐药。甘草调和诸药,为使药。故诸药配伍以活血祛瘀,行气止痛。

【方歌】　血府当归生地桃,枳壳赤芍红花草,芎桔牛膝柴胡等,血化下行不作痨。

【临床报道】　王凤秋将80例冠心病不稳定型心绞痛患者随机分为2组,对照组40例,常规应用阿司匹林、低分子肝素钙、硝酸酯类、β-受体阻滞剂、ACEI、钙离子拮抗剂等。治疗组 40 例，在常规用药的基础上加用血府逐瘀汤治疗。观察治疗前后患者心绞痛的改善情况，评价其疗效。结果：治疗组心绞痛总有效率为 92.5%，明显优于对照组的 72.5%（$P<0.05$）。结论：应用血府逐瘀汤联合西医基础治疗的中西医结合方案治疗冠心病不稳定型心绞痛疗效好，不良反应小，安全有效（王凤秋，2011）。

> **案例 10-11**
> 　　赵某，男，62 岁，发作性心前区疼痛 2 年余。患者 2 年来经常发作性心前区憋闷疼痛，痛如针刺，常伴有心悸，失眠，心电图示冠状动脉供血不足，舌质紫暗有瘀点，脉弦涩。
> **思考问题**
> 　　1. 上述病例，辨为何证？
> 　　2. 选用什么治法和方药？
> **答案提示**
> 　　1. 辨证诊断：心脉瘀阻证。
> 　　2. 治法：活血祛瘀，行气止痛。方药：血府逐瘀汤加减

附　桂枝茯苓丸《金匮要略》

【组成】　桂枝　茯苓　丹皮　桃仁　白芍各 6g
【用法】　炼蜜和丸，每丸 3g，每次服 1 丸，每日 3 次。亦可水煎服。
【功用】　活血化瘀，消癥除块。
【主治】　瘀阻胞宫证。症见腹痛拒按，或漏下不止，血色紫黑晦暗。现代医学的子宫肌瘤、子宫内膜异位症、卵巢囊肿等病可用本方治疗。
【方歌】　桂枝茯苓丸效奇，丹皮桃仁白芍宜，瘀阻胞宫之病证，消癥除块又化瘀。
【临床报道】　钱氏将子宫内膜异位症患者，随机分为两组。治疗组 23 例，用桂枝茯苓丸加血竭粉、淫羊藿，煎汤服，每天 1 剂，每周服 5 天，3 个月为 1 疗程。结果：服药 1~2 疗程，显效 9 例，有效 12 例，无效 2 例，总有效率为 91.3%。对照组 22 例，用西药丹那唑，亦服药 3 个月为 1 疗程。结果：服药 1~2 疗程，显效 6 例；有效 9 例，无效 7 例，总有效率为 68.2%，两组疗效有显著性差异（$P<0.05$）。且中药组毒副作用少，1 年后随访，治疗组复发率仅 17.4%；而西药组出现 3 例肝功能障碍，4 例出现肥胖、痤疮等，复发率为 31.8%（钱铮，2000）。

补阳还五汤《医林改错》

【组成】　生黄芪 30~90g　当归尾 9g　赤芍 9g　地龙 9g　川芎 9g　桃仁 9g　红花 9g
【用法】　水煎服。
【功用】　补气活血，祛瘀通络。
【主治】　中风后遗症。症见半身不遂，口眼㖞斜，语言謇涩，口角流涎，大便干燥，小便频数，或遗尿不禁，苔白，脉缓或细。现代医学的缺血性脑血管疾病如脑梗死、脑血栓形成早期与恢复期可应用此方治疗。
【方解】　本方是治疗气虚血瘀之中风后遗症的常用方。方中重用黄芪大补元气，使气旺血行，为君药；当归尾、川芎活血行气，赤芍、桃仁、红花活血化瘀，地龙通经活络，共为臣佐药。故诸药配伍以补气活血，祛瘀通络。
【方歌】　补阳还五赤芍芎，归尾地龙与桃红，重用黄芪为主药，血中瘀滞有奇功。
【临床报道】　汤献文运用补阳还五汤治疗中风偏身瘫痪的临床疗效。随机选择 60 例经 CT 诊断明确的偏瘫患者，采用中草药治疗的方法。结果中草药治疗偏身瘫痪具有良好的临床疗效，可以有效地改善偏身肢体无力、肌力降低等症状。结果中草药补阳还五汤治疗偏瘫，疗效肯定，不良反应小（汤献文，2008）。

> **案例 10-12**
> 　　刘某，女，66 岁，半身不遂伴语言不利 2 年。患者 2 年前经常头晕，以后出现左下肢活动不灵，麻木无力，走路易跌倒，自觉舌强，吐字不清，头部 CT 提示右脑缺血病变。除上证外，现该患者时而头痛，精神不振，大便干燥，舌质红，苔薄黄，脉细弱。
> **思考问题**
> 　　1. 上述病例，辨为何证？
> 　　2. 选用什么治法和方药？
> **答案提示**
> 　　1. 辨证诊断：中风后遗症。
> 　　2. 治法：补气活血，祛瘀通络。方药：补阳还五汤加减。

小蓟饮子《丹溪心法》

【组成】　生地 24g　小蓟 15g　滑石 12g　木通 6g　蒲黄（炒）9g　藕节 9g　淡竹叶 6g　当归（酒浸）6g　山栀子（炒）9g　炙甘草 6g
【用法】　水煎服。
【功用】　凉血止血，利尿通淋。
【主治】　下焦热结之血淋。证见尿中带血，小便频数，赤涩热痛，舌红苔黄，脉数。现代医学的急慢性肾炎、过敏性紫癜、泌尿系结石等病可用本方治疗。
【方解】　方中重用生地凉血止血，养阴清热；小蓟为凉血止血之要药，共为君药。蒲黄、藕节凉血止血，且活血消瘀，可使血止而不留瘀，共为臣药。滑石、竹叶、木通清热利尿通淋；栀子清下焦之火，导热下行；当归养血活血，引血归经，共为佐药。使以甘草调和诸药。故诸药配伍以凉血止血，利尿通淋。

【方歌】 小蓟饮子藕蒲黄,木通滑石生地襄,归草黑栀淡竹叶,血淋热结服之良。

【临床报道】 郑磊应用小蓟饮子治疗 40 例下焦热盛型血尿疗效观察。方法:将患者随机分为 2 组,观察组口服小蓟饮子加减及基础治疗,对照组单纯给予基本治疗。观察服药后各组症状及体征、化验结果的消失或转阴情况,结果:采用小蓟饮子组总有效率为 95%,对照组总有效率为 75%,治疗组与对照组比较有显著差异($P<0.05$),对肝肾功能无影响,无不良反应。结论:小蓟饮子结合基础治疗治疗下焦热盛型血尿疗效显著(郑磊,2011)。

案例 10-13

李某,男,4 岁半,患儿 2 个月前双下肢皮肤出现紫癜,查有镜下血尿,双肾超声未见异常。现症见双下肢散在出血点,饮食睡眠均可,舌红,苔薄黄,脉略数。

思考问题

1. 上述病例,辨为何证?

2. 选用什么治法和方药?

答案提示

1. 辨证诊断:血证(尿血)。

2. 治法:凉血止血,利尿通淋。方药:小蓟饮子加减。

第 14 节 补 益 剂

凡以补益药为主组成,具有补养气、血、阴、阳等作用,治疗各种虚证的方剂,称为补益剂。属八法中的补法。补益剂可分为四类:补气剂,适用于肺脾气虚病证,以四君子汤为代表方;补血剂,适用于血虚病证,以四物汤为代表方;补阴剂,适用于阴虚病证,以六味地黄丸为代表方;补阳剂,适用于阳虚病证,以金匮肾气丸为代表方。

补气、补血、补阴、补阳虽各有重点,但气血相依,阴阳互根,因此补气时可配伍补血药,补血时常加补气药,补阴时可佐以补阳药,补阳时可佐以补阴药。

注意事项:真实假虚证及正气未虚或邪气在里者,均不能使用补益剂。对虚不受补者,宜先调理脾胃。入汤剂宜文火久煎,以空腹或饭前服用为佳。

四君子汤《太平惠民和剂局方》

【组成】 人参 炙甘草 茯苓 白术各等份

【用法】 水煎服。

【功用】 益气健脾。

【主治】 脾胃气虚证。症见食少便溏,语音低微,倦怠无力,舌淡苔白,脉虚弱。现代医学的肝炎、慢性胃炎、肠炎等消化系统病可用本方治疗。

【方解】 方中人参味甘性温,益气健脾,为君药。

脾虚失运易生湿,故以白术健脾燥湿,为臣药。茯苓健脾渗湿,为佐药。茯苓与白术合用则加强健脾祛湿之力。甘草益气和中,调和诸药,为佐使药。故诸药配伍有益气健脾之功。

【方歌】 参苓术草四君汤,脾胃气虚赖此方,体弱羸瘦兼便溏,益气健脾效相当。

【临床报道】 胡氏等为观察加味四君子汤治疗功能性消化不良(FD)65 例,随机分为治疗组 39 例和对照组 26 例,治疗组用加味四君子汤,对照组用多潘立酮治疗。结果显示,治疗组显效率 64.10%,总有效率 97.44%;对照组显效率 38.46%,总有效率 73.08%。两组比较有显著性差异($P<0.01$),两组治疗后胃排空均有显著改善,说明加味四君子汤治疗 FD 疗效理想(胡建芳等,2000)。

案例 10-14

李某,男,42 岁,便溏伴周身乏力半年。患者半年来食欲不佳,时腹痛,大便不成形,全身乏力,动则自汗,伴头晕多梦,舌淡苔白,脉虚弱。

思考问题

1. 上述病例,辨为何证?

2. 选用什么治法和方药?

答案提示

1. 辨证诊断:脾气虚证。

2. 治法:益气健脾。方药:四君子汤加减。

补中益气汤《脾胃论》

【组成】 黄芪 18g 人参 9g 白术 9g 炙甘草 3g 升麻 3g 柴胡 3g 当归 9g 陈皮 6g

【用法】 水煎服。亦有丸剂,每次服 6g,每日 2 次。

【功用】 补中益气,升阳举陷。

【主治】 脾胃气虚证:食少便溏,少气懒言,神疲体倦,四肢乏力,舌淡苔白,脉弱。脾虚下陷证:在脾胃气虚证基础上见有头晕目眩,胃下垂,脱肛,子宫脱垂,久泻,久痢,崩漏等病证。气虚发热证:身热,劳则尤甚,自汗,口渴喜热饮。

【方解】 方中重用黄芪补中益气,为君药;人参、白术、炙甘草益气健脾,为臣药,与黄芪合用,共收补中益气之功;陈皮理气和中,助白术燥湿健脾,当归补血,共为佐药;升麻、柴胡升阳举陷,升提下陷之中气,为佐使药。故诸药配伍有补中益气,升阳举陷之功。

【方歌】 补中益气芪术陈,升柴参草当归身,虚劳内伤中气陷,调补升阳效力神。

【临床报道】 周利华应用补中益气汤加减和理疗治疗盆腔淤血综合征,568 例诊断为盆腔淤血综合征的患者,应用中药补中益气汤加减和物理康复治疗仪治疗后。结果:503 例症状消失(88.56%),52 例症状减轻好转(9.15%),13 例症状无减轻(2.29%),总有效率 97.71%。结论:补气、活血、化瘀和理疗治疗效果好,为治疗盆腔淤血综合征提供了一种有效治疗方法(周利华,2010)。

案例 10-15

韩某,女,29岁,尿频伴小腹下坠感2周。该患者平时身体偏瘦,大便溏薄,身常乏力。1个月前,正常产下一男婴,2周后出现尿频,并自觉小腹重坠难忍,舌淡苔薄白,脉虚弱。

思考问题

1. 上述病例,辨为何证?
2. 选用什么治法和方药?

答案提示

1. 辨证诊断:中气下陷证。
2. 治法:补中益气,升阳举陷。方药:补中益气汤加减。

附 参苓白术散《太平惠民和剂局方》

【组成】 莲子肉 9g 薏苡仁 9g 砂仁 6g 桔梗 6g 白扁豆 12g 茯苓 15g 人参 15g 甘草 9g 白术 15g 山药 15g

【用法】 为细末,每次服 6g,大枣汤调下;亦可水煎服。

【功用】 益气健脾,渗湿止泻。

【主治】 脾虚湿盛证。证见脘腹痞闷,肠鸣泄泻,神疲体倦,四肢乏力,面黄消瘦,舌淡苔白腻,脉虚缓。现代医学的小儿腹泻、慢性结肠炎等病可依本方治疗。

【临床报道】 郑础兴应用参苓白术散治疗慢性溃疡性结肠炎共 86 例,随机分为两组,治疗组 46 例,男 28 例,女 18 例,年龄 26～58 岁,病程 8 个月～15 年;对照组 40 例,男 25 例,女 15 例,年龄 25～57 岁,病程 7 个月～13 年。两组一般资料经统计学处理,差异均无显著性意义($P>0.05$),具有可比性。说明参苓白术散补其中气、渗其湿浊、行其气滞、恢复脾胃受纳与健运之功(郑础兴,2009)。

玉屏风散《医方类聚》

【组成】 防风 6g 炙黄芪 白术各 12g

【用法】 水煎服。

【功用】 益气固表止汗。

【主治】 表虚自汗。症见汗出恶风,体虚易感冒,神疲乏力,面白无华,舌淡苔薄白,脉浮虚。现代医学的多汗证、荨麻疹、过敏性鼻炎、上呼吸道感染、免疫力低下等可按本方治疗。

【方解】 方中黄芪补脾肺之气,固表止汗;白术助黄芪补脾,益气固表;两药合用,使气旺表实,则汗不外泄,邪亦不易内侵。防风走表祛风邪,黄芪得防风,则固表而不留邪;防风得黄芪,则祛邪而不伤正,二者相畏而相使。方名玉屏风者,即是根据其功用有

似御风的屏障,而又珍贵如玉之意。

【临床报道】 用玉屏风散(黄芪 30g,白术 10g,防风 10g)作汤剂治疗支气管哮喘 32 例,6 个月为疗程,与普米克气雾剂治疗支气管哮喘 31 例对照,结果观察组哮喘控制、痰鸣消失 18 例,哮喘缓解、发作减少 12 例,症状无变化 2 例;对照组分别对应为 18 例、11 例、2 例。两组疗效无显著差别。通对临床观察,坚持服用玉屏风散一段时间后,患者可抵抗因气候变化如寒冷、空气干燥和过度潮湿而引起的哮喘发作(卢宏昌,2002)。

四物汤《太平惠民和剂局方》

【组成】 熟地 12g 当归 9g 白芍 6g 川芎 6g

【用法】 水煎服。

【功用】 养血调经。

【主治】 血虚血滞证。症见心悸失眠,头晕目眩,面色无华,月经不调,量少不畅,或经行腹痛,舌淡,脉细或细涩。

【方解】 本方为补血调经的主方。方中熟地滋阴养血为君药;当归补血活血为臣药;白芍养血敛阴,川芎活血行气,共为佐药。四药合用,养血和血,使营血调和。补血而不滞血,行血而不伤血。现代医学的月经不调、胎产疾病、荨麻疹以及过敏性紫癜等病可按此方治疗。

【方歌】 四物地芍与归芎,血家百病此方宗,妇人经病常应用,临证之时在变通。

【临床报道】 王茜对构建大鼠脑缺血再灌注模型,随机分组,于大鼠脑缺血前经灌胃给予 100 mg/kg,200 mg/kg,400 mg/kg 四物汤,在脑缺血后 24 h 进行大鼠脑 TTC 染色、神经学功能评分、脑水含量的测定。结果:四物汤治疗能显著地缩小脑梗死体积,减轻神经功能的损伤并减轻了脑水肿。结论:四物汤能够减少缺血性脑中风的损伤(王茜,2012)。

归脾汤《济生方》

【组成】 黄芪 9g 人参 6g 白术 9g 炙甘草 3g 当归 9g 龙眼肉 9g 茯神 9g 酸枣仁 12g 木香 6g 远志 6g 红枣 3枚 生姜 2片

【用法】 水煎服。丸剂每次服 6g,每日 2 次。

【功用】 健脾养心,益气补血。

【主治】 心脾两虚,气血不足。症见心悸怔忡,健忘失眠,食少体倦,面色萎黄,紫癜,崩漏,便血,舌淡,脉细弱。现代医学的过敏性紫癜、胃及十二指肠溃疡出血、神经衰弱、经间期出血等病可用此方治疗。

【方解】 方中黄芪、人参、白术健脾益气,为君药;当归、龙眼肉养血补血;茯神、远志、酸枣仁养心安神;木香理气醒脾,使之补而不滞;姜、枣调和脾胃,共为臣佐药。炙甘草益气和中,调和诸药,为佐使药。故诸药配伍心脾同治,重在治脾。气血并补,重在补气。

【方歌】 归脾汤用参术芪,归草茯神远志宜,酸

枣木香龙眼肉,煎加姜枣益心脾。

【临床报道】 苏炳开对 33 例病例均采用归脾汤治疗。结果显效 15 例(45.4%),良效 9 例(27.3%),进步 6 例(18.2%),无效 3 例(9.1%),总有效率为 90.9%。结论归脾汤能有效治疗慢性特发性血小板减少性紫癜(苏炳开,2011)。

案例 10-16

王某,女,39 岁,经间期出血 3 个月。3 个月前该患者月经后 1 周出现阴道出血,量少,色淡,质稀,神疲体倦,气短懒言,食少腹胀,失眠多梦,舌淡,苔薄,脉缓弱。

思考问题

1. 上述病例,辨为何证?

2. 选用什么治法和方药?

答案提示

1. 辨证诊断:心脾两虚证。

2. 治法:健脾养心,益气补血。方药:归脾汤加减。

生脉散《内外伤辨惑论》

【组成】 人参 6g 麦冬 9g 五味子 6g

【用法】 水煎服。

【功用】 益气生津,敛阴止汗。

【主治】 热病气阴两伤证。症见汗多体倦,气短懒言,咽干口渴,干咳少痰,苔少,脉细或细数。现代医学的肺结核、慢性支气管炎、神经衰弱、心律不齐、低血压等病可按此方治疗。

【方解】 方中人参味甘性温,益气生津,为君药;麦冬味甘性寒,养阴清热,为臣药;五味子味酸性温,敛肺止汗,生津止渴,为佐药。三药合用,共奏益气养阴、生津止渴、敛阴止汗之效。

【方歌】 生脉散中麦味参,气虚汗多口渴甚,病危脉绝急煎尝,此方益气又生津。

【临床报道】 观察生脉注射液对 48 例原发性肝癌患者行经皮肝动脉化疗栓塞(TAE)术后不良反应的疗效。两组均按 selding 置管法行 TAE 术,对照组单用 TAE 术治疗,治疗组加生脉注射液治疗。结果:用药 10～14 天治疗组术后发热、乏力等症状较对照组轻,术后白细胞降低及谷丙转氨酶(ALT)升高幅度均较对照组小。可见生脉注射液对 TAE 术具有较好的减毒增效作用,为扩展生脉注射液使用范围提供了理论依据(陈迹,2002)。

六味地黄丸《小儿药证直诀》

【组成】 熟地 24g 山萸肉 12g 山药 12g 茯苓 9g 泽泻 9g 丹皮 9g

【用法】 共研细末,炼蜜为丸,每次服 6g,每日 2 次。或水煎服。

【功用】 滋补肾阴。

【主治】 肾阴虚证。症见腰膝酸软,头晕目眩,耳鸣耳聋,骨蒸潮热,盗汗,手足心热,遗精,舌红少苔,脉沉细数。现代医学的慢性肾炎、高血压病、糖尿病、甲状腺功能亢进、更年期综合征等病可依此方治疗。

【方解】 方中重用熟地滋补肾阴为君药。山萸肉滋肾益肝,山药滋肾健脾,共为臣药。泽泻利湿泄浊,以防熟地之滋腻,丹皮清肝泻火,以制约山萸肉之温涩,茯苓健脾利湿,助山药使脾健运,均为佐药。六药合用,三补三泻,其中补药用量重于泻药,以补为主,是其配伍特点。三阴并补,以补肾为主。故诸药配伍有滋补肾阴之功。

【方歌】 六味地黄益肾肝,萸茯山药泽泻丹,治疗腰酸晕耳鸣,遗精潮热与盗汗。

【临床报道】 观察六味地黄汤加味治疗糖尿病周围神经病变的疗效。方法:治疗组口服六味地黄汤加味,对照组使用弥可保注射液肌内注射。结果:治疗组总有效率 88.2%,对照组总有效率 64.6%($P<0.01$)。结论:中药六味地黄汤加味治疗糖尿病周围神经病变疗效显著(刘红敏,2006)。

案例 10-17

王某,男,36 岁,梦遗 3 个月余。患者 3 个月来经常梦中遗精,伴有腰膝酸软,头晕目眩,潮热盗汗,五心烦热,舌红少苔,脉沉细数。

思考问题

1. 上述病例,辨为何证?

2. 选用什么治法和方药?

答案提示

1. 辨证诊断:肾阴虚证。

2. 治法:滋补肾阴。方药:六味地黄丸。

肾气丸《金匮要略》

【组成】 干地黄 24g 山药 12g 山萸肉 12g 泽泻 9g 茯苓 9g 丹皮 9g 桂枝 3g 附子(炮)3g

【用法】 共研细末,炼蜜为丸,每次服 6g,每日 2 次。或水煎服。

【功用】 补肾助阳。

【主治】 肾阳不足证。症见腰痛膝酸软,腰以下常有冷感,少腹拘急,小便清长,或夜尿多,阳痿,或水肿,舌淡苔薄白,脉沉细。现代医学的老年性哮喘、慢性肾炎(金匮肾气丸是治疗本病的首选方剂)、再生障碍性贫血、白细胞减少症、慢性腹泻、前列腺增生等病可依此方治疗。

【方解】 方中附子、桂枝温补肾阳,共为君药。干地黄滋阴补肾、山萸肉滋肾益肝,山药补肾健脾;共为臣药。君臣相伍,补肾益精,温肾助阳。乃阴中求阳之治。泽泻利湿泄浊,茯苓健脾渗湿,丹皮清泻肝火,补中寓泻,使邪去则补乃得力,并防滋阴药之腻滞,均为佐药。故诸药配伍以补肾助阳。

【方歌】 肾气丸疗肾阳虚,桂附地黄加山萸,山药丹皮泽茯苓,引火归原热下趋。

【临床报道】 为观察肾气丸对原发性肾病综合征患者外周血糖皮质激素受体(GCR)水平的影响,分析其药理机制,选原发性肾病综合征患者63例,分中西医结合组和西药对照组进行临床治疗。结果:肾气丸合用糖皮质激素(GC)的中西医结合组与单纯用GC组相比,前者用药24小时后GCR水平明显高于后者,这与提高GC对肾病综合征疗效的机理有关,提示肾气丸结合GC治疗肾病综合征有较好的疗效(姚连初,2000)。

> **案例 10-18**
>
> 张某,男,65岁,腰痛4个月余。患者4个月前自觉右腰部发冷,时觉酸痛,手足不温,尿频,夜间尤甚,胫骨前皮肤轻度水肿,舌淡苔白,脉沉。
>
> **思考问题**
>
> 1. 上述病例,辨为何证?
>
> 2. 选用什么治法和方药?
>
> **答案提示**
>
> 1. 辨证诊断:肾阳虚证。
>
> 2. 治法:补肾助阳。方药:肾气丸。

第15节 固 涩 剂

凡以固涩药为主组成,具有收敛固涩作用,以治疗气、血、精、津液耗散滑脱之证的方剂,称为固涩剂。固涩剂分为固表止汗剂、敛肺止咳剂、涩肠固脱剂、涩精止遗剂、固崩止带剂。这里只介绍后面三种:涩精止遗剂,适用于肾虚失藏,精关不固的遗精滑精等,以金锁固精丸为代表方;涩肠固脱剂,适用于内脏虚寒的久泻、久痢之滑脱证,以四神丸为代表方;收敛止带剂,适用于妇女带脉不固的赤白带下证,以清带汤为代表方。

注意事项:由实邪所致的热病多汗、火扰精室、热病初起、食滞泄泻、实热崩带等,均非固涩剂所宜。另外,外邪未尽者,不宜过早使用,以免"闭门留寇"。

金锁固精丸《医方集解》

【组成】 沙苑蒺藜 芡实 莲须各60g 煅龙骨 煅牡蛎各30g

【用法】 共研细末,莲子粉糊为丸,每次服6g,盐汤冲服。

【功用】 补肾涩精。

【主治】 肾虚精关不固。症见遗精滑泄,腰膝酸软,耳鸣耳聋,神疲乏力,舌淡苔白,脉细弱。现代医学的性神经功能紊乱、慢性前列腺炎、带下、崩漏等病可依本方治疗。

【方解】 方中沙苑蒺藜善于补肾固精,为君药;芡

实、莲子长于补肾益精,为臣药;龙骨、牡蛎固涩止遗,莲须收敛固精,共为佐药。故诸药配伍以补肾涩精。

【方歌】 金锁固精沙蒺藜,龙骨牡蛎芡连须,莲粉糊丸盐汤下,专治滑精与精遗。

【临床报道】 张秋林等将SD大鼠24只,随机分为正常对照组、模型组和金锁固精丸加味方组(中药组);除正常对照组外,其他组大鼠均采用一次性尾静脉注射阿霉素6mg/kg复制肾病综合征模型;中药组同时给予金锁固精丸加味方水煎剂96g/kg灌胃,正常对照组、模型组以等容积饮用水灌胃,连续45天;分别取24h尿、血清及肾组织观察该方对模型大鼠24h尿蛋白,血清总蛋白、白蛋白、总胆固醇、尿素氮、肌酐及肾组织形态学的影响。结果:金锁固精丸加味方能降低24h尿蛋白和血清总胆固醇,升高血清总蛋白和白蛋白,与模型组比较均有显著性差异(张秋林等,2006)。

> **案例 10-19**
>
> 何某,男,64岁,滑精3个月。患者3个月前自觉腰部酸痛,头晕耳鸣,脱发,周身乏力,睡眠欠佳,舌淡苔白,脉沉细。
>
> **思考问题**
>
> 1. 上述病例,辨为何证?
>
> 2. 选用什么治法和方药?
>
> **答案提示**
>
> 1. 辨证诊断:精关不固证。
>
> 2. 治法:补肾涩精。方药:金锁固精丸加减。

四神丸《内科摘要》

【组成】 补骨脂120g 肉豆蔻 五味子各60g 吴茱萸30g

【用法】 共为细末,水适量,姜枣同煎,待枣煮烂,取枣肉,合药末捣为丸。每次服6g,空腹温水送下,每日2~3次。亦可水煎服。

【功用】 温肾暖脾,固肠止泻。

【主治】 脾肾阳虚泄泻证。症见五更泄泻,饮食不振,食物不化,腰膝酸软,脘腹冷痛,神疲乏力,舌淡苔薄白,脉沉迟无力。现代医学的慢性结肠炎、肠结核、肠易激综合征等病可依本方治疗。

【方解】 方中重用补骨脂善补命门之火,温运脾土,为君药;肉豆蔻温暖脾胃,涩肠止泻,为臣药;吴茱萸温中散寒,五味子酸敛固涩以止泻,为佐药;生姜暖胃散寒,大枣健脾益胃,为使药。故诸药配伍以温肾暖脾,固肠止泻。

【方歌】 四神骨脂吴茱萸,肉蔻五味四药须,生姜大枣同煮烂,脾肾阳虚最适宜。

【临床报道】 曹占文等对40例确诊病例以四神丸加减治疗进行比较。结果:显效29例,有效9例,无效2例。总有效率95.0%。结论:四神丸加减治疗慢性泄泻,疗效较好(曹占文等,2011)。

清带汤《医学衷中参西录》

【组成】 生山药 30g 生龙骨 生牡蛎(包)各 15g 茜草 9g 海螵蛸 12g

【用法】 水煎服。

【功用】 健脾收敛止带。

【主治】 脾肾不足带下证。症见赤白带下,清稀量多,绵绵不绝,腰膝酸软,四肢乏力,舌淡苔白,脉沉细。

【方解】 方中海螵蛸收敛止带为要药,生龙骨、生牡蛎固涩止带,共为君药;生山药补肾健脾,固冲任止带下,为臣药;茜草止血通瘀,使收涩而无留瘀之弊,为佐药。故诸药配伍以健脾收敛止带。

【方歌】 清带汤中海螵蛸,龙牡山药与茜草,脾肾不足带下证,收敛止带显奇效。

【临床报道】 陈冬梅等将 70 例患者随机分为 2 组各 35 例,治疗组于 LEEP 术后当天起常规服用抗生素 5 天,同时服用清带汤;对照组于 LEEP 术后仅服用抗生素 5 天。观察术后阴道排液量及排液时间。结果:治疗组阴道排液量多者占 34.3%,对照组占 71.4%,2 组比较,差异有显著性意义($P<0.05$)。治疗组 LEEP 术后 7~14 天,阴道排液停止者 16 例,占 45.7%;术后 14~21 天阴道排液停止者 15 例,占 42.9%;术后 28 天治疗组剩余 4 例患者阴道排液停止,带下恢复正常。对照组术后 7~14 天,阴道排液停止者 7 例,占 20.0%;术后 14~21 天阴道排液停止者 9 例,占 25.7%;术后 28 天对照组中 15 例患者阴道排液停止,带下恢复正常,仍有 4 例手术后 5~6 周干净。两组间比较,差异有显著性意义($P<0.05$)。治疗组阴道排液量多者占 34.3%;对照组占 71.4%,两组比较,差异有显著性意义($P<0.05$)。结论:清带汤可明显改善 LEEP 术后排液量,缩短排液时间,提高治愈率(陈冬梅等,2011)。

第 16 节 安 神 剂

凡以安神药为主组成,具有安神定志作用,治疗神志不安的方剂,称为安神剂。安神剂分为两类:滋阴养血安神剂,适用于思虑过度,心血不足,心神失养,或阴虚火旺,内扰心神之证,以酸枣仁汤为代表方;重镇安神剂,适用于肝郁化火,火扰心神之证,以朱砂安神丸为代表方。

注意事项:重镇安神剂多由金石类药物组成,宜打碎先煎。此类药物易伤胃气,宜中病即止,不宜久服。某些安神药如朱砂具有一定毒性,久服能引起慢性中毒。脾胃虚弱者,应配伍健脾和胃之品。

酸枣仁汤《金匮要略》

【组成】 酸枣仁 15g 茯苓 9g 知母 9g 川芎 6g 炙甘草 6g

【用法】 水煎服。

【功用】 养血安神,清热除烦。

【主治】 肝血不足,虚烦不眠之证。症见心悸,心烦,头晕,失眠,口燥咽干,舌红,脉弦细。现代医学的神经衰弱、心脏神经官能症、更年期综合征等病可依本方治疗。

【方解】 方中酸枣仁入心肝经,补养肝血,宁心安神为君药;茯苓宁心安神,知母滋阴清热,共为臣药;佐川芎调血养肝,与君药相配,酸收辛散并用,相反相成,使以甘草调和诸药。故诸药配伍以养血安神,清热除烦。

【方歌】 酸枣仁汤治失眠,川芎知草茯苓添,养血清热除心烦,服用睡眠自安然。

【临床报道】 李明放采用酸枣仁汤化裁治疗广泛性焦虑症常疗效满意,因此进行了与氯硝西泮的比较性临床观察。结果表明,用药 4 周,中药酸枣仁汤的总有效率与氯硝西泮无明显差异;以 HAMA 量表评分结果分析,酸枣仁汤用药 2 周始呈现疗效,比氯硝西泮起效缓慢,但 4 周后两组评分相当,说明酸枣仁汤与氯硝西泮疗程总疗效没有显著差异。但酸枣仁汤的不良反应明显少于氯硝西泮,而且无白天困倦感,从而可提高患者的依从性(李明放,2007)。

朱砂安神丸《医学发明》

【组成】 朱砂 3g 黄连 4.5g 炙甘草 生地黄

当归各 1.5g

【用法】 上四味为细末，另研朱砂，水飞，为衣，汤浸蒸饼为丸。每次服6g，睡前服。

【功用】 重镇安神，清心泻火。

【主治】 心阴不足，心火亢盛失眠证。心悸，心烦，失眠，多梦易惊，舌红，脉细数。现代医学由于神经衰弱所致的失眠、心悸、健忘，精神忧郁症引起的神志恍惚，以及心脏期前收缩所致的心悸、怔忡等病可依本方治疗。

【方解】 方中朱砂重镇安神，为君药；黄连清心泻火，为臣药；生地滋阴清热，当归补养心血，共为佐药；炙甘草益气和中，调和诸药，又防朱砂质重碍胃，为使药。故诸药配伍有重镇安神，清心泻火之功。

【方歌】 朱砂安神生地黄，黄连当归炙草酿，失眠多梦心烦乱，重镇安神用此方。

【临床报道】 金阳等在恒温、恒湿、自动光控及电磁屏蔽条件下，采用电刺激所致大鼠失眠模型和慢性电极埋植技术，描记其自由活动情况下皮层脑电图。给予实验动物不同剂量的朱砂安神丸水煎剂，分析给药前后失眠大鼠脑电图的变化，探讨朱砂安神丸水煎剂对失眠大鼠睡眠时相的影响。结果：中、高剂量的朱砂安神丸水煎剂可明显减少失眠大鼠的觉醒时间，延长失眠大鼠总睡眠时间。并且中剂量对失眠大鼠睡眠周期中的慢波睡眠1期(SWS-1期)，高剂量对慢波睡眠2期(SWS-2期)有明显的延长作用。低剂量虽不能减少失眠大鼠的觉醒时间，但对SWS-2期有延长作用。结论：朱砂安神丸水煎剂对失眠大鼠的睡眠有明显改善作用(金阳等，2008)。

案例 10-22

阎某，女，58岁，失眠多梦10余天。患者于10天前因惊吓而致失眠，多噩梦易惊，常伴有心悸，心烦，舌质红少苔，脉弦细数。

思考问题

1. 上述病例，辨为何证？

2. 选用什么治法和方药？

答案提示

1. 辨证诊断：心阴不足，心火亢盛失眠证。

2. 治法：重镇安神，清心泻火。方药：朱砂安神丸加减。

第17节 开 窍 剂

凡以芳香开窍药为主组成，具有开窍醒神作用，治疗神昏窍闭的方剂，称为开窍剂。开窍剂分为两类：凉开剂，适用于邪热内闭证，以安宫牛黄丸为代表方；温开剂，适用于寒邪痰浊闭塞气机证，以苏合香丸为代表方。

注意事项：应先辨别病证的虚实(闭证和脱证)，

开窍剂多芳香辛散，久服则伤阴耗气，故应中病即止，不可久服，临床多用于急救。孕妇慎用。

安宫牛黄丸《温病条辨》

【组成】 牛黄 郁金 黄连 朱砂 山栀 雄黄 黄芩各30g 犀角(水牛角粉30g代) 冰片 麝香各7.5g 珍珠母15g

【用法】 共研极细末，炼老蜜为丸，每丸3g，金箔为衣，蜡护。每次服1丸，每日1～2丸，分2～4次服。现代医学的急性脑膜炎，传染病急性期，不明原因高热可应用本方治疗。

【功用】 清热解毒，开窍醒神。

【主治】 邪热内陷心包证。高热烦躁，神昏谵语，舌红或绛，脉数。亦治中风昏迷，小儿惊厥，属邪热内闭者。现代医学的急性脑血管病、流行性乙型脑炎、流行性脑脊髓膜炎、肝性昏迷、小儿高热惊厥、颅脑损伤等病可依本方治疗。

【方解】 方中牛黄清热解毒，豁痰开窍，清心除烦；麝香通行十二经，为开窍醒神要药，二者共为君药。水牛角清热凉血解毒，黄连、黄芩、栀子清热泻火解毒，郁金、冰片辟秽开窍，同为臣药。朱砂、珍珠、金箔镇心安神，雄黄豁痰解毒，均为佐药。以蜂蜜为丸和胃调中，防朱砂金箔质重碍胃，为使药。故诸药配伍以清热解毒，开窍醒神。

【方歌】 安宫牛黄栀芩酿，朱郁冰片麝雄黄，黄连牛角珍珠箔，热闭心包开窍方。

【临床报道】 杨氏运用安宫牛黄丸保留灌肠治疗肝性脑病32例，与常规治疗的30例作对照观察，结果显示，加用安宫牛黄丸灌肠的治疗组显效26例(占81%)，有效6例(占12%)，无效2例(占7%)，总有效率93%；对照组显效15例，有效5例，无效10例，总有效率67%。治疗组疗效优于对照组(P<0.05)(杨茂兰，2000)。

案例 10-23

宋某，女，28岁，高热5天，神昏半天。患者于5天前感冒发热，微恶风寒，继之高热恶热，烦躁不安，近半天来出现神昏谵语，舌质红绛，脉洪数。

思考问题

1. 上述病例，辨为何证？

2. 选用什么治法和方药？

答案提示

1. 辨证诊断：邪热内陷心包证。

2. 治法：清热解毒，开窍醒神。方药：安宫牛黄丸。

至宝丹《太平惠民和剂局方》

【组成】 犀角(水牛角粉30g代) 朱砂 雄黄 玳瑁 琥珀各30g 麝香 冰片各3g 牛黄15g 安

息香 45g 金箔 银箔各 50 张

【用法】 共为末,制成丸剂,每丸重 3g。每次服 1 丸,研碎开水调服。

【功用】 清热开窍,化浊解毒。

【主治】 痰热内闭心包证。神昏谵语,身热烦躁,舌红苔黄,脉滑数。也可治疗中风、中暑、小儿惊厥属于痰热内闭者。现代医学的急性脑血管病、脑震荡、癫痫、流行性乙型脑炎、流行性脑脊髓膜炎、肝性昏迷、冠心病心绞痛、中暑等病可依本方治疗。

【方解】 方中麝香、冰片、安息香芳香辟秽开窍,为君药。水牛角、牛黄、玳瑁清热解毒,为臣药。朱砂、琥珀、二箔镇心安神,雄黄豁痰解毒,为佐药。故诸药配伍以清热开窍,化浊解毒。

【方歌】 至宝朱砂麝息香,雄黄牛角琥牛黄,金银二箔玳冰片,痰热闭证开窍方。

【临床报道】 马超英等采用外源性内毒素休克模型,分组观测 NPZBD、IgY、CNI 对内毒素休克大鼠的平均动脉压（MAP）、NO、NOS 的影响。结果:除对照组外,其余各组血压都明显下降,而牛珀组、免鸡组、牛免组的血压下降幅度明显低于其他组;血清中 NO 的含量模型组均明显高于对照组、免鸡组、牛免组、牛珀组（$P < 0.01$）;牛珀组、牛免组的 NOS 水平较模型组也显著降低（$P < 0.01$）。结论:IgY、NPZBD、CNI 均能减轻内毒素休克大鼠的血压下降,抑制内毒素所诱导产生的 NO、NOS,从而起到抗内毒素休克的作用（马超英等,2004）。

苏合香丸《太平惠民和剂局方》

【组成】 苏合香 冰片 乳香各 30g 安息香 麝香 沉香 丁香 白术 青木香 香附 朱砂 诃子 白檀香 荜茇各 60g 犀角（水牛角粉 60g 代）

【用法】 共为细末,诸药研匀,用安息香膏并炼白蜜和剂,每丸重 3g。每次服 1 丸,研碎开水调服。

【功用】 芳香开窍,行气温中。

【主治】 寒闭证。突然昏倒,牙关紧闭,不省人事,舌苔白,脉迟。亦治心腹猝痛,甚则昏厥,以及中风、感受时行瘴疠之气,属于寒闭者。现代医学的急性脑血管病、癔症性昏厥、癫痫、老年痴呆症、肝性昏迷、冠心病心绞痛、心肌梗死等病可依本方治疗。

【方解】 方中苏合香、安息香、麝香、冰片芳香开窍,通闭醒神,为君药。沉香、木香、檀香、香附、乳香、丁香、荜茇行气散寒,解郁开窍,为臣药。白术健脾燥湿化浊,朱砂镇心安神,诃子收涩敛气,水牛角清心解毒,为佐药。诸药配伍以芳香开窍,行气温中。

【方歌】 苏合香丸麝息香,木丁朱乳荜檀香,沉诃冰牛术香附,寒闭急救开窍方。

【临床报道】 冷伟将 2009 年 1 月至 2010 年 11 月期间我院收治的 216 名急性中风患者随机分为两组,分别为实验组（108 例）和对照组（108 例）。两组均给予常规治疗,实验组在对照组的基础上添加苏合香丸治疗。结果两组患者在综合疗效对比方面具有显著差异（$P < 0.05$）,实验组有效率较对照组明显提高,具有统计学意义。结论苏合香丸联合常规治疗急性中风疗效明显高于常规治疗（冷伟,2012）。

第18节 驱 虫 剂

凡以驱虫药为主组成,具有驱虫或杀虫等作用,治疗人体寄生虫病的方剂,称为驱虫剂。本类方剂主要用于蛔虫、蛲虫、钩虫等消化道寄生虫病,以乌梅丸为代表方。

驱虫药具有攻伐作用,年老体弱、孕妇宜慎用,驱虫后要注意调理脾胃。有些驱虫药有毒,注意剂量。

乌梅丸《伤寒论》

【组成】 乌梅 5g 细辛 3g 干姜 6g 当归 6g 制附子 6g 蜀椒 4.5g 桂枝 6g 黄柏 6g 黄连 6g 人参 6g

【用法】 共为末,乌梅用醋浸一宿,去核打烂,和入余药,拌匀,烘干或晒干,加蜜为丸,每次服 6g,每日 2 次,空腹服。亦可作汤剂煎服。

【功用】 温脏安蛔。

【主治】 蛔厥证。腹痛时作,心烦呕吐,时发时止,常自吐蛔,手足厥冷,脉弦。现代医学的胆道蛔虫症可依本方治疗。

【方解】 方中乌梅味酸安蛔,使蛔静而痛止,为君药。蜀椒、细辛性辛可伏蛔,性温能祛寒;黄连、黄柏味苦能下蛔,性寒可清热;附子、桂枝、干姜温脏祛寒,人参、当归补气养血,共为臣佐药。蜂蜜甘缓和中,为使药。故诸药配伍以温脏安蛔。

【方歌】 乌梅丸用细辛桂,当归黄连与黄柏,人参附子椒干姜,清上温下又安蛔。

【临床报道】 周复兴对 60 例腹型过敏性紫癜患者随机分为 2 组,治疗组 30 例,对照组 30 例,对照组采用西医常规治疗,治疗组采用中药汤剂乌梅丸原方口服治疗,均以 2 周为一疗程。结果:治疗组有效率高于对照组,其中治疗组在腹痛缓解、大便潜血转阴和皮肤紫癜消退时间方面与对照组比较,差异有显著意义（$P < 0.05$）。结论:乌梅丸对腹型过敏性紫癜疗效确切（周复兴,2011）。

案例 10-24

陆某,女,8 岁,腹痛 4 天,恶心,手足觉冷,食欲不佳,腹泻一次。舌淡苔白,脉弦。

思考问题

1. 上述病例,辨为何证?

2. 选用什么治法和方药?

答案提示

1. 辨证诊断:蛔厥证。

2. 治法:温脏安蛔。方药:乌梅丸加减。

第19节 外用剂

凡以外用为主,通过体表起作用的方剂,称为外用剂。此类方剂具有收敛止血,化腐生肌,消肿解毒等作用。适用于皮肤疾患、疮疡肿毒以及烫伤、跌打损伤等证。以金黄散为代表方。

金黄散《外科正宗》

【组成】 大黄 黄柏 姜黄 白芷 各2500g 南星 陈皮 苍术 厚朴 甘草各1000g 天花粉5000g

【用法】 共研细末,任用醋、酒、蜂蜜或植物油调敷患处。

【功用】 清热解毒,消肿止痛。

【主治】 阳证疮疡初起。症见局部红肿,灼热疼痛,脓未形成,舌红苔黄,脉滑数。现代医学的蜂窝组织炎、淋巴管炎等病可按此方治疗。

【方解】 方中以大黄、黄柏、天花粉清热解毒,散瘀消肿,为君药。苍术、白芷、厚朴、陈皮、南星理气化湿,消肿止痛,为臣药。姜黄活血为佐药。甘草调和药性为使药。故诸药配伍以清热解毒,消肿止痛。

【方歌】 金黄大黄柏姜黄,白芷南星陈皮苍,厚朴甘草天花粉,阳证疮疡外用良。

【临床报道】 严静等对51例痛风性关节炎对照组患者采用非甾体类抗炎药、碱化尿液等常规治疗;52例治疗组患者在常规治疗基础上用金黄散贴敷大都、申脉、膝眼、外关、阳池、曲池等穴位治疗7天后,按疼痛主观分级指数(VSA)对两组患者分别进行疗效评价。结果:治疗组及对照组有效率分别为94.23%及74.51%,其中达到Ⅰ级疗效分别为63.46%和37.25%。结论:在常规治疗的基础上穴位贴敷金黄散治疗痛风性关节炎具有积极的临床意义(严静等,2011)。

案例 10-25

吴某,男,58岁,小腿皮肤疼痛1天。该患者不慎被蚊子叮咬后,伤口出现疼痛,并沿着胫骨向上放射,皮肤发红,呈一条线状。舌淡,苔薄黄,脉弦。

思考问题

1. 上述病例,辨为何证?

2. 选用什么治法和方药?

答案提示

1. 辨证诊断:毒热入血。

2. 治法:清热解毒,消肿止痛。方药:金黄散。

第11章 内科病证

第1节 感　冒

感冒,是因外邪侵袭体表肺卫所引起的以鼻塞、流涕、喷嚏、恶寒、发热、头痛、全身不适、脉浮等为主要临床表现的外感病证。感冒四季均可发病,但以冬、春季节为多,有一定传染性。病情轻者称伤风或冒风;病情重者称为重伤风。在一个时期内引起广泛流行、病情类似者称为时行感冒。

西医学的上呼吸道感染或急性感染性疾病的初期,可参考本节进行辨证论治。

（一）病因病机

1. 外感邪气　本病病因是外感六淫或时行病毒,但主要以风邪为主,多发于寒温失常之时。如冬季多风寒、春季多风热、夏季夹暑湿、秋季兼燥邪,其中尤以风寒、风热为多见。风邪合时令之邪,由皮毛、口鼻而入,侵犯肺卫,卫阳被遏,营卫失和,邪正相争,肺气失宣,而致感冒。

2. 正气不足　感受外邪是否发病与人体御邪能力的强弱有关。如正气不足,卫外能力减退易感受邪气发病。

感冒病变部位主要在肺卫,肺卫失常、肺气失宣是本病的主要病机。

（二）辨证要点

1. 风寒风热　一般来说,风寒感冒以恶寒重、发热轻、头痛身痛、鼻塞流清涕为特征;风热感冒以发热重、恶寒轻、头痛口渴、鼻涕黄稠、咽痛或红肿为特征。

2. 辨偏虚偏实　感冒一般多属实证。在辨证中,首先须辨表虚、表实。一般来说,发热汗出、恶风者属表虚;发热无汗、恶寒,身痛者属表实。

（三）辨证论治

1. 风寒表证

【临床表现】　恶寒重,不发热或有热不甚,无汗,头痛、四肢酸痛,鼻塞流清涕,喉痒或咳嗽声重,痰白清稀,舌苔薄白,脉浮紧。

【分析】　风寒感冒主要是风寒外袭、肺气失宣所致。寒为阴邪,其气凝闭,风寒束表,卫阳被遏,正邪相争,故见恶寒重、发热轻、无汗;经络受阻,阳气不能宣通,故头身痛;外邪袭肺,上窍不利,故见鼻塞流涕,咳嗽痰清稀等;舌苔薄白,脉浮紧为风寒之邪在表之征。

【治法】　辛温解表,宣肺散寒。

【方药】　荆防败毒散(荆芥、防风、羌活、独活、柴胡、前胡、川芎、枳壳、茯苓、桔梗、甘草)加减。表寒重者,加麻黄、桂枝。鼻塞头痛明显,加薄荷、苍耳子。兼见头体困重、身热不扬、胸闷、纳呆或腹泻、舌苔白腻等,风寒夹湿,可用羌活胜湿汤加藿香、神曲、厚朴、陈皮等。风寒兼气滞,用香苏散。

2. 风热表证

【临床表现】　发热或高热,微恶风,汗出口干微渴,头痛且胀,咽痛,鼻塞浊涕,咳嗽痰黄稠,舌苔薄微黄,脉浮数。

【分析】　风热为阳邪,阳从热化,风热邪气郁于肌表,故发热、恶风;风热犯表,热蒸肌肤,皮毛腠理开泄,故汗出;风热上扰,故头痛且胀,咽喉肿痛;风热犯表肺失宣肃,故咳嗽痰黄稠。热邪伤津,故口干微渴;舌苔微黄,脉象浮数,为风热袭于肺卫之征象。

【治法】　辛凉解表。

【方药】　银翘散(银花、连翘、淡豆豉、牛蒡子、薄荷、荆芥穗、桔梗、鲜芦根)加减。如头痛较甚,加蔓荆子、菊花。咽痛甚,加板蓝根、马勃、玄参等。兼见头重体倦,胸闷泛恶,小便黄,舌苔黄腻者,为风热夹湿,可加藿香、佩兰、滑石、芦根等。

3. 暑湿表证

【临床表现】　身热,汗出不解,微恶风,身体酸重困痛,头重昏胀,痰黏浊涕,心烦口渴不多饮,胸闷泛恶,舌苔黄腻,脉濡数。

【分析】　暑邪侵犯肌表,表卫不和,腠理开泄,故身热、微恶风、汗出心烦等;暑邪灼伤津液,故见口渴、小便短赤;湿为阴邪,其性黏滞,暑湿相兼为病,病邪黏滞难解,故汗出而热不退,口虽渴而不多饮;暑湿袭表,肺卫不宣,鼻窍不利,故咳嗽痰黏,鼻流浊涕;湿性重浊,留滞肌肉筋骨,故肢体酸重或疼痛;清阳不升,故头重而昏;脾阳受遏,气机不行,故胸闷泛恶。舌苔黄腻、脉濡数为暑湿之征。

【治法】　解表清暑,芳香化湿。

【方药】　新加香薷饮(香薷、鲜扁豆花、厚朴、金银花、藿香、佩兰、生苡仁、荷叶、六一散)加减。

4. 气虚感冒

【临床表现】　恶寒发热,热势不盛,头痛无汗或有汗,咳嗽咳痰不利,倦怠无力,气短懒言,舌淡苔白,脉浮无力。

【分析】　素体气虚,卫外不固,腠理疏松,易感风寒之邪,为气虚感邪之特征。风寒袭表,营卫失调,邪正相争,肺气不宣,则见恶寒发热、头痛无汗或有汗、咳嗽、脉浮等。卫阳不足,邪正相争不甚,故热势不盛。肺气亏虚,故见倦怠无力、气短懒言、咳痰不利。舌淡苔白,脉浮无力均为气虚之象。

【治法】 益气解表。

【方药】 参苏饮加减(人参、苏叶、葛根、前胡、半夏、茯苓、陈皮、桔梗、枳壳、甘草、大枣、生姜)。对气虚易感冒者,平素宜常服玉屏风散等益气固表之品。

5. 阴虚感冒

【临床表现】 身热,手足心热,微恶风寒,无汗或少汗,头晕心烦,口渴,干咳少痰,舌红少苔,脉细数。

【分析】 阴虚之体,肺有燥热。感邪之后,常常偏于风热之证,故见身热、微恶风寒。阴虚津少,不能作汗,故无汗或少汗。肺阴不足,肺气失于清肃,故干咳少痰。阴虚生内热,其病在阴分,故手足心热。虚火上扰于心,故心烦。阴不敛阳,虚阳上亢,故头晕。口渴,舌红少苔,脉细数为阴虚有热之象。

【治法】 滋阴解表。

【方药】 加减葳蕤汤化裁(玉竹、生葱白、桔梗、白薇、淡豆豉、薄荷、炙甘草、大枣)。如表证明显,加荆芥、桑叶。咳嗽咽干,咳痰不爽,加牛蒡子、瓜蒌皮。心烦口渴较甚,加沙参、花粉、竹叶、麦冬。

案例 11-1

张某,男,70 岁。患者 2 天前不慎着凉,恶寒发热,无汗,肢体酸楚,头痛鼻塞,咽痒作咳,咳痰色白清稀,舌质淡,体胖,边有齿痕,苔薄腻,脉浮紧而细。该患者平时神疲乏力,气短懒言,四肢不温,大便溏薄,动则汗出,形体消瘦,稍有不慎即发热恶寒,鼻塞流涕。

思考问题

1. 该患者的中医诊断、辨证分型?

2. 分析本病案的辨证依据?

3. 确定该患者的治法、方药?

答案提示

1. 感冒(气虚感冒)。

2. 患者平时神疲乏力,气短懒言,四肢不温,大便溏薄,动则汗出,消瘦,稍有不慎即易外感风邪,属素体肺脾气虚之证。2 天前外感风寒后,卫表不和而见畏寒背冷,无汗,发热,肢体酸楚,头痛;肺气失宣而见咽痒作咳,咳痰色白清稀;舌质淡,体胖,边有齿痕苔白腻,脉浮紧,为肺脾气虚夹湿且复感风寒之象。

3. 治法:益气健脾,解表散寒。方药:参苏饮加减。

党参15g 炙黄芪15g 炒白术10g 茯苓12g 苏叶10g 葛根12g 姜半夏10g 陈皮15g 桔梗10g 炒防风10g 桂枝15g 生甘草10g

---

第2节 咳 嗽

咳嗽,是肺系疾病的主要证候之一。分而言之,有声无痰为咳,有痰无声是嗽,一般为痰声并见,难以分开,故咳嗽并称。本证病位在肺,"五气为病……肺为咳"(《素问·宣明五气篇》),"五脏六腑皆令人咳,非独肺也"(《素问·咳论》),其他脏腑病变侵及肺脏,导致肺失宣降,肺气上逆时,均可引起咳嗽。所以,前人有咳嗽"不离乎肺,不止于肺"的观点。

西医学的上呼吸道感染、急慢性支气管炎、肺炎等疾病出现以咳嗽为主症时,可参考本节辨证论治。

(一)病因病机

1. 外感 六淫外邪侵袭于肺,清肃失常,肺气上逆,而致引起咳嗽。其中较常见的外邪有风寒、风热和燥热三种。

2. 内伤 内伤咳嗽原因很多,肺阴亏耗,失于清润,气逆于上,可致咳嗽;肺气不足,清肃无权,亦可致咳嗽;此外,脾失健运,水谷不化精微,而酿成痰浊,使肺失宣降;肝气郁结化火,火逆于肺,熏灼肺脏,炼津为痰,致肺失肃降;肾气亏虚,不能纳气,均可引起咳嗽。

(二)辨证要点

1. 分外感内伤 外感咳嗽,起病较急,病程短,并伴有外感表证;内伤咳嗽,发病较缓,病程较长,兼有不同的里证。

2. 辨虚实证候 风寒、风热和燥热三种外感属于实证;内伤咳嗽中,痰湿、痰热、肝火多为邪实,气虚、阴虚咳嗽则虚中夹实。

(三)辨证论治

外感咳嗽

1. 风寒袭肺

【临床表现】 咳嗽声重,咽痒,痰白稀薄,鼻塞流清涕,头痛无汗,恶寒或见发热,肢体酸痛,舌苔薄白,脉浮或浮紧。

【分析】 风寒束肺,肺失宣降,则咳嗽声重,咽痒。肺窍不利,故鼻塞流清涕。风寒束表,腠理闭阻,卫阳被遏,故见恶寒发热,无汗头痛,肢体酸痛。风寒犯肺,肺气不宣,故痰白而稀。舌苔薄白,脉浮或浮紧,为风寒在表之征。

【治法】 疏风散寒,宣肺止咳。

【方药】 三拗汤合止嗽散(杏仁、麻黄、甘草、橘皮、半夏、生姜、桔梗、前胡、茯苓、紫菀、百部)。

2. 风热犯肺

【临床表现】 咳嗽较剧,痰黄稠,发热恶风,头痛咽痛,汗出口干,舌苔薄黄,脉浮数。

【分析】 风热犯肺,肺失清肃,热炼津液成痰,故见咳嗽,咳痰黄稠,口干。风热之邪侵袭肌表,卫表不和,腠理开泄,故身热恶风汗出。风热上扰清窍,故头痛咽痛。舌苔薄黄,脉浮数,为风热在表之征。

【治法】　疏风清热,宣肺止咳。

【方药】　桑菊饮(桑叶、菊花、连翘、薄荷、桔梗、杏仁、芦根、甘草)。发热重,加黄芩、山栀子。咽喉痛重,加板蓝根、玄参。痰稠难咳者,加瓜蒌皮、冬瓜仁、花粉。

3. 燥热伤肺

【临床表现】　干咳无痰,或痰黏难咳,痰带血丝,咽痒,鼻咽干燥喉痛,舌尖红,苔薄黄,脉细数。

【分析】　燥热之邪伤肺,津液耗损,肺失清肃,故见干咳少痰或无痰,或痰黏难咳,鼻燥咽干,喉痛。如燥热之邪灼伤肺络,则痰带血丝。舌尖红,苔薄黄,脉细数,乃燥热伤津之征。

【治法】　清肺润燥。

【方药】　桑杏汤(桑叶、杏仁、沙参、浙贝母、豆豉、栀子、梨皮)。口渴者,加玉竹、麦冬。痰中带血者,加白茅根、生地。热重者,加知母、生石膏。

内 伤 咳 嗽

1. 痰湿蕴肺

【临床表现】　咳嗽反复,晨起咳甚,痰多而黏、色白,胸闷脘痞,食少,大便时溏,身困倦乏,舌体胖边有齿痕,苔白腻,脉濡滑。

【分析】　痰湿上泛于肺,阻碍气机,肺气不利,故咳嗽痰多,色白而黏,胸脘作闷。湿困脾阳,脾失健运,则纳呆,身重易倦。舌体胖边有齿痕,苔白腻,脉濡滑,乃痰湿内盛之象。

【治法】　燥湿健脾,化痰止嗽。

【方药】　二陈汤合三子养亲汤(半夏、陈皮、茯苓、甘草、苏子、莱菔子、白芥子)。寒痰者,痰白如泡沫,身寒背冷,加干姜、细辛温肺化痰。脾气虚者,加党参、白术健脾。伴痰郁发热,加鱼腥草、黄芩以清泻肺热。

2. 痰热壅肺

【临床表现】　咳嗽气促,或喉中有痰声,痰多色黄,质黏稠,咳痰不爽,或痰中带血,或咳痰有腥味,胸胁胀满,咳时引痛,或有身热面赤,口渴欲饮,舌质红,苔黄腻,脉滑数。

【分析】　痰热壅肺,肺失清肃,故咳嗽气促,痰多色黄,质黏稠,咳痰不爽。痰热郁滞,则咳痰有腥味。肺气不利,热伤肺络,则胸胁胀满,咳时引痛,痰中带血。热郁于内,灼伤津液,则身热面赤,口渴欲饮。舌质红,苔黄腻,脉滑数,为痰热之征。

【治法】　清热肃肺,化痰止咳。

【方药】　清金化痰汤(黄芩、山栀子、桔梗、麦冬、桑白皮、贝母、瓜蒌皮、橘红、茯苓)加减。若痰稠如脓而腥臭,加浙贝母、金荞麦根、苇茎、鱼腥草、冬瓜仁。咳逆而痰涌、便秘者,酌加三子养亲汤、大黄、厚朴。

热伤津液,口干舌燥,加百合、麦冬、沙参等。

3. 肝火犯肺

【临床表现】　咳逆上气阵作,痰黏难咳,咳作面赤,咽干口苦,咳引胸胁作痛,舌苔薄黄少津,脉弦数。

【分析】　肝失条达,郁而化火,肝火犯肺,肺失清肃,咳逆上气阵作;肝火上炎,灼伤津液,则面赤咽干口苦,痰黏难咳。胁肋为肝经循行部位,故咳引胸胁作痛。苔薄黄少津,脉弦数,是肝火犯肺津亏之征。

【治法】　清肝降火,泻肺止咳。

【方药】　泻白散合黛蛤散(桑白皮、地骨皮、生甘草、粳米、青黛、海蛤壳)。若肝火旺伤津加山栀、橘络、花粉。胸痛者,加郁金、丝瓜络。

4. 肺气虚损

【临床表现】　咳嗽痰清,面色虚浮,气短声怯,畏寒自汗,易感冒,舌质淡,脉虚弱。

【分析】　肺气虚弱,肃降失司,故咳嗽,咳痰清稀,面色虚浮,气短声怯。肺卫之气不足,腠理不密,肌表不固,则畏寒汗出,频繁感冒。舌淡,脉虚弱,均为肺气虚弱之表现。

【治法】　益气固表,止嗽化痰。

【方药】　六君子汤合玉屏风散(人参或党参、黄芪、白术、炙甘草、茯苓、陈皮、制半夏、防风)。痰多胸脘满闷者,加厚朴、木香、砂仁,宽胸理气、除满化痰。

5. 肺阴亏耗

【临床表现】　干咳少痰,或痰中带血,咳声短促,咽干口燥,午后低热颧红,盗汗,舌红少苔,脉细数。

【分析】　肺阴亏虚,肺失润降,虚火内灼,损伤肺络,故干咳或痰少,咽干口燥,午后低热,盗汗,痰中带血。舌红少苔,脉细而数,为阴虚内热之象。

【治法】　养阴清热,润肺止咳。

【方药】　沙参麦冬汤加减(沙参、玉竹、麦冬、花粉、贝母、百合、甘草、桔梗、扁豆、桑叶)。虚火重,加地骨皮、知母等。咯血者,加生地、藕节、黄芩等。

> **案例 11-2**
>
> 　　李某,男,62岁。该患者3天前着凉后咳嗽,咽痒,咳痰色白,伴鼻塞流清涕,肢体酸楚,恶寒发热,无汗,舌质淡,苔薄白,脉浮紧。
>
> **思考问题**
>
> 　　1. 此病患者的中医诊断,分型?
>
> 　　2. 分析本病案的辨证依据?
>
> 　　3. 确定本病患者的治法、方药?
>
> **答案提示**
>
> 　　1. 咳嗽(风寒袭肺)。
>
> 　　2. 风寒袭肺,肺失宣降,则咳嗽,咽痒。肺窍不利,故鼻塞流涕,咳痰色白。风寒束表,腠理闭阻,卫阳被遏,故见恶寒发热,无汗。舌苔薄白,脉浮或浮紧,为风寒袭表之征。

3. 治法：疏风散寒，宣肺止咳。方药：三拗
汤合止嗽散化裁。

炙麻黄10g　杏仁10g　炙百部10g　荆芥
10g　桔梗15g　陈皮15g　白前15g　紫菀15g
姜半夏15g　厚朴15g　炙甘草10g

第3节　喘　证

喘证，是以呼吸困难，甚者张口抬肩、鼻翼翕动、不能平卧等为主要临床表现的病证。严重者可发生喘脱。

西医学的喘息型支气管炎、肺气肿、心源性哮喘、肺部感染等疾病出现喘证的主要临床表现时，可参照本节辨证论治。

（一）病因病机

1. 外邪侵袭　外感风寒，侵袭于肺，内阻肺气，外闭皮毛，肺气失于宣肃；或风热犯肺，肺气壅实，清肃失司；或肺热内蕴，表寒外束，热不得泄，均可引起肺气上逆，发为喘证。

2. 饮食不节　恣食肥甘、生冷，或嗜酒伤中，脾失健运，痰湿内生。脾为生痰之源，肺为贮痰之器，痰浊干肺，肺气壅阻，升降不利，以致气逆喘促。若痰郁化热，或肺火素盛，痰火交阻，痰壅火迫，肺气不降而上逆，以致喘促。

3. 情志失调　情志不遂，忧思气结，则气机不利，肺气阻胸；或郁怒伤肝，肝气上逆侮肺，致气机不利，升降失常，肺气不得宣肃，上逆而为喘证。

4. 久病劳欲　久咳伤肺，肺气虚弱，肺阴不足，气失所主，而短气喘促。若病久不愈，由肺及肾，则肺肾俱虚；或劳欲伤肾，精气内夺，根本不固，肾失摄纳，出多入少，逆气上奔而为喘。如肾阳衰弱，水无所主，射肺凌心，心阳受累，亦可发为喘证。

（二）辨证要点

喘证的病理性质有虚实之分。外邪侵袭，饮食痰湿，情志影响，病变在肺，邪实正不虚，属实喘。表现为呼吸深长有余，呼出为快，气粗声高，脉数有力，病势骤急；久病劳欲，肺肾俱虚，心阳受累，病及肺肾，本虚标实，属虚喘。表现为呼吸短促难续，深吸为快，气怯声低，脉微弱或浮大中空，一般病势徐缓，时轻时重，过劳即甚。对于虚脱之危证，常需配合西医抢救方法。

（三）辨证论治

实　喘

1. 风寒束肺

【临床表现】　喘气咳嗽，胸闷，痰色白清稀，口不渴，初起多兼恶寒，发热无汗，鼻塞流涕，头痛咽痒，舌苔薄白而滑，脉浮紧。

【分析】　外感风寒，寒邪束肺，肺郁不宣，肺气上逆，故喘咳胸闷。寒邪凝液成痰，则痰多清稀色白。风寒束表，卫阳被郁，故见恶寒发热，无汗。寒邪凝滞，经气不通，则头痛。肺气不宣，清窍不利，则鼻塞流涕。舌苔薄白而滑，脉浮紧，为风寒在表之征。

【治法】　宣肺散寒。

【方药】　麻黄汤（麻黄、桂枝、杏仁、炙甘草）。喘重者，加白果、蔓荆子；痰多，加二陈汤，白芥子、莱菔子等；素有寒饮，选用小青龙汤。

2. 痰热遏肺

【临床表现】　喘咳气涌，胸部胀痛，痰多黏稠色黄，或夹血色，伴胸中烦热，身热有汗，渴喜冷饮，面红，咽干，尿赤，大便或秘，苔黄或腻，脉滑数。

【分析】　痰热郁于肺，肺气上逆故喘逆，息粗鼻煽，胸胀或痛，咳痰黄稠而不爽，里热内盛，故胸中烦热，身热有汗，渴喜冷饮，面红，咽干，尿赤，大便或秘。舌质红，苔黄腻，脉浮数或滑为痰热遏肺之象。

【治法】　清泄痰热。

【方药】　桑白皮汤（桑白皮、黄芩、黄连、栀子、杏仁、贝母、半夏、苏子）加减。对便秘喘促者，可加全瓜蒌、厚朴。热甚津伤，加知母、生石膏。

3. 痰浊阻肺

【临床表现】　喘咳痰多白黏，咳吐不利，胸中窒闷，伴有脘腹胀闷，恶心纳呆，口黏不渴，舌苔白腻，脉滑。

【分析】　饮食不调，脾失健运，积湿成痰，痰浊壅肺，肺气失降，故喘咳痰多胸闷。痰湿中阻，肺胃不和，而见恶心纳呆，脘腹胀闷；口黏不渴，舌苔白腻，脉滑，为痰浊阻肺之象。

【治法】　化痰降逆。

【方药】　三子养亲汤合二陈汤（半夏、陈皮、茯苓、炙甘草、苏子、白芥子、莱菔子）。若痰浊壅盛，气喘难平，加皂荚等。

4. 肝气犯肺

【临床表现】　平素肝气郁结，每因精神刺激诱发，突然呼吸短促，咽中如窒，或胸闷胸痛，或失眠、心悸，舌质淡红，苔薄白，脉弦。

【分析】　郁怒伤肝，肝气横逆犯肺，肺气不降，故呼吸短促，咽中如窒。肝肺络气不和，则胸闷胸痛；肝气郁滞，心神不宁，则失眠，心悸；舌质淡红，苔薄白，脉弦，为肝气郁结之征。

【治法】　开郁降气平喘。

【方药】　五磨饮子（槟榔、沉香、乌药、木香、枳实）。喉中窒塞如梗，加半夏、厚朴、紫苏。若心悸失眠，加百合、夜交藤、酸枣仁。

虚　喘

1. 肺气虚弱

【临床表现】　喘促短气，气怯声低，咳声低弱，

咳痰稀薄,自汗畏风,平素易感冒,舌质淡,脉细弱。

【分析】 肺为气之主,肺虚则气失所主,故短气而喘,气怯声低。肺气不足,则咳声低弱。气不化津,则咳痰稀薄。肺气虚弱,表卫不固,故自汗畏风,容易感冒。舌质淡,脉细弱,为肺气虚弱之征。

【治法】 补益肺气。

【方药】 补肺汤合玉屏风散(人参、熟地、五味子、紫菀、黄芪、白术、防风)。偏于寒,加干姜、法半夏等。若咽干口燥,盗汗,舌红润,脉细数,为气阴两虚,可用生脉饮加沙参、玉竹、百合等。痰黏难咳,加花粉、杏仁、瓜蒌皮。

2. 肾气不足

【临床表现】 喘促日久,呼多吸少,动则喘甚,气不得续,形瘦神惫,小便常因咳甚而失禁,汗出,肢冷面青,舌质淡,脉沉细。

【分析】 喘促日久,肺病及肾,肾为气之根,下元不固,气失摄纳,故喘促,呼多吸少。动则耗气,故动则喘息更甚,气不得续。肾精耗损,形神失养,故形瘦神惫。肾气不固,膀胱失约,故咳甚则小便失禁。阳虚则卫外不固,故汗出,不能温养于外,故肢冷面青。舌质淡,脉沉细,为肾气衰弱之征。

【治法】 补肾纳气。

【方药】 金匮肾气丸合参蛤散(熟地黄、山萸肉、淮山药、茯苓、泽泻、制附子、肉桂、人参、蛤蚧)。若咽干口燥,喘则面红肢冷,舌红少苔脉细,为阴不敛阳,气失摄纳,可用麦味地黄汤加人参。若肺脾心三脏同时受累,以致喘脱之候,急用参附汤送服黑锡丹回阳救逆,镇摄浮阳。

案例 11-3

王某,男,63岁。发作性咳喘10余年,复发且加重1周,现呼多吸少,动则喘息更甚,气不得续,伴精神疲惫,身体消瘦,喘时面青唇紫,腰膝酸软,舌淡苔白,脉沉细。

思考问题

1. 此病案的中医诊断、分型?

2. 分析此病案的辨证依据?

3. 此病案的治法,代表方?

答案提示

1. 喘证(肾气不足)。

2. 患者咳喘10年,耗伤肺气,日久肾不纳气,故见呼多吸少,气不得续,动则尤甚,肺肾两虚,故见精神疲惫,身体消瘦,喘时面青唇紫,腰膝酸软,脉沉细;肺肾俱虚,以致心气、心阳衰惫,鼓动血脉无力,血行瘀滞,而见面青唇紫。

3. 治法:补益肺肾,纳气平喘。方药:金匮肾气丸合参蛤散加减。

熟附子10g 肉桂8g 熟地20g 山药15g 茯苓15g 泽泻15g 党参12g 紫石英(先煎)15g 沉香10g 五味子10g 紫河车粉(分吞)3g 炙甘草5g

第4节 心 悸

心悸,是心中悸动、惊惕不安,甚则不能自主的一种自觉病证。包括惊悸和怔忡。惊悸多由惊恐,恼怒而诱发,病情较轻,日久可发展为怔忡;怔忡则并无外惊,而自觉心中惊惕,稍劳即发,病情较重。两者在病因、病机及程度上虽有差异,但关系密切,故统称心悸。

西医学的心律失常、贫血、神经官能症等以心悸为主要临床表现的疾病,可参考本节辨证论治。

(一)病因病机

1. 心神被扰 情志扰心,而致心神不安。突受惊恐,惊则气乱,恐则气下,心无所倚,神无所归。而心惊神摇,动悸不安。

2. 气血不足 久病体弱或失血过多,心血不足;或思虑过度,劳伤心脾,阴血暗耗,脾失健运,化源不足,气血虚弱,心失所养,发为心悸。

3. 阴虚火旺 素体阴虚或热病伤阴,导致肾阴亏虚,心肾不交,心火妄动,上扰心神而致心悸不安。

4. 心阳不振 久病大病之后,阳气虚弱,不能温养心脉,故心悸不安。

5. 心血瘀阻 风寒湿邪搏于血脉,内犯于心,心脉气血运行不畅,瘀血阻滞心脉而为心悸。

(二)辨证要点

1. 辨虚实 一般是虚多实少,气血阴阳亏虚为其本;痰饮、郁火、瘀血是其标。

2. 辨脉象 脉促、数,多为阳热盛;脉迟、结、代,为虚寒之象。结脉为气滞血瘀,代脉是脏气虚、真气衰。

(三)辨证论治

1. 心虚胆怯

【临床表现】 心悸不宁,善惊易恐,坐卧不安,少寐多梦易醒,舌苔如常,脉细数。

【分析】 由于突然惊恐,惊则气乱,恐则气下,以致心神不能自主,故心悸不宁,而坐卧不安。若渐至稍惊则心悸不已,形成善惊易恐,影响睡眠与饮食,往往为多梦易惊,惊则气乱,故脉细而数。

【治法】 镇惊定志,养心安神。

【方药】 安神定志丸(人参、茯苓、茯神、远志、石菖蒲、龙齿、朱砂、磁石、琥珀)。气虚明显,加黄芪、白术。夹瘀血加丹参、桃仁、红花等。兼气郁加百合、合欢皮、柴胡。

2. 气血不足

【临床表现】 心悸,头晕目眩,面色不华,身困疲乏,唇甲苍白,舌质淡,脉细而弱。

【分析】 心主血脉,其华在面,血虚故面色不华;心血不足,不能养心,故心悸不安,气血虚弱,不能上荣于头面,故头晕目眩,不能充养四肢,则身困疲乏。唇甲不荣,舌质淡,脉细弱,均为气血虚损之象。

【治法】 补益气血,养心安神。

【方药】 归脾汤(人参、白术、黄芪、炙甘草、木香、大枣、生姜、远志、酸枣仁、茯神、龙眼肉、当归)。失眠重加用酸枣仁汤化裁。心悸重,加生龙骨、生牡蛎、珍珠母镇静安神。

3. 阴虚火旺

【临床表现】 心悸不宁,烦躁少寐,头晕目眩,耳鸣腰酸,手足心热,口咽干燥,舌红少苔,脉细数。

【分析】 肾水不足,不能上济于心火,致心火偏旺,扰动心神,出现心悸、烦躁、少寐。阴亏于下,阳亢于上,则眩晕、耳鸣腰酸、手足心热。阴虚津亏,故口干咽燥,舌质红,脉细数,均为阴虚火旺之象。

【治法】 滋阴降火,养心安神。

【方药】 黄连阿胶汤加减(黄芩、黄连、阿胶、芍药、鸡子黄、麦冬、酸枣仁、生地黄、生龙骨)。如肾阴亏损,兼有遗精、腰酸,可用知柏地黄汤化裁。

4. 心阳不振

【临床表现】 心悸不安,胸闷气短,自汗,形寒肢冷,面色苍白,胸部憋闷,舌质淡,舌体胖嫩,脉细弱或结代。

【分析】 久病体虚,损伤心阳,心失温养,故心悸不安;心气不足则气短、自汗;心阳虚衰,血液运行迟缓,肢体失于温养,故形寒肢冷,面色苍白;心阳不振,心脉迟滞,故胸部憋闷;舌质淡,舌体胖嫩,脉结代,属心阳不足,鼓动无力之征。

【治法】 温通心阳,安神定悸。

【方药】 桂枝甘草龙骨牡蛎汤(桂枝、炙甘草、生龙骨、生牡蛎)。出现汗出肢冷,气促,脉结代,加用人参、附子、山萸肉。

5. 心血瘀阻

【临床表现】 心悸,怔忡,胸闷不舒,心痛时作,气短喘息,或见唇甲青紫,舌质紫暗或有瘀斑,脉涩或结代,均为气血瘀阻之象。

【分析】 心血瘀阻,气机不畅,心失所养,神不安定,故心悸、怔忡;气滞血瘀,脉络瘀阻,故胸闷不舒,刺痛阵作,气短喘息;唇甲青紫,舌质紫暗或有瘀斑,脉象涩或结代,均为气血瘀阻之象。

【治法】 活血祛瘀,理气止痛。

【方药】 桃仁红花煎(桃仁、红花、生地、赤芍、当归、川芎、丹参、香附、青皮、元胡)。胸闷明显,舌苔腻,有痰浊者,加瓜蒌薤白半夏汤。气虚者,加党参、

黄芪。阳虚者,加熟附片、淫羊藿。

案例 11-4

王某,女,56 岁。心悸、胸闷 8 年,加重 1 年半。8 年来,心悸时作,常感肢冷乏力;长期服用增快心率的西药。近 1 年半,上述症状发作愈加频繁,外院心电图示高度房室传导阻滞。现症见心悸、胸闷发作频繁,气短,形寒肢冷,面色苍白无华,小便清长,大便溏,舌质淡,舌体胖嫩边见齿痕,舌苔白滑,脉结代,微弱欲绝。

思考问题

1. 该患者目前的中医诊断、辨证分型?

2. 分析该例患者的辨证依据?

3. 该患者的治法、方药?

答案提示

1. 心悸(心阳不振)。

2. 久病体虚,损伤心阳,心失温养,脉充不续,故心悸频作;心气不足则气短;心阳虚衰,血液运行迟缓,肢体失于温养,故形寒肢冷,面色苍白无华;心阳不振,心脉迟滞,故胸部憋闷;舌质淡,舌体胖嫩,脉结代,属心阳不足,鼓动无力之征。舌脉均为心阳不足,气血亏虚的表现。

3. 治法:温补心阳,安神定悸。方药:桂枝甘草龙骨牡蛎汤加味。

制附片(先煎)20g 红参 15g 炙甘草 30g 麻黄 10g 细辛 3g 桂枝 12g 阿胶(烊化)15g 麦冬 10g 生地 15g 大枣 15g 生龙齿(先煎)9g 生牡蛎(先煎)12g

---

第 5 节 胸 痹

胸痹,是指以胸部闷痛,甚则胸痛彻背,喘息不得卧为主要临床表现的病证。轻者仅感胸闷如窒,呼吸欠畅;重者则有胸痛;严重者心痛彻背,背痛彻心,此为"真心痛"。

西医学的冠状动脉粥样硬化性心脏病、胸膜炎、大叶性肺炎等疾病以胸痛为主症时,可参照本节辨证论治。

(一)病因病机

1. 气滞血瘀 情志所伤,气机郁结,气滞日久,血运不畅,则脉络瘀滞;或久病入络,气滞血瘀,心脉瘀阻,均可发为胸痹。

2. 胸阳痹阻 素体阳虚,心肺气虚,或长期伏案少动,胸阳不展,气血运行不畅,寒邪乘虚侵袭,寒凝痹阻胸阳;或饮食不节,嗜酒成癖,脾胃损伤,生湿成痰,阻痹胸阳,均可发生胸痹。

3. 气血亏虚 心气不足,血脉失于濡养,痹阻不畅,发为胸痹;心阴不足,心火燔炽,下汲肾水,又进一

步耗伤肾阴;心肾阳虚,阴寒痰饮乘于阳位,阻滞心脉,发生胸痹。

(二)辨证要点

1. 辨性质 刺痛,部位固定,多为气滞血瘀;闷痛且胀,为气滞;天阴加重,多是痰邪;灼痛为痰热;冷痛是寒凝。

2. 看兼症 胸痛而兼见咳喘、痰多、身热者,多属痰热所致;若痛连肩背,兼见憋闷,甚则汗出肢冷者,多属寒凝心脉。

(三)辨证论治

1. 心血瘀滞

【临床表现】 胸部刺痛,固定不移,入夜更甚,时或心悸不宁,舌质紫暗,脉象沉涩。

【分析】 气郁日久,瘀血内停,血脉凝滞,不通则痛,故胸部刺痛,痛处不移。血属阴,夜间属阴,故疼痛入夜更甚。瘀血阻络,血脉不通,心失所养,故心悸不宁。舌质紫暗,脉象滞涩乃瘀血内停之候。

【治法】 活血化瘀,通络止痛。

【方药】 血府逐瘀汤(生地黄、赤芍药、枳壳、牛膝、柴胡、当归、川芎、桃仁、桔梗、红花)。瘀血重者,可酌加乳香、没药、元胡、丹参、三七;气滞者,加沉香、檀香、荜茇。

2. 胸阳痹阻

【临床表现】 胸痛彻背,遇寒痛甚,胸闷气短,心悸,甚至喘息不能平卧,四肢厥冷,面色苍白,自汗,舌苔白,脉沉细。

【分析】 阳气主温煦,推动气血运行,寒邪内侵,阳虚少运,气机阻塞,故见胸痛彻背,遇寒则气机凝滞加剧而痛甚。胸阳不振,气机受阻,故见胸闷气短,心悸,甚则喘息不能平卧。阳气不足,失于温煦则面色苍白,四肢厥冷。阳气不固则自汗出。舌苔白,脉沉细,均为阴寒凝滞,阳气不振之候。

【治法】 通阳宣痹,散寒化浊。

【方药】 枳实薤白桂枝汤合参附汤(人参、附子、桂枝、枳实、薤白、当归、赤芍、细辛、川芎)。若心痛彻背,背痛彻心,痛剧不止,身寒肢冷,脉象沉紧,为阴寒极盛,胸痹之重证,用乌头赤石脂丸合苏合香丸。若胸痛短气,汗出肢冷,面色苍白,甚至昏厥,舌淡苔白,脉沉细无力,为阳气虚衰,心阳欲脱,急服参附龙牡汤。

3. 心气不足

【临床表现】 心胸阵阵隐痛,胸闷气短,动则亦甚,心中动悸,倦怠乏力,神疲懒言,面色㿠白或易出汗,舌质淡红,舌体胖且边有齿痕,苔薄白,脉虚细缓或结代。

【分析】 久病体虚,心气不足,无力鼓动心脉,胸中气机不畅,心胸阵阵隐痛,胸闷气短,动则亦甚,心中动悸,倦怠乏力,神疲懒言,面色㿠白或易出汗。舌质淡红,舌体胖且边有齿痕,苔薄白,脉虚细缓或结

代,为心气虚弱,心脉运行不利之象。

【治法】 补养心气,鼓动心脉。

【方药】 保元汤合甘麦大枣汤(人参、黄芪、炙甘草、肉桂或桂枝、大枣、小麦)。可酌情加当归、丹参等养血活血。

4. 心阴亏损

【临床表现】 心胸疼痛时作,或灼痛,或闷痛,心悸怔忡,五心烦热,口干盗汗,颜面潮热,舌红少津,苔薄或剥,脉细数或结代。

【分析】 患者素体阴虚,心之阴血不足,心脉失荣,不荣则痛,心神失养,则症见心胸疼痛时作,或灼痛,或闷痛,心悸怔忡,五心烦热,口干盗汗,颜面潮热,舌红少津,苔薄或剥,脉细数或结代为心阴亏损、心血失荣之征。

【治法】 滋阴清热,活血养心。

【方药】 天王补心丹(生地、玄参、天冬、麦冬、人参、炙甘草、茯苓、柏子仁、酸枣仁、五味子、丹参、当归、桔梗、辰砂)加减。

案例 11-5

李某,男,37岁。生气后即入睡。夜间突觉胸口刺痛,憋闷难忍,持续不解;舌下含化"速效救心丸"后缓解;伴有冷汗淋漓,畏寒,面色青,口唇发紫,家人送急诊,查:体温38℃,血压90/60mmHg,WBC 1.0×10^9/L;ECG示多源性室早;舌质紫暗,边见瘀斑,苔白腻,脉涩结代。

思考问题

1. 该患者目前的中医诊断、辨证分型?

2. 分析该例患者的辨证依据?

3. 该患者的治法、方药?

答案提示

1. 胸痹(心血瘀滞)。

2. 气郁导致瘀血内停,血脉凝滞,不通则痛,故胸部刺痛,憋闷难忍;血属阴,夜间属阴,故疼痛入夜更甚;阳气不足,失于温煦则冷汗淋漓;瘀血阻络,血脉不通,故面色青,口唇发紫;舌质紫暗并见瘀斑,脉象滞涩结代均乃瘀血内停之候。

3. 治法:活血化瘀,通络止痛。方药:血府逐瘀汤加味。

当归15g 赤芍15g 川芎15g 桃仁15g 红花15g 柴胡15g 桔梗15g 枳壳12g 牛膝15g 元胡15g

第6节 不 寐

不寐,是指经常不能获得正常睡眠为特征的病证。亦称"不得寐"或"目不瞑"。临床可见,病轻者入睡困难,或睡而易醒,醒后不能入睡,或时睡时醒;病

重者则整夜不能入睡。不寐主要为机体阴阳失调,阳不入阴,使心神不安所致。

西医学的神经官能症、睡眠障碍、抑郁症、更年期综合征等疾病出现不寐时,可参考此内容辨证论治。

(一) 病因病机

1. 心脾两虚 思虑劳倦太过,伤及心脾,心血暗耗;脾伤运化失常,气血生化不足,血不养心,心血不足,以致心神不安而不寐。

2. 心肾不交 禀赋不足,或久病之人,肾阴亏损,不能上济于心,心火独亢,不能下交于肾,阳不入阴,心肾不交,火胜神动,形成不寐。

3. 心虚胆怯 体质虚弱,心虚胆怯,遇事易惊,或暴受惊骇,情绪紧张,渐至心虚胆怯,导致心神不宁而不寐。

4. 肝火扰心 情志内伤,肝郁化火;或五志过极化火,心火内炽,扰动心神,使心神不宁,阳不入阴而不寐。

5. 痰热扰心 饮食不节、肥甘厚味太过,损伤脾胃;或劳倦久病,中气亏虚,致脾失健运,聚湿生痰化热,痰热扰心,心神不宁,出现不寐。

(二) 辨证要点

1. 辨脏腑 失眠的主要病位在心,由于心神失养,神不守舍而失眠,并与肝、脾、胆、胃、肾的阴阳气血失调相关。

2. 辨虚实 虚证多属阴血不足,心失所养,责在心、脾、肝、肾;实证多因肝郁化火,食滞痰浊,胃腑不和。

(三) 辨证论治

1. 心脾两虚

【临床表现】 不易入睡,多梦易醒,心悸健忘,头晕目眩,神疲乏力,纳差食少,面色少华,舌淡苔薄,脉细无力。

【分析】 心主血,脾为气血之源,心脾亏虚,血不养心,心神不宁,故多梦易醒,心悸,健忘;脾失健运,气血生化乏源,则纳差食少,神疲乏力,头晕目眩,面色少华。舌色淡,脉细无力,均为心脾两虚之象。

【治法】 补益心脾。

【方药】 归脾汤(人参、白术、黄芪、炙甘草、远志、酸枣仁、茯神、龙眼肉、当归、木香、大枣、生姜)。如失眠较重,加柏子仁、夜交藤、龙骨、珍珠母、合欢皮。

2. 心肾不交

【临床表现】 心烦不寐,入睡困难,心悸不安,头晕耳鸣,五心烦热,腰酸膝软,舌红少苔欠津,脉细数。

【分析】 肾阴不足,水不济火,心火独亢,神不内敛,故心烦不寐,心悸。肾精不足,髓海空虚,故头晕耳鸣健忘。腰为肾之府,肾精血不足,则腰酸膝软。

五心烦热,舌红,脉细数,均为阴虚火旺之象。

【治法】 滋阴清火,交通心肾。

【方药】 黄连阿胶汤合六味地黄丸(黄连、阿胶、黄芩、鸡子黄、芍药、山萸肉、山药、熟地、茯苓、泽泻、牡丹皮)。若心烦心悸,梦遗失精,加肉桂引火归元。

3. 心胆气虚

【临床表现】 心烦不得眠,多梦易惊醒,胆怯心悸,易恐善惊,气短自汗,舌质淡,脉弦细。

【分析】 心虚则神摇不安,胆虚则善惊易恐,故心烦不得眠,心悸多梦,善惊易恐;心胆气虚,则气短乏力;舌质淡,脉弦细,均为心胆气虚、血虚的表现。

【治法】 益气镇惊,安神定志。

【方药】 安神定志丸合酸枣仁汤(人参、龙齿、茯苓、茯神、石菖蒲、远志、酸枣仁、知母、川芎、炙甘草)加减。

4. 肝火扰心

【临床表现】 不寐,急躁易怒,胸闷胁痛,口渴不思饮食,口干苦,目赤耳鸣,甚或彻夜不眠,头晕目眩,头痛欲裂,小便短赤,大便秘结,舌质红,苔黄,脉弦滑数。

【分析】 五志过极,恼怒伤肝,肝郁化火,上扰心神,则不寐而易怒。肝气郁结,化火犯胃,则胸闷胁痛,不思饮食,口渴喜饮。肝火上扰,故口苦、目赤、耳鸣。或肝胆实火,上扰清窍,则彻夜不眠,头晕目眩,头痛欲裂。热灼津液,故小便短赤,大便秘结。舌质红,苔黄,脉弦滑数皆为肝火内盛之象。

【治法】 清肝泻火,佐以安神。

【方药】 龙胆泻肝汤(龙胆草、生地黄、木通、泽泻、车前子、当归、柴胡、栀子、黄芩、甘草)加减。如彻夜不眠,头痛欲裂,大便秘结,可用泻青丸加川芎、钩藤、白蒺藜、石决明、珍珠母。

5. 痰热内扰

【临床表现】 心烦不寐,胸闷痰多,泛恶,嗳气,恶心厌食,口苦,舌红苔黄腻,脉滑数。

【分析】 土壅木郁,肝失疏泄不利,聚湿生痰化热,痰热上扰则心烦失眠,口苦,目眩。痰食停滞,气机不畅,胃失和降,故见胸闷痰多,恶心厌食,嗳气吞酸。苔黄腻,脉滑数,均为痰热扰心之象。

【治法】 化痰清热,和胃安神。

【方药】 黄连温胆汤或半夏泻心汤(黄连、半夏、陈皮、枳实、竹茹、生姜、甘草、茯苓)。若惊惕不安,加珍珠母、龙骨镇静定志。

案例 11-6

李某,女,21 岁,2010 年 8 月 2 日就诊。失眠反复发作 3 年。3 年前,患者因高考学习紧张,功课压力大导致精神紧张,晚上经常失眠,表现为入睡困难或醒后难以再寐,醒时头晕心悸,心烦。近期失眠症状加重,尚伴头晕健忘、面色少华,神疲食少,四肢倦怠,心悸不安,善恐易惊,舌淡苔薄,脉细弱。

思考问题

1. 该患者目前的中医诊断、辨证分型?

2. 分析该例患者的辨证依据?

3. 该患者的治法、方药?

答案提示

1. 不寐(心脾两虚)。

2. 思虑过度,损伤心脾,心脾两虚,生化之源不足,血虚不能奉于心,心失所养,致心神不安,故不寐,心悸不安,善恐易惊;气血虚弱,不能上奉于脑,则头晕目眩;血虚不能上荣于面,所以面色少华;神疲食少,四肢倦怠为脾气虚的表现,舌淡苔薄,脉细弱,为心脾两虚,气血不足之征。

3. 治法:补益心脾,养心安神。方药:归脾汤加减。

党参15g 黄芪15g 茯神15g 酸枣仁30g 当归12g 远志8g 广木香(后下)10g 郁金15g 柴胡15g 夜交藤20g 炙甘草6g

第7节 郁 证

郁证,是以心情抑郁、情绪不宁、胸部满闷、胁肋胀痛,或易怒喜哭,或咽部如有异物等为主症的一类病证。情志不畅、气机郁滞是郁证的主要病机,与心、肝、脾关系密切。

西医学的神经官能症、抑郁症、更年期综合征、反应性精神病等疾病中出现郁证时,可参照本节辨证论治。

(一)病因病机

1. 忧思郁怒,肝气郁结 肝主疏泄,性喜条达,忧思郁怒等精神刺激,使肝失疏泄,气机郁结。气郁日久化火,形成火郁;气滞则血行不畅,致血脉瘀阻,形成血郁。

2. 思虑过度,劳伤脾气 忧愁思虑,耗伤脾气;脾失健运或肝郁及脾,或劳倦伤脾,蕴湿生痰,形成湿郁、痰郁;若脾胃虚弱,不能消磨水谷,致食积不消,形成食郁。

3. 情志过极,心失所养 情志不遂,忧愁悲哀等因素,耗伤心血,心失所养,心气不足,神无所藏,耗伤心神,导致心神不宁,情绪不定。

(二)辨证要点

1. 脏腑与六郁的关系 气郁、血郁、火郁主要关系于肝;食郁、湿郁、痰郁主要关系于脾;虚证与心的关系最为密切。

2. 辨虚实 初起多实证,以舒肝理气开郁为主;

若挟痰湿、食积、热郁者,可配以化痰、清食、清热之剂;日久可由气及血,由实转虚,导致脏腑气血阴阳失调,以养血滋阴、益气扶正为主。

(三)辨证论治

1. 肝气郁结

【临床表现】 精神抑郁,情绪不宁,善太息,胸胁胀痛,痛无定处,脘闷嗳气,腹胀纳呆,大便不调,舌苔薄腻,脉弦。

【分析】 情志所伤,肝失条达,故精神抑郁,情绪不宁,善太息。肝气郁结,气机不畅。肝络失和,故见胸胁胀痛,痛无定处。肝气犯胃,胃失和降,故脘闷嗳气。肝气乘脾,脾失健运,则腹胀纳呆,大便失常。苔薄腻,脉弦,为肝气郁结之象。

【治法】 疏肝理气解郁。

【方药】 柴胡疏肝散(柴胡、香附、枳壳、川芎、芍药、甘草)加减。嗳气频繁,加旋覆代赭石汤。腹胀者加保和丸。

2. 肝郁化火

【临床表现】 性情急躁易怒,胸闷胁胀,口干而苦,大便秘结,小便黄,或头痛,目赤,耳鸣,舌红苔黄,脉弦数。

【分析】 肝郁化火,循肝经上炎,则急躁易怒,头痛,目赤,耳鸣。肝火犯胃,胃失和降,耗伤津液,故胸闷胁胀,口干而苦,大便秘结,小便黄。舌红苔黄,脉弦数,均为肝郁化火之象。

【治法】 疏肝解郁,清肝泻火。

【方药】 丹栀逍遥散(丹皮、山栀、柴胡、当归、白芍、白术、茯苓、炙甘草、薄荷、吴茱萸、黄连)。肝火旺者,加龙胆草、大黄。

3. 痰气郁结

【临床表现】 胸中闷塞,胁胀或痛,咽中不适,如有物梗阻,吐之不出,咽之不下,苔白腻,脉弦滑。

【分析】 肝郁乘脾,脾失健运,内生湿痰,痰气郁结于咽喉,故自觉咽中不适如有物梗阻,吐之不出,咽之不下,亦称"梅核气"。肝气郁结,气失舒达,则胸中窒闷,胁痛。苔白腻,脉弦滑,为气滞痰郁之征。

【治法】 解郁理气化痰。

【方药】 半夏厚朴汤(半夏、厚朴、茯苓、紫苏、生姜、制香附、枳壳、佛手、旋覆花、代赭石)加减。

4. 心神耗伤

【临床表现】 精神恍惚,心神不宁,多疑善惊,悲忧喜哭,舌质淡,苔薄白,脉弦细。

【分析】 忧郁不解,耗伤心之气血,心神失养,故见精神恍惚,心神不宁,多疑善惊,悲忧喜哭等症,此即《金匮要略》所论"脏躁"证,多发于女子。舌质淡,苔薄白,脉弦细,为气郁血虚神伤之象。

【治法】 养心安神。

【方药】 甘麦大枣汤(甘草、浮小麦、大枣、柏子仁、枣仁、茯神、夜交藤、合欢花)加减。

第 8 节 胃 痛

胃痛,又称胃脘痛,是多种病因导致气机阻滞,或胃失所养而形成的病症。主要症状是上腹胃脘部近心窝处经常发生疼痛。亦有心下痛,心痛,胃心痛等说法。

西医学的急慢性胃炎,消化性溃疡,胃痉挛,胃下垂,胃肠神经官能症等疾病,当出现上腹部疼痛为主要表现时,可参照本节辨证论治。

(一)病因病机

1. 情志不调　情志不遂致肝脾气机郁结,忧思郁怒伤肝,肝郁气滞,疏泄失职,横逆犯胃,气机不利,不通则痛,日久气滞导致血瘀,瘀阻络脉,则痛有定处,甚者络脉损伤,见吐血,便血等症。

2. 饮食不节(洁),暴饮暴食　饥饱无常,损伤脾胃。或过食生冷,寒邪客胃,气血凝滞不通,胃寒作痛;或恣食肥甘厚味,过饮烈酒,以致湿热中阻,壅滞胃脘,而见胃热作痛。或食用不洁食物,损伤胃肠。

3. 禀赋不足,素体脾胃虚弱　或劳倦内伤,或久病不愈,脾胃受累;或用药过于寒凉,损伤脾胃;中阳不运,寒从内生者多为虚寒胃痛。若胃阴受伤,胃失涵养,则为阴虚胃病。

(二)辨证要点

1. 辨急缓、寒热　胃痛暴发,多为寒邪客胃,过食生冷;胃痛渐作,常是肝郁气滞,脾胃虚弱。

2. 辨气血、虚实　胃痛且胀,拒按、喜冷者为实;胃痛不胀,喜按喜温者是虚。初期在气,久痛入血。

(三)辨证论治

1. 肝气犯胃

【临床表现】　胃脘胀痛．连及胁肋,胸闷,食后胀甚,嗳气频繁,善太息,情绪波动可诱发、或加重,舌苔薄白,脉弦。

【证候分析】　肝郁气滞,横逆犯胃,气滞不行,故胃脘胀痛、胸闷;胁为肝之分野,故痛连胁肋。肝气犯胃,胃失和降,故嗳气、善太息。进食则气滞增加,故食后胀甚,脉弦亦为肝气郁滞之象。

【治法】　疏肝理气,和胃止痛。

【方药】　柴胡疏肝散(柴胡、香附、枳壳、川芎、芍药、甘草)加减。痛甚者可加金铃子。嗳气重,加旋覆代赭汤。胀甚者可加平胃散。

2. 瘀血阻滞

【临床表现】　胃脘刺痛,痛有定处,痛如针刺或刀割,疼痛拒按,食后痛剧,入夜甚,或伴有呕血黑便,舌质紫暗或有瘀斑,脉涩。

【分析】　胃病日久,反复发作,气滞血瘀,瘀血阻络,脉络不通,不通则痛．故胃痛如针刺或刀割。瘀血为有形,故痛处固定,痛甚拒按。食入触动瘀血,故食后痛甚。血分为病,入夜加重,瘀久伤络,血不循经,上溢则吐血,下泻则便血。舌紫暗,脉涩,是为瘀血阻络之象。

【治法】　活血化瘀,通络止痛。

【方药】　失笑散合丹参饮(五灵脂、蒲黄、丹参、砂仁、檀香)加减。痛重者,加乳香、三棱、莪术。呕血、便血多,加白及、大黄炭、三七,或按血证处理。

3. 食积胃脘

【临床表现】　胃脘胀痛拒按,嗳腐吞酸,或呕吐不消化之食物,吐后较舒,大便不爽。舌苔厚腻,脉滑。

【分析】　食滞中焦,脾胃纳运失常,胃失和降,故胃脘胀痛拒按,呕吐不思食。食积胃脘,浊气上逆,故嗳腐吞酸,呕吐不消化食物。腑气不畅,故大便不爽。苔厚腻．脉滑均为食积内阻之象。

【治法】　消导食滞,和胃止痛。

【方药】　保和丸(茯苓、半夏、陈皮、山楂、莱菔子、连翘、神曲)。胀痛甚者,加香附、枳实、槟榔。食积化热者,用小承气汤。

4. 脾胃虚寒

【临床表现】　胃脘隐痛,喜暖喜按,饿时痛加,得食则减,呕吐清水,肢冷畏寒,神疲乏力,大便溏薄。舌质淡白,脉虚或细弱。

【分析】　脾胃虚寒,胃失温煦,故胃脘隐痛,喜暖喜按;得食则阳复寒气稍散,故痛轻。寒停中焦,升降失常,水湿不运上逆则呕吐清水。脾胃虚寒,湿浊下注则大便溏薄。脾主四肢,脾胃虚寒,阳气不能达于四肢,故肢冷畏寒。脾胃为后天之本,气血生化之源,脾虚,化源不足,神疲乏力。舌质淡白,脉虚或细弱,均为脾胃虚寒之象。

【治法】 温补脾胃止痛。

【方药】 黄芪建中汤(黄芪、白芍、桂枝、炙甘草、生姜、大枣、饴糖)。胃痛偏寒者,加高良姜、香附。泛吐清水多,加用吴茱萸汤。

5. 胃阴亏虚

【临床表现】 胃脘隐隐灼痛,口渴思饮、口咽干燥,饥不欲食,五心烦热,大便干结,舌红少苔,脉细数或弦细。

【分析】 胃痛日久,郁热化火,或胃热素盛,或久用温燥之药,灼伤胃阴,故症见胃脘灼痛,口渴思饮,口燥咽干,饥不欲食。阴伤肠燥则大便干。五心烦热,舌红少津、脉弦细数,均是阴虚内热的征象。

【治法】 养阴益胃

【方药】 一贯煎合芍药甘草汤(生地黄、枸杞子、沙参、麦冬、当归、川楝子、芍药、甘草)。日久肝肾阴虚加山萸肉、玄参。胃热盛者,加用清胃散。

案例 11-8

患者,男,58岁,2009年9月10日就诊。自述胃部不适5年余,隐痛,绵绵不温,食生冷食物后腹部胀痛明显加重,倦怠无力,大便溏薄,舌质暗红,舌苔薄白,脉软弱无力。

思考问题

1. 结合现代医学理论,考虑什么疾病?需进一步做哪些检查?

2. 按中医理论,如何辨证论治?

答案提示

1. 结合现代医学理论,应考虑慢性胃炎,消化性溃疡,胃肠神经官能症等疾病。建议钡透、胃镜等检查,以进一步明确诊断。

2. 中医诊断:胃痛(脾胃虚寒)。

辨证分析:倦怠无力,大便溏薄,脉软弱无力提示脾气虚;隐痛,绵绵不温,食生冷食物后腹部胀痛明显加重,舌苔薄白,提示寒从中生。

治法:温中健脾止痛。

方药:黄芪建中汤加减。

第9节 呕 吐

呕吐,是由于胃失和降,胃气上逆,以呕吐食物或痰涎为主要表现的病证。前人以有声有物为呕,有物无声为吐,有声无物是干呕。临床上呕与吐常同时发生,很难截然分开,故合称呕吐。

西医学的急性胃炎、胆囊炎、肝炎、幽门痉挛等疾病表现以呕吐为主证时,可参考本节辨证论治。

(一)病因病机

1. 外邪侵袭 风、寒、暑、湿之邪,以及秽浊之气,侵犯胃腑,以致胃失和降,水谷随气上逆,发生呕吐。

2. 饮食不节 暴饮暴食,或过食生冷油腻不洁等食物,皆可伤胃滞脾而致食停不化,胃失和降,上逆而为呕吐。

3. 情志失调 恼怒伤肝,肝失条达,肝气犯胃,胃气上逆;忧思伤脾,脾失健运,食停难化,胃失和降,均可发生呕吐。

4. 脾胃虚弱 劳倦太过,耗伤中气,或久病中阳不振,健运失职,水谷不能化生精微,湿浊中生,或酿成痰饮,停伏于胃,胃失和降而为呕吐。也有热病之后,胃阴耗伤,胃失濡降,上逆而为呕吐。

(二)辨证要点

1. 辨虚实 实证多出外邪,饮食所伤,发病较急,病程较短;虚证多为脾胃虚弱,发病缓慢,病程较长。

2. 辨呕吐物 清稀无味,多属虚寒;黏稠黄水臭秽,常见实热;呕吐酸腐,多为积食;呕吐脓血腥臭,为内有溃疡出血。

(三)辨证论治

1. 外邪犯胃

【临床表现】 突然呕吐,呕吐物为不消化食物或痰涎清水,可伴有发热恶寒,头身疼痛或胸脘满闷,舌苔薄白或腻,脉浮。

【分析】 外感风寒、暑湿、秽浊之气,扰乱胃腑,胃失和降,浊气上逆,故突然呕吐;外邪干胃,胃阳被遏,不能腐熟水谷,故呕吐不消化食物;胃寒津液不能转输,则呕吐清水痰涎。邪束肌表,营卫不和故发热恶寒,头身疼痛。湿浊中阻,气机不利,故胸脘满闷。舌苔薄白,脉浮为外邪在表之象,苔腻则为夹湿之象。

【治法】 解表和胃,芳香化浊。

【方药】 藿香正气散(藿香、紫苏、白芷、白术、厚朴、半夏曲、大腹皮、茯苓、陈皮、生姜、大枣)。胸闷腹胀者,去白术、大枣,加槟榔、山楂、鸡内金。夹暑湿者,加香薷、扁豆花、银花、连翘。

2. 饮食停滞

【临床表现】 呕吐酸腐,胃脘饱闷胀痛,嗳气厌食,大便臭秽,或溏薄,或秘结,舌苔厚腻脉滑实。

【分析】 饮食不节,食滞胃脘,胃气受阻,运化失常,故胃脘胀闷痛,厌食。浊气上逆,故呕吐酸腐,嗳气。运化失常,传导失司,则大便臭秽或溏薄或秘结。苔厚腻,脉滑实,为食滞胃脘之象。

【治法】 消食化滞,和胃降逆。

【方药】 保和丸（茯苓、半夏、陈皮、山楂、莱菔子、连翘、麦芽、神曲）。积滞较重，腹满便秘，合用小承气汤。脘腹胀满，加枳实、槟榔。食滞兼脾虚，加党参、白术。

3. 痰饮内停

【临床表现】 呕吐清水痰涎，脘闷不食，头晕心悸，舌苔白腻，脉滑。

【分析】 脾失健运，水湿停聚而为痰饮，痰饮停滞，气机不利，胃失和降，则呕吐清水痰涎，脘闷不食。水饮上犯，清气不升，故头晕。水气凌心则心悸。舌苔白腻，脉滑，均为痰饮内停之象。

【治法】 温化痰饮，和胃降逆。

【方药】 小半夏汤合苓桂术甘汤（半夏、生姜、茯苓、桂枝、白术、甘草）。如有郁热，去桂枝，加黄连、竹茹。

4. 肝气犯胃

【临床表现】 呕吐吞酸，嗳气频繁，胸胁胀痛，胃脘胀闷，舌边红，白苔薄腻，脉弦。

【分析】 肝气不舒，横逆犯胃，胃失和降，因而呕吐吞酸，嗳气频繁，胃脘胀闷。肝脉分布于两胁，肝气郁结，故胸胁胀痛。舌边红，脉弦，为肝郁化热之象。

【治法】 疏肝和胃，降逆止呕。

【方药】 左金丸合旋覆代赭汤（吴茱萸、黄连、旋覆花、代赭石、人参、半夏、炙甘草、生姜）。

5. 脾胃虚寒

【临床表现】 饮食稍不慎即易呕吐，时作时止，面色㿠白，倦怠乏力，口干而不欲饮，四肢不温，大便溏薄，舌质淡，苔薄白，脉濡弱。

【分析】 脾胃虚寒，中阳不振，升降失和，故饮食稍不慎即呕，时作时止。脾虚失运，气血精微无以温养肢体，则面色㿠白，四肢不温，倦怠乏力。中焦虚寒，气不化津，故口干而不欲饮。脾虚水湿运化失常，故大便溏薄。舌质淡，舌苔薄白，脉濡弱，为脾胃虚寒之象。

【治法】 温中健脾，和胃降逆。

【方药】 理中丸（党参、白术、干姜、炙甘草）加半夏、砂仁。如呕吐清水，加吴茱萸。

6. 胃阴不足

【临床表现】 呕吐反复，或干呕无物，口燥咽干，似饥而不欲食，胃中嘈杂，舌红津少，脉细数。

【分析】 胃阴不足，胃失濡润，和降失职，故呕吐反复发作，或干呕无物。胃中虚热，似饥而不欲食，胃中嘈杂。胃阴不足，津液不能上承，因此口燥咽干，舌红少津，脉细数，为津伤虚热之象。

【治法】 滋养胃阴，降逆止呕。

【方药】 麦门冬汤（麦冬、人参、半夏、甘草、粳米、大枣等）。阴虚甚，加石斛、花粉、知母。便秘者，加麻仁、瓜蒌仁。

案例 11-9

张某，女，42岁，呕吐3天。该患者3天前，因生气后出现头晕，胸胁胀闷，恶心呕吐，反酸，胃部灼热，舌红，苔薄黄，脉弦。

思考问题

1. 结合现代医学理论，考虑什么疾病？需进一步做哪些检查？

2. 按中医理论，如何辨证论治？

答案提示

1. 结合现代医学理论，应考虑急慢性胃炎，胆囊炎，胃溃疡或颅脑等疾病。建议做头部CT，胃镜，心电图及腹部彩超等检查，以进一步明确诊断。

2. 中医诊断：呕吐（肝气犯胃）。

辨证分析：胸胁胀闷，恶心呕吐，反酸，胃部灼热，说明病位在胃；生气后出现头晕，舌红，苔薄黄，脉弦，提示肝气旺盛化热，引胃气上逆。

治法：疏肝和胃，降逆止呕。

方药：左金丸和旋覆代赭汤加减或舒肝和胃丸。

第10节 泄 泻

泄泻，是指大便次数增多，粪便稀薄，甚至泻出水样便的病证。"泄"，便溏而势缓慢；"泻"，指暴迫下注如水，发病急骤，两者有缓急轻重之分，统称泄泻。本病一年四季均可发病，但以夏秋两季多发。

西医学的急慢性肠炎、肠结核、胃肠神经功能紊乱等病，可参考本节辨证论治。

（一）病因病机

1. 感受外邪 外感寒湿，暑热之邪均能引起泄泻，其中尤以湿邪为主，脾喜燥而恶湿，湿邪困阻脾土，脾失健运，清浊不分，水谷混杂而下，则成泄泻，故有"无湿不成泻"之说。寒、暑、热之邪引起泄泻，往往与湿邪相兼而致病，故又有寒湿、湿热、暑湿之别。

2. 饮食所伤 饮食过量，停滞不化；或过食肥甘厚味，影响脾胃功能；或误食生冷不洁之物，损伤脾胃，都能引起泄泻。

3. 情志失调 郁怒伤肝，肝气犯脾；或因思虑伤脾，致脾之运化失常，因而发生泄泻。

4. 脾胃虚弱 脾主运化，胃主受纳，若因长期饮食失调，劳倦内伤，久病缠绵，均可导致脾胃虚弱，不能受纳水谷和运化精微，清浊不分，混杂而下，而成泄泻。

5. 肾阳虚衰 久病之后，损伤肾阳，或年老体衰，命门火衰，脾失温煦，运化失常，而致泄泻。泄泻日久，脾损及肾，脾肾阳虚。

（二）辨证要点

1. 辨虚实寒热 粪便清稀，腹痛喜温按，水谷不化，多为虚寒；粪便黄褐秽臭，泻下急迫，肛门灼热，腹胀痛拒按，多属实热。

2. 辨轻重缓急 泄泻但饮食如常，多是轻证；不能饮食，消瘦，泄泻无度等属于重证。发病急、病程短，为外感、饮食不节所致；发病缓、病程长，受凉、劳累复发，是脾虚肾虚。

（三）辨证论治

感 受 外 邪

1. 寒湿（风寒）

【临床表现】 泄泻清稀，甚至如水样，腹痛肠鸣，来势较急，或兼寒热头痛，肢体酸楚，舌苔薄白或白腻，脉浮或濡缓。

【分析】 外感寒湿或风寒之邪，侵犯肠胃，或过食生冷，寒伤脾胃，脾失健运，清浊不分，并走大肠，故肠鸣泄泻而清稀。寒湿内盛，肠胃气机受阻，故腹痛，如兼寒邪束表，则见寒热头痛，肢体酸楚，苔薄白，脉浮。舌苔白腻，脉濡缓，为寒湿内盛之象。

【治法】 解表散寒，芳香化湿。

【方药】 藿香正气散（藿香、紫苏、白芷、桔梗、白术、厚朴、半夏曲、大腹皮、茯苓、陈皮、甘草、生姜）加减。表邪重者，伴寒热者，可用荆防败毒散。湿阻较重可用胃苓汤。寒重者，用理中丸加味。

2. 湿热（暑湿）

【临床表现】 泄泻腹痛，泻下急迫，或泻而不爽，粪色黄褐而臭，肛门灼热，发热口渴，小便短黄，舌质红，舌苔黄腻，脉滑数或濡数。

【分析】 湿热之邪，或夏令暑湿伤及肠胃，传化失常，而发生泄泻腹痛。暴注下迫，皆属于热，肠中有热，故泻下急迫。湿邪黏滞，湿热互结，则泻而不爽。湿热下注，故肛门灼热，粪便色黄褐而臭。小便短黄，发热口渴，为暑湿伤津之候。舌红苔黄腻，脉滑数或濡数，为暑湿内盛之象。

【治法】 清热燥湿。

【方药】 葛根芩连汤（葛根、黄芩、黄连、炙甘草）。湿邪偏重，加平胃散。挟食滞者可加保和丸。挟暑者加滑石、香薷、荷叶、扁豆衣等。

食 积 肠 胃

【临床表现】 腹痛肠鸣，泻下粪便臭如败卵，泻后痛减，脘腹胀满，嗳腐吞酸，不思饮食，舌苔垢浊或厚腻，脉滑。

【分析】 食滞胃肠，气机不畅，传导失职，运化失司，食物停滞不化而腐败，故腹痛肠鸣，泻下臭如败卵。泻后浊气下泄，故泻后病减。食滞胃肠，中焦失运，受纳无权，故腹痛胀满，嗳腐吞酸，不思饮食。舌苔垢浊或厚腻，脉滑数，是为宿食停滞之象。

【治法】 消食导滞。

【方药】 保和丸（茯苓、半夏、陈皮、山楂、莱菔子、连翘、神曲）。食滞化热，脘腹胀满，泻而不爽者，可用枳实导滞丸。

肝 气 犯 脾

【临床表现】 腹痛即泻，每与情志波动有关，或兼嗳气食少，胸胁不舒，舌质淡红，少苔，脉弦。

【分析】 肝失条达，横逆犯脾，脾失健运，故腹痛泄泻。恼怒则伤肝，肝气横逆，故每因情志波动加剧。肝郁气滞犯胃，胃失和降，肝胃不和，则见胸胁不舒，嗳气食少。舌质淡红少苔，脉弦，都是肝旺脾虚之象。

【治法】 抑肝扶脾。

【方药】 痛泻要方（白术、炒陈皮、炒白芍、防风）。脾虚明显者可加党参、山药，扁豆。腹胀满痛甚者可加元胡、柴胡、枳壳、香附。久泻者，加诃子肉、乌梅。

脾 胃 虚 弱

【临床表现】 大便时溏时泻，水谷不化，反复发作与进食物质地有关，腹胀隐痛，神疲倦怠，面色萎黄，舌质淡，苔白，脉缓或弱。

【分析】 脾胃虚弱则脾气不升，清浊不分，并走大肠，故大便溏泻。脾运薄弱，故不思饮食，食后腹胀隐痛。久泻不止，脾胃损伤，气血不足，是以神疲倦怠，面色萎黄。舌淡苔白，脉缓弱，均属脾胃虚弱之象。

【治法】 健脾益气，化湿止泻。

【方药】 参苓白术散（人参、白术、茯苓、甘草、山药、桔梗、白扁豆、莲子肉、砂仁、薏苡仁、陈皮、大枣）。脾阳虚，可选用理中丸。伴脱肛，中气下陷者，可用补中益气汤。

肾 阳 虚 衰

【临床表现】 黎明前脐腹作痛，肠鸣即泻，泻后即安，兼肢冷畏寒，腰膝酸软，舌质淡，苔薄白，脉沉细。

【分析】 久病之人，脾虚及肾，肾阳不足，阳气不振，黎明前，阳气欲升不能，阴寒又盛，不能固摄，故而脐腹作痛，肠鸣即泻，泻后即安。脾肾阳虚，阴寒内盛，故畏寒怕冷。舌质淡，苔薄白，脉沉细，乃脾肾阳虚之象。

【治法】 温肾暖脾、固湿止泻。

【方药】 四神丸（补骨脂、肉豆蔻、吴茱萸、五味子、生姜、大枣）。如年老体衰，气陷于下，可加黄芪、党参、白术补益中气。命门火衰，加附子、炮姜。

案例 11-10

金某，男，59岁，每逢黎明前腹痛腹泻，泻后痛减，遇凉加重，手足不温，腰膝酸冷，舌质淡，苔白，脉沉细。

思考问题

1. 结合现代医学理论，考虑什么疾病？需进一步做哪些检查？

2.按中医理论,如何辨证论治?

答案提示

1.结合现代医学理论,应考虑急慢性胃肠炎,结肠炎等疾病。建议做便常规,血常规,肠镜等检查,以进一步明确诊断。

2.中医诊断:泄泻(肾阳虚衰)。

辨证分析:该患者每逢黎明前腹痛腹泻,泻后痛减,可以诊断为泄泻;遇凉加重,手足不温,舌质淡,苔白,脉沉细,提示阳气不足;腰膝酸冷,提示病变与肾有关。

治法:温补肾阳,涩肠止泻。

方药:四神丸加减。

第11节 便 秘

便秘,是指大便秘结不通,或排便周期延长,或排便困难的病证。

西医学的习惯性便秘、胃肠神经官能症、药物性便秘等各种疾病引起的便秘,可参考本节辨证论治。

(一)病因病机

1.肠胃积热 素体阳盛,或饮酒过多,或过食辛辣厚味,以致肠胃积热;或热病之后,余热留恋,津液耗伤,导致津伤肠燥,传导失常,均可形成热结便秘。

2.气机郁滞 忧愁思虑,情志不舒,或久坐少动,致气机郁滞,不能通降,传导失职,糟粕内停,形成气滞便秘。

3.气血亏虚 病后、产后及年老虚弱之人,气血两虚,或劳倦内伤、房劳过度,损伤气血,气虚则大肠传导无力,阴血不足,则肠道干涩,形成虚损便秘。

4.阳虚寒凝 素体阳虚或年高体衰,命火温煦无权,不能蒸化津液,温润肠道,阴寒内生,凝结肠道,致传导失职,糟粕不行,形成虚寒便秘。

(二)辨证要点

1.辨粪质 干燥坚硬,排便困难,肛门灼热,为燥热便秘;大便干结,排便艰难,是阴寒凝滞;便质不太干,排泄不畅,多气滞,粪质不干,排便无力,属于气虚。

2.辨舌 舌红苔黄或黄燥,是肠胃积热;舌红少苔、无苔少津,阴精亏虚;舌淡苔白,多为阴寒阳虚。

(三)辨证论治

1.肠胃积热

【临床表现】 大便干结,腹胀腹痛,小便短赤,面红身热,心烦不安,口干口臭,舌红苔黄燥,脉滑数。

【分析】 肠胃积热,耗伤津液,则大便干结,小便短赤。邪热内盛,熏蒸于上,故面红身热,口干口臭,心烦不安。热积肠胃,腑气不通,故腹胀腹痛。舌红,

苔黄燥,脉滑数,为肠胃积热之象。

【治法】 清热导滞,润肠通便。

【方药】 麻子仁丸(麻子仁、芍药、炙枳实、大黄、炙厚朴、杏仁)。津伤明显,可加增液汤,养阴生津。兼郁怒伤肝,见易怒目赤等,用泻青丸治疗。

2.气机郁滞

【临床表现】 大便干结或不甚干结,欲便不出,或不畅,肠鸣矢气,胸胁痞满,甚则腹中胀痛,纳食减少,苔薄腻脉弦。

【分析】 情志失和,肝脾气机郁滞,传导失常,大便干结或不甚干结,欲便不出,或不畅。腑气不通,浊气不降,胃气上逆,故肠鸣矢气,胸胁满闷。气机郁滞,脾失健运,糟粕内停,则腹胀腹痛,纳食减少。苔薄腻脉弦,为气滞腑气不通之象。

【治法】 顺气行滞。

【方药】 六磨汤(沉香、木香、槟榔、乌药、枳实、大黄)。气郁化火,口苦咽干,苔黄,脉弦数者,可用龙胆泻肝汤。对滞下不利者,亦可用柴胡疏肝散加薤白、槟榔。

3.肺脾气虚

【临床表现】 大便或干或并不干结,虽有便意而临厕努挣乏力、难于排出,挣则汗出气短,神疲乏力加重,舌淡嫩苔白,脉弱。

【分析】 肺脾气弱,宗气不足,肺与大肠相表里,肺气虚则大肠传导无力,故虽有便意而努挣乏力,难以排出。努挣则肺气耗伤,肺卫不固,而汗出气短。脾气虚气血不足,故神疲乏力。舌淡嫩脉弱,均为气虚之象。

【治法】 补肺健脾。

【方药】 黄芪汤(黄芪、陈皮、火麻仁、白蜜)。气虚明显者加用四君子汤。气虚下陷肛门坠胀,加用补中益气汤。肾气不足,可用大补元煎。

4.血虚肠燥

【临床表现】 大便干结,面唇苍白无华,头晕目眩,心悸气短,失眠健忘,舌质淡,脉细。

【分析】 血虚不能下润大肠,肠道干涩,故大便干结。血虚不能上荣,见面唇苍白无华,不能上荣清窍,则头晕目眩;心失所养,则心悸失眠健忘。舌淡白,脉细是血虚之象。

【治法】 养血润燥。

【方药】 润肠丸合五仁丸(当归、生地黄、麻仁、桃仁、枳壳、杏仁、柏子仁)。若血虚内热,心烦,舌红少苔,脉细数,加用清骨散出入。若津液虚盛,加增液汤增水行舟。

5.肾阴亏虚

【临床表现】 大便干结,如羊屎状,形体消瘦,两颧红赤,潮热盗汗,眩晕耳鸣,腰膝酸软,舌红少苔,脉细数。

【分析】 肾水不足,不能滋润大肠,肠道燥涩,故

大便干结,如羊屎状。阴精亏虚,不能上荣,故眩晕耳鸣。虚火内动,故见两颧红赤,潮热盗汗。腰为肾之府,肾阴不足,故腰膝酸软。肾阴亏虚,虚火内耗,肌肉失充,则形体消瘦。舌红少苔,脉细数,为肾阴不足之象。

【治法】 滋阴补肾。

【方药】 增液汤加味(玄参、麦冬、生地、芍药、玉竹、麻仁、瓜蒌仁)。阴虚燥结化热,可用调胃承气汤。

6. 阳虚便秘

【临床表现】 大便排出困难,或不干燥,小便清长。面色㿠白、腹部冷痛,喜热怕冷,四肢不温,腰背酸冷,舌淡苔白,脉沉迟。

【分析】 肾阳虚弱,温煦无权,阴寒内结,凝于肠道,致传导失司,糟粕不行。阴寒内盛,气机阻滞,故腹中冷痛,喜热怕冷。阳虚不能温煦,故四肢不温,面色㿠白,腰膝酸冷。肾阳虚弱,气化不利,膀胱失约,故小便清长。舌淡苔白,沉迟,为阳虚内寒之象。

【治法】 温阳通便。

【方药】 济川煎(肉桂、锁阳、当归、牛膝、肉苁蓉、泽泻、升麻、枳壳)。老年人虚冷便秘,可选用半硫丸。脾阳不足者,用温脾汤治疗。

案例 11-11

　　杨某,男,60 岁,便秘 1 年。该患者 1 年前无明显诱因,出现大便干燥,头晕,自觉手足心热,口渴,喜凉饮,胸闷心烦,腹胀,时有恶心,舌质红,苔黄厚,脉滑略数。

思考问题

　　1. 结合现代医学理论,考虑什么疾病? 需进一步做哪些检查?

　　2. 按中医理论,如何辨证论治?

答案提示

　　1. 结合现代医学理论,应考虑老年性便秘,饮食性便秘、习惯性便秘和精神神经性便秘等疾病。建议做便常规,血常规,肠镜等检查,以进一步明确诊断。

　　2. 中医诊断:便秘(肠胃积热)。

　　辨证分析:该患者大便干燥,腹胀,时有恶心,诊断便秘成立;自觉手足心热,口渴,喜凉饮,胸闷心烦,舌质红,苔黄厚,脉滑略数,提示邪热内盛,腹气不通。浊气不降,清阳不升,故头晕。

　　治法:泻热通便。

　　方药:麻子仁丸加减。

第 12 节 胁 痛

　　胁痛,是以一侧或两侧胁肋疼痛为主要表现的病证。

　　西医学的急、慢性肝炎、胆囊炎、胆石症等疾病的

过程中出现胁痛时,可参考本节辨证论治。

(一) 病因病机

1. 肝气郁结 情志抑郁,或恼怒伤肝,肝失条达,疏泄不畅,气阻络痹而致胁痛。

2. 瘀血停着 气机郁滞,久则致血流不利,瘀血停积,胁络痹阻;或强力负重,伤及胁络,瘀血停留,阻滞胁肋,致使胁痛。

3. 肝胆湿热 外邪湿热内侵,或饮食损伤,则脾失健运湿浊中阻,郁而化热,湿热结滞,影响肝胆疏泄条达,而为胁痛。

4. 肝阴不足 久病或劳欲过度,耗伤精血,肝阴不足,血虚不能养肝,脉络失荣,不荣则痛,出现胁痛。

(二) 辨证要点

1. 辨疼痛性质 一般胀痛多属气郁,疼痛游走不定;刺痛多属血瘀,痛有定所;隐痛多属阴虚,其痛绵绵;湿热胁痛,多疼痛剧烈。

2. 辨外感内伤 外感胁痛,湿热邪气侵犯肝胆,伴有寒热,发病急,恶心呕吐,发黄;内伤胁痛,又以气滞、血瘀为主,或肝阴不足,无寒热,发病缓,病程长。

(三) 辨证论治

1. 肝气郁结

【临床表现】 两胁胀痛,疼痛走窜不定,情志变化波动为诱因,胸闷善太息,脘腹胀满,纳呆嗳气,苔薄,脉弦。

【分析】 肝气郁结,失于条达,胁肋胀痛。气属无形,聚散无常,故疼痛走窜不定。情志异常,则气机紊乱,故疼痛因情志变化而波动。肝气不畅,横逆犯胃,故胸闷,脘腹胀满,纳差嗳气。脉弦为肝郁之象。

【治法】 疏肝理气止痛。

【方药】 柴胡疏肝散(柴胡、香附、枳壳、川芎、芍药、陈皮、甘草)。胁痛重者,加金铃子散,增强理气止痛之功。恶心呕吐,可加二陈汤,和胃降逆。

2. 瘀血停着

【临床表现】 胁肋刺痛,痛有定处,入夜更甚,舌质紫暗,脉象沉涩。

【分析】 肝郁日久,气滞血瘀,或跌打损伤致瘀血停着,痹阻胁络故胁痛如针刺,痛处不移。血属阴,夜主阴时,故入夜痛甚。舌质紫暗,脉象沉涩,均属瘀血内停之征。

【治法】 活血祛瘀止痛。

【方药】 血府逐瘀汤(柴胡、枳壳、生地黄、赤芍、当归、川芎、桃仁、红花、牛膝、桔梗、甘草)加减。

3. 肝胆湿热

【临床表现】 胁肋胀痛拒按,口干苦,腹满纳呆,恶心呕吐,黄疸,舌苔黄腻,脉弦滑数。

【分析】 湿热蕴结于肝胆,肝失疏泄,胆气上逆故胁痛口苦。湿热中阻,脾胃升降失常,故腹满纳呆、

恶心呕吐。湿热交蒸,胆汁不循常道而外溢,故出现目黄,身黄,小便黄赤。舌苔黄腻,脉弦滑数,均是肝胆湿热之征。

【治法】 清利湿热,疏肝利胆。

【方药】 大柴胡汤(柴胡、黄芩、大黄、枳实、白芍、法半夏、生姜、大枣)加减。黄疸重者,可加茵陈蒿汤,以清热利湿退黄。有结石者,可加金钱草、海金沙、郁金、鸡内金等,以利胆排石。

4. 肝阴不足

【临床表现】 胁肋隐痛,绵绵不休,遇劳加重,口干咽燥,心中烦热,头晕目眩,舌红少苔,脉弦细数。

【分析】 肝郁化热,日久耗伤肝阴,或久病体虚,肝血亏损,不能濡养肝络,故胁肋隐痛,绵绵不休,遇劳加重。阴虚内热,津伤燥扰,故口干咽燥,心中烦热。精血亏虚,不能上荣,头晕目眩。舌红少苔,脉细弦而数,均为阴虚内热之象。

【治法】 养阴柔肝。

【方药】 一贯煎(生地、枸杞子、沙参、麦冬、当归、川楝子)加减。心中烦热可加炒栀子、丹皮、夜交藤、合欢皮以清热安神。晕眩,可加山茱萸、枸杞子、菊花、钩藤以益肾清肝。

案例 11-12

王某,男,66岁,右胁肋部疼痛3个月。该患者3个月前无明显诱因,出现右胁肋部疼痛难忍,时而缓解,拒按,周身皮肤及巩膜泛黄,胸闷腹胀,大便黏腻色黄,食欲不佳,口苦,舌质略红,苔黄厚腻,脉弦。

思考问题

1. 结合现代医学理论,考虑什么疾病?需进一步做哪些检查?

2. 按中医理论,如何辨证论治?

答案提示

1. 结合现代医学理论,应考虑黄疸、病毒性肝炎、胆囊炎、胆结石等疾病。建议做腹部彩超,X线,血常规及肝炎检测等检查,以进一步明确诊断。

2. 中医诊断:胁痛(肝胆湿热)。

辨证分析:该患者右胁肋部疼痛难忍,时而缓解,拒按,可以诊断为胁痛;而周身皮肤及巩膜泛黄,胸闷腹胀,大便黏腻色黄,食欲不佳,口苦,舌质略红,苔黄厚腻,脉弦,提示湿热蕴阻中焦,肝胆之气不利,瘀阻不通而痛。

治法:清利湿热,疏肝利胆。

方药:大柴胡汤加减。

第13节 黄 疸

黄疸,是以目黄、身黄、小便黄为主要表现的常见肝胆病证。黄疸的危重证候称之为"急黄"。

西医学的细胞性黄疸、阻塞性黄疸、溶血性黄疸、病毒性肝炎、肝硬化、胆石症、胆囊炎、钩端螺旋体病、有些消化系统肿瘤等疾病的过程中出现黄疸,可参考本节辨证论治。

(一)病因病机

1. 感受外邪 外感时邪疫毒湿热由口而入,内阻中焦,脾胃运化失常,湿热交蒸,熏蒸肝胆,迫使胆汁外溢,淫浸肌肤,下注膀胱,使身目小便俱黄。若湿热挟时邪疫毒,热毒炽盛,入侵营血,内陷心包,迅速发黄,病情危急,属于急黄。

2. 饮食不节 饥饱失常,嗜酒过度,或嗜食肥甘厚腻,损伤脾胃运化功能,导致湿郁化热,熏蒸肝胆,胆汁不循常道而外溢。

3. 脾胃虚寒 素体脾胃阳虚,或病后脾阳受伤,或阳黄失治,迁延日久,过用苦寒药物致阳气受伤,湿从寒化,寒湿阻滞中焦,胆汁排泄失常,溢于肌肤而发黄。

4. 积聚日久 积聚日久不消,瘀血内结阻滞胆道,胆汁不循常道外溢,发为黄疸。

(二)辨证要点

1. 辨阳黄与阴黄 阳黄因湿热所致,起病急,病程短,黄色鲜明如橘色,口干发热,小便短赤,大便秘结,舌苔黄腻,脉弦数,消退较易;阴黄由寒湿引起,起病缓,病程长,黄色晦暗如烟熏,脘闷腹胀,畏寒神疲,口淡不渴,舌淡白,苔白腻,脉濡缓或沉迟,病程缠绵,不易速愈。

2. 辨湿热轻重 热重于湿,身目俱黄,黄色鲜明,发热口渴,小便短少黄赤,便秘,舌苔黄腻,脉弦数;湿重于热,身目俱黄不如前者明显,头重身困,胸脘痞满,便溏,舌苔厚腻微黄,脉弦滑。

(三)辨证论治

阳 黄

1. 热重于湿

【临床表现】 初起目黄,继而全身发黄,色鲜明如橘皮,发热口渴,胁胀腹满或疼痛,恶心呕吐,小便黄赤,大便秘结,舌苔黄腻,脉弦数。

【分析】 湿热熏蒸肝胆,胆汁外溢肌肤发黄,因热为阳邪,故黄色鲜明。湿热之邪耗伤胃津,故见发热口渴;湿热下结膀胱,气化不利,故见小便黄赤。湿热蕴结大肠,传导失司,腑气不通,则大便秘结。湿热熏蒸,肝失疏泄,脾失健运,胃失和降,故见胁胀腹满或疼痛,恶心呕吐。苔黄腻,脉弦数,皆为湿热蕴结,肝胆热盛之象。

【治法】 清热利湿。

【方药】 茵陈蒿汤(茵陈蒿、山栀子、大黄)加柴胡、郁金、川楝子、橘皮、竹茹、猪苓、生苡米。

2. 湿重于热

【临床表现】　身目俱黄，不热或身热不扬，头身困重，胸脘痞满，食欲缺乏，恶心呕吐，腹胀，或大便稀溏，舌苔厚腻微黄，脉象弦滑或濡缓。

【分析】　湿遏热伏，胆汁不循常道，溢于肌肤，故身目色黄。因湿重于热，湿为阴邪，故其色不如热重者鲜明。湿热内阻，清阳不得宣发，故头重身困。湿浊困脾胃，运化失常，气机阻滞，故见胸脘痞满，食欲缺乏，腹胀便溏。湿邪不化，浊阴上逆，故见恶心呕吐。舌苔厚腻微黄，脉象弦滑或濡缓，为湿重热轻征象。

【治法】　利湿化浊，清热退黄。

【方药】　茵陈五苓散或用甘露消毒丹（茵陈蒿、藿香、滑石、栀子、白术、桂枝、茯苓、猪苓、泽泻）。湿盛腹胀者，加平胃散。

3. 疫毒发黄（急黄）

【临床表现】　起病急骤，黄疸迅速加深，身目深黄色，壮热烦渴，胁痛腹满，神昏谵语，尿血、便血、肌肤发斑，舌质红绛，苔黄褐干燥，脉弦滑数。

【分析】　湿热疫毒，炽盛化火，热毒迫使胆汁外溢肌肤，故见发病急骤，高热烦渴，黄疸迅速加深。热毒壅盛，气机受阻，故胁痛腹满。热入营血，内陷心包，故见神昏谵语。热毒迫血妄行，故尿血、便血、肌肤发斑。舌质红绛，苔黄而燥、脉弦滑数，均为毒盛伤津，热入营血之象。

【治法】　清热解毒，凉血开窍。

【方药】　犀角地黄汤合清营汤（犀角、生地、玄参、丹皮、赤芍、黄连、升麻、栀子、茵陈等）。神昏谵语，用"温病三宝"清心开窍。

阴　黄

1. 寒湿内困

【临床表现】　身目黄，色晦暗如烟熏，食少脘满，腹胀便溏，神疲畏寒，口淡不渴，舌质淡苔腻，脉濡缓或沉迟。

【分析】　寒湿为阴邪，寒湿阻遏脾胃阳气，胆汁不循常道外泄，故黄色晦暗如烟熏。湿困脾土，脾阳不振，运化失常，故见脘满，腹胀、食少，便溏等症。寒伤阳气，故口淡不渴，畏寒神疲等症。舌质淡，苔腻，脉濡缓或沉迟，系阳虚湿浊不化、寒湿留于阴分之象。

【治法】　健脾和胃，温化寒湿。

【方药】　茵陈术附汤（茵陈蒿、附子、白术、干姜、炙甘草、桂枝）。如脘腹胁肋胀痛，加柴胡疏肝散。

2. 瘀血内阻

【临床表现】　黄疸日久迁延，胁下癥块胀痛，痛有定处，按之硬，形体逐渐消瘦，体困乏力，面色少华，或纳呆便溏，舌质暗紫，或有瘀斑，脉涩或细弦。

【分析】　阴黄日久，气滞不行，脉络阻塞，瘀血内结，故胁下癥块胀痛，痛有定处，按之硬，痛而拒按，阴黄日久，脾阳受伤，运化失调，气血生化乏源，内无以充养脏腑，外无以濡润肌肤，故形体日渐消瘦，体困乏力，纳呆便溏，面色少华。舌质暗紫，或有瘀斑，脉涩，均为瘀血内停征象。

【治法】　活血化瘀，软坚通络。

【方药】　血府逐瘀汤（柴胡、当归、川芎、桃仁、生地、赤芍、红花、元胡、香附、枳壳、牛膝）加减。注意健脾和胃，保护胃气。可酌加鳖甲、牡蛎，或土元、水蛭、三棱、莪术等。

案例 11-13

刘某，男，70 岁，周身皮肤发黄 1 个月。该患者 1 个月前右胁肋部疼痛，食后加重，时而缓解，以后出现巩膜黄染，周身皮肤亦黄，颜色明亮，胸闷腹胀，呃逆，大便干结，食欲不佳，口苦，舌红，苔黄厚腻，脉弦。

思考问题

1. 结合现代医学理论，考虑什么疾病？需进一步做哪些检查？

2. 按中医理论，如何辨证论治？

答案提示

1. 结合现代医学理论，应考虑肝硬化，黄疸，病毒性肝炎，胆囊炎，胆结石等疾病。建议做腹部彩超，X 线，血常规及肝炎检测等检查，以进一步明确诊断。

2. 中医诊断：黄疸（阳黄）。

辨证分析：该患者 1 个月前右胁肋部疼痛，食后加重，时而缓解，以后出现巩膜黄染，周身皮肤亦黄，诊断为黄疸（也可为胁痛）；颜色明亮，舌红，为阳黄特点；胸闷腹胀，呃逆，大便干结，食欲不佳，口苦，苔黄厚腻，脉弦，提示湿热瘀阻中焦，熏蒸肝胆，泛溢肌肤而成黄疸。

治法：清利湿热，疏肝止痛。

方药：茵陈蒿汤加减。

第 14 节　头　痛

头痛，是指由于外感六淫、内伤杂病而引起的，以患者自觉头部疼痛为特征的一类病证。本病证可单独出现，也可见于多种急、慢性疾病的过程中。

现代医学的高血压病、神经血管性头痛、周期性偏头痛、紧张性头痛、丛集性头痛、慢性阵发性偏头痛、三叉神经痛等以头痛为主要表现的疾病，可参考本节辨证治疗。

（一）病因病机

1. 感受外邪　多因起居不慎，感受风、寒、湿、热之邪，邪气上犯巅顶，清阳之气受阻，气血凝滞，而发为头痛。因风为百病之长,故六淫之中,以风邪为主要病因,每多兼夹寒、热、湿邪而致病。

2. 肾精亏虚 禀赋不足,或房劳过度,肾精久亏,致脑髓失养,而出现头痛。

3. 肝阳上亢 情志不和,肝失疏泄,郁而化火,上扰清窍;或肾水亏虚,水不涵木,肝阴不足,阴不敛阳,致肝阳上亢,上扰头目,而发生头痛。

4. 痰浊内扰 饮食失宜,脾不健运,痰浊内生,清阳不升,浊阴不降,清窍不利而致头痛。

5. 瘀血阻脉 跌仆外伤之后,瘀血内阻,或久病入络,使气血瘀滞,发生头痛。

(二) 辨证要点

1. 辨疼痛部位 一般气血、肝肾阴虚者,多以全头作痛;阳亢者多枕部疼痛,且多连项肌;寒厥者痛在巅顶;肝火者痛在两颞。就经络而言,前部为阳明经,后部为太阳经,两侧为少阳经,巅顶为厥阴经。

2. 辨疼痛性质 肝火者,多跳痛;阳亢者,多胀痛;寒厥者,冷而刺痛;痰湿者,头重如裹;气血、肝肾阴虚者,空痛或隐痛绵绵。

3. 辨外感内伤 一般来说,外感头痛,病程短暂,痛势较剧,痛无休止,并伴有其他外感症状,多属实证。内伤头痛,病程较久,痛势多缓,时作时止,多与肝脾肾三脏的病变及气血失调有关,病情有虚有实。

(三) 辨证论治

外感头痛

1. 风寒头痛

【临床表现】 头痛起病较急,连及项背,常伴拘急收紧感,遇风寒而加重,恶风畏寒,苔薄白,脉多浮紧。

【分析】 风寒外袭,上犯巅顶,凝滞经脉。太阳经脉主一身之表,足太阳膀胱经循背,上行巅顶。当风寒外袭时,邪客太阳经脉,且循经上犯,阻滞经脉,经气不通,则头痛头胀,连及项背。寒性收引,经脉收缩而挛急,故头痛常伴拘急收紧感。风寒束于肌表,营卫失调,故恶风寒。苔薄白、脉浮紧乃风寒在表之象。

【治法】 疏风散寒。

【方药】 川芎茶调散(川芎、荆芥、白芷、羌活、防风、细辛、薄荷、甘草清茶)加减。若寒犯厥阴,巅顶头痛,干呕,吐涎,加吴茱萸、细辛;头痛剧烈,加制川乌、制草乌、僵蚕;夹湿,加苍术、藁本。

案例 11-14

胡某,女,46 岁,职员。因"反复头痛 6 年,再发 1 周"于 2005 年 3 月 27 日就诊。

现病史:患者有头痛病史 6 年,常有发作,劳累、遇风寒或情绪紧张易发。1 周前外出途中不慎遇风受寒,即感头痛,头项肩背发凉,当夜自行拔罐稍有缓解,次日晨起仍头痛,脖颈僵硬,至今未愈。刻下头痛,伴头颈部牵掣收紧感,怕风,受凉后加重。

既往史:否认糖尿病、心脏病及其他慢性病史。

体格检查:体温 36.7℃,脉搏 76 次/分,呼吸 18 次/分,血压 96/68mmHg。

发育正常,营养中等,皮肤黏膜无黄染及出血,浅表淋巴结未触及肿大,双瞳孔等大等圆,光反射灵敏,咽无充血,颈软,双侧甲状腺无明显肿大,后颈部、肩部肌肉有压痛,两肺呼吸音清,心率 76 次/分,律齐,各瓣膜区未闻及病理性杂音,腹软,肝脾肋下未及,脊柱关节无异常,双下肢无水肿,四肢肌力、肌张力正常,生理反射存在,病理反射未引出。舌苔薄白,脉浮紧。

辅助检查:暂缺。

思考问题

1. 结合现代医学理论,考虑什么疾病?需进一步做哪些检查?

2. 按中医理论,如何辨证论治?

答案提示

1. 结合现代医学理论,应考虑紧张性头痛。建议颈椎 X 线摄片、头颅 CT 等检查,以进一步明确诊断。

2. 中医诊断:头痛——外感头痛(风寒头痛)。

辨证分析:患者多年头痛病史,因受风寒而引发。风为阳邪,易袭阳位;寒主收引,凝滞经脉。风寒侵袭太阳,经气不通,故头痛,伴头颈部牵掣收紧感,脖颈僵硬。风寒邪客于肌表,故头项肩背发凉,怕风,受凉后加重。舌苔薄白,脉浮紧,均为风寒致病的征象。

治法:祛风散寒止痛。

方药:川芎茶调散加减。

---

2. 风热头痛

【临床表现】 头部胀痛,甚则头胀欲裂,发热或兼恶风,面红目赤,口渴欲冷饮,便秘,小便黄赤,舌边尖红,苔薄黄,脉浮数。

【分析】 风热外袭,上扰清空,窍络失和。热为阳邪,夹风上扰清窍,窍络不和,故头痛而胀,甚则胀痛欲裂。风热之邪客表,邪正相争,故发热恶风。邪热上炎,故面红目赤。热邪伤津,故口渴欲饮。舌红,苔薄黄,脉浮数,为风热在表之象。

【治法】 疏风清热。

【方药】 芎芷石膏汤(川芎、白芷、石膏、菊花、藁本、羌活)加减。藁本辛温,可改用薄荷、蔓荆子、葛根、黄芩、山栀等。若热盛腑气不通,大便燥结,口鼻生疮,加大黄、芒硝。

3. 风湿头痛

【临床表现】 头痛如裹,昏沉欲睡,肢体困倦,胸闷纳呆,小便不利,大便或溏,苔白腻,脉濡。

【分析】 风湿外袭,上蒙头窍,困遏清阳。湿属阴邪,有重浊黏滞之性。外感风湿,则使清窍被蒙,清阳不升,故头痛如裹,昏胀沉重。湿浊内蕴,则肢体困倦。湿浊中阻,气机不畅,故胸闷纳呆;气机升降失常,清浊不分,故小便不利,大便或溏。苔白腻,脉濡,均为湿邪的表现。

【治法】 祛风胜湿。

【方药】 羌活胜湿汤(羌活、独活、川芎、蔓荆子、防风、藁本、炙甘草)加减。若湿重纳呆胸闷,加厚朴、苍术、陈皮等;若恶心,加半夏。

内伤头痛

1. 肝阳头痛

【临床表现】 头目胀痛而眩,两侧为重,心烦易怒,夜寐不安,面红目赤,口苦泛恶,或胁肋作痛,舌红苔黄,脉沉弦有力。

【分析】 肝失条达,气郁化火,阳亢风动。风阳上扰头目,故头痛而眩。肝胆互为表里,少阳胆经循行两颞部,故头痛以两侧为主。肝火偏亢,热扰心神,则心烦易怒,睡眠不安。肝开窍于目,肝阳偏亢,故见面红目赤。肝胆之气横逆,胃失和降,故出现泛恶口苦。胁乃肝经循行部位,肝火内郁,故胁痛。舌红苔黄,脉弦有力,为肝火偏旺之征。

【治法】 平肝潜阳。

【方药】 天麻钩藤饮(天麻、钩藤、石决明、川牛膝、桑寄生、杜仲、山栀、黄芩、益母草、茯神、夜交藤)加减。肝郁化火,头痛剧烈,目赤口苦,急躁,便秘者,加夏枯草、龙胆草、大黄。若兼口干,腰膝酸软,舌红少苔,肝肾亏虚者,可酌加何首乌、枸杞子、旱莲草、女贞子等滋养肝肾。

2. 痰浊头痛

【临床表现】 头痛昏重,或兼目眩,胸脘满闷,泛泛欲吐,或呕吐痰涎,苔白腻,脉沉弦或滑。

【分析】 脾失健运,痰浊中阻,上蒙清窍。清阳不展,故头痛昏蒙,或头目昏眩。痰浊内蕴,气机不利,气机阻滞,则胸脘满闷,痰随气逆,则欲吐或呕恶痰涎。舌苔白腻,脉滑或沉弦,为痰浊内停之象。

【治法】 健脾化痰,降逆止痛。

【方药】 半夏白术天麻汤(半夏、白术、天麻、陈皮、茯苓、甘草、大枣、生姜)。胸闷,苔白厚腻加厚朴。头痛,干呕,吐涎沫,加吴茱萸、生姜。痰湿郁久化热,口苦,舌苔黄浊,大便不畅,去白术加陈胆星、竹茹、黄芩、枳实等。

3. 瘀血头痛

【临床表现】 头痛日久不愈,痛如针刺,痛有定处,入夜加重,或有头部外伤史,舌紫暗或有瘀斑、瘀点,脉细涩。

【分析】 瘀血阻窍,络脉涩滞,不通则痛。跌仆损伤,瘀血内阻,或久病入络,气滞血瘀,致络脉瘀阻,故头痛如针刺。瘀血留滞不散,故痛有定处。血属阴,夜间阴气盛,故夜间症状加重。舌质紫暗或有瘀点,脉细涩,均为瘀血阻滞之象。

【治法】 通窍活络,化瘀止痛。

【方药】 通窍活血汤(赤芍、川芎、桃仁、红花、麝香、老葱、大枣、鲜姜、酒)加减。若久病气血不足,加当归、党参、黄芪等。若痛甚加全蝎、蜈蚣等虫类药搜风剔络止痛。

案例 11-15

修某,男,42 岁,工人。以头痛 3 年为主诉于 2007 年 3 月 28 日来诊。患者反复发作头痛已 3 年,时发时止,每月均发 2～3 次,痛处固定在头顶及头部右侧,为持续性刺痛,每次发作必痛数小时。其痛与情绪、天气变化无明显关系。痛时以手击痛处,初剧而后逐渐减轻。曾服西药 1 年余,服之痛止,停药不久,其痛又作。半年前改服中药,予以川芎茶调散、镇肝息风汤、五虎追风散、龙胆泻肝汤等加减治之,均未取效;又针灸、按摩 2 个月余,其病依然如故。今诊,头痛发作,且伴欲吐不吐。查苔薄白,舌质发紫,脉弦缓。

思考问题

中医如何辨证用药?

答案提示

当活血化瘀,药用生地、丹参各 15g,赤芍、川芎、当归、川牛膝各 12g,地龙 9g,2 剂后头痛明显减轻,5 剂而头痛止。

按语: 此乃瘀血头痛。久病入络,瘀血内停,脉络不畅,故头痛经久不愈,痛处固定,持续性刺痛。舌质发紫,脉弦缓,为瘀血内阻之征。

---

4. 血虚头痛

【临床表现】 头痛隐隐,或兼头晕,心悸失眠,面色少华,神疲乏力,遇劳则重,舌淡苔薄白,脉细而弱。

【分析】 气血不足,不能上荣,清窍失养。头窍不得血濡养,故头痛隐隐,或眩晕。血不养心,故心悸,寐不安。气血不能上荣于面,则面色少华,不能充养机体,则神疲乏力。劳可耗伤气血,故遇劳则重。舌淡苔薄白,脉沉细而弱,为气血不足之象。

【治法】 益气养血。

【方药】 四物汤(当归、白芍、川芎、熟地黄)加减。可加首乌、酸枣仁等血虚气弱,加党参、黄芪、白术等。阴血亏虚,阴不敛阳,肝阳上扰,加菊花、天麻、钩藤等。

5. 肾虚头痛

【临床表现】 头脑空痛,眩晕耳鸣,腰膝酸软,或滑精、带下,舌嫩红少苔,脉沉细无力。

【分析】 肾精亏虚,髓海不足,脑窍失养。肾虚精髓不足,脑海失养,故头脑空痛,头晕耳鸣。肾虚,腰府筋骨失养,则腰膝酸软。肾气不足,精关不固则滑精、带下。舌嫩红少苔,脉沉细无力,乃肾精亏虚之象。

【治法】 补肾养阴。

【方药】 大补元煎(人参、山药、熟地黄、杜仲、枸杞子、当归、山茱萸、炙甘草)加减。若头痛而晕,面红潮热,盗汗,肾阴虚,虚火上炎者,去人参,加知母、黄柏,或方用知柏地黄丸加减;若头痛畏寒,四肢不温,腰膝酸冷,舌淡,肾阳不足者,宜右归丸或金匮肾气丸加减。

第15节 眩 晕

眩为眼花,晕指头晕,二者同时出现,统称眩晕。眩晕,是由于风、火、痰、瘀、虚导致脑髓空虚,清窍失养,以头晕、目眩为主要特征的一类病证。轻者闭目即止,重者旋转不定,不能站立,或伴有恶心、呕吐,出汗,甚则昏倒等症状。该病须与中风病、厥证相鉴别。

西医学中的梅尼埃综合征、高血压、低血压、脑动脉硬化、椎-基底动脉供血不足等疾病,表现以眩晕为主要症状时,可参考本节辨证论治。

(一)病因病机

1. 肝阳上亢 素体阳盛,肝阳上亢,发为眩晕;忧郁恼怒,气郁化火,肝血暗耗,肝阳偏盛,风阳升动,上扰清空,发为眩晕;或肾水不足,水不涵木,致肝阴不足,肝阳上亢,发为眩晕。

2. 肾精不足 肾主藏精生髓,若先天不足,肾阴不充,或年老肾虚,或房劳过度,均使肾精亏耗,不能生髓,髓海空虚,发生眩晕。

3. 气血亏虚 久病不愈,耗伤气血,或失血之后,虚而不复,或脾胃虚弱,健运失职,生化乏源,以致气血两虚,气虚则清阳不升,血虚则脑失所养,皆能发生眩晕。

4. 痰浊中阻 嗜食肥甘,劳倦太过,伤于脾胃,健运失司,水谷不化,聚湿生痰,痰浊中阻,则清阳不升,浊阴不降,发为眩晕。

总之,眩晕病证病变部位主要在清窍,以内伤为主,尤以肝阳上亢、气血亏虚、痰浊中阻最为常见,故有"诸风掉眩,皆属于肝"、"无虚不作眩"、"无痰不作眩"之说。

(二)辨证要点

1. 辨脏腑 眩晕虽病位在清窍,但多与肝、脾、肾功能失调有关。肝阳亢盛者,眩晕多兼见头目胀痛,面部潮红等症。脾失健运,多兼见纳呆,乏力。痰湿中阻,兼有头重,耳鸣,呕恶等。肾精不足,多兼耳鸣如蝉,腰膝酸软等症。

2. 辨标本 眩晕以肝肾阴虚、气血不足为本,风、火、痰、瘀为标。肝肾阴虚者多为舌红少苔,脉弦细数;气血不足,多见舌淡嫩,脉细弱。标实中,风主动,火炎上,痰浊黏滞,瘀血留著,当根据其各自特点,加以辨识。

3. 辨虚实 眩晕以虚证居多,而实证多由痰浊阻遏、痰火气逆所致。实证多为新病,体壮,症兼呕恶、面赤、头目胀痛、耳鸣如潮;虚证多为久病,体弱,兼见少气懒言,神倦乏力,耳鸣如蝉,发作期多实证,缓解期多虚证。眩晕病程较长者,尚可形成虚实相兼,阴损及阳,阴阳两虚等证。

(三)辨证论治

眩晕多系本虚标实之证,肝肾阴虚、气血不足,为病之本;风、火、痰、瘀为病之标。各类临床眩晕,可单独出现,也可相互并见,须详察病情,才能正确辨治。治疗上,一般需标本兼顾,或在标证缓解之后,从本而治。

1. 肝阳上亢

【临床表现】 眩晕,耳鸣,甚则头目胀痛,常遇烦劳恼怒而加重,面色潮红,口苦,烦躁易怒,失眠多梦,舌红苔黄,脉弦或弦数。

【分析】 肝阳风火,上扰清窍。肝为刚脏,体阴用阳,肝肾之阴不足,阴不敛阳,或肝郁化火,肝阳升发太过,阳亢风动,上扰清空,故眩晕,耳鸣,头目胀痛,面色潮红。恼怒烦劳致肝失条达,故使眩晕加重。肝失柔性,则烦躁易怒。热扰心神,则失眠多梦。肝失疏泄,胆气上逆,则口苦。舌红苔黄,脉弦滑为肝阳上亢之征。

【治法】 平肝潜阳。

【方药】 天麻钩藤饮(天麻、钩藤、石决明、川牛膝、桑寄生、杜仲、山栀、黄芩、益母草、茯神、夜交藤)加菊花、白蒺藜。若肝火偏盛,加龙胆草、夏枯草、丹皮;若肝风偏盛,眩晕急剧,手足震颤,加珍珠母、龙骨、牡蛎、地龙等镇肝息风。兼肝肾阴虚,眩晕,神倦,腰膝酸软,加枸杞子、何首乌、白芍等。

> **案例 11-16**
> 陈某,男,47岁,驾驶员。因"发作性头晕,视物旋转20余天"于2006年11月1日入院。
> 现病史:患者20余日前活动时突感头晕,视物旋转,无恶心呕吐,无耳鸣耳聋,无意识障碍,

持续约数分钟后自行缓解。当日于外院查经颅彩色多普勒示双侧椎-基底动脉,左右大脑中动脉供血不足。予阿司匹林口服及"血栓通"静脉滴注治疗。其后仍有发作性眩晕,伴视物旋转,约1次/日,持续时间较前缩短,能自行缓解。病程中无发热,无饮水呛咳,无声音嘶哑,无吞咽困难,无肢体抽搐,无大小便失禁。现症见:头晕头胀,阵发性眩晕,口苦口干,心烦,睡眠不安。

既往史:既往有高血压病史5年,最高时血压160/100mmHg,平时不正规服药。否认糖尿病、心脏病及其他慢性病史。有吸烟、饮酒嗜好,每日吸烟15支,饮啤酒3斤。有高血压病家族史。

体格检查:体温37℃,脉搏80次/分,呼吸18次/分,血压140/90mmHg。

神清,呼吸平稳,步入病房,自动体位。皮肤黏膜无黄染及出血,浅表淋巴结未触及肿大。双侧甲状腺无明显肿大。两肺呼吸音清,心率80次/分,律齐,各瓣膜区未闻及病理性杂音。腹软,无压痛、反跳痛,肝脾肋下未及。脊柱关节无异常,双下肢无水肿。专科检查:神清,双瞳孔等大等圆,对光反射灵敏,眼底视乳头境界清,未见水肿病变,动脉血管变细。颈软,无抵抗,四肢肌力、肌张力正常。生理反射存在,病理反射未引出。感觉共济检查无异常。舌暗红,苔黄腻,脉弦。

辅助检查:经颅彩色多普勒示双侧椎-基底动脉,左右大脑中动脉供血不足。

思考问题

1. 结合现代医学理论,考虑什么疾病? 还需做哪些理化检查?

2. 按中医理论,如何辨证论治?

答案提示

1. 结合现代医学理论,应考虑椎基底动脉系统短暂性脑缺血发作;高血压病2级。建议做血糖、血脂、血黏度、颈部血管超声、颈椎X线摄片、头颅MRI+MRA等检查,以进一步明确诊断。

2. 中医诊断:眩晕(肝阳上亢)。

辨证分析:患者从事驾驶,长期劳累紧张,使肝失条达,复因嗜好烟酒,积热生痰,终因肝阳上亢,风痰上扰,发为眩晕。肝阳亢盛于上,故头晕头胀;风痰上旋,清窍受扰,则眩晕如坐车船。肝胆郁热,口苦口干。热扰心神,故心烦,夜寐不安。舌红,苔黄腻,脉弦,为阳亢痰热内蕴之象。

治法:平肝潜阳,息风化痰。

方药:天麻钩藤饮加减。

2. 肾精不足

【临床表现】 眩晕日久不愈,耳鸣耳聋,精神萎靡,腰膝酸软,神倦健忘。偏于阴虚者,伴烦热少寐,口咽干燥,或遗精早泄,舌红苔少,脉细数;偏于阳虚者,伴见畏寒肢冷,阳痿早泄。舌质淡,脉沉细。

【分析】 肾精不足,髓海空虚,脑失所养。脑为髓之海,肾开窍于耳,肾虚精少,则脑髓、耳窍失于充养,故眩晕耳鸣,精神萎靡,神倦健忘,耳鸣耳聋。腰为肾府,肾主骨,肾精不足,腰府、筋骨失养,则腰膝酸软。肾阴虚者,肾阴不足,阴虚火旺,上扰心神,则烦热少寐;下扰精室,则遗精、早泄。阴虚内热,津阴亏耗,则口咽干燥、舌红苔少、脉细数。阳虚者,阳气不足,温煦失司,故畏寒肢冷。命门火衰,精关不固,则阳痿早泄。舌质淡,脉沉细,为肾阳不足之象。

【治法】 滋养肝肾,益精填髓。偏阴虚者,宜滋阴清热;偏阳虚者,宜温阳补肾。

【方药】 左归丸(熟地黄、山茱萸、淮山药、枸杞子、菟丝子、鹿角胶、龟板胶、川牛膝)。肾阴虚,阴虚内热,可加炙鳖甲、知母、黄柏、丹皮、地骨皮;温补肾阳可用右归丸(熟地黄、山茱萸、淮山药、枸杞子、菟丝子、杜仲、附子、肉桂、当归、鹿角胶)。

3. 气血两虚

【临床表现】 头目眩晕,久立或动则加重,遇劳易发,气短懒言,神疲纳减,面色苍白,唇甲淡白,心悸少眠,或便溏,舌质淡,脉细弱。

【分析】 气血不足,清阳不升,清空失养。脾主运化、升清。脾虚不能升清,水谷不能运化,气血生化不足,清空失于荣养,故作眩晕。久立、劳累均使气血耗伤,故可引发或加重眩晕。脾气虚,运化失职,则气短懒言,神疲纳减,便溏。心主血脉,其华在面,血虚不能养心,心血不足,则面色苍白,唇甲淡白,心悸少眠。舌质淡,脉细弱,乃气血两虚之象。

【治法】 补气养血。

【方药】 归脾汤(人参、白术、黄芪、炙甘草、远志、酸枣仁、茯神、龙眼肉、当归、木香、大枣、生姜)加减。常加补气升阳药,如升麻、柴胡。若脾虚湿盛,腹泻、便溏,加薏苡仁、莲子、炒扁豆。若血虚较甚,加阿胶、何首乌;心悸少眠,加柏子仁、夜交藤、龙骨、牡蛎。

4. 痰浊上蒙

【临床表现】 头重昏蒙,或兼视物旋转,胸脘满闷,泛恶,呕吐痰涎,少食神倦多寐,舌苔白腻,脉濡滑。

【分析】 痰浊中阻,上蒙清窍,清阳不展。脾失健运,痰湿内生,痰浊上犯,蒙闭清窍,故眩晕,且头重如蒙,甚则视物旋转。湿浊中阻,胃失和降,则胸脘满闷,不思饮食,泛恶,或呕吐痰涎。痰浊蒙蔽心神,则神倦多寐。舌苔白腻,脉弦滑,为痰湿内阻之象。

【治法】 化痰祛湿,健脾和胃。

【方药】 半夏白术天麻汤(半夏、白术、天麻、陈皮、茯苓、甘草、大枣、生姜）。若眩晕较甚，呕吐频作，加代赭石、旋覆花、生姜等。脘闷纳呆，加砂仁、蔻仁。若兼耳鸣者，可加菖蒲、郁金通阳化痰开窍。痰郁化火，口苦心烦，加黄连、竹茹、陈胆星。

第16节 中 风

中风，是以突然出现口眼㖞斜，语言不利，半身不遂，甚则猝然昏倒，不省人事为特征的病证。本病多见于中老年人，根据脑髓神经受损程度的不同，又有中经络和中脏腑之分。该病四季皆可发病，但以冬春两季为多。须与痫证、厥证、痉病、痿证相鉴别。

西医学的出血性脑血管疾病、缺血性脑血管疾病等，可参考本节辨证论治。

（一）病因病机

1. 积损正衰 《景岳全书·非风》说："卒倒多由昏愦，本皆内伤积损颓败而然。"年老体弱，或久病气血亏损，元气耗伤，脑脉失养。气虚行血无力，血流不畅，致使脑脉瘀滞不通；阴血亏虚，无以制阳，内风动越，夹痰浊、瘀血上扰清窍，突发本病。

2. 劳倦内伤 烦劳过度，耗伤精血，或病后体虚，年老体弱，阴精不足，致肝肾阴虚，肝失所养，肝阳偏亢。在人体阳气偏盛的情况下，加以情志过极，劳倦过度，或嗜酒劳累，气候影响等因素的作用，致阴亏于下，肝阳鸱张，阳亢风动，气血上冲，发为中风。

3. 痰湿阻络 过食肥甘醇酒，脾胃受损，脾失健运，聚湿生痰，痰郁化热，阻滞经络，蒙蔽清窍；或肝阳素旺，横逆犯脾，脾失健运，内生痰浊；或肝郁化火，灼津成痰，以致肝风夹痰火，横窜经脉，蒙蔽清窍而致猝然昏仆，发为本病。

4. 情志所伤 气机郁滞，血行不畅，瘀结于脑；心火暴盛，或郁怒伤肝，肝阳暴动，引动心火，风火相煽，血随气逆，上冲于脑，心神昏冒而猝倒无知，发为本病。

总之，中风病病位在脑，与心、肝、脾、肾密切相关。风（肝风、外风）、火（肝火、心火）、痰（湿痰、风痰）、气（气虚、气逆）、血（瘀血）、虚（阴虚、气虚）等因素相互影响，在一定条件下，突然发病，致阴阳失调，气血逆乱，上犯于脑，这是中风常见的发病因素及病理机制。

（二）辨证要点

1. 辨虚实与病邪性质 中风病为本虚标实，急性期以标实证为主。症见突然半身不遂，甚或神昏、肢体拘急、抽搐，属内风旋动；病后咳痰量多或神昏、喉中痰鸣者，舌苔白腻，为痰浊壅盛；面红目赤，口干口苦，或身热，烦躁不宁，便秘，尿黄赤，属邪热内蕴；若肢体瘫软，舌质紫暗，为气虚瘀血阻络。

2. 辨中脏腑、中经络 依据有无神志昏蒙可分

中脏腑与中经络。一侧肢体无力或半身不遂，口眼㖞斜或舌强语謇，无神志昏蒙者，属中经络，病情较轻，病位较浅；兼有神志恍惚或神昏，属中脏腑，多病位深，病情重。病程中，中脏腑和中经络可互相转化。病由中脏腑转向中经络，病势为顺，预后多好；若病由中经络转向中脏腑，则病情加重，预后不良。

3. 辨闭证、脱证 闭证为邪气内闭清窍，属实证，症见：神昏、牙关紧闭、口噤不开、肢体强痉。若兼见面赤身热，躁扰不宁，舌红苔黄腻，脉弦滑数，则为阳闭证，由痰热郁闭清窍所致；若兼见面白，静卧不烦，四肢不温，痰涎壅盛，舌苔白腻，脉弦滑，则为阴闭证，属痰浊内闭清窍。脱证是五脏真阳耗散，症见昏愦无知，气息微弱，目合口开，肢瘫手撒，肢冷汗多，二便自遗，属中风危候。

（三）辨证论治

中 经 络

1. 风邪入络

【临床表现】 突然口眼㖞斜，肌肤手足麻木不仁，口角流涎，舌强语謇，甚则半身不遂，或兼见恶寒发热，肢体拘急，关节酸痛等症，舌苔薄白，脉浮弦。

【分析】 络脉空虚，风邪乘虚入中，气血痹阻。经气阻滞不通，肢体筋脉肌肤失于气血荣养，则口眼㖞斜，口角流涎，舌强语謇，肌肤不仁，肢体拘急，甚则半身不遂。恶寒发热为外风袭表，营卫不和所致。风邪入络，故舌苔薄白，脉浮弦。

【治法】 祛风通络，养血和营。

【方药】 牵正散（全蝎、白附子、僵蚕）与大秦艽汤（秦艽、独活、羌活、防风、白芷、细辛、当归、生地黄、熟地黄、白芍、川芎、白术、茯苓、甘草、石膏、黄芩）合方加减。偏于风寒者，去石膏、黄芩、生地。偏于风热者，去防风、羌活、细辛、白芷，加桑叶、菊花、薄荷。

案例 11-17

陈某，男，44 岁，农民。因"左侧肢体无力 4 天"于 2006 年 9 月 14 日入院。

现病史：患者于 4 天前感左侧肢体无力，呈发作性，持续 1 分钟至数分钟后缓解，先后发作 2 次。昨日下午患者左肢体无力发作频繁，持续数分钟至半小时。晚 7 时，左肢体不能活动，随即当地医院就诊，CT 检查未见出血，予脱水治疗，于今日转本院。病程中无抽搐，无恶心、呕吐。现症见左上下肢瘫，无头昏头痛，说话稍有含糊，口角流涎，饮食、睡眠正常，大小便正常。

既往史：否认糖尿病、心脏病病史，儿时有肺结核，治愈。抽烟 10 余年，每日 30 支，无饮酒嗜好。

体格检查：体温 36.5℃，脉搏 72 次/分，呼吸 16 次/分，血压 110/70mmHg。

发育正常,营养中等,皮肤黏膜无黄染及出血,浅表淋巴结未触及肿大,双侧甲状腺无明显肿大。两肺呼吸音清,心率 72 次/分,律齐,各瓣膜区未闻及病理性杂音。腹软,无压痛、反跳痛,肝脾肋下未及。脊柱关节无异常,双下肢无水肿。专科检查:意识清,双瞳孔 3mm,等圆,光反射存在,伸舌居中,右侧鼻唇沟变浅,口角偏左。颈软,无抵抗,四肢肌张力正常,左上下肢肌力Ⅱ级,右侧肌力Ⅴ级。生理反射存在,左侧巴氏征(十),克氏征(一),感觉减退,右侧正常。舌苔薄白,脉浮。

辅助检查:头颅 CT 未见明显出血。

思考问题

1. 结合现代医学理论,考虑什么疾病?

2. 按中医理论,如何辨证论治?

答案提示

1. 结合现代医学理论,应考虑脑梗死。建议查血糖、血脂、血液流变学、肿瘤学指标、颈部血管超声、头颅 MRI＋MRA 等,以进一步明确诊断。

2. 中医诊断:中风——中经络(风痰入络)。

辨证分析:患者以突然起病,半身不遂,口角㖞斜为主症,符合中医中风病证特点,因无神志不清,当属中经络。患侧肢体起病初间歇无力,发病后瘫软不用,口流涎,因于内伤积损,气血不足,筋络失养,脉络空虚,风痰乘袭。舌苔薄白腻,脉浮,提示风痰致病。

治法:祛风化痰,养血通络。

方药:牵正散合大秦艽汤加减。

2. 风阳上扰

【临床表现】 常有头晕头痛,耳鸣目眩,腰酸软,突然出现口眼㖞斜,言语不利,或手足重滞,半身不遂,舌质红,脉弦数。

【分析】 肝肾阴虚,阳亢化风,风阳上扰。肝肾不足,则头晕、耳鸣、腰酸。肝阳上亢,故头痛,目眩。肝阳亢盛无制而化风,风阳上扰,横窜经络,则口眼㖞斜,言语不利,或手足重滞,半身不遂。舌质红,脉弦数,为肝阳偏盛之征。

【治法】 滋阴潜阳,息风通络。

【方药】 镇肝息风汤(生龙骨、生牡蛎、生龟板、代赭石、玄参、白芍、天门冬、淮牛膝、麦芽、川楝子、茵陈、甘草)加减。可加天麻、钩藤平肝息风。阴虚阳亢,肝火偏盛,加菊花、黄芩、山栀清肝泻火。风阳夹痰,苔黄腻者,加竹沥、陈胆星、贝母清热化痰。

中 脏 腑

1. 阳闭证

【临床表现】 突然昏仆,不省人事,牙关紧闭,口噤不开,肢体强痉,两手握固,大小便闭,兼有面赤身热,气粗口臭,躁扰不宁,舌苔黄腻,脉弦滑而数。

【分析】 肝阳暴张,阳亢风动,痰热壅盛,神窍闭阻。气血上逆,风痰上扰,蒙蔽清窍,故突然昏仆,不省人事。肝风夹痰火为患,横窜经络,则牙关紧闭,口噤不开,两手握固,肢体强痉;火热伤津,筋脉失养而拘急。腑热内结,则大小便闭。痰热壅盛,故面赤身热,气粗口臭,躁扰不宁,舌苔黄腻,脉弦滑而数。

【治法】 辛凉清热开窍,平肝息风豁痰。

【方药】 至宝丹(朱砂、麝香、安息香、金银箔、犀角、牛黄、琥珀、雄黄、玳瑁、龙脑)或安宫牛黄丸(牛黄、郁金、犀角、黄连、朱砂、冰片、珍珠母、山栀、雄黄、黄芩、安息香、麝香、金箔衣)灌服(或鼻饲),以辛凉开窍;羚角钩藤汤(羚羊角、桑叶、川贝、生地黄、钩藤、菊花、白芍、生甘草、鲜竹茹、茯神)加减,以平肝息风豁痰。痰阻气道,喉间痰鸣,加竹沥、天竺黄、胆南星;痉厥、抽搐,加全蝎、蜈蚣、僵蚕;腑实热结,腹胀便秘,加大黄、芒硝、枳实。痰热伤津,舌干红,苔黄糙,加沙参、麦冬。

2. 阴闭证

【临床表现】 突然昏仆,不省人事,目闭口噤,喉中痰鸣,肢体瘫软或强痉,兼见面白唇暗,静卧不烦,四肢不温,舌苔白腻,脉沉滑缓。

【分析】 湿痰偏盛,上蒙清窍,内蒙心神,神窍闭塞。肝风夹痰,横窜经络,闭塞清窍,故突然昏仆,不省人事,目闭口噤,喉中痰鸣,小便失禁。风痰窜络,筋脉失养,故肢体强痉或瘫软。痰浊阴邪,闭阻阳气,阳气不能温煦,故面白唇青,四肢不温,静卧不烦。舌苔白腻,脉沉滑缓,乃痰浊偏盛之象。

【治法】 辛温开窍,除痰息风。

【方药】 苏合香丸(白术、青木香、犀角、香附、朱砂、诃子、檀香、安息香、沉香、麝香、丁香、冰片、荜茇、苏合香油、熏陆香)灌服(或鼻饲),以辛温开窍;涤痰汤(制法夏、陈皮、茯苓、竹茹、石菖蒲、制南星、枳实、人参、甘草、生姜)加减,可加天麻、钩藤、郁金、僵蚕息风豁痰开窍。

案例 11-18

郭某,女,61 岁,农民。因"被发现意识不清 5 小时"于 2006 年 10 月 12 日入院。

现病史:患者于今晨 5 时许被家人发现在床上意识不清,呼之不应,伴小便失禁,无呕吐,无肢体抽搐痉挛。随即家人将患者送至医院急诊室,做 CT 检查示左侧基底节脑出血,在急诊室给予脱水等治疗,意识障碍稍有好转。现症见静卧昏睡,目闭口噤,喉间痰鸣,呼之能睁眼,表情淡漠,不识家人,左肢瘫软,小便失禁。

既往史:既往有高血压病史,最高时血压190/110mmHg,平时不正规服药,家人诉发病前3～4天,患者主诉头胀痛,未测血压。否认糖尿病、心脏病及其他慢性病史。

体格检查:体温36.9℃,脉搏80次/分,呼吸18次/分,血压140/90mmHg。

发育正常,营养中等,皮肤黏膜无黄染及出血,浅表淋巴结未触及肿大。颈软,无抵抗,双侧甲状腺无明显肿大。两肺呼吸音清,心率80次/分,律齐,各瓣膜区未闻及病理性杂音。腹软,无压痛、反跳痛,肝脾肋下未及。脊柱关节无异常,双下肢无水肿。专科检查:昏睡,呼之能应,意识不清,双瞳孔2.5mm,等圆,光反射存在,眼底高血压动脉硬化Ⅱ级,右侧中枢性面瘫,伸舌不合作,四肢肌张力正常,右上下肢肌力0级,左侧肌力Ⅴ级,右侧肢体生理反射迟钝,右侧巴氏征(十),感觉共济检查不合作。舌苔白腻,脉沉弦。

辅助检查:头颅CT左侧基底节脑出血,血常规白细胞9.13×10^9/L,中性粒细胞0.843,血红蛋白140g/L,血小板135×10^9/L,随机血糖12.2mmol/L,血钾3.83mmol/L。

思考问题

1. 结合现代医学理论,考虑什么疾病?
2. 按中医理论,如何辨证论治?

答案提示

1. 结合现代医学理论,应考虑脑血管意外,初步诊断:左侧基底节区脑出血。
2. 中医诊断:中风——中脏腑(阴闭证)。

辨证分析:患者高血压史,发病前有头部胀痛,提示劳倦内伤,肝肾两虚,肝失所养,肝阳偏亢。今因肝阳无制化风夹痰,横窜经络,闭塞清窍而突发中风。风痰上蒙清窍,内扰心神,神窍闭塞,故突然昏不识人,目闭口噤,喉中痰鸣,小便失禁。风痰窜络,痹阻筋脉,故肢体瘫软废用。痰浊阴邪,闭阻阳气,静卧不烦。舌苔白腻、脉沉弦提示阳亢风痰偏盛。

治法:息风化痰开窍。

方药:涤痰汤加减。

3. 脱证

【临床表现】 突然昏仆,不省人事,目合口开,气息微弱,手撒肢瘫,四肢逆冷,汗出淋漓,大小便自遗,舌痿,脉细弱或脉微欲绝。

【分析】 正不胜邪,元气衰微,阴阳欲绝。正气亏虚,清窍失养,神无所倚,故出现突然昏仆,不省人事。阳气衰微,故目合口开,气息微弱,肢瘫手撒,四肢逆冷。阴不恋阳,阳浮于外,固摄无权,则二便自遗,汗多。舌痿,脉细弱或脉微欲绝为阳气暴绝,元气

虚脱之危候。

【治法】 回阳救逆,益气固脱。

【方药】 参附汤(人参、熟附子)和生脉散(人参、麦冬、五味子)加味。可加黄芪、龙骨、牡蛎,敛汗回阳。

恢 复 期

1. 气虚络瘀证

【临床表现】 肢软无力,偏枯不用,舌强语謇,面色萎黄,舌淡紫或有瘀斑,苔薄白,脉细涩或虚弱。

【分析】 气虚血滞、脉络瘀阻。由于气虚血亏,血滞脉络,经脉肌肉失养,故致肢软无力,半身不遂,舌强语謇,或偏瘫。气血不能荣养于面,故面色萎黄。气血亏虚,瘀阻脉络,则舌淡紫或有瘀斑,脉来细涩或虚弱。

【治法】 益气养血,化瘀通络。

【方药】 补阳还五汤(黄芪、当归尾、赤芍、地龙、川芎、桃仁、红花)加味。血虚甚,加鸡血藤、枸杞子。若肢冷,加桂枝温经通脉。腰腿痿软,加杜仲、川断、牛膝、桑寄生等。若痰浊偏盛,口眼㖞斜,舌强语謇者,加白附子、全蝎、僵蚕等搜风化痰通络。

2. 肝肾亏虚证

【临床表现】 半身不遂,肢体麻木,拘挛变形,腰酸腿软,舌强语謇,舌淡红,或少苔,脉沉细。

【分析】 肝肾不足,阴血亏耗,筋脉失养。精血不足,不能荣养筋脉,故见肢体偏枯、麻木,拘挛变形,舌强语謇。肝肾亏虚,不能充养腰府筋骨,故腰酸腿软。舌淡红,脉沉细,为肝肾不足之象。若肝肾阴虚,则舌红少苔。

【治法】 滋养肝肾。

【方药】 地黄饮子(地黄、山茱萸、石斛、麦冬、巴戟天、肉苁蓉、附子、肉桂、茯苓、远志、菖蒲、五味子)合左归丸加减(地黄、山药、山茱萸、菟丝子、枸杞子、鹿角胶、龟板、川牛膝)加味。可加若肝肾当归、鸡血藤养血和络,或加杜仲、川断、桑寄生补肾壮腰,强健筋骨。

第17节 水 肿

水肿,是指因感受外邪、饮食失调或劳倦过度,使肺失通调、脾失转输、肾失气化、膀胱开合不利,导致体内水湿停留,泛溢肌肤,表现以头面、眼睑、四肢、甚至全身浮肿为特征的一类病证。其病理变化主要在肺、脾、肾三脏,以肾为本,以肺为标,以脾为制水之脏。而瘀血阻滞、三焦水道不利,往往可使水肿顽固难愈。本病证须与臌胀相鉴别。

西医学的急、慢性肾小球肾炎、肾病综合征、充血性心力衰竭、内分泌失调、营养障碍等病出现水肿时,可参考本节辨证论治。

（一）病因病机

1. 风邪外袭　风邪外袭,内舍于肺,肺失宣降,水道不通,风水相搏,流溢肌肤,发为水肿;或风邪夹湿,上袭于肺,下扰于肾,肺失通调,肾失气化,水溢肌肤,发为水肿。

2. 湿毒浸淫　肌肤疮疡痈毒未得清解消退,湿毒内归于脾肺,水液代谢受阻,溢于肌肤,发为水肿。

3. 水湿浸渍　久居潮湿环境,或冒雨涉水,水湿之气内侵;或平素酒食不节,过食生冷,湿蕴于中,脾为湿困,运化失职,不能升清降浊,以致水湿停留,泛溢肌肤,而成水肿。若水湿久蕴化热,湿热交蒸,中焦脾胃失于升清降浊,三焦壅滞,水道不通,也能导致水肿。

4. 脾阳虚弱　劳倦过度,或饮食失节,或久病损伤脾土,致脾阳虚弱,运化失职,转输无权,不能制水,发为水肿。

5. 肾阳衰微　生育不节,或房劳过度,或久病缠绵,肾精内耗,日久致肾阳亏虚。肾失气化,开阖不利,则水液停聚,泛溢肌肤,形成水肿。

（二）辨证要点

1. 辨外感与内伤　由外感所致者,病程短,起病急,常有恶寒、发热、头身疼痛、脉浮等表证,病以邪实为主;内伤者,病程迁延反复,以虚为本,多虚中夹实,常伴有气虚、阳虚或阴虚表现。

2. 辨阳水与阴水　阳水证起病急,每成于数日之内,肿始于颜面,继及四肢与胸腹,腰以上为剧,肿处皮肤绷紧光亮,按之凹陷即起,兼见发热、口渴、尿短赤、便秘等表、热、实证,多因风邪外袭,水湿浸渍导致肺失宣降,脾失健运而成,一般病程较短。阴水证多逐渐发生,迁延反复,或有阳水转化而来,肿始起于下肢,继及腹胸、上肢、头面,以下肢为甚,皮肤松懈,按之凹陷不易恢复或按之如泥,兼见神疲乏力,尿少,大便溏薄等里、虚、寒证,多因脾肾亏虚,气化不利而成。

（三）辨证论治

水肿的治疗,《素问·汤液醪醴论》提出"开鬼门"、"洁净府"、"去菀陈莝"三条基本原则,《金匮要略·水气病》指出"诸有水者,腰以下肿,当利小便;腰以上肿,当发汗乃愈"。这些治疗原则,迄今对临床仍有指导意义。其具体治疗方法,历代医家都有补充和发展,归纳起来主要有发汗、利尿、燥湿、温化、理气、逐水、固本等法。

阳　水

1. 风水相搏

【临床表现】　眼睑浮肿,继则四肢及全身皆肿,来势迅速,小便不利,多伴恶风、恶寒、发热等症。偏于风热者,伴有咽喉红肿疼痛,舌质红,脉浮滑数;偏于风寒者,咳喘,舌苔薄白,脉浮紧。水邪泛滥,肿势较重时,可见沉脉。

【分析】　风邪袭表,肺气不宣,通调失司,风遏水阻。风邪外侵,肺气闭塞,肺失通调水道,水津不能下输膀胱,风水相搏,泛溢肌肤,发为水肿。风性轻扬,易袭头面与肌表,且善行数变,风水相搏,则水肿常自睑面而起,迅速遍及全身。肺卫失和,则恶风或恶寒、发热。肺失宣降,则咳嗽而喘。膀胱气化失常,则小便不利。风水偏寒邪者,舌苔薄白,脉浮紧;风水偏热者,舌质红,脉浮滑数;肿势甚,阳气被遏,则见脉沉。

【治法】　祛风解表,宣肺行水。

【方药】　越婢加术汤(麻黄、石膏、白术、大枣、生姜、甘草)加减治疗。表邪甚而偏寒的,去石膏加桂枝、苏叶、防风。咳喘可加杏仁、前胡、桑白皮、葶苈子。尿少热重者,可加白茅根。

案例 11-19

丁某,男,46 岁,工人。因"双眼睑及双下肢浮肿 1 月余,加重 4 天"于 2006 年 10 月 31 日入院。

现病史:患者诉 1 个月前晨起眼睑浮肿,渐发展至双踝下肢浮肿,水肿呈凹陷性,双侧对称。外院查尿常规示蛋白强阳性,给予"左归丸"、"贝那普利"等治疗,症状未明显好转。4 天来水肿加重,渐向上发展至阴囊、腰骶部,遂来院就诊。门诊查 24 小时尿蛋白 10.32g,清蛋白 24.3g/L,拟诊断"肾病综合征"入院。发病以来有过咳嗽、发热、恶寒,无腹痛腹泻,尿量尚可,无血尿,无骨痛,稍感肾区酸胀。

既往史:既往健康,无药物、食物过敏史,否认慢性肾病、糖尿病、高血压等病史。

体格检查:体温 36.5℃,脉搏 78 次/分,呼吸 19 次/分,血压 110/65mmHg。

发育正常,营养中等,步入病区,皮肤黏膜无黄染及出血,浅表淋巴结未触及肿大,眼睑水肿,唇无发绀,咽无充血,颈软,双侧甲状腺无明显肿大。两肺呼吸音清晰,心率 78 次/分,律齐,各瓣膜区未闻及明显病理性杂音,腹软,肝脾肋下未及,无压痛、反跳痛,移动性浊音阴性,双肾区无叩击痛,腰骶以下浮肿呈凹陷性,关节无红肿,生理反射存在,病理性反射未引出,舌淡红,苔薄白,脉浮。

辅助检查:血常规正常。尿常规示蛋白(+++),隐血(+),余正常。尿量 1300ml/24 小时,蛋白定量 10.32g/天,尿圆盘电泳蛋白为高分子型,尿体液细胞学检查,红细胞(+),多形型。肝功能示白蛋白 24.3g/L,球蛋白 33g/L,余正常。肾功能、血糖正常。

思考问题

1. 结合现代医学理论,应考虑什么疾病?为明确诊断,还需作何理化检查?

2. 中医治疗如何辨证论治?

答案提示

1. 西医诊断:慢性肾小球肾炎,肾病综合征。建议行常规生化、肾病相关性生化及影像学检查;免疫学、肝炎病原学等检查。必要时做肾穿刺行病理学检查。

2. 中医诊断:水肿——阳水(风水相搏)。

辨证分析:患者以浮肿为主症,起始眼睑,迅速遍及全身,病程短,变化快,且病程中兼有恶寒、发热、咳嗽等肺卫症状,故可判断属于中医水肿之阳水病证。由于风邪侵袭,肺失通调,风水相搏,因而眼睑浮肿。肺失宣降,风邪内扰,则肾失气化,水湿内停,流溢于下,故见下肢肿,按之凹陷,并因病情加重而水肿蔓延,致腰骶、阴囊皆肿。舌苔薄白,脉浮,提示风邪犯肺。

治法:祛风宣肺,利水消肿。

方药:越婢加术汤加减。

2. 湿毒浸淫

【临床表现】 眼睑浮肿,延及全身,尿短色赤,身发疮痍,甚则溃烂,恶风发热,舌红,苔薄黄,脉浮数或滑数。

【分析】 湿毒内归于脾肺,三焦气化不利,水湿内停,溢于肌肤,发为水肿。湿毒客于肺卫,营卫不和,则恶风发热;蕴于肌肤,则身发疮痍,甚则溃烂。湿热内侵,膀胱气化失司,则尿短色赤。舌红,苔薄黄,脉浮数或滑数,为湿热疮毒侵袭之象。

【治法】 宣肺解毒,利湿消肿。

【方药】 麻黄连翘赤小豆汤(麻黄、杏仁、桑白皮、连翘、赤小豆、甘草、生姜、大枣)合五味消毒饮(金银花、野菊花、蒲公英、紫花地丁、紫背天葵)加减。风盛瘙痒,加白鲜皮、地肤子。湿盛糜烂,加苦参、土茯苓。湿热下注膀胱,热伤血络,尿痛、尿血者,加石苇、大蓟、荠菜花、白茅根。

3. 水湿浸渍

【临床表现】 全身水肿,下肢肿甚,按之没指,小便短少,身体困重,胸脘痞闷,纳呆,泛恶,舌苔白腻,脉沉缓。

【分析】 水湿内侵,湿困脾阳,脾不制水。水湿浸渍肌肤,故肢体浮肿。湿性重浊,趋下,故身体困重,下肢肿甚,按之没指。水湿内聚,膀胱气化失职,故小便不利。脾为湿困,脾阳不振,运化不健,湿阻气机,升降失常,可见胸脘痞闷、纳呆、泛恶等症。苔白腻,脉沉缓,为水湿内困之象。

【治法】 健脾化湿,通阳利水。

【方药】 五皮饮(桑白皮、陈皮、茯苓皮、大腹皮、生姜皮)合胃苓汤(苍术、厚朴、陈皮、甘草、生姜、大枣、白术、桂枝、茯苓、猪苓、泽泻)加减。肿甚而喘者,加麻黄、杏仁、葶苈子宣肺平喘。湿困中焦,脘腹胀满者,加川椒目、砂仁、蔻仁等。

4. 湿热壅盛

【临床表现】 遍身浮肿,皮肤光亮绷急,胸闷腹胀,烦热口渴,小便短赤,大便干结,舌红苔黄腻,脉沉数。

【分析】 水湿之邪从热而化,三焦壅滞,气滞水停。湿热淫溢肌肤,故见遍身浮肿,皮薄而亮。湿热郁蒸,气机阻滞,故胸闷腹胀而烦热。湿热蕴结,三焦气化不利,津液不能上承于口,故口渴。湿阻气滞,传导失司,则大便干结;膀胱气化不利,则小便短赤。舌苔黄腻,脉沉数,为湿热内蕴之象。

【治法】 分利湿热。

【方药】 疏凿饮子(商陆、泽泻、赤小豆、椒目、木通、茯苓、大腹皮、槟榔、羌活、秦艽、生姜)加减。关木通因具有肾毒性,宜去之,可加滑石、车前子、石苇等清利湿热。若肿甚喘促不得平卧,加葶苈子、桑白皮泻肺利水。腹满,便秘,加大黄、枳实。热甚加连翘、竹叶。

阴 水

1. 脾阳虚

【临床表现】 水肿日久,腰以下为甚,按之凹陷不易恢复,脘腹满胀,纳减便溏,面色萎黄,肢体倦怠,小便短少,舌质淡,苔白滑,脉沉缓。

【分析】 脾阳不振,温化无权,土不制水,水湿泛溢。水湿盛,则身肿,尤腰以下为甚,按之没指不易恢复。脾阳虚,则运化无力,水谷不化,水湿不行,故脘腹胀满,纳减便溏,小便短少,肢体倦怠,面色萎黄。舌淡,苔白滑,脉沉缓,是脾虚水湿不化之象。

【治法】 温运脾阳,行气利水。

【方药】 实脾饮(附子、干姜、白术、甘草、木瓜、槟榔、茯苓、厚朴、木香、草果、大枣、生姜)加减。可加人参、黄芪健脾益气。小便短少者,加桂枝、泽泻、猪苓通阳化气行水。

2. 肾阳虚

【临床表现】 水肿反复消长,迁延不愈,面浮身肿,腰以下尤甚,按之凹陷不起,腰酸冷痛,畏寒肢冷,尿少,甚者心悸气短,喘促难卧,腹大胀满,舌质淡胖,苔白滑,脉沉细或沉迟无力。

【分析】 肾阳衰微,不能温煦脾阳,脾肾阳虚,寒水内聚,故见面浮身肿,且反复迁延。阴水盛于下,故腰以下为甚,按之凹陷不起。肾失蒸腾汽化,肾虚水泛,水气凌心犯肺,故心悸气短,喘促难卧。水聚中州,则腹大胀满。肾虚,膀胱气化失司,故尿少。肾阳不足,不能温养腰府,则腰酸冷痛;不能温煦肌体,故畏寒肢冷。舌淡胖，苔白滑，脉沉细或沉迟无力，为肾阳衰微，水湿不化之象。

【治法】 温肾助阳，化气行水。

【方药】 济生肾气丸（附子、肉桂、山茱萸、山药、车前子、牡丹皮、熟地黄、牛膝、茯苓、泽泻）合真武汤（附子、白术、生姜、茯苓、白芍）加减。虚寒甚，加仙灵脾、巴戟天。若肾阳久衰，阳损及阴，水肿反复，兼有口干咽燥，五心烦热，舌红苔少，脉细弱等，宜左归丸加猪苓汤（猪苓、茯苓、泽泻、阿胶、滑石），以滋补肾阴，兼利水湿。

案例 11-20

戴某，女，41 岁，因"双下肢浮肿 6 个月，少尿 3 天"于 2006 年 10 月 19 日入院。

现病史：患者诉 6 个月前因双下肢浮肿，腰脊疼痛于某医院门诊就诊，无明显好转。1 个月前，再次因双下肢肿胀，伴泡沫尿 4 天，于该医院住院，尿蛋白（＋＋＋），总胆固醇 8.7mmol/L，24 小时尿蛋白定量最高达 7122.4mg，诊断为肾病综合征，予降压、保肾治疗，25 天前开始服用泼尼松 60mg/天，浮肿好转。1 周前症状再次加重，3 天前予环磷酰胺 0.8g 静脉滴注。现诉头昏、乏力、厌食、溏便、腰酸痛、下肢冷，近 3 天少尿，昨日共解小便 2 次，约 500ml。

既往史：否认结核、肝炎等传染病史，否认高血压、糖尿病、风湿病等慢性病史。

体格检查：体温 36.6℃，脉搏 110 次/分，呼吸 21 次/分，血压 105/80mmHg。

神清，精神萎靡，推入病房，皮肤黏膜无黄染及出血，浅表淋巴结未触及肿大，双眼睑浮肿，咽不红，颈软，双侧甲状腺无明显肿大，两肺呼吸音清晰，心率 110 次/分，律齐，各瓣膜区未闻及明显病理性杂音，腹软，肝脾肋下未及，无压痛、反跳痛，移动性浊音阳性，双肾区叩击痛阳性，腰骶无水肿，双下肢水肿，按之凹陷不起，生理反射存在，病理反射未引出，舌淡胖，苔润白滑，脉沉细。

辅助检查：暂缺。

思考问题

1. 结合现代医学理论，应考虑什么疾病？为明确诊断，还需作何理化检查？

2. 中医治疗如何辨证论治？

答案提示

1. 西医诊断：慢性肾小球肾炎，肾病综合征。建议行常规生化、肾病相关性生化及影像检查；免疫学、肝炎病原学等检查。必要时做肾穿刺行病理学检查。

2. 中医诊断：水肿——阴水（脾肾阳虚）。

辨证分析：该患者病属水肿，肿自下肢开始，起病慢，病程长，久治不愈，且肢肿按之凹陷不起，伴有神疲乏力、头昏纳少、腹水少尿等症，当属中医阴水病证，因于脾肾两虚，或因阳水迁延不愈，反复发作，正气渐衰，脾肾阳虚而成。脾失健运，肾失开阖，致膀胱气化不利，故全身浮肿，腰以下为甚，腹水少尿。脾肾阳虚，不能温养肌体，故神疲乏力、腰酸痛、下肢冷；肾不能温煦脾阳，脾虚水谷运化不健，故纳少、便溏。舌淡胖苔白水滑，脉沉细，均为阳气不足，水湿不化之象。

治法：健脾益肾，温阳利水。

方药：实脾饮合济生肾气丸加减。

第18节 淋　证

淋证，是指因肾、膀胱气化失司、水道不利而导致的以小便频急短涩，滴沥刺痛，小腹拘急，或痛引腰腹为主要临床表现的一类病证。临床中将淋证分为"石淋、气淋、热淋、膏淋、劳淋"五种，故也称"五淋"。应与癃闭、尿血、尿浊相鉴别。

西医学的泌尿系感染、泌尿系结石、尿道综合征、乳糜尿等疾病出现上述症状时，可参考本节辨证论治。

（一）病因病机

1. 膀胱湿热 外阴不洁，秽浊之邪上犯膀胱，或嗜酒、食肥甘厚味，湿热内生，下注膀胱；或心火下移小肠，热迫膀胱，使膀胱气化失司，水道不利，遂发为热淋。或湿热久蕴，煎熬尿液，炼液成石，为石淋；湿热灼伤血络，迫血妄行，为血淋；或湿热滞留脉络，肾与膀胱气化不利，无以分清别浊，脂液随尿液而下，为膏淋。

2. 肝郁气滞 恼怒伤肝，气滞不宣，气郁化火，热移下焦，致膀胱气化失职，发为气淋。

3. 脾肾亏虚 久淋不愈，湿热耗伤正气，或年老体弱，或劳累过度，房劳伤肾，思虑伤脾，致肾虚下元不固，或脾虚中气下陷，因而小便淋漓不已。若遇劳即发者，则为劳淋；中气不足，气虚下陷者，则为气淋；肾气亏虚，下元不固，封藏失职，脂液下泄者，则为膏淋；若阴虚而火旺，扰动阴血，迫血妄行，则为血淋。

（二）辨证要点

1. 辨淋证类型 淋证皆以湿热蕴结下焦，膀胱气化不利为病机，但有热伤血络、炼液成石、分清别浊失司之不同，需辨明是热淋，还是石淋、血淋、膏淋，以利针对病因病机对证治疗。热淋以尿热涩刺痛为特点；石淋尿中时有砂石；血淋为尿色红赤，或有血块；气淋兼有小腹胀满或坠胀；膏淋尿浊如米泔水；劳淋则有反复而作,遇劳即发的特点。

2. 辨证候虚实 一般初起或在急性发作阶段,以膀胱湿热、砂石结聚、气机阻滞为主,多属实证;久病,以脾虚、肾虚、气阴两虚为主,多属虚证。各淋证既有实证,又可见虚证或虚实相兼证。如血淋,湿热下注,热伤血络为实证;阴虚火旺,灼伤血络为虚证。热淋治疗后湿热未尽,又出现气阴两虚或肾阴不足时,可见虚实并见的证候。

3. 辨标本缓急 淋证有虚有实,尤其为虚实相兼时,应注意辨标本缓急。劳淋以正虚为本,急性发作时,湿热蕴结,邪实为标,当详辨邪正关系,以急则治标,缓则治本为原则,采取相应的治疗。

(三) 辨证论治

1. 热淋

【临床表现】 小便频急,热涩刺痛,尿短黄赤,小腹拘急胀痛,或腰痛拒按,或恶寒发热,口苦,呕恶,大便秘结,舌苔黄腻,脉滑数。

【分析】 湿热蕴结下焦,膀胱气化不利,故小便频数,热涩刺痛,尿短黄赤,小腹拘急胀痛。湿热蕴结,肠腑传导失司,故大便秘结。腰为肾府,湿热之邪侵犯于肾,故腰痛拒按。若湿热蕴蒸,邪犯少阳,则寒热往来,口苦、呕恶。舌苔黄腻,脉滑数,为湿热之象。

【治法】 清热利湿通淋。

【方药】 八正散(木通、车前子、萹蓄、瞿麦、滑石、甘草、大黄、山栀、灯心草)加减。伴寒热,口苦者,加柴胡、黄芩和解少阳。尿涩不利,小腹拘急甚者,加石苇、冬葵子、青皮、乌药。便秘,腹胀者,加枳实、大黄通腑泄热。

2. 石淋

【临床表现】 尿中夹有砂石,小便艰涩,或排尿突然中断,尿道窘迫刺痛,少腹拘急,或一侧腰腹绞痛难忍,尿中带血,舌苔黄腻,脉弦。若病久砂石不去,可兼见面色少华,精神萎顿,少气乏力,舌淡边见齿痕,脉细弱;或兼见手足心热,口干,舌红少苔,脉细数。

【分析】 湿热蕴结下焦,尿液煎熬成石,膀胱气化失司。砂石下行,则随尿而泄。如砂石阻滞尿道,则尿道窘迫刺痛,排尿艰涩或中断。若湿热、砂石阻滞气机,则腰腹绞痛,少腹拘急。砂石损伤血络,则尿中带血。舌苔黄腻,脉弦,为湿热内蕴,气滞疼痛之象。如湿热久恋膀胱,耗气伤血,则面色少华,精神萎顿,少气乏力,舌淡边见齿痕,脉细弱。若湿热久蕴、损伤阴液,阴虚内热,则手足心热,口干,舌红少苔,脉细数。

【治法】 清热利湿,排石通淋。

【方药】 石苇散(石苇、冬葵子、瞿麦、滑石、车前子)加金钱草、鸡内金、海金沙等。如腹胀或拘急,加延胡索、木香、乌药行气通淋。腹部绞痛,加白芍、甘草缓急止痛。尿血加小蓟、生地、白茅根凉血止血。兼气血亏虚者,合用八珍汤;兼阴液亏耗者,合用六味地黄丸。

3. 气淋

【临床表现】 实证表现小便涩滞,淋漓不畅,少腹胀满疼痛,舌苔薄白,脉沉弦。虚证表现少腹坠胀,尿有余沥,面色㿠白,舌质淡,脉细无力。

【分析】 肝失疏泄,气机郁滞,膀胱气化不利。足厥阴肝经循少腹,络阴器。故情志抑郁,肝气不舒,则小便涩滞淋漓,少腹胀满疼痛,脉象沉弦。若为脾气虚弱,中气下陷者,常病程日久,且少腹坠胀,尿余沥不尽。气虚不能温养肌体,则伴有面色㿠白,乏力。舌质淡,脉细无力,为气虚之象。

【治法】 实证宜理气疏导,通淋利尿;虚证宜补中益气,升阳举陷。

【方药】 实证用沉香散(沉香、石苇、滑石、当归、陈皮、白芍、冬葵子、甘草、王不留行)。腹胀及于胸胁者,加郁金、川楝子、青皮等。病久兼有瘀滞者,加红花、赤芍、益母草活血化瘀。虚证用补中益气汤(黄芪、人参、白术、炙甘草、当归、陈皮、升麻、柴胡)。

4. 血淋

【临床表现】 小便频急热涩刺痛,尿色深红,或夹有血块,疼痛满急加剧,舌红苔黄,脉滑数。

【分析】 湿热下注,蕴结膀胱,热甚灼络,迫血妄行。湿热阻滞,膀胱气化不利,故尿频、灼热涩痛;热伤血络。湿热炽盛,损伤血络,血随尿出,故尿中带血,或挟有血块。热瘀互结,阻于尿道,致小便疼痛胀满急迫加剧。舌红苔黄,脉滑数,为实热之象。

【治法】 清热通淋,凉血止血。

【方药】 小蓟饮子(小蓟、蒲黄、藕节、滑石、木通、生地黄、当归、甘草、栀子、淡竹叶)加减。便秘者,加大黄通腑泻热。出血不止者,加仙鹤草、琥珀末收敛止血。兼有瘀血之象,加三七、牛膝、桃仁化瘀止血。若日久肾阴不足,虚火内扰,症见尿色淡红,尿痛涩滞不著,腰膝酸软,神疲乏力,舌红苔少,脉细数者,知柏地黄丸(知母、黄柏、熟地黄、山茱萸、淮山药、茯苓、泽泻、丹皮)加减,以滋阴清热,补虚止血。若久病脾虚气不摄血,归脾汤加仙鹤草、旱莲草、小蓟、泽泻、滑石等益气养血通淋。

5. 膏淋

【临床表现】 小便浑浊,乳白或如米泔水,上有浮油如脂,置后沉淀如絮状,或夹有凝块,或混有血液,尿道热涩疼痛,舌质红,苔黄腻,脉濡数。

【分析】 湿热下注,阻滞经脉,脂液不循常道,下溢膀胱,故小便浑浊如米泔水。膀胱湿热,气化不利,故尿道热涩疼痛。若热伤血络,可尿中带血。湿热内蕴,故舌质红,苔黄腻,脉濡数。

【治法】 清利湿热,分清泄浊。

【方药】 程氏萆薢分清饮(川萆薢、车前子、黄柏、茯苓、白术、石菖蒲、丹参、莲子心)加减。小腹拘急,尿道热痛者,加龙胆草、山栀、甘草梢。伴有血尿者加小蓟、藕节、白茅根。湿热久恋伤阴,加生地、知母养阴清热。若久病不愈,反复发作,淋出如脂,涩痛不甚,形体消瘦,头昏乏力,腰膝酸软,舌淡,苔腻,脉细无力,为脾肾两虚,宜补脾益肾固涩,用膏淋汤(党参、淮山药、芡实、龙骨、牡蛎、生地黄、白芍)加莲须、金樱子、菟丝子等。

6. 劳淋

【临床表现】 小便赤涩不甚,尿痛不著,但淋漓不已,时作时止,遇劳即发,腰膝酸软,神疲乏力,病程缠绵,舌质淡,脉细弱。

【分析】 湿热久恋膀胱,腑病及脏,脾肾两虚。脾虚中气下陷,肾虚固摄无权,则小便淋漓不止。劳则气耗,正气益损,故遇劳即发。脾虚不能充养四肢肌肉,肾虚不能充养腰府筋骨,故神疲乏力、腰膝酸软。舌质淡,脉细弱,为阳虚气弱之象。

【治法】 补益脾肾

【方药】 无比山药丸(淮山药、肉苁蓉、干地黄、山茱萸、茯神、菟丝子、五味子、赤石脂、巴戟天、泽泻、杜仲、牛膝)加减。若少气懒言,小腹坠胀,尿频涩而余沥难尽,为中气下陷,补中益气汤加减。若兼畏寒肢冷,加附子、肉桂、巴戟天温补肾阳。若肾阴不足,阴虚火旺,面红烦热,尿黄赤伴有灼热者,宜滋阴清热,知柏地黄丸加减。

案例 11-21

李某,女,30岁。半年前患急性肾盂肾炎,经抗生素治疗后症状缓解,此后尿频、尿路涩痛不适反复发作,每遇热夜或劳累后加重,伴乏力,口干,舌淡红,脉细数无力。尿液分析:中段尿细菌培养>10万/ml,白细胞15~20个/HP,红细胞8~10个/HP。泌尿系彩超显示双肾大小基本正常,肾盂肾盏有瘢痕形成,双侧肾盂变形并有少量积水,膀胱、尿道有慢性炎性改变。

思考问题

给出该患者的西医、中医诊断,中医治法、方药?

答案提示

西医诊断:慢性肾盂肾炎

中医诊断:劳淋,证属气阴两虚、膀胱湿热。

处方:黄芪 30g,党参20g,莲子 15g,黄芩15g,茯苓15g,麦冬15g,车前子15g(包煎),柴胡15g,地骨皮15g,萹蓄15g,瞿麦15g,白花蛇舌草30g,蒲公英30g,生甘草10g。

第 19 节 消 渴

消渴,是因禀赋不足,饮食情志失调或劳欲过度,导致阴液亏损,燥热偏盛,以多饮、多食、多尿、身体消瘦或尿有甜味为主症的病证。又称消瘅。其病位主要与肺、胃(脾)、肾有关,尤与肾关系最为密切。须与口渴症、瘿病相鉴别。

西医学的糖尿病、尿崩症可参考本节辨证论治。

(一) 病因病机

1. 禀赋不足 先天禀赋不足是引起消渴病重要的内在因素。《灵枢·五变》说"五脏皆柔弱者,善病消瘅。"其中尤以阴虚体质最易罹患。

2. 饮食不节 长期过食肥甘,醇酒厚味,辛辣香燥,损伤脾胃,致脾胃运化失职,积热内蕴,化燥伤津,发为消渴。如《素问·奇病论》说:"此肥美之所发也,此人必数食甘美而多肥也,肥者令人内热,甘者令人中满,故其气上溢,转为消渴。"

3. 情志失调 长期过度的精神刺激,导致肝气郁结,郁久化火,火热内炽,消灼肺胃阴津,发为消渴。正如《临证指南医案·三消》篇说:"心境愁郁,内火自然,乃消症大病。"

4. 劳欲过度 房劳过度,肾精亏损,虚火内生,上蒸肺胃,致肾虚与肺燥、胃热俱现,发为消渴。

消渴病病位有在肺、在胃、在肾的不同,但常相互影响,肺燥津伤,津液失于敷布,则脾胃不得濡养,肾精不得滋助;脾胃燥热偏盛,上可灼伤肺津,下可耗伤肾阴;肾阴不足则阴虚火旺,也可上灼肺胃,终致肺燥胃热肾虚。

消渴病日久,易出现眼疾、痈疽、心脑病证等并发症。消渴虽以阴虚为本,燥热为标,但日久阴损及阳,可致阴阳两虚,且以肾阳虚、脾阳虚较为多见;阴虚内热,耗津灼液,影响气血的正常运行,可使血行不畅,血脉瘀滞,出现久病入络的病理现象。

(二) 辨证要点

1. 辨病位 消渴病多饮、多食、多尿的三多症状,往往同时存在,但因肺燥、胃热、肾虚程度的不同,而有上、中、下三消之分。肺燥为主,多饮症状较突出的,称为上消;胃热为主,多食症状较突出的,称为中消;肾虚为主,多尿症状较突出的,称为下消。

2. 辨标本 本病以阴虚为本,燥热为标,二者互为因果,常因病程长短、病情轻重的不同,阴虚与燥热之表现各有侧重。一般初病多以燥热为主,病程较长者阴虚与燥热并见,日久则以阴虚为主。

3. 辨本症与并发症 多饮、多食、多尿、消瘦为消渴病本症的基本临床表现,但日久可并发痈疽、眼疾、心脑病证。多数患者,先见本症,随病情发展而出现并发症。但部分患者,三多等本症不甚明显,常因痈疽、眼疾、心脑病证的出现,继而确诊本病,尤为中老年患者当仔细辨识。

（三）辨证论治

上消——肺热津伤

【临床表现】 口渴多饮，口干舌燥，尿频量多，烦热多汗，舌边尖红，苔黄，脉洪数。

【分析】 肺为水之上源，敷布津液。肺为燥热所伤，肺不布津，故口渴多饮，口干舌燥。津液不能敷布而直趋下行，故尿频量多。燥热盛，迫使津液外泄，则烦热汗出。舌边尖红，为燥热在肺；苔黄，脉洪数，由里热所致。

【治法】 清热润肺，生津止渴。

【方药】 消渴方（花粉末、黄连末、生地汁、藕汁、人乳汁、姜汁、蜂蜜）加减。若烦渴引饮，舌苔黄燥，脉洪大，为肺胃炽热，津阴耗伤，可用石膏、知母、黄芩、甘草清热降火、生津止渴。若烦渴不止，小便频数，脉数乏力者，为肺热津亏，肾气阴两虚，可加人参、天冬、麦冬、天花粉、知母等。

中消——胃热炽盛

【临床表现】 多食易饥，口渴，尿多味甘，形体消瘦，大便秘结，舌苔黄燥，脉滑实有力。

【分析】 胃主腐熟，脾主运化，脾为胃行其津液。胃火炽盛，脾阴不足，致口渴多饮，多食易饥。脾虚不能转输水谷精微与津液，则精微下行注入小便，故尿多味甘。水谷精微不能充养肌肉，故形体消瘦。津枯肠燥，则大便秘。舌苔黄燥，脉滑实有力，是胃热炽盛之象。

【治法】 清胃泻火，养阴生津。

【方药】 玉女煎（石膏、熟地黄、知母、麦冬、牛膝）加黄连、山栀子。大便秘结者，加生地、麦冬、玄参、大黄以清热生津通便。

下 消

1. 肾阴亏虚

【临床表现】 尿频量多，混浊如脂膏，或尿味甘，头晕耳鸣，烦渴，腰膝酸软，或皮肤干燥瘙痒，或消谷多食，舌红少苔，脉沉细数。

【分析】 肾主藏精，寓元阴元阳。肾阴亏损，肾失濡养，开阖固涩失司，故尿频量多。若精微与津液直趋下泄，随尿而排出，则小便混浊如脂，或尿味甘甜。肾精气不足，清窍失养，则头晕耳鸣。肾虚腰府筋脉失养，则腰膝酸软。精血不能荣养滋润肌肤，则皮肤干燥瘙痒。肾阴亏，虚火旺，上燔心肺则烦渴；中灼脾胃则消谷。舌红少苔，脉沉细数，为阴虚内热之象。

【治法】 滋阴益肾，润燥止渴。

【方药】 六味地黄丸（熟地黄、山茱萸、淮山药、丹皮、泽泻、茯苓）治疗。若出现烦躁、失眠、盗汗、遗精等症，为虚火偏盛，可加黄柏、知母滋阴泻火。尿多混浊者，加益智仁、桑螵蛸益肾缩泉。

2. 阴阳两虚

【临床表现】 小便频数，混浊如膏，甚则饮一溲一，面容憔悴，耳轮干枯，腰膝酸软，畏寒肢冷，甚则阳痿或月经不调，舌淡苔白而干，脉沉细无力。

【分析】 消渴日久，阴损及阳，阴阳两虚，肾失固摄，精微与津液下泄，故小便频数，混浊如膏，甚至饮一溲一；精微下注，精血亏虚，不能充养肌肤，故面容憔悴，耳轮干枯。肾虚则腰膝酸软；命门火衰，则畏寒肢冷，或阳痿或月经不调。舌淡苔白而干，脉沉细无力，为阴阳两虚之象。

【治法】 滋阴温阳，补肾固涩。

【方药】 金匮肾气丸（熟地黄、山茱萸、淮山药、茯苓、泽泻、丹皮、附子、肉桂）加减。尿多而混浊者，加益智仁、金樱子、覆盆子、桑螵蛸。身体困倦，气短乏力，加党参、黄芪。命门火衰阳痿，加巴戟天、淫羊藿、肉苁蓉。

案例 11-22

孙某，男，66岁。以"口干多饮10年，加重伴小便混浊1个月"为主诉就诊。糖尿病史10年。10年来口干多饮，服用西药控制血糖，空腹血糖在8mmol/L左右。1个月前，自觉口干多饮有所加重，夜间尤觉明显，尿频量多，混浊如脂膏，体倦乏力，遂来就诊。查体：体温37.5℃，脉搏88次/分，呼吸16次/分，血压145/85mmHg。舌红，苔薄腻，脉沉细数。未见其他阳性体征。实验室检查：空腹血糖10.1mmol/L，餐后2小时血糖16.4mmol/L，血清总胆固醇5.8mmol/L，血清三酰甘油2.4mmol/L，尿常规示尿糖（＋＋），蛋白（＋）。

思考问题

给出该患者的西医、中医诊断，中医治法、方药？

答案提示

西医诊断：2型糖尿病

中医诊断：消渴（肾阴亏虚）。

治法：滋阴益肾，润燥止渴。

方药：六味地黄丸加减。

熟地20g 山药15g 山茱萸15g 茯苓15g 丹皮15g 泽泻15g 益智仁15g 桑螵蛸15g

第20节 痹 证

痹，即痹阻不通。痹证，是指肢体经络为风寒湿热之邪所闭塞，导致气血不通，经络痹阻，引起肌肉、关节、筋骨疼痛、酸楚、麻木、重着以及活动障碍，甚或关节肿大变形为主要表现的病证。本病证临床上具有渐进性或反复发作的特点。其主要病机是气血痹阻不通,筋脉关节失于濡养所致。须与痿病相鉴别。

西医学的风湿病、风湿性关节炎、类风湿性关节炎、强直性脊柱炎、骨性关节炎、感染性关节炎、痛风等,可参考本节辨证论治。

(一)病因病机

1. 体虚感邪　素体虚弱,卫外不固,或先天禀赋不足,外无御邪之能,内乏抗病之力,腠理空虚,风寒湿邪则易乘虚而入,留于肌表关节、筋骨血脉,致气血运行不畅,经络阻滞,筋脉关节失于濡养而为痹证。

2. 外邪入侵　风、寒、湿邪是引发本病的外在因素。风为阳邪,开泄腠理,寒借风性内犯,风借寒性凝滞,使邪附病位,成为致病的基础。若久居潮湿或严寒之地而又缺乏防潮保暖措施,或长期冒雨涉水,或水中作业,日久则致风、寒、湿邪相互胶着,侵害于经络肢体。或在卫外功能低下的情况下,感受风、寒、湿邪,阻滞经络筋脉,致气血痹阻不通。而成行痹、痛痹、着痹。素体阳盛,或阴虚内热,或风、寒、湿邪郁久,邪从热化,与气血相搏,气血壅滞,筋脉拘急而转为热痹。若风寒湿痹或热痹经久不愈,内舍脏腑,耗伤气血,损及肝肾,痰瘀凝滞,可导致关节肿胀变形及脏腑相应病变。

(二)辨证要点

1. 辨病邪　肢体关节疼痛为痹证的基本特征,以风寒湿三邪合而为病。但三邪在体有所偏盛,因而有不同的症状学特点,据此,可分不同的证型。风邪胜者为行痹,其痛游走不定,恶风寒;寒邪胜者为痛痹,痛剧,遇寒则甚,得温则缓;湿邪偏盛为着痹,重着而痛,肌肤麻木;热邪偏盛为热痹,肢体关节灼痛,或痛处焮红,肿胀剧烈。

2. 辨虚实　行痹、痛痹、着痹、热痹虽起病缓慢,但病程短者多为实证。久治不愈,肝肾亏虚,痰瘀阻络,则为虚中夹实,如尪痹,以关节剧痛、肿大、变形、屈伸受限为特点,同时兼有脏腑相应病变。若久病气血亏虚者,关节酸沉,绵绵而痛,麻木尤著,心悸气短,四肢乏力,则以虚证为主。临证不可无问虚实,一概使用祛风通络之品。

(三)辨证论治

1. 行痹

【临床表现】　肢体关节酸楚疼痛,屈伸不利,游走无定处,多见于腕、肘、踝、膝等处关节。或伴有发热、恶风或恶寒,舌苔薄白,脉浮。

【分析】　风邪兼夹寒湿,留滞经脉骨节,闭阻气血,不通则痛,故肢体关节酸痛。经脉失于气血濡养,故关节屈伸不利。风性善行数变,故腕、肘、踝、膝多处关节游走疼痛无定处。若风邪或夹寒湿侵袭肌表,卫阳郁闭失宣,营卫失和,则见恶风或恶寒,发热。舌苔薄白,脉浮,为邪在卫表之象。

【治法】　祛风散寒,除湿通络。

【方药】　防风汤(防风、麻黄、秦艽、桂枝、葛根、当归、茯苓、甘草、生姜、大枣、杏仁、黄芩)加减。湿邪著,加防己、羌活、独活。寒邪盛,加川草乌、白芷、细辛。

2. 痛痹

【临床表现】　肢体关节疼痛较剧,痛有定处,遇寒则痛甚,得热则痛减,关节屈伸不利,舌苔薄白或薄白腻,脉弦紧。

【分析】　寒邪兼夹风湿外袭,留滞关节,气血痹阻。寒为阴邪,其性凝滞,经络气血凝结,阻滞不通,故肢节疼痛较剧,且遇寒则加重,得热痛减。寒性收引,经脉收缩拘挛,故关节屈伸不利。舌苔薄白、脉弦紧或沉迟而弦,为寒凝疼痛之象。兼有湿邪,则苔薄白而腻。

【治法】　温经散寒,祛风除湿。

【方药】　乌头汤(麻黄、制川乌、黄芪、白芍、甘草、蜂蜜)加减。若关节皮肤冷感,疼痛剧烈,可加附子、细辛、桂枝、白芷、干姜等。

3. 着痹

【临床表现】　肢体关节沉重酸楚、疼痛,甚则关节肿胀,肌肤麻木不仁,关节活动不利,舌淡,苔白腻,脉濡缓。或肢体疼痛,足胫发热,苔黄厚腻。

【分析】　湿性重浊黏滞,兼夹风寒入侵,则闭阻气血,阻滞经脉,故肢体关节出现沉重酸楚而痛。若湿邪壅滞于骨节,则关节肿胀。湿邪阻滞气血不行,肌肤、经脉失于濡养,则肢体麻木不仁,活动不利。舌淡,苔白腻,脉濡缓,为湿邪致病之象。

【治法】　除湿通络,祛风散寒。

【方药】　薏苡仁汤(薏苡仁、瓜蒌仁、川芎、当归、麻黄、桂枝、羌活、独活、防风、制川乌、甘草、苍术、生姜)加减。若肌肤麻木不仁,加海桐皮、豨莶草祛风通络。若寒湿甚,佐附子、细辛、干姜温经散寒。若兼见足胫肿热,苔黄厚腻,湿邪化热者,加黄柏、苍术清热除湿。

4. 热痹

【临床表现】　关节疼痛,焮红灼热,肿胀,痛不可触,屈伸不利,多兼发热、恶风、口渴、汗出,心烦,舌质红,苔黄或黄腻,脉浮数或滑数。

【分析】　风湿热邪侵袭于肌腠,壅滞于经络,留滞于骨节,热郁气滞,故关节肿胀,焮红灼热,痛不可触,得冷则缓。经脉不通,气血不畅,故关节肢体屈伸不利。邪郁肌表,卫阳郁遏,则发热,恶风。风热袭表,腠理开泄,故汗出。热盛伤津,热扰心神,故口渴,心烦。舌质红,苔黄或黄腻,脉浮数或滑数,为风湿热邪致病之象。

【治法】　清热通络,祛风除湿。

【方药】　白虎加桂枝汤(知母、石膏、粳米、甘草、桂枝)合宣痹汤(防己、杏仁、滑石、连翘、薏苡仁、半夏、蚕砂、赤小豆、山栀)加减。若发热、恶风、咽痛者,加金银花、牛蒡子、薄荷、荆芥,以疏风清热,解毒利咽。若热毒炽盛,关节红肿热痛,入夜尤著,壮热烦渴者,可选用五味消毒饮(金银花、野菊花、蒲公英、紫花地丁、紫背天葵)合犀黄丸(牛黄、麝香、没药、乳香、黄米饭),以清热解毒、凉血止痛。

5. 尪痹

【临床表现】 痹证日久,肢体关节疼痛时轻时重,关节僵硬、变形,屈伸不利,筋脉拘急,肌肉萎缩,肘膝不能伸,甚至肢体关节强直残废,舌质暗红不鲜,脉细涩。

【分析】 风寒湿邪久恋,伤津耗血,肝肾两亏。津液凝滞,聚而成痰;脉络阻滞,血滞为瘀;血虚津亏,内风遂起。风痰瘀互结,留着肢体关节,痹阻经脉,则肢体关节疼痛时轻时重,关节肿大、僵硬、变形。肝肾亏虚,筋骨失养,则屈伸不利,筋脉拘急,肘膝不能伸,甚至肢体关节强直残废。瘀血阻络,血行不畅,血脉空虚,则舌质暗红不鲜,脉细涩。

【治法】 补肝益肾,搜风涤痰,活血通络。

【方药】 双合汤(桃仁、红花、地黄、芍药、当归、川芎、半夏、茯苓、陈皮、甘草、白芥子、鲜竹沥、生姜汁)加减。久治不愈,可加蜂房、全蝎等搜风通络。痰浊偏盛,加制南星、白芥子豁痰。瘀血明显,加乳香、没药、地鳖虫、炮山甲等活血散瘀。肝肾亏虚,筋骨不健者,加鹿角霜、苁蓉、狗脊、桑寄生、杜仲、牛膝等。

案例 11-23

张某,女,52岁,农民,上肢疼痛半年,加重1周前来就诊。患者自诉半年前因居住地下室而出现双侧上肢酸痛,尤以关节部位明显,伴有轻度屈伸不利,肢体沉重,时轻时重,口服双氯芬酸,疼痛减轻。1周前因着凉后病情加重,肘关节疼痛加重,屈伸不利,肢体麻木,局部无红肿、触之不热,舌苔薄白腻,脉濡缓。

思考问题

1. 此病案的中医诊断、分型?
2. 分析此病案的辨证依据?
3. 此病案的治法,代表方?

答案提示

1. 该患者应诊断为痹证,辨证为着痹。

2. 痹证的发生多因正气不足,感受风、寒、湿、热之邪所致。该患者主要是因为居住潮湿环境,风湿之邪乘虚侵袭人体,注于经络,留于关节,湿邪重浊黏腻,故痛有定处,麻木沉重;湿留肌肉,阻滞关节,故关节疼痛,屈伸不利;舌苔薄白腻,脉濡缓,均为着痹之征。

3. 治法:祛风散寒,除湿通络止痛。

方药:薏苡仁汤加减。

薏苡仁 40g 苍术 20g 羌活 15g 独活 15g 防风 15g 麻黄 12g 当归 20g 川芎 15g 桑枝 15g 细辛 5g

第12章　妇、儿、外科病证

第1节　月经先期

月经先期,是指月经周期提前7天以上,甚至半月1行,连续2个周期以上者称为月经先期。如果仅提前3～5天,或偶尔提前1次,但下次月经仍然如期的,不作月经先期论述。月经先期是生育期、更年期妇女常见的月经病,亦见于青春期。月经先期病在胞宫冲任,多虚多热。青春期多为脾肾之虚,中年妇女多见虚热、痰郁或血瘀。若日久不愈,可发展为崩漏证。

西医学的功能失调性子宫出血和盆腔炎所致的子宫出血可参照本节的内容辨证论治。

(一) 病因病机

1. 气虚　饮食失节,或思虑、劳倦过度,损伤脾胃,以致脾胃虚弱统摄无权,冲任不固,则月经先期而至。

2. 血热　有虚实之别,实热多由素体阳盛,或过食辛辣助阳之品;或情志郁结,郁火内生;热扰冲任,血海不宁,月经先期而至。虚热多由素体阴虚,或久病失血伤阴,或房劳多产,伤精耗血而致阴虚,阴虚阳盛,热迫血行,冲任不固,血海不宁发为月经先期。

3. 血瘀　气虚、气滞或寒邪凝滞,或热灼血稠,运行失畅而致胞宫瘀滞,瘀血不去,新血难安,气机逆乱,冲任不固,故经血先期而下。

(二) 辨证要点

月经先期的辨证,着重于周期的提前及经量、经色、经质的情况,结合形、气、色、脉,辨其属虚、属热。一般以周期提前或兼量多,色淡,质清稀,唇舌淡,脉弱的属气虚;周期提前或兼量多,经色紫红或深红,质稠,舌质红,脉数者为血热;如月经提前,经色紫暗,夹有血块,舌暗有瘀斑,脉涩者,为血瘀。

(三) 辨证论治

1. 气虚

【临床表现】　月经提前,经血量多、色淡、质稀,神疲乏力,倦怠嗜卧,气短懒言,或脘腹胀满,食少便溏,或小腹空坠,舌淡红,苔薄白,脉虚弱无力。

【分析】　脾气虚统摄无权,冲任不固而致月经先期量多;失血日久则血虚故色淡、质稀;阳气不足则神疲乏力,倦怠嗜卧,气短懒言;脾虚失运故脘腹胀满,食少,中气不升故小腹空坠、便溏。舌淡红,苔薄白,

脉虚弱无力,为气虚之征。

【治法】　健脾益气,摄血调经。

【方药】　补中益气汤(白术、甘草、人参、黄芪、当归、陈皮、升麻、柴胡)加减。如失血量多,加乌贼骨、艾叶炭、炮姜炭、阿胶等;脾虚及肾,腰冷腹痛,小便频,加杜仲、菟丝子、益智仁、制附子等;心脾两虚,心悸失眠者,去柴胡、升麻,加炒枣仁、远志、大枣等;腹痛加白芍。

2. 血热

(1) 实热

【临床表现】　经行提前,经血量多,色深红或紫黑,质稠,心烦面赤,口干,便秘尿黄。舌红,苔黄,脉数。

【分析】　阳气过盛,热扰冲任,血海不宁,发为先期。血分热盛,迫血妄行,经血量多;血为热灼故色深红或紫黑,质稠;热扰心胸故心烦面赤,热灼津液故口干,尿黄便结。舌红,苔黄,脉数,为实热之象。

【治法】　清热凉血。

【方药】　清经散(熟地、白芍、丹皮、青蒿、黄柏、地骨皮、茯苓)加减。如热已伤津去茯苓,加天花粉;肾水不亏以生地易熟地;经血量多,加地榆、槐花、马齿苋;心烦尿黄加木通、黄连。

(2) 虚热

【临床表现】　月经提前,经血量少,色红质稠,心烦少寐,咽干口燥,手足心热,颧红潮热,舌红,少苔,脉细数。

【分析】　阴虚水亏,虚热内扰,冲任不固,血海失宁,以致月经先期,色红,量少;阴虚内热则手足心热,颧红潮热;虚热扰心故心烦少寐,阴液不足故口燥咽干。舌红,少苔,脉细数,为阴虚内热之征。

【治法】　养阴清热。

【方药】　两地汤(生地、地骨皮、玄参、麦冬、阿胶、白芍)加减。如见头晕目眩,潮热耳鸣,加龟板、鳖甲、刺蒺藜、菊花;经血量多者,加知母、旱莲草。

(3) 肝郁化热

【临床表现】　经期提前,量多少不定,血色紫红,胸胁、乳房、小腹胀痛,头晕目眩,心烦易怒,口苦咽干,喜太息,舌红,苔黄,脉弦数。

【分析】　肝郁化火,热扰冲任,血海不宁,以致月经先期,经色深红,质稠有块;肝郁气机,经行不畅,故量或多或少;气滞肝经,故胸胁、乳房、小腹胀痛;头晕目眩,心烦易怒,口苦咽干,舌红,苔黄,脉弦数,均为

肝郁化热之象。

【治法】 疏肝清热。

【方药】 丹栀逍遥散(柴胡、丹皮、栀子、当归、白芍、白术、茯苓、薄荷、煨姜、甘草)加减。如经血量多,去当归,加大小蓟、黄芩、旱莲草;经行不畅,加泽兰、丹参;胸腹胀痛,加青皮、川楝子;咽干口渴、便秘,加天花粉、麦冬;心烦易怒、不眠,加合欢花、夜交藤。

3. 血瘀

【临床表现】 月经先期,经血量多,紫红有块,小腹疼痛,块下痛缓,面色暗滞,肌肤不荣。舌紫暗,有瘀点或瘀斑,脉涩。

【分析】 瘀血阻滞胞宫,新血难安,故经血量多,先期而下;瘀血阻滞少腹,故小腹疼痛,经血有块,块下痛缓;瘀血阻滞脉道,肌肤失养故面色暗滞,肌肤不荣。舌紫暗,有瘀点或瘀斑,脉涩,均为瘀血之征。

【治法】 活血化瘀。

【方药】 桃红四物汤(当归、白芍、川芎、熟地、桃仁、红花)加减。如热盛,加丹皮、益母草;寒盛者,加炮姜、艾叶;经血量多,加茜草、蒲黄、三七粉;腹痛,加延胡索、川楝子、郁金;兼气滞者,加香附、青皮。

第2节 月经后期

月经后期,是指月经周期延长 7 天以上,甚至 40~50 天 1 行,连续 2 个周期以上。如偶尔延后一次,但此后如期来潮者,不作月经后期论述。

(一)病因病机

1. 血虚 素体气血不足,久病体虚,耗伤阴血,或饮食劳倦损伤脾胃,化源不足,血海空虚,胞宫不能按时满盈,以致月经迟延。

2. 血寒 经期产后,调摄失宜,过食生冷;或冒雨涉水,寒邪内侵,血为寒凝;或素体脾肾阳虚,脏腑失于温养,气血运行迟滞,冲任胞络受阻而致月经后期。

3. 气滞 情志抑郁,气机不畅,气滞血瘀,经血运行不畅,冲任受阻以致月经周期延后。

4. 痰湿 脾气虚衰,运化失职,水湿不化,聚湿生痰,流注冲任;或嗜食膏粱厚味,痰脂滋生,阻滞胞脉,经脉不利,血海不能按时下泄,以致月经延后。

(二)辨证要点

本病辨证,应从经色、经量、经质及全身证候,辨其虚实。一般以后期,量少,色暗有块,小腹冷痛拒按为血寒;量少,色淡暗,质清稀,小腹冷痛,喜暖喜按为虚寒;量少,色淡,质稀薄属血虚;量少或正常,色暗红或有小块,小腹胀满而痛者,属气滞。

(三)辨证论治

1. 血虚

【临床表现】 月经错后,经血量少,色淡质稀,面色萎黄无华,伴头晕眼花,心悸少寐,皮肤爪甲不荣。舌淡,苔薄白,脉细弱无力。

【分析】 营血亏虚,血海不能按时满盈,故见月经错后,经血量少,色淡质稀;血虚内不能濡养脏腑,外不能润泽肌肤,故见面色萎黄无华,伴头晕眼花,心悸少寐,皮肤爪甲不荣。舌淡,苔薄白,脉细弱无力,为血虚之象。

【治法】 补气养血。

【方药】 大补元煎(人参、山药、甘草、熟地、当归、枸杞子、山萸肉)加减。如脾肾阳虚,加附子、炮姜;气虚乏力,加炙黄芪、白术;食少便溏,去当归加砂仁、茯苓、补骨脂;心慌失眠,加酸枣仁、远志。

2. 血寒

【临床表现】 月经迟延,经血量少,色暗有块,小腹冷痛,喜热畏寒,面色苍白,小便清长,大便溏泻。舌淡暗,苔白,脉沉紧。

【分析】 寒客下焦,血为寒凝,气血运行不畅,冲任阻滞,故月经迟延,经血量少,色暗有块;寒凝胞宫,经脉失煦,故小腹冷痛,喜热畏寒,面色苍白,小便清长,大便溏泻,舌淡暗,苔白,脉沉紧,为血虚寒凝之象。

【治法】 温经散寒。

【方药】 温经汤(当归、白芍、川芎、人参、肉桂、莪术、牛膝、丹皮、甘草)加减。若经血量多者,加炮姜炭、艾叶炭;腹痛,加蒲黄、五灵脂、延胡索;气滞腹胀,加香附;便溏,加白术、山药、神曲;肾阳亏虚,加杜仲、仙茅。

3. 气滞

【临床表现】 月经延后,经量偏少,色正常或暗红有块,排出不畅,伴胸胁乳房小腹胀痛,舌质正常或稍暗,苔薄白,脉弦或涩。

【分析】 情志抑郁,气机不畅,气滞血瘀,故月经延后,经量偏少,色正常或暗红有块;气机不舒,肝失调达,故肝经走行部位胀痛。舌暗,脉弦或涩为气机阻滞,经行不利之象。

【治法】 开郁行气,活血调经。

【方药】 柴胡疏肝散(柴胡、枳壳、川芎、香附、白芍、陈皮、当归)加减。若经行腹痛重者,加延胡索、川楝子;小腹冷痛,加炮姜、小茴香;胸胁满痛,加柴胡、郁金、木香;小腹胀满,加茴香、乌药;心烦不眠,加丹皮、栀子;经期下血量多,加卷柏炭、血余炭。

第3节 崩 漏

崩漏,是经血非时暴下不止,或淋漓不净。前者称崩中或经崩,后者称经漏或漏下。崩与漏出血情况虽有不同,但二者常交替出现,故合称崩漏。

西医学的无排卵型功能失调性子宫出血临床特点与崩漏相似,可参考本病辨证论治。

（一）病因病机

1. 血热 虚热表现为素体阴虚，或久病、失血以致阴伤，阴虚水亏，心肝失养，虚火内扰，损伤冲任，扰动血海，致经血非时妄行。实热表现为素体阳盛，肝火易动，或素性抑郁，郁久化火，或感受热邪，或过服辛辣、助阳之品，酿成实火，实热伏于冲任，扰动血海，迫经妄行，致成崩漏。

2. 肾虚 先天不足，肾气未充，天癸初至，冲任不固；或因更年期肾气渐虚，或因手术不当，损伤胞宫冲任以致肾虚。肾气虚，失于封藏，不能约制经血，血下不止。

3. 脾虚 忧思、饮食、劳倦损伤脾胃，中气不振，气失统摄，不能制约经血，故成崩漏。

4. 血瘀 七情内伤，冲任郁滞，或经行产后，外感六淫，迁延日久，滞留冲任，致胞脉郁结，血瘀不行，冲任脉道不畅，血不循经，病为崩漏。

（二）辨证要点

崩漏以无周期性的阴道出血为辨证要点，临证时结合出血的量、色、质变化和全身证候辨明寒、热、虚、实。

（三）辨证论治

血 热

1. 虚热

【临床表现】 经血非时突然而下，量多如注，或量少淋漓不止，血色鲜红而质稠，伴心烦，潮热，尿黄，便干。苔薄黄，脉细数。

【分析】 阴虚血热，热迫经血，故经血非时妄行；阴虚血量减少，热炽血量增多；尿黄，便干，苔薄黄，脉细数，为阴虚有热之象。

【治法】 滋阴清热。

【方药】 保阴煎（生地、熟地、白芍、黄芩、黄柏、续断、山药、甘草）加减。若体瘦、咽干、唇焦加沙参、麦冬、五味子双补气阴；血量多，加阿胶，滋阴养血止血；血不止，加地榆、乌梅、槐花；夜卧身热，加地骨皮；小便热、频，加栀子、木通。

2. 实热

【临床表现】 经血非时忽然大下，或淋漓日久不净，色紫红，质稠，两侧小腹胀痛，上连胸胁，口渴烦热，或有发热，尿黄，便结，舌质红，苔黄，脉数。

【分析】 热盛于内，损伤冲任，血海沸腾，迫血妄行，故经血崩下或淋漓不净，血色深红质稠；热扰心神则烦热；热伤胃津，故口渴；热邪内蕴可有发热。尿黄，便结，舌质红，苔黄，脉数，为血热之象。

【治法】 清热凉血。

【方药】 清热调经汤（黄芩、焦栀子、地榆、藕节、沙参、生地、阿胶、牡蛎、棕榈炭）加减。若口苦身热，为肝经火盛，加柴胡、夏枯草；血多有块，加三七、丹皮；胸胁痛，加白芍、川楝子。

肾 虚

1. 肾阴虚

【临床表现】 经乱无期，出血淋漓不尽或量多，色鲜红，质稍稠，头晕耳鸣，腰膝酸软，五心烦热，舌红苔少或无苔，脉细数。

【分析】 肾水阴虚，冲任失守，故经乱无期，量多或淋漓不尽；阴虚血热则色鲜红，质稍稠；肾阴不足，不能上荣于脑，故头晕耳鸣；精亏则腰膝酸软；水不济火，故五心烦热；舌红苔少或无苔，脉细数，为肾水亏虚之象。

【治法】 滋阴补肾。

【方药】 左归丸（熟地、山药、枸杞子、山茱萸、菟丝子、龟板、鹿角胶、川牛膝）加减。若面部烘热，去枸杞子、鹿角胶加麦冬、女贞子；干咳，加百合；夜热骨蒸，加地骨皮；头晕耳鸣，加菊花；腰酸痛，加寄生、杜仲；便秘，加肉苁蓉、知母。

2. 肾阳虚

【临床表现】 经来无期，出血量多或淋漓不尽，色淡质清，畏寒肢冷，面色晦暗，腰膝酸软，小便清长，舌质淡，苔薄白，脉沉细。

【分析】 肾气不足，肾阳虚弱，封藏不固，冲任失约，故经来无期，量多或淋漓；阳虚则真火不足，经血失煦，故色淡质稀，畏寒肢冷，面色晦暗，腰酸膝软，小便清长。舌质淡，苔薄白，脉沉细，均为阳虚失煦之象。

【治法】 温补肾阳。

【方药】 右归丸（鹿角胶、当归、熟地、山萸肉、枸杞子、杜仲、菟丝子、山药）加减。若阳气虚衰，加人参；带浊便溏，加补骨脂、茯苓、姜炭；五更泄泻，加五味子、肉豆蔻；腰膝酸痛，加胡桃肉；青春期肾气未盛，加紫河车、仙茅、仙灵脾；肉桂、当归辛温易动血，经血淋漓不止者宜去之，选加茜草、百草霜、艾叶炭、棕榈炭、赤石脂等；血多有块，小腹痛，加乳香、没药、五灵脂、炒蒲黄。

脾 虚

【临床表现】 经血非时而下，崩中继而淋漓，血色淡而质薄，气短神疲，面色㿠白，或面浮肢肿，手足不温，或纳呆便溏，舌色淡，边有齿痕，苔薄白，脉沉弱。

【分析】 脾虚气陷，统摄无权，故忽然暴下，或日久不止，遂成漏下；气虚火不足，故血色淡而质薄；中气虚，故气短神疲；脾阳不振，故四肢不温，面色白，纳呆便溏；脾虚不运，可有浮肿；舌色淡，边有齿痕，苔薄白，脉沉弱，为气虚脾阳不足之象。

【治法】 健脾益气。

【方药】 固本止崩汤（人参、黄芪、白术、当归、熟地、黑姜）加减。若中气下陷，加升麻以升提阳气，加大枣、山药健脾生血。血多血不止,加乌贼骨、芥穗炭、棕炭、珍珠母;血少,加蒲黄、灵脂;小腹胀痛者,加益母草、炒荆芥、炒香附;血虚面白,加白芍、何首乌;心悸失眠,加五味子、酸枣仁。

血 瘀

【临床表现】 经血非时而下,或淋漓不净,或停闭日久又突然崩中下血,继而淋漓不断,色紫黯有块,小腹部阵痛或胀痛拒按,血下痛缓。舌体紫暗,或有瘀斑、瘀点,脉涩。

【分析】 胞宫瘀滞,新血不安,经乱无期,离经之血时瘀时流,故经血时来时止;若冲任阻隔,经血不至,蓄极而满,但瘀血不去,新血难安,故血又暴下;血瘀故血色紫黯有块;瘀阻则气血不畅,故小腹作痛、拒按,血下痛缓;舌体紫暗,或有瘀斑、瘀点,脉涩为有瘀之征。

【治法】 活血化瘀。

【方药】 四物汤合失笑散(熟地、白芍、当归、川芎、炒蒲黄、五灵脂)加减。若腹胀满不适,加川楝子、香附;小腹冷痛,去大黄、丹皮加炮姜、艾叶炭;漏下日久不净,加益母草、红花;血崩量多,加人参、仙鹤草、三七;寒客少腹,血瘀崩漏者,以桃红四物汤选加三七、茜草、乌贼骨、炒蒲黄、炮附子等。

第4节 闭 经

女子年逾18周岁,月经尚未来潮,或月经来潮后又中断6个月以上者,称为闭经。前者称原发性闭经,后者称继发性闭经,古称"女子不月"、"月事不来"、"经水不通"、"经闭"等。妊娠期、哺乳期或更年期的月经停闭属生理现象,不作闭经论。

本病属难治之症,病程较长,疗效较差,因此,必要时应采用多种方法综合治疗以提高疗效。因先天性生殖器官缺如,或后天器质性损伤致无月经者,因药物治疗难以奏效,不属于本节讨论范围。

（一）病因病机

发病机理主要是冲任气血失调,有虚、实两个方面。虚者由于冲任不足,源断其流;实者因邪气阻隔冲任,经血不通。导致闭经的病因复杂,有先天因素,也有后天失调;可由月经不调发展而来,也有因他病致闭经者,常见的分型有肾虚、脾虚、血虚、气滞血瘀、寒凝血瘀和痰湿阻滞。

1. 肾虚 先天不足,少女肾气未充,精气未盛,或房劳多产,久病伤肾以致肾精亏损,冲任气血不足,血海不能满溢,遂致月经停闭。

2. 脾虚 饮食不节,思虑或劳累过度损伤脾气,气血生化之源不足,冲任气血不充,血海不能满溢,遂致月经停闭。

3. 血虚 素体血虚,或数伤于血,或大病久病,营血耗损,冲任血少,血海不能满溢,遂致月经停闭。

4. 气滞血瘀 七情内伤,素性抑郁,或恼怒过度气滞血瘀,瘀阻冲任,气血运行受阻,血海不能满溢,遂致月经停闭。

5. 寒凝血瘀 经产之时,血室正开,过食生冷,或涉水感寒,寒邪乘虚客于冲任,血为寒凝成瘀,滞于冲任,气血运行阻隔,血海不能满溢,遂致月经停闭。

6. 痰湿阻滞 素体肥胖,痰湿内盛,或脾失健运,痰湿内生,痰湿壅塞冲任,气血运行受阻,血海不能满溢,遂致月经停闭。

（二）辨证要点

在确诊闭经之后,尚须明确是经病还是他病所致,因他病致经闭者先治他病然后调经。辨证重在辨明虚实或虚实夹杂的不同情况。

1. 肾虚型

(1) 肾气虚证

【临床表现】 月经初期来迟或月经后期虽少,渐至闭经,头晕耳鸣,腰酸腿软,小便频数,性欲淡漠,舌淡红,苔薄白,脉沉细。

【分析】 肾气不足,精血衰少,冲任气血不足,血海不能满溢,故月经初潮来迟,或后期量少,渐至停闭;肾虚不能化生精血,髓海、腰府失养,故头晕耳鸣,腰酸腿软;肾气虚,阳气不足,故性欲淡漠;肾虚不能温化膀胱,故小便频数。舌淡红,苔薄白,脉沉细,也为肾气虚之征。

【治法】 补肾益气,养血调经。

【方药】 大补元煎(人参、山药、熟地、杜仲、当归、山茱萸、枸杞、炙甘草)加丹参、牛膝。若闭经日久,畏寒肢冷甚者,酌加菟丝子、肉桂、紫河车;夜尿频数者酌加金樱子、覆盆子。

(2) 肾阴虚证

【临床表现】 月经初潮来迟,或月经后期虽少,渐至闭经,头晕耳鸣,腰膝酸软,或足跟痛,手足心热,甚则潮热盗汗,心烦少寐,颧红唇赤,舌红,苔少或无苔,脉细数。

【分析】 肾阴不足,精血亏虚,冲任气血虚少,血海不能满溢,故月经初潮来迟,或后期量少,渐至停闭;精亏血少,上不能濡养空窍,故头晕耳鸣;下不能濡养外府,故腰膝酸软,或足跟痛,阴虚内热,故手足心热,热劫阴液外泄,故潮热盗汗;虚热内扰心神,则心烦少寐;虚热上浮,则颧红唇赤。舌红,少苔或无苔,脉细数,也为肾阴虚之征。

【治法】 滋肾益阴,养血调经。

【方药】 左归丸(熟地、山药、枸杞子、山茱萸、菟丝子、龟板、鹿角胶、川牛膝)加减,潮热盗汗者,酌加青蒿、鳖甲、地骨皮;心烦不寐者,酌加柏子仁、丹参、珍珠母;阴虚肺燥,咳嗽咯血者,酌加白及、仙鹤草。

（3）肾阳虚证

【临床表现】 月经初潮来迟或月经后期量少,渐至闭经,头晕耳鸣,腰痛如折,畏寒肢冷,小便清长,夜尿多,大便溏薄,面色晦暗或目眶黯黑,舌淡,苔白,脉沉弱。

【分析】 肾阳虚衰,脏腑失于温养,精血化生之源不足,冲任气血不足,血海不能满溢,故月经初期来迟,或后期量少渐至停闭;肾阳虚衰,阳气不布,故形寒肢冷;肾阳虚,不足以温养髓海、外府,故头晕耳鸣,腰痛如折;肾阳虚膀胱气化失常,故小便清长,夜尿多;肾阳虚不能温运脾阳,运化失司,故大便溏薄;肾在色为黑,肾阳虚,故面色晦暗,目眶黯黑。舌淡,苔白,脉沉弱,也为肾阳虚之征。

【治法】 温肾助阳,养血调经。

【方药】 十补丸(熟地、山药、山茱萸、泽泻、茯苓、丹皮、肉桂、五味子、炮附子、鹿茸)。腹冷甚,可酌加补骨脂、艾叶。

2. 脾虚型

【临床表现】 月经停闭数月,肢倦神疲,食欲缺乏,脘腹胀闷,大便溏薄,面色淡黄,舌淡胖有齿痕,苔白腻,脉缓弱。

【分析】 脾虚生化之源亏乏,冲任气血不足,血海不能满溢,故月经停闭数月;脾虚运化失职,湿浊内盛,故食欲缺乏,脘腹胀闷,大便溏薄,脾主四肢,脾虚中阳不振,故肢倦神疲。舌淡胖,有齿痕苔白腻,脉缓弱,也为脾虚之征。

【治法】 健脾益气,养血调经。

【方药】 参苓白术散(人参、白术、茯苓、白扁豆、甘草、山药、莲子肉、桔梗、薏苡仁、砂仁)加当归、牛膝。若出血量多者,酌加人参、升麻;久漏不止者,酌加藕节、炒蒲黄。

3. 血虚型

【临床表现】 月经停闭数月,头晕目花,心悸怔忡,少寐多梦,皮肤不润,面色萎黄。舌淡,苔少,脉细。

【分析】 营血亏虚,冲任气血衰少,血海不能满溢,故月经停闭;血虚上不能濡养脑髓清窍,故头晕目花;血虚内不养心神,故心悸怔忡,少寐多梦;血虚外不荣肌肤,故皮肤不润,面色萎黄。舌淡,苔少,脉细,也为血虚之征。

【治法】 补血养血,活血调经。

【方药】 小营煎(当归、熟地、白芍、山药、枸杞子、炙甘草)加鸡内金、鸡血藤。若血虚日久,渐至阴虚血枯经闭者,症见月经停闭,形体羸瘦,骨蒸潮热,或咳嗽咯血,两颧潮红,舌绛苔少,甚或无苔,脉细数者,治宜滋肾养阴,壮水制火,方用左归丸(熟地黄、山茱萸、淮山药、枸杞子、菟丝子、鹿角胶、龟板胶、川牛膝)。

第5节 痛 经

凡在经期或经行前后,出现周期性小腹疼痛,或痛引腰骶,甚至剧痛晕厥者,称为痛经。亦称"经行腹痛"。

西医学把痛经分为原发性痛经和继发性痛经,前者又称功能性痛经,系指生殖器官无明显器质性病变者;后者多继发于生殖器官的某些器质性病变,如盆腔子宫内膜异位症、子宫腺肌病、慢性盆腔炎、妇科肿瘤、宫颈口粘连狭窄等。本节讨论的痛经,包括西医学的原发性痛经和继发性痛经。功能性痛经容易痊愈,器质性病变导致的痛经病程较长,缠绵难愈。

(一) 病因病机

1. 肾气亏损 先天肾气不足,或房劳多产,或久病虚损,伤及肾气,肾虚则精亏血少,冲任不足,经后血泻,胞脉愈虚,失于濡养,"不荣则痛",故致痛经。

2. 气血虚弱 素体虚弱,气血不足,或大病久病,耗伤气血,或脾胃虚弱,化源不足,气虚血少,经行血泻,冲任气血更虚,胞脉失于濡养,"不荣则痛",故致痛经。

3. 气滞血瘀 素性抑郁,或忿怒伤肝,肝郁气滞,气滞血瘀;经期产后,余血内留,蓄而成瘀,瘀滞冲任,血行不畅,经前经时气血下注冲任,胞脉气血更加壅滞,"不通则痛",故致痛经。

4. 寒凝血瘀 经期产后,感受寒邪,或过食寒凉生冷,寒客冲任,与血搏结,以致气血凝滞不畅,经前经时气血下注冲任,胞脉气血更加壅滞,"不通则痛",故致痛经。

5. 湿热蕴结 素有湿热内蕴,或经期产后,感受湿热之邪,与血搏结,稽留于冲任、胞宫,以致气血凝滞不畅,经行之际,气血下注冲任,胞脉气血更加壅滞,"不通则痛",故致痛经。

(二) 辨证要点

以伴随月经来潮而周期性小腹疼痛发作为辨证要点,一般痛在经前多属实,痛在经后多属虚;痛甚于胀多为血瘀,胀甚于痛多为气滞;剧痛多为实证,隐痛多为虚证。本病以实证居多,虚证较少,也有虚实夹杂者。

1. 肾气亏损

【临床表现】 经期或经后,小腹隐隐作痛,喜按,月经量少,色淡质稀,头晕耳鸣,腰酸腿软,小便清长,面色晦暗,舌淡,苔薄,脉沉细。

【分析】 肾气本虚,精血不足,经期或经后,精血更虚,胞宫、胞脉失于濡养,故小腹隐隐作痛,喜按;肾虚冲任不足,血海满溢不多,故月经量少,色淡质稀;肾精不足,不能上养清窍,故头晕耳鸣;肾亏则腰腿失养,故腰酸腿软;肾气虚,膀胱气化失常,故小便清长。

面色晦暗,舌淡苔薄,脉沉细,也为肾气亏损之征。

【治法】 补肾填精,养血止痛。

【方药】 调肝汤(当归、白芍、山茱萸、巴戟天、甘草、山药、阿胶)加减。若经量少者,酌加鹿角胶、熟地、枸杞子;腰骶酸痛剧者,酌加桑寄生、杜仲、狗脊。

2. 气血虚弱

【临床表现】 经期或经后,小腹隐痛喜按,月经量少色淡质稀,神疲乏力,头晕心悸,失眠多梦,面色苍白,舌淡,苔薄,脉细弱。

【分析】 气血本虚,经血外泄,气血更虚,胞宫、胞脉失于濡养,故经期或经后小腹隐痛喜按;气血虚冲任不足,血海满溢不多,故月经量少,色淡质稀;气虚中阳不振,故神疲乏力;血虚不养心神,故心悸,失眠多梦;气血虚不能上荣头面,故头晕,面色苍白。舌淡,苔薄,脉细弱,也为气血虚弱之征。

【治法】 补气养血,和中止痛。

【方药】 黄芪建中汤(黄芪、白芍、桂枝、炙甘草、生姜、大枣、饴糖)加当归、党参。头晕心悸,失眠者,加炒枣仁、鸡血藤;小腹下坠者,加柴胡、升麻。

3. 气滞血瘀

【临床表现】 经前或经期,小腹胀痛拒按,胸胁、乳房胀痛,经行不畅,经色紫黯有块,块下痛减,舌紫黯,或有瘀点,脉弦或弦涩有力。

【分析】 肝郁气滞,瘀滞冲任,气血运行不畅,经前经时,气血下注冲任,胞脉气血更加壅滞,"不通则痛",故经行小腹胀痛拒按;肝气郁滞,故胸胁、乳房胀痛;冲任气滞血瘀,故经行不畅,经色紫黯有块;血块排出后,胞宫气血运行稍畅,故腹痛减轻。舌紫黯或有瘀点,脉弦或弦涩有力,也为气滞血瘀之征。

【治法】 行气活血,祛瘀止痛。

【方药】 膈下逐瘀汤(炒五灵脂、当归、川芎、桃仁、丹皮、赤芍、乌药、延胡索、甘草、香附、红花、枳壳)加减。治痛经剧烈伴有恶心呕吐者,酌加吴茱萸、半夏、莪术;若兼小腹胀坠或痛连肛门者,酌加姜黄、川楝子;兼寒者小腹冷病,酌加艾叶、小茴香;夹热者,口渴,舌红,脉数者,酌加栀子、连翘、黄柏。

4. 寒凝血瘀

【临床表现】 经前或经期,小腹冷痛拒按,得热则痛减,经血量少,色黯有块,畏寒肢冷,而色青白,舌黯,苔白,脉沉紧。

【分析】 寒客冲任,血为寒凝,瘀滞冲任,气血运行不畅,经行之际,气血下注冲任,胞脉气血壅滞,"不通则痛",故痛经发作;寒客冲任,血为寒凝,故经血量少,色黯有块,得热则寒凝暂通,故腹痛减轻;寒伤阳气,阳气不能敷布,故畏寒肢冷,面色青白。舌淡,苔白,脉沉紧,为寒凝血瘀之征。

【治法】 温经散寒,祛瘀止痛。

【方药】 温经汤(吴茱萸、当归、白芍、川芎、人参、桂枝、阿胶、丹皮、生姜、甘草、半夏、麦冬)加减。若痛经发作时,酌加延胡、小茴香;小腹冷凉,四肢不温者,酌加熟附子、巴戟天。

5. 湿热蕴结

【临床表现】 经前或经期,小腹灼痛拒按,痛连腰骶,或平时小腹痛,至经前疼痛加剧,量多或经期长,经色紫红,质稠或有血块,平素带下量多,黄稠臭秽,或伴低热,小便黄赤,舌红,苔黄腻,脉滑数或濡数。

【分析】 湿热蕴结,冲任气血运行不畅,经行之际气血下注冲任,胞脉气血壅滞,"不通则痛",故痛经发作;湿热瘀结胞脉,胞脉系于肾,故腰骶坠痛,或平时小腹痛,至经前疼痛加剧;湿热伤于冲任,迫血妄行,故经量多,或经期长;血为热灼,故经色紫红,质稠或有血块;湿热下注,伤于带脉,带脉失约,故带下量多,黄稠臭秽;湿热熏蒸,故低热,小便黄赤。舌红,苔黄腻,脉滑数或濡数,为湿热蕴结之征。

【治法】 清热除湿,化瘀止痛。

【方药】 清热调经汤(牡丹皮、黄连、生地、当归、白芍、川芎、红花、桃仁、莪术、香附、延胡索)加红藤、败酱草、薏苡仁。若月经过多或经期延长者,酌加槐花、地榆、马齿苋;带下量多者,酌加黄柏、白芷。

第6节 带 下 病

带下量明显增多,或色、质、气味异常,或伴有全身、局部症状者,称为带下病。

西医学的生殖器炎症及肿瘤引起的白带异常可参考本节辨证论治。

(一)病因病机

1. 脾阳虚弱 如饮食不节,忧思劳倦,损伤脾气,脾阳虚而运化失职,水湿内停,流注下焦,伤及任带而成带下病。

2. 肾阳不足 其人素体肾虚,或年老体衰,或久病及肾,肾阳虚损,气化失常,水湿内聚,下注任带而发为带下病;或封藏失职,阴液滑脱而致带下病。

3. 湿热下注 若脾虚湿盛,郁久化热,或肝气内郁,郁久化热,热与湿蒸,均可导致湿热互结,流注下焦,损伤任脉而成带下病。

4. 湿毒蕴结 如经期产后,胞脉空虚,加之下阴忽视清洁,或房室不禁,或手术受损,均能使湿毒乘虚内侵,损伤任带,秽浊之液下注,而成带下病。

(二)辨证要点

本病辨证首先根据带下的量、色、质、气味等辨其寒、热、虚、实。带下量多,色白质稀,多属脾阳虚;带下量多,色白质稀如水,伴畏寒肢冷,多属肾阳虚;带下量多,色黄质稠,有臭味,为湿热下注;带下量多,色黄绿如脓,恶臭难闻,属湿毒蕴结。

（三）辨证论治

1. 脾阳虚弱

【临床表现】　带下量多色白，质稀薄，无臭气，绵绵不断，纳少便溏，体倦乏力，舌淡，苔白腻，脉缓弱。

【分析】　脾阳虚弱，运化失职，水湿内停，流注于下，损伤任带二脉，发为带下，则带下量多，色白，质稀薄，无臭气，绵绵不断；脾虚中阳不振，则体倦乏力，纳少便溏。舌淡，苔白腻，脉缓弱，为脾阳虚之象。

【治法】　健脾益气，除湿止带。

【方药】　完带汤加减（山药、白术、党参、柴胡、白芍、苍术、车前子、陈皮、黑芥穗）。腰痛者，加杜仲、鹿角胶；带下量多，日久不止者，加芡实、莲须、金樱子。

2. 肾阳不足

【临床表现】　带下冷如蛋清，淋漓不断，头晕耳鸣，腰痛如折，畏寒肢冷，小腹冷感，尿频便溏，舌淡，苔薄白，脉沉细而迟。

【分析】　肾阳不足，命门火衰，气化失职，寒湿内盛，致带脉失和，任脉不固，发为带下，则带下冷如蛋清，淋漓不断；肾虚髓海不足，则头晕耳鸣；肾阳虚外府不荣，则腰痛如折；阳虚寒从内生，则畏寒肢冷；肾阳不足，膀胱气化失常，则尿频；命门火衰，火不温土，则便溏。舌淡，苔薄白，脉沉细而迟，为肾阳虚之象。

【治法】　温肾助阳，涩精止带。

【方药】　内补丸（鹿茸、菟丝子、潼蒺藜、黄芪、白蒺藜、肉桂、桑螵蛸、肉苁蓉、制附子）加减。带下清冷如水，畏寒腹冷甚者，加艾叶、补骨脂；便溏者，加肉豆蔻、白术。

3. 湿热下注

【临床表现】　带下量多，色黄质稠，有臭味，或豆腐渣状，伴外阴瘙痒，口苦咽干，小便短黄，舌红，苔黄腻，脉濡数。

【分析】　湿热之邪损伤任带二脉而发为带下，则带下量多，色黄质稠，有臭味，或豆腐渣状；湿热留连阴户，则外阴瘙痒；湿热熏蒸，则口苦咽干；湿热伤津，则小便短黄。舌红，苔黄腻，脉濡数，为湿热下注之象。

【治法】　清热利湿止带。

【方药】　止带方（茯苓、猪苓、车前子、泽泻、茵陈、赤芍、丹皮、黄柏、栀子、牛膝）加减。烦躁易怒，口苦咽干，头晕耳鸣者，加苦参、黄连、柴胡；湿浊甚者，加苍术、藿香。

4. 湿毒蕴结

【临床表现】　带下量多，黄绿如脓，或赤白相间，状如米泔，臭秽难闻，伴阴部瘙痒，阴中灼热，小腹痛，口苦咽干，舌红，苔黄腻，脉滑数。

【分析】　湿毒内侵，伤及任带二脉发为带下，则带下量多；湿热毒邪蕴蒸胞络，损伤气血，则带下黄绿如脓，或赤白相兼；湿毒蕴结于阴户，则阴户瘙痒，阴中灼热；舌红，苔黄腻，脉滑数，为湿毒蕴结之象。

【治法】　清热解毒，除湿止带。

【方药】　五味消毒饮（蒲公英、金银花、野菊花、紫花地丁、天葵子）加味。腰痛，带下恶臭者，加半枝莲、鱼腥草；大便秘结者，加瓜蒌仁、丹皮、知母。

第 7 节　不　孕　症

育龄妇女，夫妇同居 2 年以上，其配偶生殖功能正常，未避孕而不能受孕者，称不孕症。临床上分为原发性不孕和继发性不孕。其中婚后从未受孕者称原发性不孕；婚后曾孕育过，未避孕而又同居 2 年以上而未再受孕者，称继发性不孕。

（一）病因病机

1. 肾虚不孕
先天禀赋不足，肾气虚弱，或早婚房室不节，损伤肾精，皆能导致肾虚。若肾阳虚弱偏重，则不能化血行血，使冲任不充，血海不能如期满盈而致不孕；如肾阴亏损偏重，则精血不足，冲任虚衰，胞脉失于滋养，不能摄精成孕。

2. 肝郁气滞
因情志不畅，肝气郁结，疏泄失常，血行不畅，月经不调，冲任不能相资，不能摄精成孕。

3. 瘀滞胞宫
由于经期产后余血未尽，或涉水感寒，或不禁房事，致使邪与血结，瘀阻胞脉，精血不能相合成孕。

4. 痰湿壅阻
素体肥胖或恣食膏粱厚味，痰湿内盛，阻塞气机，冲任失司，躯脂满溢，闭阻胞宫，不能摄精成孕；或脾失健运，痰湿内生，湿浊流注下焦，滞于冲任，壅塞胞脉，导致不能摄精成孕。

（二）辨证要点

不孕症的辨证，主要根据月经、带下及舌脉等的变化，明确脏腑、虚实、气血、寒热。月经初潮较迟，月经后期、量少、腰膝酸软，多属肾虚；月经先后不定期，心烦易怒，多属肝郁；少腹刺痛，经色紫黯有块，多属血瘀；形体肥胖，带下量多，多属痰湿。临床上分为肾虚不孕、肝郁气滞、瘀滞胞宫、痰湿壅阻等证。

（三）辨证论治

肾　虚　不　孕

1. 肾阳虚证

【临床表现】　初潮晚，经期错后，经量少，血色晦暗，神疲肢冷，腰酸膝软，舌淡，苔白滑，脉沉迟无力。

【分析】　肾阳虚弱，不能化血行血，冲任不充，血海不能如期满盈，则经期错后，经量少，血色晦暗；命火不足，外府、周身失养，则神疲肢冷，腰膝酸软。舌淡，苔白滑，脉沉迟无力，为肾阳虚之象。

【治法】　温肾壮阳，调补冲任。

【方药】　右归丸（熟地黄、怀山药、当归、鹿角胶、菟丝子、山茱萸、枸杞、杜仲）加减。带下量多，色淡质稀者,加金樱子、桑螵蛸;月经后期,量少者,加丹参、当归、益母草。

2. 肾阴虚证

【临床表现】 经量少,色红质稠,常先期而至,五心烦热,头晕耳鸣,舌淡,苔少,脉沉细。

【分析】 肾阴亏虚,精血不足,冲任空虚,不能凝精成孕,故不孕,经量少,色红质稠;阴虚阳气偏旺,血海蕴热,则月经先期而至;阴亏火旺,则五心烦热;阴虚精血亏少,清窍失养,则头晕耳鸣。舌淡,苔少,脉沉细,为肾阴虚之象。

【治法】 滋肾养阴。

【方药】 左归丸(熟地、山药、菟丝子、枸杞子、山茱萸、鹿角胶、龟板胶、川牛膝)加减。阴虚甚者,加枸杞、龟板;阴虚火旺者,加女贞子、旱莲草、丹皮。

肝郁气滞

【临床表现】 月经先后不定期,经前乳胀,胁肋胀痛,精神抑郁,舌红,苔薄,脉弦。

【分析】 肝气不疏,气血失调,冲任不能相资,故不孕;肝失疏泄,血海蓄溢失常,故月经先后不定期;肝郁气滞,则经前乳房、胁肋胀痛,精神抑郁。舌红,苔薄,脉弦,为肝郁之象。

【治法】 疏肝解郁。

【方药】 逍遥散(柴胡、当归、白术、白芍、茯苓、煨姜、薄荷、甘草)加减。乳胀明显者,加橘皮、穿山甲;经行腹痛甚者,加元胡、蒲黄、五灵脂。

瘀阻胞宫

【临床表现】 下腹隐痛、刺痛、胀感,月经失调,经行不畅,舌紫黯或舌边有斑点,脉弦涩。

【分析】 瘀阻冲任,胞脉不通,则不孕;瘀血内阻,不通则痛,则下腹隐痛、刺痛、胀感;瘀阻冲任,胞宫旧血不去,新血不得归经,则月经失调,经行不畅。舌紫黯或舌边有瘀点,脉弦涩,为血瘀之象。

【治法】 活血化瘀,调理冲任。

【方药】 少腹逐瘀汤(小茴香、肉桂、蒲黄、炮姜、赤芍、当归、川芎、五灵脂、没药、元胡)加减。腹胀明显者,加香附、乌药;瘀久成块者,加三棱、莪术、夏枯草、穿山甲。

痰湿壅阻

【临床表现】 形体肥胖,面白少华,头晕气短,白带黏稠量多,舌淡胖,苔白腻,脉滑。

【分析】 形体肥胖,痰湿内盛,气机不畅,冲任不通,胞宫、胞脉受阻,不能摄精成孕,致日久不孕;痰湿中阻,清阳不升,则面色少华,头晕;湿浊下注,则白带黏稠量多。舌淡胖,苔白腻,脉滑,为痰湿之象。

【治法】 燥湿化痰。

【方药】 苍术导痰丸(香附、苍术、制南星、制半夏、枳壳、神曲、茯苓、陈皮、滑石)加减。月经减少,甚

至闭经者,加鹿角霜、仙灵脾、丹参;痰瘀互结者,加海藻、昆布、穿山甲。

3. 治法:温经散寒,祛瘀止痛。处方:温经汤加减。

当归 15g　川芎 12g　吴茱萸 8g　肉桂 10g
元胡 15g　香附 15g　巴戟天 15g　干姜 10g
小茴香 15g　桃仁 15g　红花 15g

第8节 痄 腮

痄腮,是由风热时毒所致的一种急性传染病,又名"大头瘟"、"蛤蟆瘟"等,现代医学谓之流行性腮腺炎。临床以发热,耳下腮部漫肿疼痛为其主要特征。一年四季均可发生,尤以冬春季易于流行,学龄儿童发病最多。患病后可获终身免疫。

西医学的流行性腮腺炎可参考本节辨证论治。

(一) 病因病机

本病机理,一是外受风温时毒之邪,自口鼻而入;二是体内积热蕴结;风温时毒为阳邪,上受之而壅滞少阳、阳明之经,入里引动胆胃之积热,上攻腮颊,气血郁滞,热盛则肿,从而发病。肝胆经相表里,热邪病毒可以自胆经传之于肝经,肝经循行过阴器,故病能致睾丸肿痛。阳邪火毒炽盛,热极生风,内窜心肝,扰乱神明,而会出现高热、昏迷、痉厥等证。

(二) 辨证要点

1. 须辨轻重　发热不甚,腮肿轻微,无明显张口困难为轻证,反之为重证。

2. 辨常证、变证　发热腮肿,神清无抽搐及睾丸肿痛为常证;高热腮肿,张口困难,神志不清,抽搐或睾丸肿痛为变证。临床上常见温毒犯表、热毒蕴结证。

(三) 辨证论治

1. 温毒犯表
【临床表现】　轻微发热,恶寒,腮部漫肿,有触痛,咀嚼不便,舌红,苔薄白或淡黄,脉浮数。
【分析】　感受风温邪毒,病邪在表,故发热、恶寒,舌红,苔薄白或淡黄,脉浮数;邪郁少阳,腮部乃少阳经循行之处,故腮部漫肿,触痛,咀嚼不便。
【治法】　疏风清热,消肿散结。
【方药】　柴胡葛根汤加减。亦可用内服银翘散。外敷金黄散或青黛散。发热无汗者,加荆芥、薄荷;腮部肿痛者,加夏枯草。

2. 热毒蕴结
【临床表现】　高热不退,腮部漫肿,灼热疼痛,坚硬拒按,咽红肿痛,舌红苔黄,脉滑数。
【分析】　热毒炽盛,故高热不退;热毒蕴结少阳,故腮部漫肿,灼热疼痛,坚硬拒按,咽红肿痛。舌红,苔黄,脉滑数,为热毒蕴结之象。

【治法】　清热解毒,散结消肿。
【方药】　普济消毒饮(酒炒黄芩、酒炒黄连、牛蒡子、玄参、甘草、陈皮、板蓝根、马勃、连翘、薄荷、升麻、僵蚕、柴胡、桔梗)加减。热甚者,加生石膏、知母;大便秘结者,加大黄、芒硝。

第9节 疳 积

疳积,是"疳"和"积"的合称。疳,干也,指形体羸瘦,肌肤干瘪,发枯面黄,临床称为疳证。积者,滞也,指乳食停积,滞而不通,脾胃受损,临床称食积或积滞。由于疳症、积症可互为因果,且疳症多由食积日久而成,并有"积为疳之母,无积不成疳"之说,故常称为疳积。本病易发生于 5 岁以下,尤其是 3 岁以下小儿。

西医学的营养不良、消化不良等疾病可参考本节辨证论治。

(一) 病因病机

小儿禀赋不足,哺乳不当,先天不足,体质羸弱,脾胃本虚;后天乳食不节,大伤脾胃。二者皆能致小儿气血津液生化不充,从而病发为疳。小儿喂养失节,恣食肥甘厚味,而致胃肠积滞,后天脾胃生化怠惰,导致病疳。病后脾胃气弱,若误用攻下,则脾胃受伐,气虚津伤,遂渐病致成疳。

因此,疳证关键在脾胃,有虚有实,以虚为本。

(二) 辨证要点

本病证多为虚实夹杂证,早期多以积滞为主;晚期多疳,以脾胃亏虚为特点,虚为本。临床上常见乳食内积、脾胃虚弱证。

(三) 辨证论治

1. 乳食内积
【临床表现】　腹胀纳呆,或呕吐酸腐,神疲面黄,夜卧不宁,喜俯卧或磨牙,大便不爽,臭秽,舌苔黄腻,脉滑数。
【分析】　乳食内积,运化失司,气机不畅,故腹胀纳呆,神疲面黄;胃气上逆,胃肠不适。故呕吐酸腐,夜卧不宁,喜俯卧或磨牙;乳食内积,化湿化热,故大便不爽、臭秽。舌苔黄腻,脉滑数,为内有湿热之象。
【治法】　消食导滞,和中健脾。
【方药】　枳实导滞丸(大黄、枳实、黄芩、黄连、神曲、白术、茯苓、泽泻)加减。呕吐甚者,加竹茹、半夏;脘腹胀满甚者,加青皮、厚朴。

2. 脾胃虚弱
【临床表现】　面黄形瘦,神疲倦怠,饱胀食少,嗜食泥土,吮啃指甲,大便溏或夹乳食残渣,舌淡,苔白腻,脉细。
【分析】　禀赋不足,脾胃虚弱,气血化源不足,故面黄形瘦,神疲倦怠,饱胀食少;脾阳不振,运化失职,故嗜食泥土,吮啮指甲,大便溏或夹乳食残渣。舌淡,苔白腻,脉细滑,为脾胃虚弱之象。

【治法】 健脾益气,消食导滞。

【方药】 肥儿丸(炒神曲、黄连、肉豆蔻、使君子、麦芽、槟榔、木香)加减。腹胀疼痛者,加木香、陈皮;多渴喜饮者,加石斛、天花粉。

案例 12-3

患者,男,4个月。不思乳食,脘腹胀满2天。患儿出生后即人工喂养,因乳食不节,前天下午开始不思乳食,烦躁哭闹不止,夜卧不宁;今晨起腹泻4次,大便稀溏臭秽,夹有乳片;现症见面色青黄,神疲乏力,腹满拒按,不时哭闹,手足心热,舌苔黄腻。

思考问题

1. 此患儿的中医诊断,分型?

2. 分析本病案的辨证依据?

3. 确定本病患儿的治法、方药?

答案提示

1. 小儿食积(乳食内积)。

2. 乳食内积,脾胃运化失司,气机不畅,故面黄神疲,腹胀拒按;胃气上逆,胃肠不适,故烦躁哭闹,夜卧不宁;乳食内积,化湿化热,故大便稀溏臭秽,夹有乳片;手足心热,舌苔黄腻,均为内有湿热之象。

3. 治法:消食导滞,和中健脾。

处方:枳实导滞丸加减。

生大黄6g 枳实6g 炒白术10g 黄连3g 黄芩6g 茯苓6g 泽泻6g 炒麦芽8g 神曲8g

第10节 痈

痈,是气血为毒邪壅滞而不通之意,有内痈、外痈之分。内痈生于脏腑,外痈生于体表,此仅论外痈之治法。它是一种发于皮肉之间的急性化脓性疾患,以局部光软无头,红肿疼痛结块范围3~4寸左右,发病迅速、易肿、易脓、易溃、易敛,或伴有恶寒发热等全身症状为特点;它不是现代医学所说的"痈"。其中多数为皮肤浅表脓肿和发生在各个部位的急性化脓性淋巴结炎。如颈痈为急性化脓性颈淋巴结炎,腋痈为腋窝淋巴结炎。

(一)病因病机

本病多因外感六淫之邪,或过食肥甘厚味,湿热火毒内生,或外伤邪毒导致经络阻隔,营卫不和,气血凝滞所致。热毒蕴结,故患部赤热。热毒较盛,腐血烂肉乃成脓。气血虚弱之体,因毒滞难化,不易透毒外出,常致病情加重。

(二)辨证论治

1. 风热毒盛(初期)

【临床表现】 初起时皮肉间突然肿胀,表皮灼红,疼痛,逐渐高肿,可伴发热、头痛等热象,舌红,苔薄黄,脉浮数。

【分析】 痈是急性阳证,故发病迅速,局部红赤灼热,乃风热之象;高肿、疼痛乃气血凝滞,邪热壅聚所致;邪气在表,营卫不和,故恶寒发热,头痛;热毒为主,故发热多而恶寒轻;舌红,苔薄黄,脉浮数为风热证。

【治法】 内治祛风清热,行气活血。外治以清热消肿为主。

【方药】 内治用仙方活命饮加减。外治用金黄散、玉露散外敷。

2. 湿热火毒(成脓期)

【临床表现】 患处肿热高突,痛如鸡啄,纳呆口苦,壮热不退。若局部中软应指,示脓已成,舌红,苔黄厚,脉滑数。

【分析】 热邪与湿邪相合,结肿成痈,故见局部红肿热痛;正气不虚,故肿势聚结;热毒壅盛,热胜腐肉,肉腐为脓,则见疼痛剧烈,痛如鸡啄,按之中软有波动感,伴发热持续不退等。舌红苔黄厚,脉滑数,皆为湿热之象。

【治法】 内治清热活血,托毒透脓。外治宜切开排脓。

【方药】 内治用黄连解毒汤合透脓散加金银花、连翘、蒲公英。外治初溃时可用九一丹纱条填塞引流,再外敷金黄散。

3. 脓泄邪退(溃后期)

【临床表现】 患处脓出,症状减轻。若排脓通畅,则肿消痛止。若脓出而疮口四周仍坚硬,或脓水稀薄,疮面新肉不生,为流脓不畅,或体质虚弱,不易收口。

【分析】 溃后脓出毒减,故脓出肿痛消退。脾胃为气血生化之源,脾主肌肉,脓为气血所化,脾胃虚弱则生肌无力而收口时间较长,脓水稀薄。

【治法】 一般不需内治。但体虚者宜调补气血。

【方药】 内治用八珍汤。局部痛硬不消者,可用托里消毒散。外治脓尽腐去后改用生肌散外敷,直至疮口痊愈。

第11节 疔

疔,是指发病迅速而危险性较大的一种急性化脓性疾病。具有疮形如粟,坚硬根深,随处可生,多发于颜面和手足,容易走黄,危害较大的特点。它的范围颇广,包括现代医学所称的疖、痈、坏疽的一部分,以及皮肤炭疽、急性淋巴管炎等。

（一）病因病机

本病主要是火热之毒为病,其因一是饮食不节,《素问·生气通天论》云"膏粱之变,足生大丁",即谓恣食膏粱厚味,嗜酒食辛,而致脏腑蕴热,火毒结聚。二是感受火热之气。火毒内灼所致;再者是外伤感染及昆虫咬伤等所致毒邪内侵,蕴蒸肌肤,气血凝滞,而酿成疔疮。火毒蕴结于头面部则反应剧烈,变化迅速,若治疗不当则邪毒扩散,可引起"走黄"。

（二）辨证论治

颜面部疔疮

颜面部疔疮是发生于颜面部的急性化脓性疾病。其特征是疮形如粟,坚硬根深,全身热毒症状明显,易成走黄之变。多发于前额、颧、颊、鼻、颏、口唇等部位,统称颜面部疔疮。

1. 热毒蕴结（初期）

【临床表现】 疮形如粟,坚硬根深,继红肿高突,根脚收束,约 3～6 厘米,重者有恶寒发热等全身症状,舌红,苔黄,脉数。

【分析】 脏腑蕴热,火热之毒结聚肌肤,局部气血凝滞,故见局部皮肤焮红灼热;经络阻隔,气血凝滞,故局部肿胀疼痛;气血充实,能御邪于外,约束毒邪,故肿胀形势高起,根脚收束而不散漫;发热,舌苔黄,脉数,均为热毒蕴结之象。

【治法】 内治清热解毒。外治箍毒消肿。

【方药】 内治用五味消毒饮加减;恶寒发热者加蟾酥丸 3 粒吞服。外治用玉露散以水调敷。

2. 火毒炽盛（中期）

【临床表现】 肿势浸润明显,焮热疼痛加剧,脓头破溃,肿势散漫,伴发热、口渴、便干、尿黄等实热症状,舌红,苔黄腻,脉洪数。

【分析】 头面部为诸阳之首,脏腑蕴毒,火毒炽盛,以致机体不能御邪于外约束毒邪,疮形破溃,肿势散漫;焮热疼痛,高热,头痛,烦渴,呕恶,溲赤,舌红,苔黄腻,脉洪数,均为火毒炽盛之症。

【治法】 内治泻火解毒。外治提脓去腐。

【方药】 内治用黄连解毒汤、犀角地黄汤加减。外治用九一丹撒于疮顶,再用玉露膏敷贴。若脓已成熟,中央有波动,可手术切开。

手足部疔疮

手足部疔疮是发生于手足部的急性化脓性疾病,其特点是手部发病多于足部,若治疗不当容易损伤筋骨,影响手的功能。

1. 热毒蕴结（初期）

【临床表现】 局部红肿疼痛渐剧,麻痒相兼;恶寒发热,烦躁口渴,舌红,苔黄,脉数。

【分析】 患部经络阻滞,络脉不和,气血不通,邪热未炽,故麻痒相兼;继则热毒渐炽,故红肿渐剧,畏寒发热,舌质红,苔黄,脉数。

【治法】 内治清热解毒。

【方药】 内治用五味消毒饮加减。外治可用金黄散外敷。

2. 热盛肉腐（中期）

【临床表现】 局部肿显痛剧,痛如鸡啄,肉腐成脓,溃后脓出肿痛消退;若溃后肿痛不退,脓液不尽,则可腐蚀筋骨,胬肉外突;舌红,苔黄,脉数。

【分析】 热毒炽盛,气血凝滞,故局部红肿明显;经脉不通,气血郁遏,故疼痛;成脓胀急,故痛如鸡啄;脓出毒泄,正气渐复,气血得通,故溃后肿痛消减,损筋伤骨,毒邪流连,深伏筋骨,缠绵难愈;内有积脓,疔根未脱,则胬肉外突;舌红,苔黄,脉数,均为热盛之征。

【治法】 内治清热透脓托毒。

【方药】 内治用黄连解毒汤加皂角刺、炙山甲等。湿热下注者足底部红肿热痛,伴纳呆,发热,用清热解毒、利湿之剂,如五神汤合萆薢渗湿汤加减。外治切开排脓,用药线蘸九一丹插入疮口,外敷以金黄膏。

案例 12-4

患者,男,32 岁。左侧臀部肿痛伴发热 5 天。5 天前,患者左侧臀部初起一小红疙瘩,轻微肿痛;后逐渐加重,伴有发热,注射青霉素数日不效。现症见左侧臀部红肿范围约 8 厘米×5 厘米,皮温增高,压痛明显,触之稍软,但无波动感,影响走路;发热,口干,小便黄赤,大便干,舌质红苔黄厚,脉浮数。

思考问题

1. 此病患者的中医诊断,辨证?

2. 分析本病案的辨证依据?

3. 确定本病患者的治法、方药?

答案提示

1. 臀痈——风热毒盛(初期)。

2. 痈是急性阳证,故发病迅速,局部红肿,皮温增高,乃风热之象;红肿、疼痛乃气血凝滞,邪热壅聚所致;热毒壅盛,邪正相搏,故发热;舌质红,苔黄厚,脉浮数,均为风热毒盛之征。

3. 治法:内治祛风清热,行气活血;方用仙方活命饮加减。

金银花 20g 连翘 15g 丹皮 15g 赤芍 15g 蒲公英 15g 紫花地丁 15g 防风 15g 白芷 15g 皂角刺 10g 当归 15g 浙贝母 15g 生大黄 8g

外治清热消肿;用金黄散外敷患处。

第13章 针 灸

针灸学是以中医理论为指导,运用针刺和艾灸防治疾病的一门学科。在临床上,针刺和艾灸常结合应用,故通称针灸。其内容包括经络、腧穴、刺灸方法及临床治疗等部分。

第1节 腧 穴

一、腧穴的基本概念

腧穴,是人体脏腑、经络之气输注于体表的特殊部位,也是疾病的反应点和针灸等治法的刺激点。腧,又作"俞",通"输",有输注、转输之意;穴,原意为"土室",引申指孔隙、空窍、凹陷之处。这些特定部位,在历代文献中还有"砭灸处"、"气穴"、"骨空"、"孔穴"、"输穴"等不同的名称。腧穴归于经络,经络通于脏腑,故腧穴与脏腑脉气相同。针灸刺激腧穴,通过经络的联络、传输、调节作用,以达到防治疾病的目的。所以,古代医家并不是把腧穴看成孤立于体表的部位,而是把它看成与脏腑密切相关,和经络不可分割的特定部分。

二、腧穴的分类

腧穴的类别,一般分为三类:经穴、经外奇穴、阿是穴。

1. 经穴 凡归属于十二经脉和任、督二脉上的腧穴,亦称十四经穴。经穴均有具体的名称和固定的位置,分布在十四经循行路线上,有明确的针灸主治证。目前有361个经穴,穴位有单穴、双穴之分,其中52个单穴,309对双穴。任、督脉位于正中,是一名一穴;十二经脉左右对称分布,是一名双穴。

2. 经外奇穴 简称"奇穴",凡未归入十四经穴范围,而有具体的位置和名称的经验效穴,统称为经外奇穴。这类腧穴是历代医家在"阿是穴"基础上发展起来的,主治范围比较单一,但多数腧穴对某些病症有特殊的疗效。如定喘穴治疗哮喘,四缝穴治疗小儿疳积等。

3. 阿是穴 又称"天应穴"、"不定穴",此类穴既不是经穴,又不是奇穴,以压痛点取穴,古代称"以痛为腧",即在身体上暂时出现的压痛点或反应点。这一类腧穴既无具体名称,又无固定位置。阿是穴多在病变附近,也可离病变较远处。临床上多用于疼痛性疾病。

三、腧穴的主治规律

每个腧穴都有较广的主治范围,都是以经络学说为依据的,根据"经脉所通,主治所及"的原则总结而成的。同属一经的腧穴,均有共性,但每个腧穴因所处部位不同,故其主治各有特点。具体有以下主治规律。

1. 近治作用 这是所有腧穴所共有的主治特点,即腧穴均能治疗该穴所在部位及邻近部位的病证。如眼部的睛明、承泣、四白各穴,均能治眼病;耳部的听宫、听会、耳门诸穴,均能治耳病;胃部的中脘、梁门等穴,都能治胃病。

2. 远治作用 这是十四经穴主治作用的基本规律。十四经腧穴中,尤其是十二经脉在四肢、肘、膝以下的腧穴,不仅能治疗局部病证,而且能治疗本经循行所到达的远隔部位的病证,即古人曰"经络所通,主治所及"。如合谷穴,不仅能治上肢病证,而且能治头面部等病证;足三里穴不但能治下肢病证,而且能治胃肠腹部等病证。

3. 特殊作用 临床实践证明,针刺某些腧穴,可起到整体性的调节作用,这是远治作用的扩大,也称整体作用。有些穴在机体的不同状态下和运用不同的针刺手法,可产生双相良性调节作用。如心动过速时,针刺内关穴能减慢心率;心动过缓时,针刺内关穴则可加快心率;腹泻时,针刺天枢穴能止泻;便秘时针刺天枢穴则能通便。还有些穴能调治全身性病证,如合谷、曲池、大椎穴可治外感发热;足三里、关元等穴,具有增强人体防卫、免疫功能的作用,故称强壮穴。

总之,十四经穴的主治作用,归纳起来大体是:本经腧穴能治本经病证;表里经腧穴能相互治疗表里两经病证;邻近经腧穴能配合治疗局部病证。各经腧穴的主治既有其特殊性,又有其共同性。

案例 13-1

某医师在治疗牙痛时选用了颊车、下关(面)、合谷(手)、内庭(脚)起到了很好的疗效。

思考问题

1. 为何手、脚上的穴位能治疗牙痛?

2. 穴位的主治是由什么决定的?

四、特　定　穴

特定穴，是指十四经中具有特殊治疗作用的腧穴，这些腧穴在十四经中不仅在数量上占有相当的比例，而且在针灸学的基本理论和临床应用方面有着极其重要的意义。按照它们不同的功能、主治特点分为以下类别。

1. 五输穴　五输穴，是指十二经脉分布在四肢、肘、膝关节以下各自称为井、荥、输、经、合的五个腧穴，合称"五输穴"。古人把经气运行过程用自然界的水流由小到大，由浅到深的变化来形容，把五输穴按井、荥、输、经、合的顺序，从四肢末端向肘膝方向排列。经气之源为"井"，经气动出为"荥"；经气灌注为"输"；经气所过为"经"；经气所汇为"合"。说明经气运行过程中每穴所具有的特殊作用。

2. 原穴、络穴　原穴、络穴大部分分布在四肢腕、踝关节附近。

原穴，是脏腑元气留止的部位，十二经脉在腕、踝关节附近各有一个原穴，合称"十二原"。"原"是本原、元气之意，是人体生命活动的原动力。阴经的原穴即五输穴中的"输穴"，阳经则在五输穴之外另有原穴。原穴主治五脏六腑的病证。

络脉由经脉分出之处各有一穴，称为络穴。"络"即联络之意，络穴大多位于表里两经相接近之处，具有联络表里两经的作用。十四经各有一个络穴，加上脾之大络，共十五络穴。络穴各主治其络脉的病证。

原穴、络穴可单独应用，亦可配合应用，称为主客配穴法，又叫原络配穴法。

3. 俞穴、募穴　俞穴，是脏腑经气输注于背腰部的腧穴，又叫"背俞穴"；募穴，是脏腑经气汇聚于胸腹部的腧穴。俞、募穴是脏腑之气通达体表的部位，它们均分布于躯干部，与脏腑有密切的关系。俞穴、募穴可治五脏六腑的病证。

4. 八会穴　八会穴，是人体脏、腑、气、血、筋、脉、骨、髓的精气会聚的八个腧穴，分布于躯干部和四肢部。这是根据一些重要腧穴，按其特殊治疗作用进行归纳，定出八会的名称，即脏会章门、腑会中脘、气会膻中、血会膈俞、筋会阳陵泉、脉会太渊、骨会大杼、髓会绝骨。

5. 郄穴　郄穴，是经气汇集深入的部位。郄与"隙"通，是空隙、间隙之意。十二经脉，阴、阳维脉，阴、阳跷脉各有一个郄穴，共十六郄穴。多分布于四肢的肘膝关节以下。临床上常用郄穴来治疗本经循行部位及所属脏腑的急性病证。

6. 下合穴　下合穴，是指手足三阳六腑之气下合于足三阳经的六个腧穴，说明六腑之气都通向下肢，故又称六腑下合穴。主要分布于下肢膝关节附近。下合穴是治疗六腑病证的主要穴位，如足三里治胃脘痛，下巨虚治泄泻，上巨虚治肠痈、痢疾，阳陵泉治胆痛，委阳、委中治三焦气化失常引起的癃闭、遗尿。

7. 八脉交会穴、交会穴　八脉交会穴，是指奇经八脉与十二经脉之气相交会的八个腧穴，故称八脉交会穴，它们分布于肘膝关节以下。由于八穴与八脉相通，所以八脉交会穴既能治本经病证，又能治奇经病证。交会穴，是指两经或数经相交或会合处的腧穴，多分布于躯干部。其不但能治本经病证，还能兼治所相交经脉的病证。

五、腧穴的定位法

腧穴定位法，亦称取穴法，指确定腧穴位置的基本方法。每个腧穴有各自的位置，临床上腧穴定位是否准确，直接影响到治疗效果。要做到定位准确，就必须掌握定位的方法。常用的定位方法有三种。

1. 解剖标志取穴法　以人体相关的体表自然解剖标志作为取穴的依据，可分为固定标志和活动标志两类。

(1) 固定标志：不受人体活动影响，而固定不移的标志，如头面部以五官、眉发为标志；背部以脊椎棘突和肩胛骨（两肩胛冈平第3胸椎棘突；两肩胛下角平第7胸椎棘突）、肋骨（肋弓下缘平第2腰椎）、髂嵴（两髂嵴平第4腰椎）为标志；胸腹部以乳头、胸骨、脐孔、耻骨联合为标志；四肢以关节、骨突为标志。

(2) 活动标志：指必须采取相应的动作姿势才会出现的标志，包括皮肤的皱襞，肌肉的凹陷或隆起，关节间的孔隙，或手端所指的部位作定穴依据。如握拳于掌横纹头取后溪；垂手中指尽端取风市等。

2. 骨度分寸定位法　骨度分寸法，古称"骨度法"，是将人体不同部位的长度或宽度，分别规定一定等份，每一等份为1寸，作为取穴的标准。不论男女老幼，高矮肥瘦均可适用。常见骨度分寸（图13-1，表13-1）。

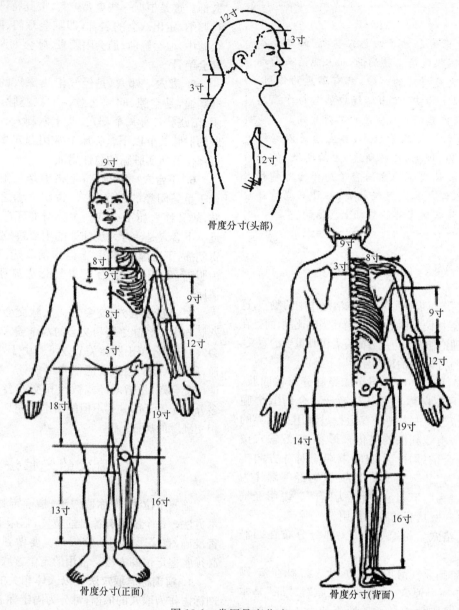

图 13-1 常用骨度分寸

表 13-1 常用骨度分寸

部位	起止点	长度	量用法	说明
头部	前发际至后发际	12寸	直量	如前后发际不明,从眉心至第七颈椎突作18寸(即眉心至前发际3寸,第7颈椎棘突至后发际3寸)
胸腹部	胸剑联合至脐的中心	8寸	直量	胸部直量,一般以肋骨计算,每条肋骨为1.6寸
	脐的中心至耻骨联合上缘	5寸	直量	
	两乳头之间	8寸	横量	通用于胸腹部
腰背部	第1胸椎到骶尾联合	21寸	直量	背部直量,数脊椎,两肩胛骨下角连线相当于第7胸椎,两髂嵴最高点连线相当于第4腰椎
	两肩胛骨脊柱缘之间	6寸	横量	量时双手应下垂
上肢部	腋前皱襞到肘横纹	9寸	直量	通用于手三阴、三阳经
	肘横纹到腕横纹	12寸	直量	
下肢部	股骨大转子到腘窝	19寸	直量	用于足三阴、三阳经
	外膝眼至外踝的中心	16寸	直量	外膝眼到外踝的中心适用于屈膝时,如伸膝则以膝髌骨中央到踝的中心计算
	外踝高点至足底	3寸	直量	

3. 手指同身寸取穴法 手指同身寸法,亦称指量法,是以患者的手指为标准,进行测量定穴的方法。如果医生的手和患者的手大小相仿,也可用医生手指为标准。临床上常用的指量法有三种(图 13-2)。

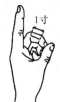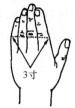

中指同身寸　　拇指同身寸　　横指同身寸

图 13-2　手指同身寸取穴

(1) 中指同身寸:以患者中指中节屈曲时内侧两端纹头之间作为 1 寸,用于四肢部定穴的直寸和背部取穴的横寸。

(2) 拇指同身寸:以患者拇指关节的横度作为 1 寸,也适用于四肢部的直寸取穴。

(3) 横指同身寸:食、中两指并拢横量为 1.5 寸;食、中、无名、小四指并拢横量为 3 寸(以中指中节横纹处为准)。后者又名"一夫法"。用于四肢及腹部的取穴。

案例 13-2

某实习医师,在选取足三里腧穴时,从膝部的外膝眼起,用皮尺向下量 3 寸定位为足三里。

思考问题

1. 足三里的定位是否正确,为什么?

2. 腧穴常用的定位法有几种?

答案提示

1. 不正确,腧穴的定位不是靠皮尺量的,而是靠骨度分寸及同身寸量取的。

2. 腧穴常用的定位法有解剖标志取穴法、骨度分寸定位法和手指同身寸取穴法。

第 2 节　常用腧穴

常用腧穴包括十二经脉、任脉、督脉穴位及经外奇穴。掌握每条经脉的循行路线,了解腧穴的主治范围,是学习针灸的基础。

一、手太阴肺经

[经脉循行]　起于中焦(胃脘部),向下联络大肠,绕回沿着胃的上口,通过横膈,属于肺脏。再从喉部横出腋下,沿着上臂内侧,行手少阴经和手厥阴经的前方,下抵肘窝中,沿着前臂内侧前缘,经寸口,沿着鱼际边缘,到大拇指桡侧的末端。其分支从列缺处分出,经手腕的桡侧一直到食指的末端与手阳明经相接(图 13-3)。

[主治概要]　本经腧穴主治喉、胸、肺部疾患。

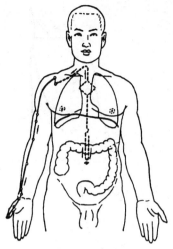

图 13-3　手太阴肺经经脉循行

[本经腧穴]　本经从胸走手,经穴有中府、云门、天府、侠白、尺泽、孔最、列缺、经渠、太渊、鱼际、少商等。

中府 Zhong fu(肺募穴,手、足太阴交会穴)

【定位】　在胸前壁的外上方,前正中线旁开 6 寸,平第 1 肋间隙处(图 13-4)。

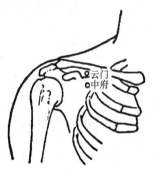

图 13-4　中府

【主治】　咳嗽,气喘,胸痛,肩背痛。

【操作】　向外斜刺或平刺 0.5~0.8 寸,可灸。注意不可向内深刺,以免伤及肺脏。

尺泽　Chize

【定位】　微屈肘,在肘横纹上,肱二头肌腱的桡侧凹陷处(图 13-5)。

【主治】　咳嗽,气喘,咯血,胸肋胀满,咽喉肿痛,急性腹痛吐泻,肘臂痛。

【操作】　直刺 0.5~1 寸。或点刺出血。

列缺　Lieque(络穴,八脉交会穴,通任脉)

【定位】　桡骨茎突上方,腕横纹上 1.5 寸。简便定位法可以两手虎口交叉,当食指尖所至凹陷处(图 13-5)。

【主治】　头痛,项强,咳嗽,气喘,咽喉肿痛,口眼㖞斜,齿痛。

【操作】　向肘斜刺 0.5~1 寸。可灸。

【现代研究报道】　止痛:有报道在列缺穴埋针,

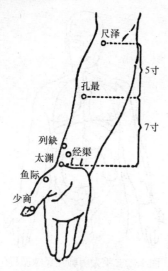

图 13-5 肺经常用腧穴

每日 1 次,5 次为 1 疗程,可用于治疗血管性头痛。

尿潴留:取双侧列缺,用 1.5 寸毫针,针尖沿经脉向心性斜刺 1～1.5 寸,逆时针单向搓 2～3 分钟。

太渊 Taiyuan(输穴,原穴,八会穴之脉会)

【定位】 腕横纹上,桡动脉外侧与拇长展肌腱之间(图 13-5)。

【主治】 咳嗽,气喘,咯血,胸痛,咽喉肿痛,腕臂痛,无脉症。

【操作】 直刺 0.3～0.5 寸,避开动脉。可灸。

【现代研究报道】 期前收缩:在左太渊穴向上斜刺 0.3 寸,捻转 30 秒,使患者有酸胀感,每隔 10 分钟行针 1 次。

哮喘:针刺哮喘患者太渊穴,可使患者二氧化碳释放量失衡度(ICEA)显著降低。

少商 Shaoshang(井穴)

【定位】 伸指取穴。拇指桡侧,距指甲角约 0.1 寸(图 13-5)。

【主治】 发热,咽喉肿痛,鼻衄,中风,昏迷,癫狂。

【操作】 向上斜刺 0.1 寸或点刺出血。

【现代研究报道】 高热:以毫针或三棱针点刺治疗重症肺炎所致的高热、惊厥、呼吸急促患者,有较快的退热作用。上肢麻木:可用三棱针点刺治疗中风后遗症之上肢或指端麻木,每日 1 次。

手太阴肺经其他常用穴位见表 13-2。

表 13-2　手太阴肺经其他常用穴位

穴名	定位	主治
孔最	在前臂掌侧,太渊与尺泽的连线上,腕横纹上 7 寸	咳嗽,胸痛,气喘,咯血,咽喉肿痛,肘臂挛痛
鱼际	仰掌,当第 1 掌骨中点之桡侧,赤白肉际处	咽喉痛,扁桃体炎,哮喘,咯血,发热,小儿疳积

二、手阳明大肠经

[经脉循行] 手阳明大肠经,起于食指桡侧端,经第 1、2 掌骨之间及手腕的桡侧,至肘外侧,再沿上臂外侧前缘上肩,经肩峰前缘向上合于第 7 颈椎棘突下(大椎穴),再向前下入缺盆,联络肺脏,下膈,属大肠。其分支支脉从缺盆上行,经过面颊,进入下齿龈,回绕至上唇,交叉于人中,左侧的经脉向右,右侧的经脉向左,至鼻孔的两侧,与足阳明胃经相接(图 13-6)。

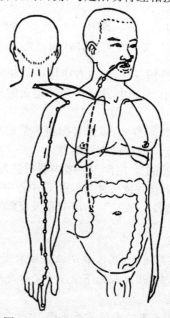

图 13-6　手阳明大肠经经脉循行

[主治概要] 本经腧穴主治头面、五官、消化系统、生殖系统病证。

[本经腧穴] 本经从手走头,经穴有商阳、二间、三间、合谷、阳溪、偏历、温溜、下廉、上廉、手三里、曲池、手五里、臂臑、肩髃、巨骨、扶突、迎香等。

商阳 Shangyang(井穴)

【定位】 食指桡侧端,距指甲角约 0.1 寸(图 13-7)。

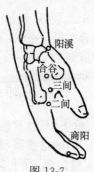

图 13-7

【主治】 咽喉肿痛,齿痛,鼻衄,热病,中风昏迷。

【操作】 浅刺或点刺出血。

合谷 Hegu(原穴)

【定位】 手背面第 1、2 掌骨之间,近第 2 掌骨中点的桡侧(图13-7)。

【主治】 感冒,头痛,面瘫及眼、耳、鼻、口齿、咽喉病证,中暑,发热,中风后遗症,多发性神经炎,阑尾炎,痛经,经闭,滞产,上肢疼痛,不遂等。

【操作】 直刺0.5~1寸(稍偏向第2掌骨)。可灸。

【现代研究报道】 镇痛、调理胃肠道的功能、预防产后出血与催产。

手三里 Shousanli

【定位】 肱桡肌凹陷处。即肘腕连线上,曲池下2寸(图13-8)。

【主治】 上肢疼痛,麻痹或瘫痪,腹痛,腹泻。

【操作】 直刺1~1.5寸。可灸。

曲池 Quchi(合穴)

【定位】 屈肘,肘窝横纹外端与肱骨外上髁连线之中点(图13-8)。

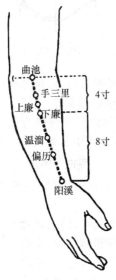

图13-8

【主治】 发热,咽喉肿痛,齿痛,目赤痛,头痛,高血压,上肢疼痛,麻木,瘫痪,皮肤瘙痒,湿疹,腹痛,吐泻,月经不调。

【操作】 屈肘时,直刺1~1.5寸。可灸。

【现代研究报道】 高血压:针刺后原发性高血压患者的收缩压及舒张压均有不同程度的降低。

糖尿病:可以曲池、三阴交、阳陵泉三穴为主穴,结合分型配穴,2个月为1疗程。

荨麻疹:胎盘组织液穴位注射,或加服氯苯那敏。

臂臑 Binao

【定位】 垂臂屈肘取穴。在曲池穴与肩髃穴连线上,曲池穴上7寸处,当三角肌下端(图13-9)。

【主治】 肘臂疼痛,上肢瘫痪,颈项强痛、瘰疬,目疾等。

【操作】 直刺或向上斜刺1~1.5寸。可灸。

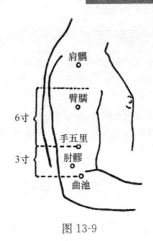

图13-9

【现代研究报道】 睑腺炎:单用此穴治疗睑腺炎。

肩髃 Jianyu(手阳明、阳蹻交会穴)

【定位】 锁骨肩峰的下缘,当上臂外展平举时肩峰前下方凹陷处(图13-9)。

【主治】 上肢瘫痪,肩关节周围炎、荨麻疹,瘰疬。

【操作】 直刺或向下斜刺1~1.5寸。可灸。

迎香 Yingxiang(手、足阳明交会穴)

【定位】 在鼻翼外缘中点旁开,当鼻唇沟中。(图13-10)。

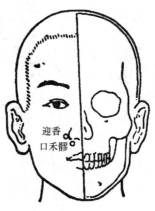

图13-10

【主治】 鼻塞,不闻香臭,鼻衄,鼻渊,面瘫,三叉神经痛,胆道蛔虫病。

【操作】 平刺或斜刺0.3~0.5寸。不宜灸。

手阳明大肠经其他常用穴位见表13-3。

表13-3 手阳明大肠经其他常用穴位

穴名	定位	主治
三间	微握拳,在食指本节(第2掌指关节处)后桡侧凹陷处	目痛,齿痛,咽喉肿痛,身热,腹胀肠鸣
阳溪	在腕背横纹桡侧,手拇指向上翘起时,当拇短伸肌腱和拇长伸肌腱之间的凹陷处	头痛,耳鸣耳聋,咽喉肿痛,腕臂痛,齿痛

续表

穴名	定位	主治
偏历	屈肘,在前臂背面桡侧,当阳溪与曲池穴连线上,腕横纹上3寸	耳鸣,耳聋,目赤,鼻衄,喉痛,手臂酸痛
温溜	屈肘,在前臂背面桡侧,当阳溪穴与曲池穴连线上,腕横上5寸	头痛,面赤,咽喉肿痛,肩背酸痛,疔疮,吐舌,肠鸣腹痛

三、足阳明胃经

[经脉循行] 起于鼻翼旁之迎香穴,挟鼻上行到鼻根部,入目内眦,与足太阳经脉交会于睛明穴,向下沿着鼻柱的外侧,进入上齿中,回出环绕口唇,下交唇下的承浆穴处,再沿下颌角上行,经耳前及发际抵前额。其下行支脉,从下颌部下行,沿喉咙进入缺盆,通过横膈,属于胃,联络脾。直行的经脉由缺盆分出,经乳头,向下挟脐旁,到达腹股沟部。从胃口分出的支脉,再沿腹壁里面下行腹股沟部,和循行于体表的经脉相会合,再沿大腿前面及胫骨外侧至足背部,走向足第2趾外侧端;另一条支脉,从膝下3寸处分出走到足中趾外侧端。足跗部支脉由冲阳穴分出,进入足大趾内侧端,与足太阴脾经相接(图13-11)。

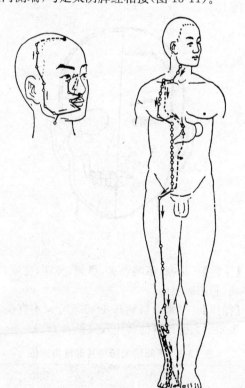

图13-11 足阳明胃经经脉循行

[主治概要] 本经腧穴主治胃肠病,头面五官病证,神志病及发热病等。

[本经腧穴] 本经从头走足,经穴有承泣、四白、

巨髎、地仓、大迎、

颊车、下关、头维、人迎、梁门、天枢、水道、归来、气冲、髀关、伏兔、梁丘、犊鼻、足三里、上巨虚、条口、丰隆、解溪、冲阳、内庭、厉兑等。

承泣 Chengqi(足阳明、阳跷、任脉交会穴)

【定位】 正视时瞳孔直下,眼球与眶下缘之间(图13-12)。

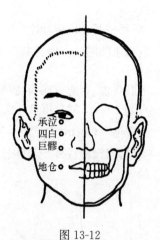

图13-12

【主治】 眼睑跳(瞤)动,目赤肿痛,近视,视神经萎缩,口眼㖞斜,面肌痉挛等。

【操作】 紧靠眶下缘缓慢直刺0.3~0.5寸,不宜提插,以防刺破血管引起血肿,禁灸。

四白 Sibai

【定位】 承泣直下,当眶下孔凹陷处取穴(图13-12)。

【主治】 目赤痛痒,眼睑跳(瞤)动,近视、口眼㖞斜,三叉神经痛,胆道蛔虫症,头痛,眩晕。

【操作】 直刺0.2~0.3寸,不可深刺;不宜灸。

【现代研究报道】 面肌痉挛:用30号1寸毫针直刺四白穴,边捻边进,深0.2~0.3寸,有麻电感放射至上唇及口角即停止捻转,留针10~15分钟,出针后用特制揿针从原针孔刺入,胶布固定5~6天出针。隔2~3日,如上法再治,5次为1疗程。

胆道蛔虫症:针刺四白透迎香穴,强刺激,留针30分钟行针1次。

地仓 Dicang

【定位】 承泣直下,在口角的外侧约0.4寸处(图13-12)。

【主治】 口眼㖞斜,三叉神经痛,齿痛颊肿,流涎。

【操作】 直刺0.2~0.3寸,或向颊车方向透刺,可灸。

颊车 Jiache

【定位】 在下颌角前上方一横指凹陷中,咬紧牙齿时咬肌隆起处(图13-13)。

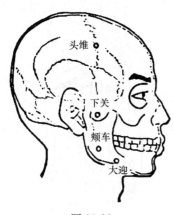

图 13-13

【主治】 牙痛,口眼㖞斜,三叉神经痛,疟腮,咬肌痉挛,流涎。

【操作】 直刺 0.3~0.4 寸,或向地仓方向斜刺,可灸。

下关 Xiaguan(足阳明、少阳交会穴)

【定位】 耳屏前约一横指,当颧骨弓与下颌切迹所形成的陷窝处,合口有孔,张口即闭。闭口取穴(图 13-13)。

【主治】 牙痛,下颌关节痛,口眼㖞斜,三叉神经痛,耳鸣,耳聋。

【操作】 直刺 0.3~0.5 寸。

【现代研究报道】 三叉神经痛:用 30 号 2.5 寸毫针针刺下关穴,进针后针尖以 80°角向后下方,朝对侧乳突方向深刺 2 寸左右,用紧提慢按手法,不捻转,使针感向下颌方向或四周扩散,留针 30~60 分钟,每 10~15 分钟,用提插手法行针 1 次,出针前再予提插手法行针 30 秒,每日 1 次,10 次为 1 疗程,每疗程间隔 1 周。

下颌关节炎:下关配合谷,针后加灸,每次灸 30 分钟,每日 1 次。

头维 Touwei(足阳明、少阳、阳维交会穴)

【定位】 额角发际,当鬓发前缘直上入发际 0.5 寸(图 13-13)。

【主治】 头痛,眩晕、目痛,迎风流泪。

【操作】 针刺向下或向后平刺 0.5~0.8 寸;不可灸。

【现代研究报道】 眩晕:针头维配印堂、太阳点刺放血,随眩晕消失的同时患者的收缩压均有所下降。

带状疱疹后遗症:疱疹愈后,遗留左侧前额及头顶前部针刺样疼痛,取头维、神庭为主穴,头临泣、百会、合谷为配穴。留针 30 分钟,间歇性行针 2 次,每日 1 次,10 次为 1 疗程。

梁门 Liangmen

【定位】 在上腹部,当脐中上 4 寸,距前正中线 2 寸(图 13-14)。

【主治】 胃痛,呕吐,急、慢性胃炎,胃、十二指肠溃疡,胃神经官能症。

【操作】 直刺 0.5~1 寸;可灸。

【现代研究报道】 胃溃疡:电针梁门穴可以保护胃黏膜、促进胃黏膜的修复,促进溃疡面的愈合,增强肌体免疫力。

天枢 Tianshu(大肠募穴)

【定位】 在腹中部,脐中(神阙穴、任脉)旁开 2 寸取穴(图 13-14)。

【主治】 腹痛,腹胀,肠鸣,泄泻,痢疾,肠痈,便秘,月经不调,痛经。

【操作】 直刺 0.8~1.2 寸。可灸。

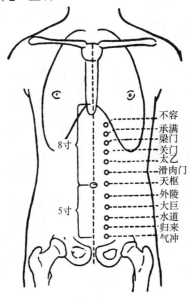

图 13-14

【现代研究报道】 慢性腹泻:隔姜灸双侧天枢穴,每日每穴 7 壮,每天 1 次,10 次为 1 疗程。

月经过多:取双侧天枢穴,用 30 号 1.5 寸毫针,针尖略向外侧刺,留针 40 分钟,行补法,于经前 5 天开始至经期结束为 1 疗程。

调整肠道功能:电针急性痢疾患者的天枢穴,在针后 3 分钟内即有肠鸣音的显著变化,15~30 分钟后肠鸣音明显降低,停针后又恢复到针前水平。这与临床报道针刺天枢对急慢性肠炎、菌痢泄泻、便秘等疾病均有减轻症状、加快康复的治疗作用相吻合。

归来 Guilai

【定位】 在下腹部,当脐中下 4 寸,距前正中线(任脉)2 寸中(图 13-14)。

【主治】 腹痛,痛经,闭经,慢性盆腔炎,子宫脱垂,急性附件炎。

【操作】 直刺 0.8~1.2 寸。可灸。

梁丘 Liangqiu(郄穴)

【定位】 髂前上棘与髌骨外侧端的连线上,髌骨外缘上 2 寸(图 13-15)。

【主治】 胃痛,乳痛,膝关节及周围软组织疾患。

【操作】 直刺0.5～1寸。可灸。

犊鼻 Dubi

【定位】 屈膝,髌骨下缘,髌韧带外侧凹陷中(图13-16)。

【主治】 膝关节及周围软组织疾患。

【操作】 向内上方刺0.5～1寸。

足三里 Zusanli(合穴)

【定位】 在小腿前外侧,犊鼻下3寸,距胫骨前缘外一横指(图13-16)。

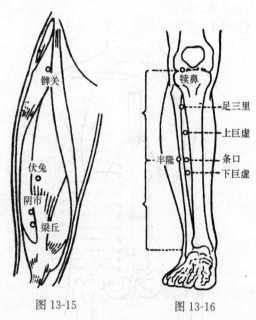

图 13-15　　　　图 13-16

【主治】 胃痛,呕吐,腹胀泄泻,便秘,发热,乳痛,高血压、失眠,休克,昏厥,下肢疼痛,瘫痪,虚劳羸瘦,咳嗽气喘,心悸气短,头晕。

【操作】 直刺0.5～1.5寸。可灸。

【现代研究报道】 高血压病:取双侧足三里穴常规消毒后,用1.5寸或2寸毫针刺入,得气后在针柄上放艾炷如杏核大,用火点燃,每次可灸,每日1次,10日为1疗程,疗程间隔5日。

增强机体免疫力:针刺人及兔的"足三里"穴能使血中裂解素、调理素及白细胞吞噬指数均有显著增加,从而增强了机体免疫力。

丰隆 Fenglong(络穴)

【定位】 在小腿前外侧,足三里下5寸,在胫骨前缘外二横指处(图13-16)。

【主治】 咳嗽,痰多,哮喘,头痛,眩晕,癫痫,下肢痿痹。

【操作】 直刺1～1.5寸。可灸。

内庭 Neiting(原穴)

【定位】 足背第2、3趾间缝纹端(图13-17)。

【主治】 头痛,牙痛,鼻衄,面瘫,发热,三叉神经

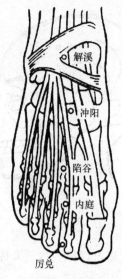

图 13-17

痛、胃脘胀痛,泄泻,便秘,足背肿痛。

【操作】 直刺或斜刺0.5～1.0寸。可灸。

厉兑 Lidui(井穴)

【定位】 足第二趾外侧,距指甲角约0.1寸(图13-17)。

【主治】 面肿,面瘫,牙痛,扁桃腺炎,失眠,癔症,足背肿痛。

【操作】 毫针浅刺。可灸。

足阳明胃经其他常用穴位见表13-4。

表13-4　足阳明胃经其他常用穴位

穴名	定位	主治
巨髎	眼平视,瞳孔直下,与鼻翼下缘平齐处	鼻炎,三叉神经痛,面神经麻痹
大迎	颊车前约1.3寸,闭口鼓腮,当下颌边缘出现一沟处	腮腺炎,牙关紧闭,面神经麻痹,牙痛
下关	闭口,颧弓与下颌切迹所形成的凹陷处	牙痛,下颌关节炎,咬肌痉挛,面神经麻痹,三叉神经痛,中耳炎
关门	脐上3寸,建里旁开2寸处	腹胀,食欲缺乏,肠鸣腹泻,水肿
伏兔	髌骨上缘外直上6寸处	下肢瘫痪,麻痹,膝关节炎,荨麻疹
解溪	踝关节前横纹中点,两筋之间	头痛,肾炎,肠炎,癫痫,踝关节周围软组织疾病,足下垂

四、足太阴脾经

[经脉循行] 起于足大趾内侧端,沿足背内侧赤白肉际、内踝前缘上行,在内踝上8寸处交叉到足厥阴肝经的前面,经膝、股部内侧前缘进入腹部,属于脾脏,联络胃,上行通过横膈,沿食管两旁上行到舌根

部,散布于舌下。其分支从胃部分出,通过横膈流注于心中,与手少阴心经相接(图13-18)。

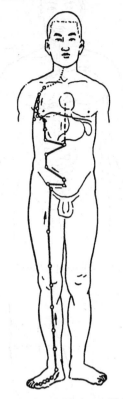

图13-18 足太阴脾经经脉循行

[主治概要] 本经腧穴主治消化系统疾同时能治疗生殖、泌尿系统疾病。

[本经腧穴] 本经从足走胸,经穴有隐白、太白、公孙、三阴交、阳陵泉、血海、箕门、大横、大包等。

隐白 Yinbai(井穴)

【定位】 足大趾内侧缘,距趾甲角0.1寸(图13-19)。

【主治】 崩漏,月经过多,便血,尿血,腹胀,腹痛、鼻衄、癫狂、惊风。

【操作】 浅刺0.1寸。或用三棱针点刺挤压出血。可灸。

【现代研究报道】 功能性子宫出血:用三棱针点刺隐白、大敦穴出血2-3滴,每日或隔日1次。另有报道,艾条温和灸隐白穴,每次15~20分钟,每日3~5次,有较好疗效。

婴幼儿腹泻:三棱针点刺隐白穴,放血7~10滴,左右交替,每日1次。

急性鼻出血:取隐白配合上星,用强刺激手法,疗效较好。

公孙 Gongsun(络穴,八脉交会穴,通冲脉)

【定位】 足内侧缘,第一跖骨基底部的前下方,赤白肉际处取穴(图13-19)。

【主治】 胃痛,呕吐,腹痛,泄泻,痢疾,心痛,胸闷。

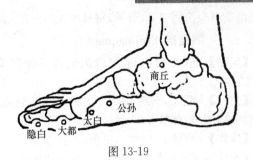

图13-19

【操作】 直刺0.5~1寸。可灸。

【现代研究报道】 单纯性肥胖:配合天枢、梁丘、丰隆,针刺得气,平补平泻,天枢加电针,留针30分钟,每日1次,12日为1疗程。

原发性低血压:配合内关,针刺得气,用电针治疗仪分别连接于双侧同名穴,每次4分钟,10~20天为1疗程。

三阴交 Sanyinjiao(足太阴、少阴、厥阴经交会穴)

【定位】 内踝尖直上3寸,胫骨内侧后缘取穴(图13-20)。

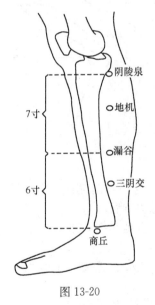

图13-20

【主治】 月经不调,痛经,经闭,带下,滞产,阴挺等妇产科病证;遗精,阳痿,遗尿,尿潴留,外阴部瘙痒等生殖泌尿系统病证;肠鸣腹胀,泄泻脾胃虚弱诸证;神经衰弱,高血压,下肢痿痹等病证。

【操作】 直刺0.5~1寸。可灸。

【现代研究报道】 肾绞痛:将黄体酮40mg,注入双侧三阴交穴,疗效优于单纯药物和针刺治疗。

小儿遗尿:将维生素B₁注射液100mg、维生素B₁₂注射液0.5mg注射于双侧三阴交、长强穴各1ml,隔日注射1次,10次为1疗程。

失眠:以三阴交为主穴,神门为配穴,三阴交深刺2.0~2.5寸,神门进针0.5~0.8寸,针刺得气,平补平泻,留针30分钟,每5分钟行针1次,同时嘱患者每晚睡前自灸三阴交20分钟,每日1次。

阴陵泉 Yinlingquan(合穴)

【定位】 在小腿内侧,胫骨内侧髁下缘凹陷中(图13-20)。

【主治】 腹胀,腹泻,痢疾,水肿,肝炎,尿潴留,尿路感染,遗尿,膝痛等。

【操作】 直刺1~2寸。可灸,不宜多灸。

【现代研究报道】 肩周炎:针刺双侧阴陵泉,留针20分钟,留针时活动肩关节,中间行针1次,每日1次,30次为1疗程。

尿潴留:取双侧阴陵泉,进针1~1.5寸,行提插泻法,以针感向上传导为佳,施手法1~3分钟,留针15~30分钟。

血海 Xuehai

【定位】 大腿内侧,髌骨内上缘上2寸。

简便取穴法:术者面对患者,用左(右)手掌心按在患者右(左)膝髌骨上,当拇指尖所至处定穴(图13-21)。

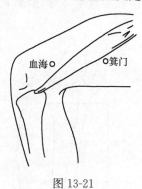

图 13-21

【主治】 月经不调,崩漏,痛经,经闭,瘾疹,湿疹,高血压,膝关节痛。

【操作】 直刺1~1.5寸。

五、手少阴心经

[经脉循行] 起于心中,走出后属心系,向下通过横膈,联络小肠。其分脉从心系,上夹咽喉,连系眼睛。直行的经脉,从心脏上行抵肺部,向下浅出腋下,沿着上肢掌侧面的尺侧缘下行,进入手掌中,经第4、5掌骨之间到手小指桡侧端,与手太阳小肠经相接(图13-22)。

[主治概要] 本经腧穴主治心、胸、神经、精神病症为主。

[本经腧穴] 本经从胸走手,经穴有极泉、少海、灵道、通里、神门、少府、少冲等。

少海 Shaohai(合穴)

【定位】 屈肘,在肘横纹内侧端与肱骨内上髁连线的中点处(图13-23)。

【主治】 心痛,肘臂挛痛,腋胁痛,头项痛,瘰疬。

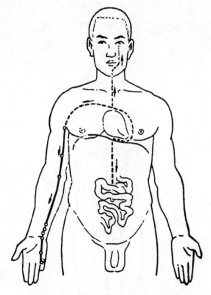

图 13-22 手少阴心经经脉循行

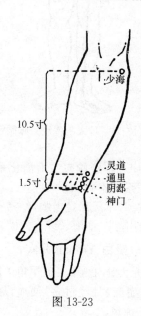

图 13-23

【操作】 直刺0.5~1寸。可灸。

通里 Tongli(络脉)

【定位】 腕横纹上1寸,尺侧腕屈肌腱桡侧缘(图12-23)。

【主治】 心动过速,心绞痛,失语,癔症,手腕痛。

【操作】 直刺0.3~0.5寸。可灸。

神门 Shenmen(输穴,原穴)

【定位】 在腕横纹上,当尺侧腕屈肌腱的桡侧凹陷处(图13-23)。

【主治】 失眠,癫狂,健忘,痴呆,心痛,心烦,惊悸,怔忡,胁痛。

【操作】 直刺0.3~0.5寸。可灸。

少冲 Shaochon(井穴)

【定位】 小指桡侧,距指甲角0.1寸(图13-24)。

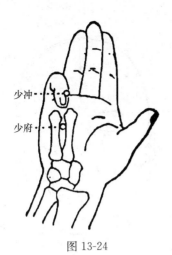

图 13-24

【主治】　心痛,心悸,热病,癫狂,昏厥,胸胁痛。

【操作】　斜刺 0.1 寸或三棱针点刺出血。可灸。

六、手太阳小肠经

[经脉循行]　起于手小指外侧端(少泽),沿着手背外侧至腕部,出于尺骨茎突,直上沿着前臂外侧后缘,经尺骨鹰嘴和肱骨内上髁之间,沿上臂外侧后缘,出于肩关节,绕行肩胛部,交会于大椎(督脉),向下进入缺盆部,联络心脏,沿着食管,通过横膈达胃部,属于小肠。缺盆部支脉,沿着颈部,上达面颊,至目外眦,转入耳中(听宫)。颊部支脉,上行目眶下,抵于鼻旁,至目内眦(睛明),与足太阳膀胱经相接。(图 13-25)。

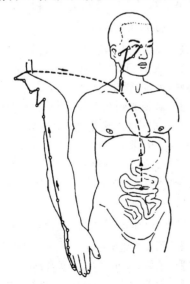

图 13-25　手太阳小肠经经脉循行

[主治概要]　本经腧穴主治头、枕、项、背、肩胛部疼痛,五官病,热病,神志病证。

[本经腧穴]　本经从手走头,经穴有少泽、后溪、腕骨、阳谷、养老、小海、肩贞、臑俞、天宗、肩外俞、肩中俞、颧髎、听宫等。

少泽 Shaoze(井穴)

【定位】　小指尺侧,距指甲角 0.1 寸(图 13-26)。

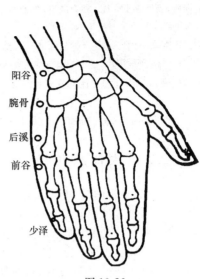

图 13-26

【主治】　产后乳少,乳痈,咽喉肿痛,发热,昏迷。

【操作】　斜刺 0.1 寸或点刺出血。可灸。

后溪 Houxi

【定位】　握拳,第 5 指掌关节尺侧,赤白肉际处。(图 13-26)。

【主治】　头项强痛,落枕,急性腰扭伤,肩胛痛,耳鸣耳聋,目赤,癔症、癫痫、疟疾,盗汗,手指及肘挛急臂痛。

【操作】　直刺 0.5～0.8 寸。可灸。

听宫 Tinggong(手足少阳、手太阳交会穴)

【定位】　耳屏前,下颌髁状突的后方,张口时呈凹陷处(图 13-27)。

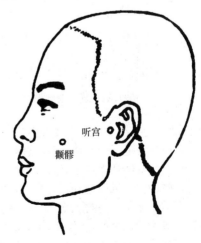

图 13-27

【主治】　耳鸣,耳聋,中耳炎,齿痛。

【操作】　张口,直刺 0.5～1 寸。可灸。

手太阳小肠经其他常用穴位见表 13-5。

表 13-5　手太阳小肠经其他常用穴位

穴名	定位	主治
养老	掌心向胸,当尺骨小头桡侧缘的骨缝中	视力减退,外眼炎症,落枕,肩背痛
小海	屈肘尺骨鹰嘴与肱骨下髁之间,正当尺神经沟处	尺神经痛,麻痹,癫痫,精神分裂症,舞蹈病,肩背痛
肩贞	在肩后,腋后皱襞上1寸处	肩关节软组织疾病,上肢瘫痪
臑俞	肩贞直上,当肩胛冈下缘处	同肩贞穴,还可治臂外展无力

七、足太阳膀胱经

[经脉循行]　起于目内眦,上行交会于头顶部。直行的经脉,从头顶进入颅内联络于脑,回出向下到项后分开,一直沿着脊柱两侧到腰部,从脊旁进入内脏,联络肾脏,属于膀胱,再向下通过臀部,从大腿后侧外缘下行进入腘窝中央。后项支脉,从项分出沿肩胛骨的内侧缘下行,经过髋关节部,沿着大腿外侧后缘向下与腰部下行的支脉会合于腘窝中,再向下通过腓肠肌,经外踝后方,沿足背外侧到足小趾端,与足少阴肾经相接(图 13-28)。

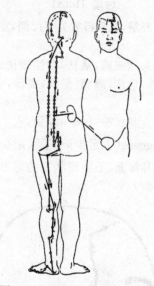

图 13-28　足太阳膀胱经经脉循行

[主治概要]　本经腧穴主治眼病和头、项、背、腰、骶部、下肢病及痔疮、脱肛、精神病、癫痫等。

[本经腧穴]　本经从头走足,经穴有睛明、攒竹、承光、通天、天柱、大杼、风门、肺俞、心俞、督俞、膈俞、肝俞、胆俞、脾俞、胃俞、三焦俞、肾俞、气海俞、大肠俞、关元俞、小肠俞、膀胱俞、上髎、次髎、承扶、殷门、委阳、委中、膏肓俞、志室、秩边、承筋、承山、飞扬、跗阳、昆仑、申脉、金门、京骨、至阴等穴。

睛明 Jingming

【定位】　目内眦的上方 0.1 寸,靠近眼眶骨内缘处(图 13-29)。

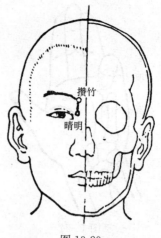

图 13-29

【主治】　急性结膜炎、近视、斜视、青光眼、视神经炎、视网膜炎、视神经萎缩、癫痫性或者脑炎后遗症失明、精神病幻视等。急性腰痛。

【操作】　嘱患者闭目,医者以左手食指轻轻将眼球推向外侧固定,沿眼眶缘缓缓进针,直刺 0.5～1寸。行针不用大幅度捻转,出针后压迫局部 1～2 分钟,以防出血。

【现代研究报道】　功能性遗尿:针刺睛明穴,缓慢刺入 0.5～1 寸,得气后留针 20～30 分钟。

坐骨神经痛:取患侧睛明、听宫,刺后活动患肢,每日1次,3日后改隔日1次,10次为1疗程。

泪囊炎:单刺睛明,缓慢刺入 0.5～1 寸,得气后留针 30 分钟。每日 1 次,5 次为1疗程。

攒竹 Cuanzhu(Zanzhu)

【定位】　在眉毛内侧端,眶上切迹处(图 13-29)。

【主治】　头痛目眩,眉棱骨痛,面瘫,三叉神经痛,目赤肿痛,近视,腰痛。

【操作】　横刺或刺 0.5～0.8 寸。禁灸。

【现代研究报道】　腰扭伤:刺攒竹向鼻尖方向,再刺水沟穴向上斜刺,均刺 0.5 寸左右,得气后提插捻转 1～2 分钟,留针 20 分钟。

呃逆:两手拇指重按双侧攒竹穴,由轻到重持续压 5～10 分钟,一般呃逆即止。

风门 Fengmen(足太阳、督脉交会穴)

【定位】　第 2 胸椎棘突下旁开 1.5 寸(图 13-30)。

【主治】　感冒,咳嗽,哮喘,项背疼痛。

【操作】　斜刺 0.5～0.8 寸。可灸,此穴多灸可预防感冒。

【现代研究报道】　支气管炎:选风门、大杼、大椎和肺俞,每次取 2 穴,以小檗碱注射液 4ml,每穴注入 2ml,每日 1 次,10 次为 1 疗程。疗程间隔 3 天。

支气管哮喘:针刺风门、大椎、肺俞,配合辨证取穴,留针 20 分钟左右,用提插捻转平补平泻手法行针 2～3次。发作期每日 1 次,喘平后隔日 1 次,10 次为 1 疗程。

良好调节作用。

青光眼:针刺膈俞,肝俞等,治疗青光眼合并高血压者 120 例,治疗后眼压、血压均明显下降,临床症状明显改善。

偏头痛:三棱针点刺膈俞,然后拔罐放血。痛甚者太阳穴刺血,加刺合谷、太冲,失眠者加三阴交、神门。

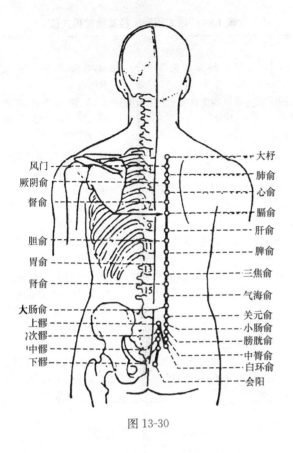

图 13-30

风门
厥阴俞
督俞
胆俞
胃俞
肾俞
大肠俞
上髎
次髎
中髎
下髎

大杼
肺俞
心俞
膈俞
肝俞
脾俞
三焦俞
气海俞
关元俞
小肠俞
膀胱俞
中膂俞
白环俞
会阳

肺俞 Feishu(背俞穴)

【定位】 第 3 胸椎棘突下旁开 1.5 寸(图 13-30)。

【主治】 咳嗽,哮喘,肺结核,肺炎,胸膜炎,背部软组织劳损。

【操作】 斜刺 0.5～0.8 寸。可灸。

【现代研究报道】 慢性支气管炎:取肺俞、心俞、膈俞等穴,贴敷洋金花、甘遂、细辛等,每年三伏天治疗。

调节呼吸功能:针刺肺俞可增强呼吸功能,使肺通气量、肺活量及耗氧量增加,明显减低气道阻力。

心俞 Xinshu(背俞穴)

【定位】 第 5 胸椎棘突下旁开 1.5 寸(图 13-30)。

【主治】 心绞痛、心律不齐等心脏病,神经衰弱、精神病、癔症、咳嗽、吐血,盗汗。

【操作】 斜刺 0.5～0.8 寸。可灸。

膈俞 Geshu(血会)

【定位】 第 7 胸椎棘突下旁开 1.5 寸(图 13-30)。

【主治】 慢性出血性疾患,贫血,胃病,膈肌痉挛,膈肌瘫痪,急性胆道感染。

【操作】 斜刺 0.5～0.8 寸。可灸。

【现代研究报道】 糖尿病:对 34 例阴虚阳盛型糖尿病患者针刺膈俞、脾俞,用泻法,有一定疗效。血糖逐渐下降,血液黏滞度降低,血流加速,微循环改善;对环核苷酸的含量有调整作用;对血清胰岛素有

肝俞 Ganshu(背俞穴)

【定位】 第 9 胸椎棘突下旁开 1.5 寸(图 13-30)。

【主治】 胸胁痛,肝炎,胆囊炎,胃病,结膜炎,近视,青光眼,视神经萎缩,腰背痛。

【操作】 斜刺 0.5～0.8 寸。可灸。

【现代研究报道】 睑腺炎:取患侧或双侧肝俞,斜向下刺入 4～6 分深,得气后强刺激泻法,捻转数下不留针。缓出针摇大针孔,出针后挤压出血数滴。

眼睑下垂:直刺肝俞、脾俞,局部微胀后捻 2～3分,针上加艾 3～5 壮,每日 1 次,7 天为 1 疗程。

脾俞 Pishu(背俞穴)

【定位】 第 11 胸椎棘突下旁开 1.5 寸(图 13-30)。

【主治】 胃脘痛,腹胀,消化不良,慢性腹泻,痢疾,浮肿、月经过多,慢性出血性疾病,贫血,神经衰弱。

【操作】 斜刺 0.5～0.8 寸。可灸。

胃俞 Weishu(背俞穴)

【定位】 第 12 胸椎棘突下旁开 1.5 寸(图 13-30)。

【主治】 胃脘痛,消化不良,呕吐,胃下垂,慢性腹泻。

【操作】 斜刺 0.5～0.8 寸。可灸。

肾俞 Shenshu(背俞穴)

【定位】 第 2 腰椎棘突下旁开 1.5 寸(图 13-30)。

【主治】 男、女泌尿生殖系统病,耳鸣耳聋,肾虚气喘,慢性腹泻,腰背痛。

【操作】 直刺 0.5～1 寸。可灸。

承扶 Chengfu

【定位】 伏卧,臀下横纹中央(图 13-31)。

【主治】 坐骨神经痛,腰骶痛,下肢瘫痪,痔疮。

【操作】 直刺 1～2 寸。

委中 Weizhong(合穴,膀胱下合穴)

【定位】 腘窝横纹中央(图 13-31)。

【主治】 腰痛,坐骨神经痛,急性腰扭伤,下肢瘫痪,膝关节及周围软组织疾患,急性吐泻,高热抽搐,小便不利,遗尿。

【操作】 直刺 1～1.5 寸,或刺出血。

秩边 Zhibian

【定位】 平第 4 骶后孔,骶正中嵴旁开 3 寸(图 13-32)。

【主治】 腰骶痛,坐骨神经痛,下肢瘫痪,小便不利,痔疮。

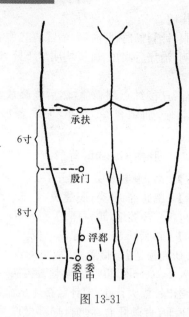

图 13-31

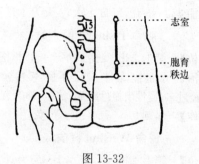

图 13-32

【操作】 直刺 1~1.5 寸。可灸。

昆仑 Kunlun（经穴）

【定位】足外踝尖与跟腱之间的凹陷处（图 13-33）。

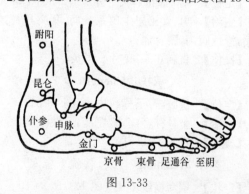

图 13-33

【主治】头项强痛，目眩，鼻衄，背腰痛，下肢及踝关节病证，滞产，癫痫。

【操作】 直刺 0.5~0.8 寸。可灸。

至阴 Zhiyin（井穴）

【定位】 足小趾外侧，距趾甲角 0.1 寸（图 13-33）。

【主治】 头痛，鼻炎，胎位不正（艾条灸），难产。

【操作】 毫针浅刺 0.1 寸。可灸。

足太阳膀胱经其他常用穴位见表 13-6。

表 13-6 足太阳膀胱经其他常用穴位

穴名	定位	主治
大杼	第 1 胸椎棘突下旁开 1.5 寸	咳嗽，哮喘，颈项强直，肩背疼痛
胆俞	第 10 胸椎棘突下旁开 1.5 寸处	肝炎，胆囊炎，胃炎，胆道蛔虫症，淋巴结核，腹胀，胸胁痛
大肠俞	第 4 腰椎棘突下旁开 1.5 寸处	腰腿痛，腰扭伤，骶髂关节痛，肠炎，痢疾，便秘
小肠俞	第 1 骶椎棘突下旁开 1.5 寸处	腹痛，腹泻，痢疾，便秘，慢性腰背痛，急性腰扭伤，坐骨神经痛
膀胱俞	第 2 骶椎棘突下旁开 1.5 寸	膀胱炎，尿血，尿潴留，遗尿，腰骶痛
次髎	第 2 骶后孔凹陷中，约当髂后上棘与督脉的中点	痛经、月经过多，胎位不正，慢性盆腔炎，尿路感染，尿潴留，遗精，阳痿，早泄，腰骶痛，下肢痿痹等
飞扬	昆仑直上 7 寸，腓骨后缘，当承山斜下外开约 1 寸处	风湿性关节炎，肾炎，膀胱炎，脚气，痔，癫痫，腰腿痛
申脉	外踝直下方凹陷中	头痛、眩晕，失眠，癫痫，精神病，踝关节痛

八、足少阴肾经

[经脉循行] 起于足小趾下，斜向足心，沿舟骨粗隆下缘，内踝后缘，进入足跟，由小腿内侧后缘，过膝内侧，上行脊柱，属于肾脏，联络膀胱。直行的经脉从肾上行到肝，穿过横膈，进入肺脏，沿喉咙到舌根部。其支脉从肺脏分出，联络心脏，流注于胸中，与手厥阴心包经相接（图 13-34）。

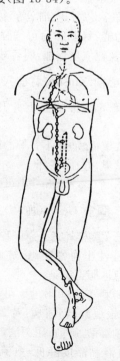

图 13-34 足少阴肾经经脉循行

[主治概要] 本经腧穴主治泌尿、生殖系统疾病为主,也可治疗呼吸系统和神经系统疾病。

[本经腧穴] 本经从足走胸,经穴有涌泉、然谷、太溪、照海、复溜、阴谷、俞府等。

涌泉 Yongquan(井穴)

【定位】 在足底,足趾跖屈时,约当足底(去趾)前 1/3 与后 2/3 交界处(图 13-35)。

【主治】 头痛,昏迷,休克,精神病,癔症,癫痫,小儿惊风,咽喉肿痛。

【操作】 直刺 0.5～1 寸。可灸。

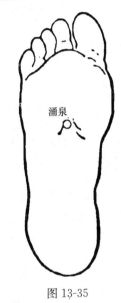

图 13-35

太溪 Taixi

【定位】 内踝尖与跟腱之间的凹陷处(图 13-36)。

【主治】 月经不调,遗精阳痿,小便频数,头疼,目眩,耳鸣耳聋,失眠腰痛,足跟痛,齿痛。

【操作】 直刺 0.5～0.8 寸。可灸。

照海 Zhaohai(原穴、络穴)

【定位】 内踝下缘凹陷中(图 13-36)。

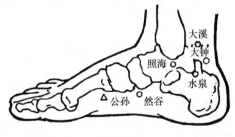

图 13-36

【主治】 月经不调,带下,小便频数,慢性咽炎,吞咽困难,目赤肿痛、失眠,癫痫。

【操作】 直刺 0.5～0.8 寸,可灸。

足少阴肾经其他常用穴位见表 13-7。

表 13-7 足少阴肾经其他常用穴位

穴名	定位	主治
然谷	足内踝前,舟骨粗隆下方凹陷处	咽喉炎,膀胱炎,月经不调,糖尿病,破伤风
复溜	太溪直上 2 寸处	肾炎,睾丸炎,功能性子宫出血,尿路感染,白带过多,腰痛

九、手厥阴心包经

[经脉循行] 起于胸中,属心包,向下通过横膈联络三焦。外行支从胸部出来,经腋窝,沿手臂掌侧面的中间,进入手掌中,沿着中指到指端。另一条支脉从手掌中分出,走向无名指端,与手少阳三焦经相接(图 13-37)。

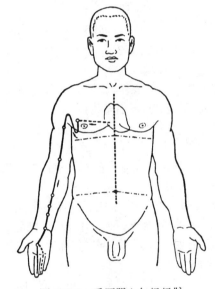

图 13-37 手厥阴心包经经脉

[主治概要] 本经腧穴主治心血管病为主,亦可治疗消化系统、神经系统的某些病证。

[本经腧穴] 本经从胸走手,经穴有天池、曲泽、间使、内关、大陵、劳宫、中冲等。

曲泽 Quze(合穴)

【定位】 肘窝横纹中,当肱二头肌腱尺侧(图 13-38)。

【主治】 心痛,心悸、胃痛,急性吐泻,高热,烦躁不安,肘臂疼痛。

【操作】 直刺 1～1.5 寸。高热、急性吐泻时,用三棱针点刺放血。可灸。

间使 Jianshi(经穴)

【定位】 腕横纹上 3 寸,掌长肌腱与桡侧腕屈肌腱之间(图 13-38)。

【主治】 心痛,心悸,癫痫,精神病,胃脘痛,呕吐,肘臂疼痛。

【操作】 直刺 0.5～1 寸。可灸。

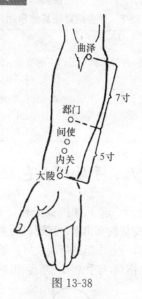

图 13-38

内关 Neiguan（络穴，八脉交会穴，通阴维脉）

【定位】 腕横纹上 2 寸，掌长肌腱与桡侧腕屈肌腱之间（图 13-38）。

【主治】 心痛，心悸，胸闷，头痛，眩晕，癫痫，失眠，胃脘痛，呃逆，呕吐，肘臂疼痛。

【操作】 直刺 0.5～1 寸。可灸。

【现代研究报道】 休克：动物实验表明，电针家兔内关穴，对失血性休克模型有明显的升压作用，并可改善心泵的功能。

心绞痛：针刺内关穴可使冠心病心绞痛患者全血黏度、血浆比黏度、血浆纤维蛋白原、血细胞比容、血沉等均有不同程度的下降，同时伴随着心电图及临床症状的改善。

呕吐：对神经性呕吐、手术麻醉引起的恶心呕吐，针刺内关疗效较好。对晕车出现的恶心呕吐，用手指重按内关亦有效。

中冲 Zhongchong（井穴）

【定位】 中指尖端（图 13-39）。

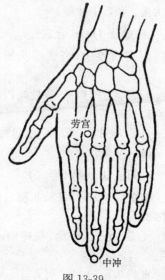

图 13-39

【主治】 发热，休克，昏迷，中暑，心痛，舌强不语。

【操作】 毫针浅刺 0.1 寸，或三棱针点刺出血。

手厥阴心包经其他常用穴位见表 13-8。

表 13-8 手厥阴心包经其他常用穴位

穴名	定位	主治
大陵	仰掌，腕关节横纹正中，两筋之间	胸痛，胃痛，心悸，心绞痛，精神病，腕关节疾患
劳宫	掌中央，第 2、3 掌骨之间，当屈指握拳时，中指指尖所点处	中风昏迷，中暑，心绞痛，口腔炎，小儿惊厥，癔症精神病，手掌多汗症，手指麻木

十、手少阳三焦经

［经脉循行］ 起于无名指端，经手背第 4、5 掌骨间，沿桡、尺骨之间向上通过鹰嘴突，再沿上臂外侧走向肩部，交出足少阳经的后面，向前进入锁骨窝，分布于胸中，联络心包，通过横膈，属于三焦。胸中支脉从胸中向上，上出缺盆，循颈部至耳后，直上耳上方，由此屈曲下行至面颊部，到眼眶下。耳部支脉从耳后进入耳中，出走耳前，与前条支脉交叉于面颊部，到达目外眦，与足少阳胆经相接（图 13-40）。

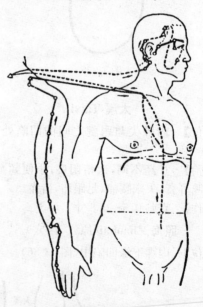

图 13-40 手少阳三焦经经脉循行

［主治概要］ 本经腧穴主治侧头部、耳、目、咽喉部疾病为主。还可治疗发热，胸胁痛等证。

［本经腧穴］ 本经从手走头，经穴有关冲、液门、中渚、阳池、外关、支沟、天井、臑会、肩髎、翳风、耳门、丝竹空等。

外关 Waiquan（络穴，八脉交会穴，通阳维脉）

【定位】 腕背横纹上 2 寸，桡骨与尺骨之间（图 13-41）。

【主治】 感冒，发热，耳鸣，耳聋，偏头痛，胁肋痛,上肢痿痹。

【操作】 直刺 0.5～1 寸。可灸。

支沟 Zhigou(经穴)

【定位】 腕背横纹上 3 寸,桡骨与尺骨之间(图 13-41)。

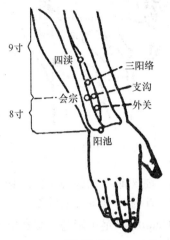

图 13-41

【主治】 耳鸣,耳聋,失音,胁痛,落枕,肩臂疼痛,腹胀,便秘。

【操作】 直刺 0.5～1 寸。可灸。

【现代研究报道】 习惯性便秘:用毫针直刺或斜刺(略向上),深度 1～1.5 寸,适当应用提插捻转手法,使针感向下达指端,向上达肘以上为佳,留针 15～20 分钟,其间行针 2～4 次。

胁痛:治疗急性跌扑闪挫引起的胁痛,可针刺患侧支沟穴,两胁痛者取双穴,用泻法,强刺激,得气后让患者站立深呼吸、咳嗽或活动患部,每日 1 次,1 周为 1 疗程。

肩髎 Jianliao

【定位】 在肩部,上臂外展时,肩峰后下方呈凹陷处(图 13-42)。

【主治】 肩关节及上肢病证。

【操作】 直刺 1～1.5 寸。可灸。

翳风 Yifeng

【定位】 耳垂后方,下颌角与乳突之间凹陷(图 13-42)。

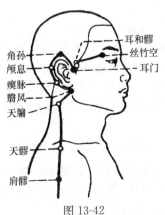

图 13-42

【主治】 耳鸣,耳聋,外耳道肿痛,面瘫,乳突部疼痛,痄腮。

【操作】 直刺 0.5～1 寸。可灸。

耳门 Ermen

【定位】 耳屏上切迹前方,下颌骨髁状突后缘,张口呈凹陷处(图 13-42)。

【主治】 耳鸣,耳聋,齿痛。

【操作】 直刺 0.5～1 寸。可灸。

丝竹空 Sizhukong

【定位】 眉毛外端凹陷处 (图 13-42)。

【主治】 头痛,面瘫,斜视,目赤肿痛,齿痛。

【操作】 平刺 0.5～1 寸。不灸。

手少阳三焦经其他常用穴位见表 13-9。

表 13-9　手少阳三焦经其他常用穴位

穴名	定位	主治
关冲	第 4 指尺侧,指甲角旁约 0.1 寸	头痛,目赤咽喉,肿痛,昏厥
中渚	手背第 4、5 掌骨间,掌指关节后凹陷处	肩背肘臂酸痛,五指不能屈伸,头痛,视物不明
臑会	尺骨鹰嘴与肩髎穴的连线上,肩髎穴直下 3 寸,三角肌后缘	肩及上肢痹痛,甲状腺肿,淋巴结肿
翳风	耳垂后,乳突和下颌骨之间凹陷处	耳鸣,耳聋,腮腺炎,下颌关节炎,牙痛,眼痛,面神经麻痹
耳门	耳屏上切迹前,张口呈现凹陷处	耳鸣,耳聋,聋哑,中耳炎,牙齿痛,下颌关节炎

十一、足少阳胆经

[经脉循行] 起于眼外角,向上达额角部,经过耳后循颈部抵肩部,进入锁骨窝。耳部支脉从耳后进入耳中,出走耳前至眼外眦后方。眼部支脉从外眦部下行,与前一支脉会合于锁骨窝,向下进入胸中,通过横膈,联络肝脏,属于胆,沿着胁肋内,到达腹股沟部,经前阴部,横行入髋关节部。其直行的经脉从锁骨窝发出的外行支,经过腋、胸胁、季肋与前脉会合于髋关节部,再沿大腿外侧下行,经外踝前方面至足背,止于足第 4 趾端。足背支脉从足背分出,到达足大趾外侧,与足厥阴肝经相接(图 13-43)。

[主治概要] 本经腧穴主治侧头、目、耳、咽喉病,神志病,热病病证。

[本经腧穴] 本经从头走足,经穴有瞳子髎、听会、上关、率谷、阳白、头临泣、风池、肩井、日月、京门、带脉、居髎、环跳、风市、阳陵泉、光明、悬钟、丘墟、足临泣、侠溪、足窍阴等。

瞳子髎 Tongziliao(手足太阳、手足少阳经交会穴)

【定位】 在目外眦外方,眶骨外侧缘凹陷中(图

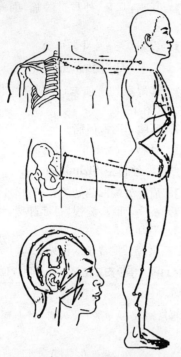

图 13-43　足少阳胆经经脉循行

13-44)。

【主治】　偏头痛,近视,视神经萎缩,急性结膜炎。

【操作】　平刺 0.3～0.5 寸。

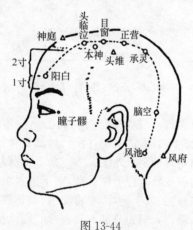

图 13-44

风池 Fengchi（足少阳、阳维脉交会穴）

【定位】　枕骨粗隆直下凹陷处与乳突之间,当斜方肌与胸锁乳突肌上端之间处(图 13-44)。

【主治】　头痛,眩晕,失眠,高血压病,外眼炎症,近视,视神经萎缩,鼻炎,感冒,热病,颈项强痛。

【操作】　向鼻尖方向斜刺 0.5～1 寸。可灸。

【现代研究报道】　突眼症:以风池、上天柱(天柱上 0.5 寸)为主穴行导气法,足三里、三阴交行补法,对突眼症的瘀血状态、微循环、血液流变学、血流动力学有明显改善。

调节胃酸及胃蛋白酶:针刺风池穴,能使胃酸及胃蛋白酶高者降低,低者升高。

居髎 Juliao（足少阳与阳跷脉交会穴）

【定位】　髂前上棘与股骨大转子最高点连线之中点(图 13-45)。

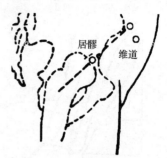

图 13-45

【主治】　腰腿痛,下肢瘫痪,疝气,少腹痛。

【操作】　直刺 1～1.5 寸。可灸。

环跳 Huantiao（足少阳与太阳经交会穴）

【定位】　侧卧屈股,当股骨大转子最高点与骶管裂孔连线的外 1/3 与中 1/3 的交界处(图 13-46)。

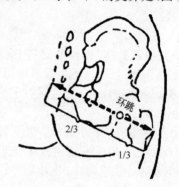

图 13-46

【主治】　坐骨神经痛,下肢疼痛,麻痹,瘫痪。

【操作】　直刺 2～3 寸。可灸。

阳陵泉 Yanglingquan（合穴,八会穴之筋会）

【定位】　腓骨小头前下方凹陷处(图 13-47)。

【主治】　胸胁痛,胆囊炎,坐骨神经痛,膝关节及小腿疼痛,麻痹,瘫痪,血栓闭塞性脉管炎,高热抽搐。

【操作】　直刺 1～1.5 寸。可灸。

【现代研究报道】　胆囊炎、结石症:针刺阳陵泉可使胆囊收缩,胆总管规律性收缩,排出胆道造影剂,进入十二指肠。还能促进胆汁分泌,对奥狄括约肌有明显的解痉作用。对慢性胆囊炎、结石症有治疗效应。

光明 Guangming（络穴）

【定位】　外踝尖上 5 寸,腓骨前缘（图 13-47）。

【主治】　目痛,近视,夜盲,视神经萎缩等眼病,乳痛,乳汁少,膝痛,下肢痿痹。

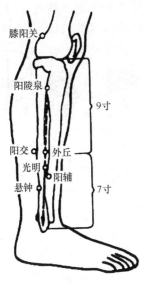

图 13-47

【操作】 直刺 1~1.5 寸。可灸。

悬钟 Xuanzhong（又名绝骨 八会穴之髓会）

【定位】 外踝尖上 3 寸,腓骨前缘(图 13-47)。

【主治】 落枕,胸胁痛,下肢痿痹,血栓闭塞性脉管炎,脚气。

【操作】 直刺 0.5~1 寸。可灸。

足窍阴 Zuqiaoyin（井穴）

【定位】 足第 4 趾外侧,距趾甲角 0.1 寸处(图 13-48)。

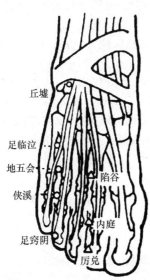

图 13-48

【主治】 偏头痛、目赤肿痛,耳鸣,耳聋,咽喉肿痛,胸胁痛,足跗肿痛。

【操作】 毫针浅刺 0.1 寸。可灸。

足少阳胆经其他常用穴位见表 13-10。

表 13-10 足少阳胆经其他常用穴位

穴名	位置	主治
肩井	大椎与肩峰连线中点,天髎前,肩部最高点	中风偏瘫,乳腺炎,功能性子宫出血,颈淋巴结核,肩背痛
风市	在大腿外侧中线,膝上 7 寸处	下肢瘫痪,腰腿痛,股外侧皮神经炎
光明	外踝上 5 寸,腓骨前缘	夜盲,视神经萎缩,白内障,偏头痛,小腿外侧痛

十二、足厥阴肝经

[经脉循行] 起于足大趾上毫毛部,由足跗部向上,经过内踝前 1 寸处。沿胫骨内侧面上行,至内踝上 8 寸处交叉到足太阴脾经的后面,再沿大腿内侧中间上行,环绕阴部,达小腹部,夹胃旁,属肝脏,络胆。再向上通过横膈,分布于胁肋,并沿喉咙的后面上行,连接目系,上额到巅顶部与督脉会合。目系支脉:从眼睛下行到面颊部,环绕口唇。肝部支脉:从肝脏分出,通过横膈,向上联系肺脏,与手太阴肺经相接(图 13-49)。

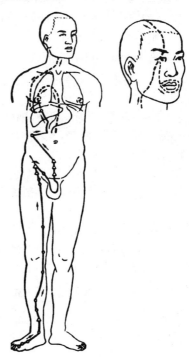

图 13-49 足厥阴肝经经脉循行

[主治概要] 本经腧穴主治头面、眼、肝、胆病及生殖、泌尿系统疾病为主。

[本经腧穴] 本经从足走腹至胸,经穴有大敦、行间、太冲、中都、曲泉、章门、期门等。

大敦 Dadun（井穴）

【定位】 足大趾末节外侧,距趾甲角 0.1 寸处(图 13-50)。

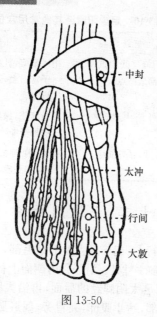

图 13-50

【主治】 崩漏,睾丸炎,外阴部瘙痒,疝气,小便失禁。

【操作】 毫针浅刺 0.1~0.2 寸,点刺出血。可灸。

【现代研究报道】 调节肠功能:针刺大敦穴可使不蠕动或蠕动很弱的降结肠下部及直肠的蠕动加强。

降血压:针刺大敦穴可加强神门穴的降压效应。

太冲 Taichong(输穴,原穴)

【定位】 在足背,第 1、2 二跖骨结合部之前的凹陷处(图 13-50)。

【主治】 头痛,眩晕,耳鸣,耳聋,咽喉肿痛,面瘫,精神病,癫痫,小儿惊风,胁痛,下肢痿痹。

【操作】 直刺 0.5~0.8 寸。

【现代研究报道】 鼻衄:针刺双侧太冲穴,施泻法,不断行针 5 分钟,留针 20 分钟,一般 5~10 分钟见效。

急性扁桃体炎:穴位注射,选用注射用水,成人每穴 2 ml,小儿 1~1.5 ml,每日 1 次。

足厥阴肝经其他常用穴位见表 13-11。

表 13-11 足厥阴肝经其他常用穴位

穴名	定位	主治
行间	在足背侧,第 1、2 趾间,趾蹼缘后方赤白肉际处	头痛,目眩,目赤肿痛,青盲,口喎,胁痛,疝气,小便不利,崩漏,癫痫,月经不调,痛经,带下,中风
中都	在小腿内侧,当足内踝尖上 7 寸,胫骨内侧面的中央	疝气,崩漏,腹痛,腹泻,恶露不绝
期门	乳头直下,第 6 肋间隙,前正中线旁开 4 寸	胸胁胀痛,腹胀,呃逆,乳痈

十三、督　脉

[经脉循行] 起于小腹内,下出会阴部,向后沿脊柱之内上行到达项后,进入脑内,再上行头巅顶,沿前额下行鼻柱,止与唇系带处(图 13-51)。

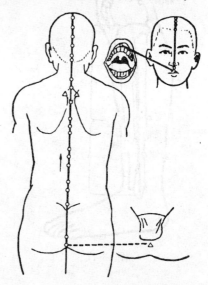

图 13-51　督脉经脉循行

[主治概要] 主治热病,神志病,内脏有关病证及腰骶、背、头项局部病证。

[本经腧穴] 本经经穴有长强、腰俞、腰阳关、命门、至阳、灵台、神道、身柱、陶道、大椎、哑门、风府、百会、上星、神庭、素髎、人中、龈交等。

长强 Changqiang(络穴,督脉、足少阳、足少阴经交会穴)

【定位】 俯卧取穴,在尾骨尖端与肛门连线的中点(图 13-52)。

【主治】 脱肛,便血,痔核,泄泻,便秘,痫证,腰脊疼痛。

【操作】 向上斜刺 0.5~1 寸。不宜直刺,以免伤及直肠。可灸。

【现代研究报道】 婴幼儿腹泻:取长强,刺 5~8 分,小幅度快速捻转 2 分钟左右出针,每日 1 次。

痔疮:配承山,留针 30 分钟,每 10 分钟行针 1 次,隔日 1 次。

癫痫:长强穴埋肠线,4 周后行第 2 次埋线,6 次为 1 疗程。

命门 Mingmen

【定位】 俯卧,于后正中线,第 2 腰椎棘突下凹陷中(图 13-52)。

【主治】 腰痛,下肢瘫痪,遗精,阳痿,早泄,月经不调,带下,遗尿,泄泻。

【操作】 向上斜刺 0.5~1 寸。可灸。

【现代研究报道】 原发性肾上腺皮质功能低下:配关元,针刺得气后加灸 4 分钟,每日 1 次,12 次为 1 疗程。

精子减少症:配肾俞、关元、中极,先针刺,出针后隔姜灸 3 壮。

阳虚：艾灸命门对羟基脲所致"阳虚"模型动物有增加体重、减少死亡率、提高耐冻能力、提高肝脾组织 DNA 合成率、促进细胞的 DNA 复制及改善细胞能量代谢的作用。

大椎 Dazhui（督脉、手足三阳经交会穴）

【定位】 后正中线上，第 7 颈椎棘突下凹陷中（图 13-52）。

【主治】 热证，中暑，咳嗽，气喘，癫痫，惊风，荨麻疹，项背部疼痛。

【操作】 向上斜刺 0.5～1 寸。可灸。

【现代研究报道】 感冒：取大椎穴，行散刺再拔罐。另可用隔姜灸大椎 3～5 壮，或艾条灸 20 分钟，

每日 2～3 次。

荨麻疹：取大椎穴，行强刺激，留针 5 分钟。

哮喘：配肺俞，着肤瘢痕灸 7～9 壮，隔日 1 次，3 次为 1 疗程，每年夏天灸 1 疗程。

提高免疫功能：灸小白鼠大椎穴，可使免疫功能低下的小白鼠免疫功能提高。

风府 Fengfu（督脉、阳维脉交会穴）

【定位】 项部，后发际正中直上 1 寸（图 13-53）。

【主治】 感冒，头痛，项强，中风后遗症，精神分裂症，癫痫，咽喉肿痛，失音。

【操作】 伏案正坐位，使头微前倾，项肌放松，向下颌方向缓慢刺入 0.5～1 寸，针尖不可向上，以免刺入枕骨大孔，误伤延髓。禁灸。

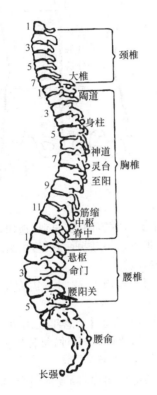

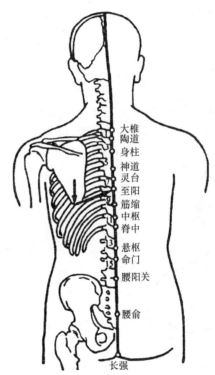

图 13-52

百会 Baihui（督脉、足太阳经交会穴）

【定位】 头顶正中，前发际正中直上 5 寸，约当两侧耳尖连线中点处（图 13-53）。

【主治】 头痛，眩晕，中风失语，癫狂痫，昏厥（灸），失眠，健忘，久泻，子宫脱垂（灸）。

【操作】 平刺 0.5～1 寸。可灸。

【现代研究报道】 子宫脱垂：隔附子片灸 3～4 壮，每日 1 次，10 次为 1 疗程。

小儿脱肛：配长强，先温和灸 5 分钟后，再行雀啄灸 15 分钟，每日 1 次，7 次为 1 疗程。

督脉其他常用穴位见表 13-12。

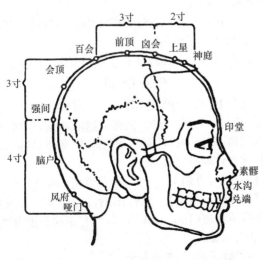

图 13-53

表 13-12　督脉其他常用穴位

穴名	定位	主治
腰阳关	俯卧,于后正中线,第4腰椎棘突下凹陷中,约与髂嵴相平	腰痛,下肢瘫痪,月经不调,遗精,阳痿
至阳	后正中线上,第7胸椎棘突下	黄疸,胸胁胀痛,咳嗽,气喘,腰脊疼痛
哑门	项部,第1颈椎下,后发际正中直上0.5寸	中风后遗症失语,聋哑,精神病,癫痫,头痛,颈项强直
上星	头正中线,前发际后1寸处	头痛,鼻炎,鼻出血,鼻息肉,角膜炎,眼痛
素髎	在鼻尖端正中	休克,低血压,心动过缓,酒糟鼻,鼻出血,鼻炎
龈交	上唇系带与齿龈相接处	牙龈肿痛,鼻塞,鼻炎,癫狂

十四、任　脉

[经脉循行]　起于小腹内,出会阴部,上行于阴毛部,在腹内沿着前正中线上行,经胸达咽喉,再上行环绕口唇,经过面部,进入眼眶下(图 13-54)。

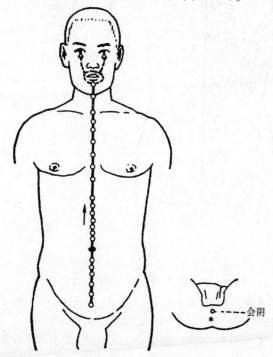

图 13-54　任脉经脉循行

[主治概要]　本经腧穴主治泌尿生殖系统疾患及肠道疾患。少数腧穴有强壮作用或可治疗神志病。

[本经腧穴]　本经经穴有会阴、中极、关元、气海、神阙、水分、下脘、建里、中脘、上脘、膻中、天突、廉泉、承浆等。

中极 Zhongji(膀胱募穴,任脉、足三阴经交会穴)

【定位】　前正中线上,脐下4寸(图 13-55)。

【主治】　月经不调,痛经,带下,子宫脱垂,外阴瘙痒,尿频,遗尿,尿潴留,遗精阳痿。

【操作】　直刺1~1.5寸。需在排尿后进针,孕妇禁针。可灸。

关元 Guanyuan(小肠募穴,任脉、足三阴经交会穴)

【定位】　前正中线上,脐下3寸(图 13-55)。

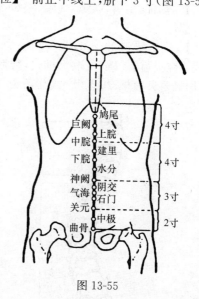

图 13-55

【主治】　遗精,阳痿,早泄,遗尿,尿潴留,月经不调,痛经,带下,子宫脱垂,眩晕,中暑,肾虚气喘,全身衰弱,腹痛,腹泻。

【操作】　直刺1~2寸。需在排尿后进针,孕妇慎用。可灸。

【现代研究报道】　老年性阴道炎:配复溜、三阴交,行弱刺激,留针30分钟,每日1次,7次为1疗程,两疗程间隔2~3天。

子宫功能性出血:隔姜面饼灸,每次灸30分钟,每5日灸1次。

痛经:配三阴交,针关元时针尖向下,针后加艾炷灸,以小腹部有热感为度。

休克:灸关元可提高休克患者的血压和体温。

气海 Qihai

【定位】　前正中线上,脐下1.5寸(图 13-55)。

【主治】　腹痛,腹泻,便秘,遗精,阳痿,遗尿,尿频,尿潴留,痛经,月经不调,子宫脱垂,带下,脱肛,胃下垂,休克,全身衰弱。

【操作】　直刺1~2寸。孕妇慎用。可灸。

【现代研究报道】　急性菌痢:针刺气海、天枢等穴,免疫球蛋白(1gG、1gA、IgM)均有不同程度升高。针后3天明显。

精子缺乏症:隔姜灸气海。

神阙 Shenque

【定位】 脐窝中央(图 13-55)。

【主治】 腹痛,腹胀,肠鸣,泄泻及其他虚脱证候。

【操作】 禁针,宜灸。大艾炷可灸;艾条灸 5～15 分钟。

【现代研究报道】 五更泄:用中药外敷神阙穴,取肉桂、鸡内金各 3g,硫黄、枯矾、五倍子各 6g,白胡椒 1.5g,新鲜葱头 3～5 节,捣烂,加醋共调成糊状,平摊于神阙,用纱布覆盖,每次敷 2 小时,每日 1 次。

慢性腹泻:隔药饼灸,取丁香、肉桂、甘松、山奈各等分,加入适量面粉,用温水合成药饼(用针将药饼刺数孔),药饼置神阙上,再将鸡蛋大小艾绒置药饼上,灸 3～5 壮,次日按原法,并加灸中脘穴即可。

产后尿潴留:将盐炒黄填入神阙穴,再将葱压成 0.3cm 饼状置盐上,将艾柱置饼上,灸 1～4 壮。

荨麻疹:用闪罐法,每日 1 次,可连续治疗 3 次。

中脘 Zhongwan(胃募穴,八会穴之腑会,任脉、手太阳、小肠、足阳明经交会穴)

【定位】 前正中线上,脐上 4 寸(图 13-55)。

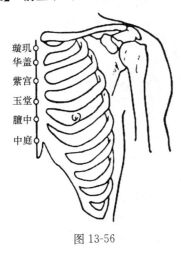

图 13-56

【主治】 胃痛,腹胀,呃逆,呕吐,食欲缺乏,腹泻等胃肠疾患。

【操作】 直刺 1～1.5 寸。可灸。

【现代研究报道】 胆绞痛:用解痉止痛膏贴中脘穴。取白芷 10g,花椒 15g,研成细末,韭菜兜、葱白各 20 个和苦楝子 50g 捣烂如泥,用白醋 50ml 将上药调成糊状,贴于中脘穴,24 小时换贴 1 次,连贴 2～4 次。

解除幽门痉挛:据报道,指压中脘后,在 X 线下发现胃蠕动增强,110 例患者中有 94 例波频增加,波速增快,幽门痉挛解除。

膻中 Tanzhong(心包募,八会穴之气会)

【定位】 胸骨中线上,平第四肋间隙,正当两乳之间(图 13-56)。

【主治】 气喘,呃逆,胸痛,心悸,乳痈,乳汁少。

【操作】 平刺 0.3～0.5 寸。可灸。

廉泉 Lianquan(任脉、阴维脉交会穴)

【定位】 喉结上方,当舌骨上缘凹陷处(图 13-57)。

【主治】 舌强语言不利,暴喑,吞咽困难,咽喉肿痛,舌缓流涎。

【操作】 向舌根部斜刺 0.5～0.8 寸,不留针。可灸。

承浆 Chengjiang(任脉、足阳明经交会穴)

【定位】 颏唇沟正中凹陷处(图 13-57)。

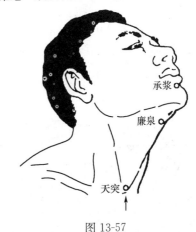

图 13-57

【主治】 面瘫,三叉神经痛,流涎,癫狂。

【操作】 斜刺 0.3～0.5 寸。可灸。

任脉其他常用穴位见表 13-13。

表 13-13 任脉其他常用穴位

穴名	定位	主治
会阴	会阴部的中点,男子在阴囊根部与肛门连线的中点,女子为大阴唇后联合与肛门连线的中点	月经不调,阴挺,阴痒,遗精,阳痿,脱肛,痔疮,遗尿,遗精,溺水窒息,昏迷,癫狂痫。
天突	胸骨上窝正中	咳嗽,哮喘,暴喑,咽喉肿痛,梅核气,呃逆,甲状腺肿大

第 3 节 经外奇穴

(一)头颈部

四神聪 Sishencong

【定位】 正坐,头顶部,取百会前后左右各 1 寸处,共四穴(图 13-58)。

【主治】 头痛,眩晕,失眠,健忘,痫证,偏瘫,大脑发育不全。

【操作】 平刺 0.5～1 寸。

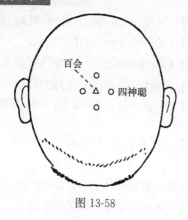

图 13-58

印堂 Yintang

【定位】 两眉头连线的中点（图 13-59）。

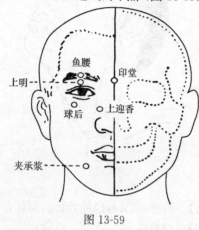

图 13-59

【主治】 头痛,眩晕,失眠,小儿惊风,鼻塞,鼻渊。

【操作】 提捏进针,向下平刺 0.3～0.5 寸,或点刺出血。

鱼腰 Yuyao

【定位】 目平视,当瞳孔直上眉毛正中处(图 13-59)。

【主治】 目疾,面瘫,三叉神经痛。

【操作】 平刺 0.3～0.5 寸。禁灸。

太阳 Taiyang

【定位】 眉梢与外眦的中点,向后约 1 横指的凹陷处(图 13-60)。

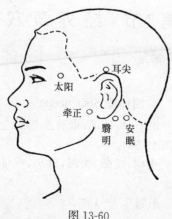

图 13-60

【主治】 头痛,面瘫,三叉神经痛,牙痛,目赤肿痛。

【操作】 直刺或向后斜刺 0.3～0.5 寸。禁灸。

（二）胸背部

定喘 Dingchuan

【定位】 第 7 颈椎棘突下(大椎)旁开 0.5 寸(图 13-61)。

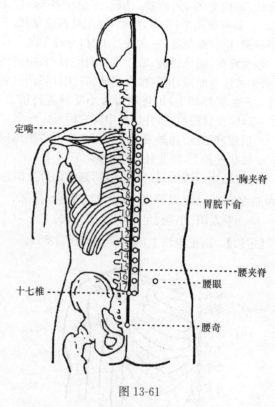

图 13-61

【主治】 咳嗽,哮喘,肩背痛。

【操作】 向椎体方向斜刺 0.5～1 寸。

夹脊 Jiaji

【定位】 从第 1 胸椎到第 5 腰椎棘突下两侧,后正中线旁开 0.5 寸,左右共 34 穴。(图 13-61)。

【主治】 胸 1～5 夹脊:心肺、胸及上肢病证。胸 6～12 夹脊:胃肠、脾、肝胆病证。腰 1～5 夹脊:上肢疼痛、腰骶、小腹部病证。

【操作】 稍向内斜刺 0.5～1 寸,或用梅花针叩刺。可灸。

（三）上肢部

十宣 Shixuan

【定位】 在手十指尖端,距指甲游离缘 0.1 寸处,左右共十六(图 13-62)。

【主治】 中风,发热,昏迷,中暑及小儿惊风,癫痫,癔症发作,咽喉肿痛。

【操作】 浅刺 0.1～0.2 寸,或三棱针点刺出血。

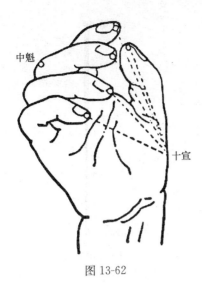

图 13-62

四缝 Sifeng

【定位】　手掌,第 2 至第 5 指掌侧,近端指关节横纹中央,左右共 8 个穴(图 13-63)。

【主治】　小儿疳,百日咳。

【操作】　点刺,挤出少量黄白色透明样黏液或出血。

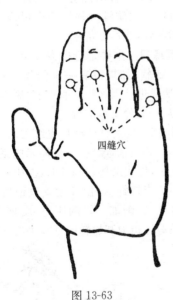

图 13-63

八邪 Baxie

【定位】　微握掌,手背第 1～5 指间的缝纹端取穴,左右共 8 穴(图 13-64)。

【主治】　手背肿痛,手指麻木,头项强痛,毒蛇咬伤(刺出血)。

【操作】　向下斜刺 0.5～1 寸,或点刺出血。

外劳宫(落枕)Wailaogong

【定位】　手背第 2、3 掌骨间,当指掌关节后约0.5 寸(图 13-64)。

【主治】　落枕,手臂痛。

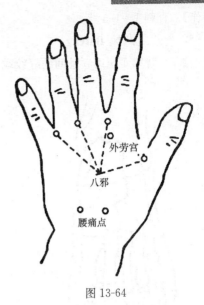

图 13-64

【操作】　直刺或斜刺 0.5～0.8 寸。

(四) 下肢部

胆囊 Dannang

【定位】　正坐或侧卧位。在小腿外侧上部,当腓骨小头前下方凹陷处(阳陵泉)直下 2 寸(图 13-65)。

【主治】　急、慢性胆囊炎,胆石症,胆绞痛,胆道蛔虫症。

【操作】　直刺 1～1.5 寸。

阑尾 Lanwai

【定位】　正坐或仰卧屈膝。在小腿前侧上部,当犊鼻下 5 寸,胫骨前缘旁开一横指(图 13-65)。

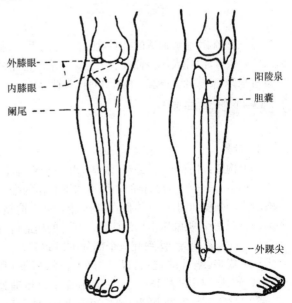

图 13-65

【主治】　急、慢性阑尾炎。

【操作】 直刺 1~1.5 寸。

八风 Bafeng

【定位】 足背第 1 至第 5 趾间的缝纹端取穴,左右共 8 穴(图 13-66)。

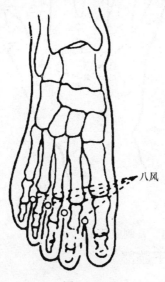

图 13-66

【主治】 足背红肿,脚气,蛇咬伤(刺出血)。
【操作】 向上斜刺 0.5~0.8 寸,或点刺出血。可灸。

第4节 针灸方法

针法和灸法是两种不同的治病方法,在临床上,针法和灸法常结合使用,故称针灸。本章主要叙述常用的针法和灸法。

一、针 法

针法,是利用金属制成的针具,通过一定的手法,刺激人体腧穴,以治疗人体多种疾病的方法。临床常用的针具有毫针、皮肤针、三棱针、耳针、电针、头针等。

(一)针具与刺法

1. 针具

(1)构造:目前制针的原料,多是选用不锈钢为主,但也有用金、银、合金为原料的。用不锈钢制作的毫针具有较高的强度和韧性,针体挺直滑利,能耐热和防锈,不易被腐蚀,所以被临床上广泛应用。毫针的构造可分为针尖、针身、针根、针柄、针尾五个部分(图 13-67)。

(2)规格:毫针的规格,以针身的直径(粗细)和长度区分(表 13-14,表 13-15)。一般临床上以粗细为 28~30 号(0.32~0.38 毫米)和长短为 1~3 寸(25~75 毫米)者最为常用。短毫针主要用于耳穴和浅在部位的腧穴作浅刺之用,长毫针多用于肌肉丰厚部位的腧穴作深刺和某些腧穴作横向透刺之用。

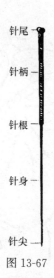

图 13-67

(3)收藏:针具在使用过程中,应注意保养。保养针具是为防止针尖受损、针身弯曲或生锈、污染等,因此对针具应经常进行检查和修理,并应当妥善保存。藏针的器具有针盒、针管和针夹等。若用针盒或针夹,可多垫几层消毒纱布,将消毒后的针具,根据毫针的长短,分别置于或插在消毒纱布上,再用消毒纱布覆盖,以免污染。若用针管,应在针管至针尖的一端,塞上干棉球(以防针尖损坏而出现钩曲),然后将针置入,盖好高压消毒后备用。

2. 针刺练习 主要是对指力和手法的锻炼。由于毫针针身细软,如果没有一定的指力和协调的动作,往往会造成进针困难和针刺疼痛,影响治疗效果。针刺的练习,一般分三步进行。

(1)指力练习:主要在纸垫上练习。用松软的纸张,折叠成 5×8 厘米,厚约 2~3 厘米的纸垫,用线如"井"字型扎紧,做成纸垫。练针时,左手平执纸垫,右手拇、食、中三指持针柄,使针尖垂直地抵在纸垫上,交替捻动针柄,并渐加一定的压力,反复练习。纸垫练习主要是锻炼指力和捻转的基本手法(图 13-68)。

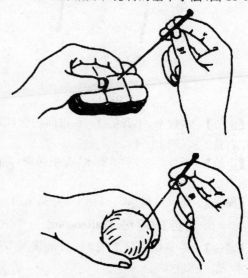

图 13-68 纸垫、棉团练针

表 13-14 毫针的长度

寸	0.5	1.0	1.5	2.0	2.5	3.0	4.0	4.5	5.0
毫米	15	25	40	50	65	75	100	115	125

表 13-15 毫针的直径

号数	26	27	28	29	30	31	32	33	34	35
直径(mm)	0.45	0.42	0.38	0.34	0.32	0.30	0.28	0.26	0.23	0.22

(2)手法练习:主要在棉团上进行。取棉团一团,外用纱布扎紧,做成直径约 6~7cm 的圆球。因棉团松软,可以练习提插、捻转、进针、出针等各种毫针操作手法的模拟动作。作提插练针时,将针刺入棉团,在原处作上提下插的动作,要求深浅适宜,幅度均匀,针身垂直。在此基础上,可将提插与捻转动作配合练习,要求提插幅度上下一致,捻转角度来回一致,操作频率快慢一致,达到动作协调、得心应手、运用自如、手法熟练的程度(图 13-68)。

(3)自身练习:通过以上两种针法的练习,掌握了一定的指力和手法后,可以在自己身上进行试针练习,或学员之间相互试针,以亲身体会指力的强弱、针刺的感觉、行针的手法等。如此反复体会,以便提高临床针刺施术手法的操作水平。

3. 针刺前的准备

(1)做好解释工作:对初诊患者应做好解释工作,使患者对针刺疗法有所了解,消除其思想顾虑,取得患者的积极配合,避免或减少异常情况的发生,使针刺治疗发挥更好的效果。

(2)检查针具:选择毫针应以针柄无松动,针身挺直、光滑、坚韧而富有弹性,针尖圆而不钝,但也不太尖,呈松针形者为好。如针体弯曲损伤,针尖钩毛者,应予剔除或修理。

(3)消毒:针具最好采用高压消毒,也可以煮沸消毒或用 75% 酒精浸泡消毒。用于某些传染病患者的针具应另外放置,严格消毒,或采用一次性用针。施术部位一般用 75% 酒精棉球消毒,消毒后的穴位皮肤,必须保持洁净,防止再污染。操作时医者的手指应在施术前先用肥皂水洗刷手,再用酒精棉球消毒手,才能持针操作。

(4)选择体位:为了便于操作和正确取穴,应尽量采用患者舒适、耐久和医者便于操作的体位。一般采用的体位有仰卧位、俯卧位、侧卧位、仰靠坐位、俯伏坐位、侧伏坐位等(图 13-69)。

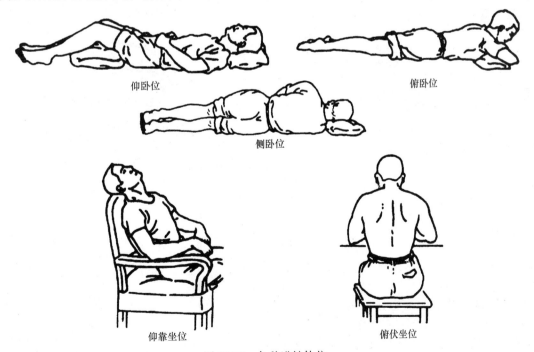

仰卧位　俯卧位

侧卧位

仰靠坐位　俯伏坐位

图 13-69 各种进针体位

4. 毫针刺法

　　(1) 进针法:在进行针刺操作时,临床上一般用右手持针操作,主要是以拇指、食、中指挟针柄,故右手称为"刺手";左手爪切按压所刺部位或辅助针身,故称左手为"押手"。常用的进针方法有以下四种。

　　1) 指切进针法:用左手拇指指甲切按在穴位旁边,右手持针,紧靠左手指甲而将针刺入腧穴(图13-70)。此法适用于短针进针。

　　2) 夹持进针法:用严格消毒的左手拇、食二指夹住针身下端,将针尖固定在所刺穴位上,右手捻动针柄,将针刺入腧穴(图13-70)。此法适用于长针进针。

　　3) 提捏进针法:左手拇、食二指将针刺部位的皮肤捏起,右手持针从捏起的经穴上刺入(图13-70)。此法主要适用于皮肤浅表部位的进针。

　　4) 舒张进针法:左手拇、食二指将针刺腧穴部位的皮肤向两侧撑开,使皮肤绷紧,右手持针将针刺入(图13-70)。此法主要适用于皮肤松弛或有皱纹部位(如腹部)的进针。

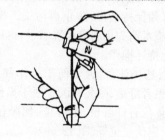
指切进针法

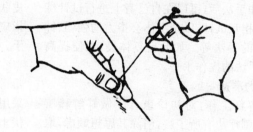
夹持进针法

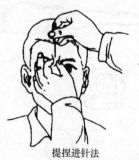
提捏进针法

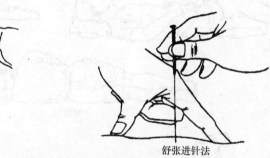
舒张进针法

图 13-70　进针法

　　(2) 针刺的角度:在针刺操作过程中,正确掌握针刺的角度和深度,是增强针感,提高疗效,防止意外事故发生的重要环节。针刺的角度,是指进针时,针身与皮肤表面所形成的夹角。它是根据腧穴所在的位置和医者针刺时所要达到的目的结合起来而确定的。一般分为以下三种角度(图13-71)。

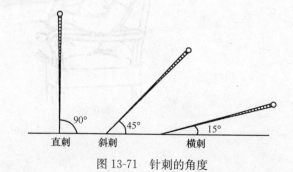
图 13-71　针刺的角度

1）直刺：针身与皮肤表面呈 90°角垂直刺入。此法适用于全身大多数腧穴，尤其是腰、腹、四肢部腧穴。

2）斜刺：针身与皮肤表面呈 45°角倾斜刺入。此法适用于肌肉较浅薄处或内有重要脏器的胸、背部腧穴。

3）横刺：又称"沿皮刺"及"平刺"。针身与皮肤表面呈 10°～20°角左右沿皮刺入。此法适用于皮肉特别浅薄的头部及胸骨部等腧穴。

（3）深度：针刺的深度，是指针身刺入人体的深浅程度。一般以既有针感而又不伤及重要脏器为原则。临床时多根据以下几种不同情况而定。

1）年龄：年老体弱，气血衰弱，小儿娇嫩，稚阴稚阳，都不宜深刺；中青年身强体壮者，可适当深刺。

2）体质：形瘦体弱者宜浅刺；形盛体强者可适当深刺。

3）部位：凡头面及胸背部皮薄肉少的腧穴宜浅刺；四肢及臀、腹部肌肉丰满处的腧穴，可适当深刺。

4）病情：阳证、新病宜浅刺；阴证、久病可深刺。

针刺的角度和深度有着相辅相成的关系。一般而言，深刺多用直刺，浅刺多用斜刺或平刺。对重要脏器部位的腧穴，如哑门、风府、风池以及眼区、胸背部，尤须注意掌握好针刺的角度和深度。

（4）行针与得气：针刺入腧穴后，为了使患者产生针刺感应，而行使一定的手法，称为行针。针刺部位产生酸、麻、胀、重等感觉，医者指下有一种沉紧感，称为得气，亦称针感。

得气与否以及气至的迟速，不仅直接关系到针刺治疗效果，而且可以借此窥测疾病的预后。得气迅速，疗效颇佳；得气缓慢，疗效则差；如无得气，疗效更差或无效。因此在针刺过程中如遇得气较慢或不得气者，可采用行针催气和留针候气的方法促使针下得气，以增强疗效。

思考问题

是否可以通过"得气"来判断针刺正中穴位？

答案提示

是。得气，亦称针感，当针刺入腧穴后，通过施用捻转提插等手法，使针刺部位产生特殊的感觉和反应。医者会感到针下有徐和或沉紧的感觉，患者也会在针下出现酸、麻、胀、重等感觉。

（5）常用的行针手法：主要包括提插法、捻转法、弹法、刮法、震颤法等。

1）提插法：针刺入穴位后，从浅层插入深层为插；再由深层向上退到浅层为提。提插的幅度、频率，需视病情和腧穴而异，但不宜过大或过快。一般来说，提插幅度大、频率快，刺激量就大；提插幅度小、频率慢，刺激量就小。

2）捻转法：是将针刺入腧穴的一定深度后，以右手拇指和中、食二指持住针柄，进行左右来回旋转捻动。捻转的角度大、频率快，刺激量就大；捻转的角度小、频率慢，刺激量就小。

3）弹法：是将针刺入腧穴的一定深度后，用手指轻轻叩弹针柄，使针体微微震动，以加强针感。

4）刮法：是将针刺入腧穴的一定深度后，用拇、食两指由下而上轻刮针柄的方法。刮法可加强针感和促使针感的扩散。

5）震颤法：是将针刺入腧穴的一定深度后，以右手拇、食二指夹持针柄，用小幅度、快频率的提插抖动，使针身发生轻微震颤，以增强针感。

（6）针刺补泻：针刺补泻是提高疗效的一种手法，它是根据《内经》"实则补之，虚则泻之"的理论确立的治疗方法。临床上同一腧穴上运用不同的手法，即能产生完全相反的作用。如"合谷"既能发汗，又能止汗；"内关"既能催吐，又能止吐；"天枢"既能通便，又能止泻等。历代医家在长期医疗实践中，在运用补泻手法上积累了丰富的经验，创立了许多不同的手法。现将临床上常用的几种补泻手法列表如下（表 13-16）。

表 13-16 主要补泻手法

	补法	泻法
捻转补泻	捻转角度小，频率慢，用力较轻	捻转角度大，频率快，用力较重
提插补泻	先浅后深，重插轻提，提插幅度小，频率慢	先深后浅，轻插重提，提插幅度大，频率快
疾徐补泻	进针慢，少捻转，出针快	进针快，多捻转，出针慢
开阖补泻	出针后急按针孔	出针时摇大针孔而不按揉
迎随补泻	针尖随着经脉循行方向，顺经而刺	针尖迎着经脉循行方向，逆经而刺
呼吸补泻	呼气时进针，吸气时出针	吸气时进针，呼气时出针
平补平泻	进针后均匀地提插、捻转，得气后出针	

案例 13-4

王某，男，70 岁，因小便不通，排出无力，腰腹坠胀、精神疲倦就诊。年轻医师，选取肾腧、脾腧、三焦腧、关元，操作，毫针刺，用泻法，结果患者仍小便不通，症状改善不明显；请教上级医师，仍用上述穴位，操作，毫针刺，用补法。结果患者小便渐通畅。

思考问题

1. 为何不同的手法在相同的穴位上能产生不同的疗效？

2. 决定针灸疗效的是经络穴位，还是各种不同的针刺手法？如何理解这二者的作用关系？

答案提示

1. 因针灸作用是根据经络穴位来调节人体的阴阳失调与正邪盛衰的，故治疗上有虚者补之，实者泻之的原则。该患者是虚证,需用补法,而勿用泻法;所以相同的穴位但施针的手法不同,产生的疗效就有差异。

2. 二者同等重要,缺一不可,因针灸治疗的主要机制是通过调节经络的气血运行,调节脏腑阴阳的平衡和驱逐外邪而达到治疗效果。如果只选准了经络穴位,而无正确的针刺手法,仍然达不到理想的针灸疗效。

(7) 留针与出针

①留针:指使针留置穴内,以加强针感和针刺的持续作用。留针的长短,依病情而定。一般病情,只要针下得气,即可出针。治疗慢性疾病,可留针 10～30 分钟,但对一些顽固性、疼痛性、痉挛性疾病,可适当增加留针时间,并间歇予以行针,保持一定刺激量,以增强疗效。

②出针:出针时,先用左手拇、食指夹持消毒干棉球按住针孔周围皮肤,然后右手轻微捻针,缓缓退出,出针后以棉球按压针孔,防止出血,切不可一抽而出,否则会造成出血或痛感。如需出血者(泻法),亦应缓缓退针,而不按压针孔。

5. 针刺注意事项

(1) 过饥、过饱、酒醉、大惊、劳累过度等,一般不宜针刺。

(2) 久病体虚、大出血、大汗出者,针刺刺激不宜过强,并尽可能采取卧位。

(3) 妊娠 3 个月以内,下腹部和腰骶部的穴位禁针;妊娠 3 个月以上,上腹部穴位以及一些能引起子宫收缩的腧穴,如合谷、三阴交、至阴等,均不宜针刺。

(4) 小儿囟门未闭时,头顶部腧穴不宜针刺。

(5) 皮肤有感染、溃疡、瘢痕或肿瘤的部位,不宜针刺。

案例 13-5

患者,女,25 岁,怀孕 4 月余,因腰腿痛一周来针灸科就诊,经检查后诊断为:坐骨神经痛。实习医师张某根据病情开出针灸处方:环跳、委中、阳陵泉、承山、三阴交、合谷等穴,上级医师看了针灸处方后说,处方不合适,需要修改。

思考问题

1. 这个针灸处方有什么不妥之处?

2. 临床上针刺治疗时,应注意什么?

答案提示

1. 患者处于妊娠期,合谷、三阴交能引起子宫收缩,故不宜针刺。

2. 临床上针刺应注意:患者有适应证无禁忌证,惧针、过饥、过饱、酒醉、大惊、劳累过度等,一般不宜针刺。久病体虚,大出血,大汗出者,针刺刺激不宜过强,并尽可能采取卧位。妊娠 3 个

月以内,下腹部和腰骶部的穴位禁针;妊娠 3 个月以上,上腹部穴位以及一些能引起子宫收缩的腧穴,如合谷、三阴交、至阴等,均不宜针刺。小儿囟门未闭时,头顶部腧穴不宜针刺。皮肤有感染、溃疡、瘢痕或肿瘤的部位,不宜针刺。并注意消毒及患者体位的摆放。

6. 针刺异常情况的处理和预防

(1) 晕针:是指因针刺而发生的晕厥现象。

现象:患者出现头晕目眩,心烦欲吐,面色苍白,身出冷汗,脉象微弱,重则四肢厥冷,不省人事,呼吸细微。

原因:由于患者精神紧张、体质虚弱、疲劳、饥饿和体位不当或针刺手法过重等原因,而发生晕针。

处理:立即停止针刺,并将针取出。使患者平卧,头部稍低,轻者予饮温开水或糖水后即恢复;重者可指掐或针刺人中、内关,或灸百会、足三里等穴。若仍昏迷不醒,即采取现代急救措施。

预防:对于初次受针和精神紧张的患者,应先做好解释,消除顾虑。对年老体弱者,应采取卧式体位,取穴宜少,手法宜轻。对于过度饥饿、疲劳的患者,应进食和休息后再予针刺治疗。医者在针刺过程中,应密切观察患者的神色,询问感觉,一旦出现晕针先兆,必须及时处理。

(2) 滞针:是指在行针时或留针后医者感觉针下涩滞,捻转、提插、出针均感困难,而患者则感觉疼痛的现象。

现象:医者感觉针下非常紧涩,出现提插捻转和出针困难,若勉强捻转、提插时,患者痛不可忍。

原因:针刺后,患者精神紧张,致使局部肌肉强烈收缩;或因捻转幅度过大,或连续单向捻转,而致肌纤维缠绕针身;或针后患者移动体位所致。

处理:应根据不同原因处理。如因精神紧张,而致局部肌肉暂时性痉缩者,可于刺穴周围掐揉或在刺穴附近的腧穴再刺一针,以缓解滞针部的痉挛,即能顺利出针;如因单向捻转过度,需向反方向捻转;如因患者体位移动,需帮助其恢复原来体位。滞针时切忌强力硬拔。

预防:对初次接受针治者和精神紧张者,做好解释工作,消除紧张情绪。进针和行针时手法宜轻,避开肌腱,切忌单方向捻转。选择较舒适体位,避免移动体位。

(3) 弯针:是指进针和行针时,或当针刺入腧穴及留针后,针身在体内形成弯曲的现象。

现象:针柄改变了进针时的方向和角度,针身在体内形成弯曲,提插、捻转、退针滞涩而困难,患者自觉疼痛或酸胀。

原因:进针手法不熟练,指力不均匀,用力过猛;

或进针后病者体位有移动;或外力碰撞;或因滞针处理不当,造成弯针。

处理:左手按住针刺部,右手顺着针柄倾斜方向轻轻而缓慢地退针;体位移动所致的弯针,应先纠正体位之后始可退出;要避免强拔猛抽而引起折针、出血等。

预防:术者手法要轻巧,用力适当;患者体位适当,留针过程中不可移动体位;针刺部位防止受外物碰压。

(4)断针:是指针体折断在人体内。

现象:在行针或退针过程中,突然针体折断,有时针身部分露于皮肤之外,有时全部没于皮肤之内。

原因:针具质量欠佳;或针根、针身有损伤,进针后病者体位有移动;或外力碰撞、压迫针柄;或弯针、滞针等异常,未及时处理,并强力抽拔而造成。

处理:术者应冷静,嘱患者要镇静。保持原有体位,以防残端下陷。如皮肤尚露有残端,可用镊子钳出。若残端与皮肤相平,则重压针孔两旁,使断端外露,用镊子拔出;如针体已陷入深部,则必须经手术取出。

预防:针前须仔细检查针具,剔除不合格的针具。针刺时针体不要全部进入,应留有皮外部分。如果发现有弯针、滞针等,应及时处理。

(5)血肿

现象:出针后针刺部位出血;针刺部位出现肿胀疼痛,或皮肤青紫、小肿块等。

原因:出血、青紫多是刺伤血管所致,有的则为凝血功能障碍。

处理:一般不需处理,数日后即自行消退。若局部肿胀疼痛较剧,青紫面积大而且影响活动功能时,可先做冷敷止血后,再做热敷,以促使局部瘀血消散吸收。

预防:熟悉人解剖位置,避开血管针刺。行针手法要适当,出针时立即用消毒干棉球按压针孔。对男性患者,要注意排除血友病。

(6)针后异常感

现象:出针后患者不能挪动体位;或遗留酸痛、沉重、麻木、酸胀等不适的感觉;或原症状加重。

原因:多半是行针手法过重;或留针时间过长;或体位不适。

处理:一般出针后让患者休息片刻,不要急于离去。用手指在局部上下循按,或可加艾条施灸,即可消失或改善。

预防:行针手法要匀称适当,避免手法过强和留针时间过长。

(7)针刺引起创伤性气胸:是指针具刺穿胸腔且伤及肺组织,气体积聚于胸腔,从而造成气胸,出现呼吸困难等现象。

现象:轻者感胸痛、胸闷、心慌、呼吸不畅;重者则出现呼吸困难、心跳加快、发绀、出汗和血压下降、休克等危急现象。体检时可见患侧胸部肋间隙增宽,触诊时可有气管向健侧移动,患侧胸部叩诊呈鼓音,心浊音界缩小,肺部听诊呼吸音明显减弱或消失。X线胸部透视可进一步确诊。有的病情轻,出针后并不出现症状,而是过一定时间才慢慢感到胸闷、疼痛、呼吸困难。

原因:主要是针刺胸部、背部和锁骨附近的穴位过深,针具刺穿了胸腔且伤及肺组织,气体积聚于胸腔而造成气胸。

处理:一旦发生气胸,应立即出针,采取半卧位休息,让患者心情平静。漏气量少者,可自然吸收,对严重病例,如发现呼吸困难、发绀、休克等现象需组织抢救,如胸腔排气、少量慢速输氧、抗休克等。

预防:针刺治疗时,术者必须思想集中,选择适当体位,熟悉解剖部位,掌握好针刺的方向、角度和深度。特别是胸部、背部及缺盆部位的腧穴,最好平刺或斜刺,不宜太深,避免直刺,不宜留针时间过长。

案例 13-6

患者,男,70岁,体质瘦弱,因中风后遗症,左侧肢体麻木无力初次来就诊。接诊医师给予针刺治疗,并留针加电针以加强针感,5分钟后,这位患者出现了头晕、心慌、恶心、面色苍白,出冷汗。

思考问题

1. 这位患者最有可能发生了什么情况?为什么?如何处理?

2. 有哪些常见的针刺异常情况?如何处理和预防?

答案提示

1. 这位患者出现了晕针,因为患者年老体弱,又是初次接受针灸治疗,而且刺激手法过重。处理:立即停止针刺,并将针取出。使患者平卧,头部稍低,轻者予饮温开水或糖水后即恢复;重者可指掐或针刺人中,内关。

2. 常见有晕针、滞针、断针、弯针,血肿、气胸等,具体处理和预防见本节相关内容。

二、灸 法

灸,灼烧的意思。灸法主要是借灸火的热力给人体以温热性刺激,通过经络腧穴的作用,以达到防治疾病目的的一种方法。施灸的原料很多,但以艾叶作为主要灸料。灸法是用于艾叶捣制成艾绒,然后做成艾炷、艾条,点燃以后在腧穴上熏灼,通过温热刺激,起到行气通经、活血逐瘀、回阳救逆、防病保健等作用。

（一）常用灸法

灸法的种类很多,常用的灸法大致分为艾炷灸、艾条灸、温针灸等几类,可根据病情需要而选用。

1. 艾炷灸 是将纯净的艾绒,放在平板上,用手搓捏成圆锥形艾炷(图 13-72),如麦粒,或如苍耳子,或如莲子,大小不一。灸时每燃完一个艾炷,叫做一壮。灸治时,即以艾炷的大小和壮数的多少来掌握刺激量的大小。

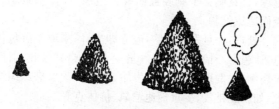

图 13-72　艾炷灸

艾炷灸可分为直接灸和间接灸两类。

（1）直接灸:是将艾炷直接放在皮肤上施灸。根据病情和燃烧程度的不同,又分为瘢痕灸和无瘢痕灸(图 13-73)。

1）瘢痕灸:又称"化脓灸"。施术前,用少量大蒜汁涂敷于腧穴部位,以增加黏附和刺激作用,然后放置艾炷施灸。每壮艾炷必须燃尽,除去灰烬后,方可继续加柱施灸。使局部皮肤灼伤,起泡化脓,5～6 周左右灸疮自愈,留有瘢痕。在施灸操作过程中,艾火烧灼皮肤而产生灼痛时,医者可用手在施灸部位周围不断叩打,以缓解灼痛。此法适用于某些顽固性疾患。

2）无瘢痕灸:将施灸部位涂以少量凡士林,以增加黏附作用,再放上艾炷,燃烧至半或 2/3 时,患者感到灼痛,即除去未燃尽的艾炷,更换新艾炷,继续施灸,以局部皮肤充血、红润为度。因为此灸法不致灼伤皮肤,灸后不留瘢痕,故其适应范围较广。

（2）间接灸:是在艾炷下面加一层间隔物,不致直接烧灼皮肤。根据不同病证,选用不同的间隔物。

1）隔姜灸:用鲜生姜切成 0.3 厘米厚姜片,中间以针刺数孔,置于施术部位,再放艾炷灸之(图 13-74)。当患者感觉灼痛时,则换柱再灸,以局部红润为度。此法有温胃止呕,散寒止痛的作用,适于虚寒性疾患。

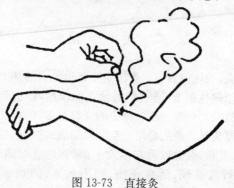

图 13-73　直接灸

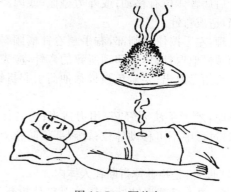

图 13-74　隔姜灸

2）隔蒜灸:用鲜大蒜切成大约 0.3 厘米厚薄片,中间针刺几个小孔,灸法同上。此法有清热解毒,杀虫等作用,适用于痈疽初起、毒虫咬伤等证。

3）隔盐灸:用研细食填平脐部,置大艾炷施灸。此法有回阳救逆之功,凡腹泻、肢冷、脉浮、虚脱者甚效,并治虚寒性腹痛、下痢、疝痛等证。

2. 艾条灸 将艾条一端用火点燃后,对准施灸腧穴,保持一定距离熏灸,使患者有温热感或轻微灼痛感。亦可一上一下如雀啄状熏灸,以灸致局部红润为度。此法使用简便,一般疾病皆可应用。

3. 温针灸 是在毫针留针时间,将艾绒捏裹于针柄上,大如小枣,点燃后至艾绒燃尽再去灰换新柱,或在针柄上穿灸 1.5 厘米长的较细艾条施灸(图 13-75)。此法是针法和灸法并用,使热力通过针身而内达腧穴,适用于因寒湿所致的痹症。

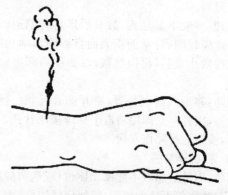

图 13-75　温针灸

（二）灸法的适应证和禁忌

1. 适应范围 凡属慢性久病及风寒湿邪所致的病证,如久泻、久痢、久疟、痰饮、水肿、寒哮、阳痿、遗尿、疝气、脱肛、痿痹、腹痛、胃痛、妇女气虚血崩,老人阳虚多尿,以及虚脱急救、瘰疬等,皆可用灸法。总之,一切虚寒病证为宜。

2. 禁忌 凡实证、热证及阴虚发热证,一般不宜灸;颜面部、浅在血管部,不宜施瘢痕灸;妇女妊娠期下腹、腰骶部,均不宜施灸。

(三) 灸法注意事项

施灸次序,一般先灸阳经,后灸阴经;先灸上部、背部,后灸下部、腹部,先灸头身,后灸四肢。但在特殊情况下,也可例外。

施灸时,体位要很好安排,以免因移动烧伤皮肤。

隔姜、蒜灸容易起泡,需加注意。如起泡大者,可用消毒的针抽出水液,再涂以龙胆紫,防止感染。对行瘢痕灸者,灸疮化脓期间,注意休息,保持局部清洁,防止感染,可用敷料保护灸疮,待其自然愈合。

注意安全,防止艾炷脱落烧伤非应灸腧穴部位的皮肤,并防止落艾烧灼衣物而引起火穴,必须将未用完的艾条或艾炷熄灭,以防火灾。

> **思考问题**
>
> 什么是灸法、直接灸和间接灸有何不同?
>
> **答案提示**
>
> 灸法主要是借灸火的热力给人体以温热性刺激,通过经络腧穴的作用,以达到防治疾病目的的一种方法。
>
> 直接灸是将艾炷直接放在皮肤上施灸;间接灸是在艾炷下面加一层间隔物,不致直接烧灼皮肤。

第5节 其他疗法

一、三 棱 针

三棱针针柄粗而圆,针身呈三棱状,尖端三面有刃,针尖锐利(图 13-76)。适用于发热病、中风闭证、咽喉肿痛、目赤肿痛、局部瘀血、扭伤腰痛等证。注意无菌操作,以防感染与交叉感染。点刺时宜轻宜浅,不可过猛过深,出血量按病情而定,但不宜过多。对于体质虚弱、孕妇以及易于出血的患者,均不宜使用。

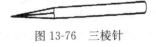

图 13-76 三棱针

二、皮 肤 针

皮肤针,又叫"梅花针"、"七星针",是用于皮肤表面的多针尖浅刺的针。常用 5～7 枚针集成一束,或嵌于莲蓬状针盘上安装于长柄的一端而成(图 13-77)。凡用皮肤针治疗,一般均以背部脊柱两侧线为主,再按不同疾病配用相应的经络或腧穴部位。根据病情选取经穴进行叩刺,亦可在病变区及周围叩刺。多用于头痛、失眠、胁痛、高血压病、胃肠病、斑秃、顽癣、神经性皮炎等,特别适用于妇女、小儿和体质虚弱者的慢性疾病。

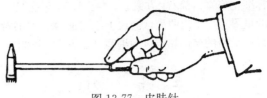

图 13-77 皮肤针

三、皮 内 针

皮内针,是一种专用于皮内埋藏的短针,常用有揿钉式和蝌蚪式两种(图 13-78)。揿钉式或称图钉式,体长约 0.3 厘米;蝌蚪式或称麦粒式,针体约长 1 厘米。

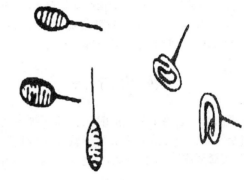

图 13-78 皮内针

适用于顽固性疼痛及久治难愈的慢性疾病。如头痛、高血压病、哮喘、胃脘痛、胆绞痛、神经衰弱、月经不调等证。注意消毒,夏季易出汗,埋针时间不宜过长,以 1～2 天为宜,以免感染;埋针时要选择易于固定和不妨碍活动的腧穴;埋针时皮下出血者,不宜留针。

四、头 针

头针,又称头皮针,是在头部特定的穴线进行针刺防治疾病的一种方法。头针的理论依据主要有二:一是根据传统的脏腑经络理论,二是根据大脑皮层的功能定位在头皮的投影,选取相应的头穴线。

头针是在传统的针灸理论基础上发展起来的,早在《素问·脉要精微论篇》中就指出"头为精明之府"。头为诸阳之会,手足六阳经皆上循于头面,六阴经中手少阴与足厥阴经直接循行于头面部,所有阴经的经别和阳经相合后上达于头面。有关头针治疗各种疾病,《内经》就有记载,后世《针灸甲乙经》《针灸大成》等文献中记载头部腧穴治疗全身各种疾病的就更多了。

目前头针广泛应用于临床,经多年实践,对头针穴线的定位、适应范围和刺激方法积累了更多的经验,头针正在成为世界一些国家临床医生常用的治疗方法之一。为了适应国际间头针疗法的推广和交流,促进其进一步发展,中国针灸学会按分区定经,经上选穴,并结合古代透刺穴位方法的原则,拟定了《头皮针穴名国际标准化方案》(简称《方案》),并于1991年在日本召开的世界卫生组织西太区会议上正式通过。本书对头穴线标准线的名称和定位的编写,以《方案》为准。

五、耳　针

耳针疗法,是用针刺或其他方法刺激耳穴的一种方法。由于耳部与人体的脏腑经络有密切联系,因此,刺激耳部能起疏经通络,调和气血,治疗疾病的作用。耳穴,是指分布在耳郭上的腧穴,是耳郭上的一些特定刺激点。当人体内脏或躯体有病时,往往会在耳郭的相应部位出现压痛敏感点、皮肤电特性改变、变形、变色等反应。临床上,可将这些反应作为诊断疾病的参考,并可刺激这些部位来防治疾病,故这些反应部位又称压痛点、良导点、反射点、刺激点、治疗点等。

六、拔罐疗法

拔罐法是以罐为工具,利用燃火、抽气等方法排除罐内空气,造成负压,使之吸附于腧穴或应拔部位的体表,使局部皮肤充血、瘀血,以达到防治疾病目的的方法。

（一）罐具种类

临床上常用的有竹罐、陶罐、玻璃罐三种(图13-79)。

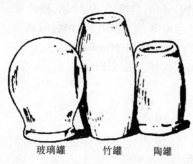

玻璃罐　　竹罐　　陶罐
图 13-79

1. 竹罐　选取粗毛竹,裁取6～9厘米竹筒,留一头竹节,然后刮去青皮和竹内膜,制成形如腰鼓的圆筒,砂纸磨光即可。竹罐轻巧价廉,且可就地取材。缺点是易爆裂漏气。

2. 陶罐　为陶土烧制而成,形状两头小,中间大,形同腰鼓。陶罐吸力大,吸附时间长。缺点是易破碎。

3. 玻璃罐　质地透明,易于观察,现临床上多用。缺点是易破碎。

（二）拔罐方法

临床上常用的有火罐、水罐、抽气罐方法。

1. 火罐法　即用火力将罐内的气体排出,从而产生负压吸附的拔罐方法。常用竹罐、陶罐、玻璃罐(图13-80)。

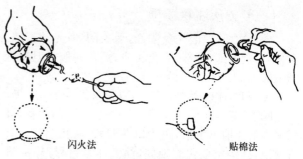

闪火法　　　　　　贴棉法
图 13-80

(1) 投火法:可用于全身拔罐。方法是将酒精棉球或小纸片点燃后,投入罐内底部,在纸条燃烧未尽时,迅速将罐罩在应拔部位上,未燃的一端应向下,可避免烫伤皮肤。

(2) 闪火法:多用于全身治疗,是临床医疗常用方法。方法是将长条纸或用镊子夹着酒精棉球点燃后,在罐内绕1～3圈后,迅速退出,顺势将罐罩在应拔部位上。

(3) 贴棉法:多用于侧身位。方法是将1厘米见方薄的脱脂棉一块,略蘸少许95%乙醇溶液,贴在罐内壁的上中段上,点燃后,迅速罩在应拔部位。注意酒精不可蘸太多,以免流下烫伤皮肤。

2. 水罐法　用水煮或水蒸气使罐内产生负压吸附的拔罐法。此法一般用竹罐。将竹罐置于沸水中煮2～3分钟,甩去水液,用凉毛巾紧堵罐口,迅速扣在应拔部位上。

3. 抽气法　用抽气设备,如注射器、抽气筒等设备排出罐内气体,使之产生负压吸附的拔罐法。此法避免烫伤,操作简便,负压大小可以调整,常与水罐等法配合应用。

（三）起罐方法

一般10分钟左右即可起罐,如用玻璃罐,视局部呈红紫色后即可起罐。起罐方法是一手持罐向一侧倾斜,另一手用指尖按压罐口皮肤,使空气进入罐内,罐则自行脱落。拔罐后局部红紫痕数日可消失,如起水泡,应注意不要擦破,一般3～5天即可吸收。

（四）适应证与禁忌证

拔罐法具有通经活络、行气活血、消肿止痛、祛风散寒等作用,其适应范围较为广泛,一般多用于风寒湿痹、腰背肩臂腿痛、关节痛、软组织闪挫扭伤及伤风感冒、头痛、咳嗽、哮喘、胃脘痛、呕吐、腹痛、泄泻、痛经、中风偏枯等。

大凡出血性和水肿疾病,以及大血管、孕妇腰腹部,均不宜拔罐。肌肉瘦削、骨骼高低不平及毛发过多处不宜使用。

七、推拿疗法

推拿学,是以中医理论为指导,运用手法防治疾病的一门临床学科,是中医学的重要组成部分。推拿,是指通过各种手法作用于人体特定部位的一种物理治疗方法,又称"按摩"。是我国独特的、作用于人体经脉和腧穴的传统按摩手法,属于中医外治法范畴。在临床上广泛用于内、外、妇、儿、五官等科。

(一) 推拿的作用原理

1. 调理疏通经络 激活和调整经气,使郁闭之气疏通,进而使百脉疏通,五脏安和。

2. 调和气血 一是以气行血,依据中医气为血之帅,血为气之母的原理,通过手法推动气的运行而影响血行;二是通过疏通经络的作用来调整气血运行;三是通过影响脏腑的功能来影响气血。

3. 调理脏腑 推拿具有调理脏腑功能的作用,并可根据脏腑的不同状态,进行双向良性调整。其作用原理一是刺激相关穴位,通过经络进行调整;二是根据脏腑体表相关学说,对体表反射区直接施以手法。

4. 舒筋活血 一是加强局部血液循环,提高局部组织温度;二是通过适当刺激,提高局部痛阈;三是舒缓紧张或痉挛的肌肉以消除疼痛。

5. 理筋整复 一是手法可舒筋活血,祛瘀消肿;二是运动关节类手法可松解粘连;三是扳法、弹拨法等手法可纠正筋出槽、关节脱位等。

6. 防病保健 通过调整脏腑、疏通经络、调和气血等作用,调动体内积极因素,使机体处于最佳的功能状态,从而达到扶正祛邪、防病保健的目的。

(二) 推拿的适应证与禁忌证

1. 适应证 骨伤、内、妇、儿、外和五官等科的各种临床常见病。

2. 禁忌证 ①一些急性传染病,如肝炎、脑膜炎、肺结核等。②外伤出血,骨折早期、截瘫初期以及内脏的损伤等。③一些感染性疾病,如疔、丹毒、骨髓炎与化脓性关节炎等。④各种出血症,如尿血、便血、吐血与衄血等。⑤烫伤与溃疡性皮炎的局部等。⑥肿瘤及脓毒血症等。

(三) 常用推拿手法简介

推拿手法,是指用手或肢体的其他部分,按照各种特定的技巧和规范化的动作,以力的形式在体表进行操作的方法。其具体操作形式有很多种,包括用手指、手掌、腕部、肘部以及肢体其他部分,如头顶、脚踩等,直接在患者体表进行操作,通过功力作用于经络穴位或特定部位,而产生治疗作用。因主要是以手进行操作,故统称为手法。熟练的手法技术应该具备持久、有力、均匀、柔和这四大基本要求,从而达到"深透"作用而又不损伤机体。常用的基础手法如下。

1. 一指禅推法 用大拇指指端、指面或偏峰着力于一定穴位或部位上,沉肩、垂肘、悬腕,通过前臂与腕部的协调摆动和指间关节的屈伸活动,使之产生的力持续地作用于穴位或部位上的一种手法。

动作要领:端坐位或站势,拇指自然着力,不要用力下压,推动时着力点要吸定,摆动幅度与速度要始终一致,动作要灵活。移动时缓慢地循经或作直线的往返移动,即"紧推慢移",推动时的速度一般以每分钟 120～160 次为宜(见图 13-81)。

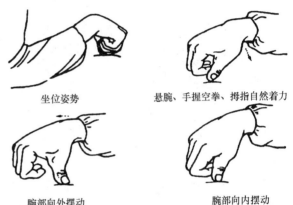

坐位姿势　　悬腕、手握空拳、拇指自然着力
腕部向外摆动　　腕部向内摆动

图 13-81　一指禅推法

2. 滚法 用手背近小指部分或小指、环指和中指的掌指关节着力于一定穴位或部位上,通过前臂的旋转摆动,连同肘关节做屈伸外旋的连续动作,使之产生的力持续地作用于部位或穴位上的一种手法。

动作要领:取站势,两脚呈"丁字步",沉肩、垂肘,肘关下屈呈130°,置动作要领于身体侧前方。操作时要吸定于着力穴位或部位。发力要均匀、柔和,有明显的滚动感。动作要协调、连续、有节律,移动时要循经或作直线往返移动。动作的速度每分钟以120～160 次为佳(图 13-82)。

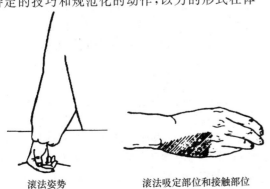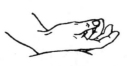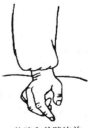

滚法姿势　　滚法吸定部位和接触部位　　屈腕和前臂旋后　　伸腕和前臂旋前

图 13-82　滚法

3. 揉法　用掌、或掌根、或大鱼际、或小鱼际、或手指拇指面以及肘尖部等其他部位着力,固定于一定的穴位或部位上,做轻柔缓和的回旋揉动的一种手法。

动作要领:取站势或坐势、沉肩垂肘,上肢放松置于身体前侧,腕部放松,手指自然伸开,前臂发力、摆动,带动腕部连同皮下组织一起作回旋运动。操作时,呼吸均匀、自然、气沉丹田,不可屏气与用力下压。揉动的幅度可大可小,亦可由小渐大,揉动时的力量可轻可重,亦可由轻渐重。揉动的穴位或部位要固定,不能滑动、摩擦。揉动的方向可顺时针方向,亦可逆时针方向,移动时要缓慢。揉法速度一般在60～120次/分钟(图13-83)。

揉法最常与其他手法同时使用,组成众多的复合手法,如按揉、拿揉、点揉、掐揉、揉捏等,其目的在于增强手法的作用效果或缓解某种手法的反应。

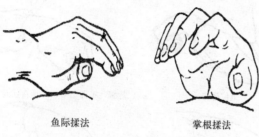

鱼际揉法　　　　　　掌根揉法

图 13-83　揉法

4. 推法　用指端或掌根或大鱼际或小鱼际、肘面、肘后鹰嘴突起部着力于一定穴位或部位,缓缓地做单方向的直线推动的一种手法。

动作要领:站势,沉肩垂肘,肘关节屈曲,呼吸自然、深沉,气沉丹田,不能屏气。着力部贴于皮肤,做缓慢的直线推动,用力均匀、一致,切忌耸肩、左右滑动、忽快忽慢和用力下压。推动距离应尽量长,然后顺势返回,推法速度一般在30～60次/分钟(图13-84)。

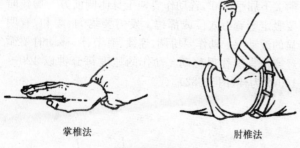

掌推法　　　　　　　肘推法

图 13-84　推法

5. 摩法　用手掌掌面、或食指、中指、无名指三指指面,附着于一定穴位或部位上,以腕关节连同前臂在皮肤上做环形有节律地抚摩的一种手法。

动作要领:坐势,亦有取站势,沉肩垂肘。上肢放松,呼吸均匀、自然,指、掌、腕、前臂同时做缓和协调的环旋抚摩而不带动皮下组织,可顺时针方向摩,亦可逆时针方向摩。用力平稳、均匀,轻快柔和,不得按压、滞着。其用力要领是上臂甩动带动前臂及腕部,摩法速度一般在60～120圈/分钟(图13-85)。

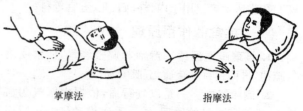

掌摩法　　　　　　　指摩法

图 13-85　摩法

另外,本法在操作时,常借用介质,即裸露被操作部位,先涂上介质(如药膏、药水等),然后进行手法操作,以增加治疗效果,此即是古代的"膏摩"。

6. 擦法　用四指面、手掌掌面,大小鱼际部位附着于一定的部位上,做直线往返的摩擦的一种手法。

动作要领:取弓箭步或马步．沉肩垂肘,肘关节屈曲,腕平指直,呼吸自然,气沉丹田,不要屏气。着力部要贴附肌肤上做稳实、均匀、连续的往返摩擦,不能用力下按或按压。擦法速度一般在60～120次/分钟(图13-86)。

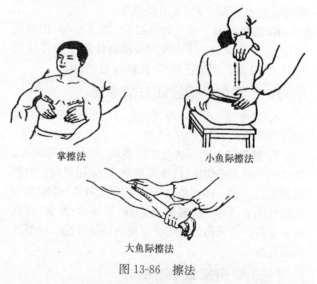

掌擦法　　　　　　　小鱼际擦法

大鱼际擦法

图 13-86　擦法

在临床运用时,要用介质,如按摩油、药膏等,以防止擦破表皮,同时亦借助介质的药物渗透来加强疗效,因而本法最常作为治疗结束时的最后一个手法。

7. 抹法　用双手或单手拇指指面为着力部位,贴于一定的部位,做上下或左右轻轻的往返移动的一种手法。

动作要领:取站势,沉肩垂肘,拇指指面着力而其余四指固定被操作的部位。用力轻柔、稳实、均匀,移动缓慢或轻快,不能往返撞压(图13-87)。本法轻快柔和、常作为治疗开始或结束手法而使用。临床以头面、颈项、胸腹、腰背及骶部等部位应用最多。

8. 搓法　用双手掌面,或小鱼际部位,对称地夹

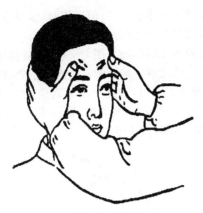

图 13-87 抹法

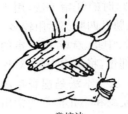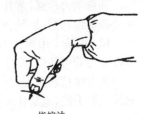

掌按法　　　　　　　指按法

图 13-89 按法

住肢体的一定部位,相对用力,自上而下地做快速搓揉的一种手法。

动作要领:取马步,沉肩垂肘,上肢放松,呼吸自然,气沉丹田,切忌屏气发力。掌与指自然伸直,挟持的部位要松、紧适宜。搓动时要轻快、柔和、均匀、连续,移动时要缓慢,并顺其势自然而下。搓法速度一般在 120 次/分钟以上(图 13-88)。

10. 点法　以指峰或屈指后第一指间关节突起部为着力部位,在一定穴位或部位用力下压的一种手法。本法是伤科推拿的主要手法,亦是小儿推拿、气功推拿、自我保健推拿以及治疗运动损伤的常用手法。

动作要领:沉肩垂肘,气沉丹田,呼吸自然,意念在着力部位,选取的穴位或部位要准确。用力平稳,并随呼吸逐渐加重为度,不可久点(图 13-90)。

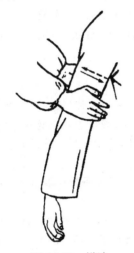

图 13-88 搓法

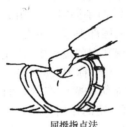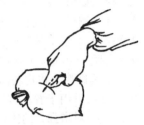

屈拇指点法　　　　　　屈食指点法

图 13-90 点法

因其刺激力较强,虽适用于全身各个部位,但较多用于穴位或压痛点。历来有"以指代针"和"点穴"之说。同时在使用时,时间不可长,且要视患者的体质和耐受性,酌情选用。在点法的过程中应随时观察患者的反应,以防刺激太过,发生意外。

11. 拿法　用拇指与其他手指指面或拇指与食、中二指为着力部位,对称用力,一紧一松,一拿一放,拿取一定的穴位或部位的一种手法。本法是伤科推拿、内科推拿与小儿推拿的主要手法。同时,本法又是急救时常用的手法之一。

动作要领:沉肩垂肘,悬腕,以腕关节与掌指关节的协调活动为主导,对称用力一紧一松。拿取的穴位和部位要准,用力稳实,由轻渐重,不可屏气突然用力,整个操作要和缓而有节律(图 13-91)。

本法轻快和缓,常作为治疗损伤性疾病与风湿痹证而用于四肢,并多作为治疗的结束手法与捻、抖两法同时配合应用。

9. 按法　以手指拇指端、中指端、掌根部、肘尖部或肢体的其他部位为着力点,按压一定穴位或部位,逐渐用力深按,按而留之的一种手法。

动作要领:取站势或坐势,沉肩垂肘,气沉丹田,自然呼吸,意念集中于着力部位。所按穴位或部位要准确,用力须平稳并逐渐加重。使气力深遗,以有"得气感"为度。按压时,不移位。按压时间在 10 秒～2 分钟(图 13-89)。

由于其刺激力能强弱,而气力较深透,故临床运用不仅灵活多变,且常与其他手法同时操作,组成众多的复合手法。亦为气功推拿的辅助手法。

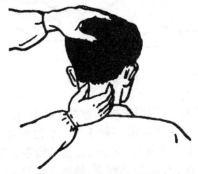

图 13-91 拿法

其刺激力较强,常作为治疗时的开始手法,用于全身各部位,尤其是颈、肩、腰、胁及四肢部运用较多。

12. 捏法 用拇指与食指、中指、无名指三指的指腹部为着力部位,捏住一定部位,将皮肉捏起,对称用力做连续捻转挤捏的一种手法。本法是捏脊疗法的最主要手法,也是其他推拿流派和小儿推拿的常用手法。

动作要领:沉肩垂肘、自然呼吸,以腕关节活动带动掌指关节连续不断地、灵活轻快地捻转挤捏,不能跳跃和间断,移动缓慢,用力柔和、均匀,不生硬死板;速度可快可慢。其手法较为柔和,故常用于颈、肩、脊柱及四肢和腰胁等部位,尤其是脊柱与四肢运用最多,在四肢运用时常与拿法结合同时操作,组成拿捏的复合手法;而用于脊柱时,其操作较为特殊,即用拇指指面顶住皮肤,食指、中指两指前按,二指同时对称用力提拿捻捏,双手交替移动向前;或食指屈曲,以中节指骨桡侧顶住皮肤,拇指的按,两手同时对称用力提拿捻捏,双手交替移动向前,从尾部捏至大椎穴,一般每次捏3～5遍,其中第2、4遍在捏的过程中,每捏3下,双手即用力将皮肤向上提一下,称为"捏三提一法"。此法只用于脊柱,对消化系统的病证有较好的治疗作用,对增强人的体质亦有一定的作用。故无论小儿、成人均可运用,是保健推拿的一个主要手法,称为"捏脊疗法"(图13-92)。

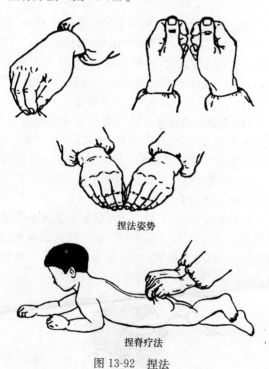

捏法姿势

捏脊疗法

图 13-92 捏法

13. 掐法 用拇指指甲为着力部位,在一定穴位或部位深深地掐压的一种手法。本法刺激力极强。一般临床上很少使用,常作为急救时的主要手法而运用于对昏迷、惊风、肢体痉挛、抽搐等症的治疗。亦是

小儿推拿的主要手法之一,但运用时,多与揉法结合,组成掐揉的复合手法而运用于临床。

动作要领:沉肩垂肘,用力平稳,以被掐压穴位或部位有得气感为度。掐取的穴位或部位要准确无误。使用时,要突然用力,快速掐取某穴位,如人中穴,或掐压某部位,以患者清醒为度,掐后常以揉法来缓解其对局部的刺激(图13-93)。

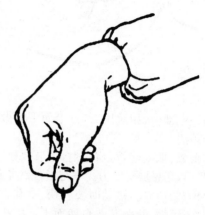

图 13-93 掐法

以上是基本手法,还有踩跷法、震颤法、振法、抖法、拍法、击法、摇法、背法、扳法等手法,在临床上亦应用广泛。

案例 13-7

患者,女,37岁,因"腰痛伴右下肢放射痛2天"为主诉入院,经检查诊断为腰椎间盘突出症,结合患者病情,给予中医保守治疗。

思考问题

1. 针刺治疗以哪条经络为主?并写出常用穴位。

2. 是否有其他中医疗法?请列举。

3. 能否进行推拿治疗?推拿手法有哪些?

答案提示

1. 以督脉、足太阳、足阳明经为主,常用穴位有肾俞、气海俞、大肠俞腰阳关、委中、环跳、秩边、承山、阳陵泉、绝骨等。

2. 配合电针,实证者可配合三棱针点刺委中穴放血;耳针。

3. 可以进行推拿治疗,但手法要轻柔,推拿手法有揉法,掌按法,点法以消除神经根水肿。

参 考 文 献

卜平,霍清萍.2002.中医学.南京:东南大学出版社

陈忠仁.灵枢经直译.2001.北京:中医古籍出版社

邓中甲.2003.方剂学.北京:中国中医药出版社

高学敏.2001.中药学.北京:人民卫生出版社

国家药典委员会.2000.中华人民共和国药典(2000年版,一部).北京:化学工业出版社

贺志光.1996.中医学.第四版.北京:人民卫生出版社

洪儒,郭少全.1996.中医学.北京:人民卫生出版社

黄兆胜.2002.中药学.北京:人民卫生出版社

季绍良,成肇智.2002.中医诊断学.北京:人民卫生出版社

李家邦.2003.中医学.第六版.北京:人民卫生出版社

李经纬,余瀛鳌,蔡景峰等.2005.中医大辞典.第二版.北京:人民卫生出版社

孙广仁.2002.中医基础理论.北京:中国中医药出版社

田代华.2002.实用中药辞典.北京:人民卫生出版社

王本祥.2006.现代中药药理与临床.天津:天津科技翻译出版社

王付.2004.经方学用解读.北京:人民军医出版社

王萍芬.2001.中医儿科学.上海:上海科学技术出版社

王新华.2001.中医学基础.北京:中国中医药出版社

王永炎.2000.中医病案规范书写手册.长沙:湖南科学技术出版社

夏天.2001.现代中医学.北京:高等教育出版社

谢国材,李捍东.2002.中医内科学入门.汕头:汕头大学出版社

谢华(校译).2000.黄帝内经.北京:中医古籍出版社

杨明会.2003.中医病案分析.北京:科学出版社

袁宜勤.2006.经络腧穴学.北京:中国中医药出版社

张秉成.2002.成方便读.北京:中国中医药出版社

张玉珍.2007.中医妇科学.新二版.北京:中国中医药出版社

周仲瑛.2007.中医内科学.新二版.北京:中国中医药出版社

朱进忠.2003.中医脉诊大全.太原:山西科学技术出版社

附　方剂笔画索引

升麻葛根汤(《阎氏小儿方论》):升麻 葛根 芍药 甘草

乌头赤石脂丸(《金匮要略》):乌头 附子 蜀椒 干姜 赤石脂

乌头汤(《金匮要略》):麻黄 白芍 黄芪 制川乌 甘草 蜂蜜

乌梅丸(《伤寒论》):乌梅肉 黄连 黄柏 人参 当归 附子 桂枝 蜀椒 干姜 细辛

乌及散(《中医方剂手册新编》):乌贼骨 白及

六一散(《宣明论方》):滑石 甘草

六君子汤(《妇人良方》):人参 炙甘草 茯苓 白术 陈皮 制半夏

六味地黄丸(《小儿药证直诀》):熟地黄 山茱萸 山药 丹皮 泽泻 茯苓

六神丸(《中药制剂手册》):牛黄 蟾酥 雄黄 冰片 麝香 珍珠 百草霜

六磨汤(《证治准绳》):沉香 木香 槟榔 乌药 枳实 大黄

双和汤(《医学发明》):黄芪 熟地黄 当归 川芎 芍药 甘草 肉桂 人参

月华丸(《医学心悟》):天冬 生地 麦冬 熟地 山药 百部 沙参 川贝母 阿胶 茯苓 獭肝 三七

五画

玉女煎(《景岳全书》):石膏 熟地黄 知母 麦冬 牛膝

玉屏风散(《丹溪心法》):黄芪 白术 防风

玉露膏(《经验方》):玉露散配凡士林

玉露散(《经验方》):芙蓉叶

玉真散(《外科正宗》):防风 白芷 羌活 天麻 天南星 白附子

玉泉散(《证治准绳》):犀角 川芎 黄连 冰片

玉泉丸(《杂病源流犀烛》):葛根 天花粉 麦冬 人参 茯苓 乌梅 生黄芪 炙黄芪 甘草

甘麦大枣汤(《金匮要略》):甘草 浮小麦 大枣

甘草干姜汤(《伤寒论》):炙甘草 干姜

甘露消毒丹(《温热经纬》):滑石 黄芩 茵陈 石菖蒲 川贝母 木通 藿香 射干 连翘 薄荷 白豆蔻或加神曲

石韦散(《证治汇补》):石韦 冬葵子 瞿麦 滑石 车前子 制附子

左归丸(《景岳全书》):熟地黄 山茱萸 淮山药 枸杞子 菟丝子 鹿角胶 龟板胶 川牛膝

左金丸(《丹溪心法》):吴茱萸 黄连

右归丸(《景岳全书》):熟地黄 山茱萸 山药 枸杞子 菟丝子 杜仲 附子 肉桂 当归 鹿角胶

龙胆泻肝汤(《医宗金鉴》):龙胆草 生地黄 木通 泽泻 车前子 当归 柴胡 栀子 黄芩 甘草

平胃散(《太平惠民和剂局方》):苍术 厚朴 陈皮 甘草 生姜 大枣

四物汤(《太平惠民和剂局方》):熟地黄 当归 白芍 川芎

四神丸(《证治准绳》):补骨脂 肉豆蔻 吴茱萸 五味子 生姜 大枣

四逆汤(《伤寒论》):附子 干姜 甘草

四君子汤(《太平惠民和剂局方》):人参 白术 茯苓 甘草

四逆散(《伤寒论》):甘草 枳实 柴胡 芍药

四苓散(《明医指掌》):白术 茯苓 猪苓 泽泻

四妙丸(《成方便读》):黄柏 薏苡仁 苍术 川牛膝

归脾汤(《济生方》):人参 白术 黄芪 炙甘草 远志 酸枣仁 茯神 龙眼肉 当归 木香 大枣 生姜

生脉散(《内外伤辨惑论》):人参 麦冬 五味子

生肌散(《经验方》):制炉甘石 滴乳石 滑石 琥珀 朱砂 冰片

失笑散(《太平惠民和剂局方》):五灵脂 蒲黄

白虎汤(《伤寒论》):石膏 知母 甘草 粳米

白虎加人参汤(《伤寒论》):石膏 知母 粳米 甘草 人参

白虎加桂枝汤(《金匮要略》):知母 石膏 粳米 甘草 桂枝

白头翁汤(《伤寒论》):白头翁 黄柏 黄连 秦皮

仙方活命饮(《校注妇人良方》):金银花 甘草 赤芍 穿山甲 皂角刺 白芷 当归尾 天花粉 贝母 防风 乳香 没药 陈皮

半夏白术天麻汤(《医学心悟》):半夏 白术 天麻 陈皮 茯苓 甘草 大枣 生姜 蔓荆子

半夏厚朴汤(《金匮要略》):半夏 厚朴 茯苓 紫苏 生姜

半夏泻心汤(《伤寒论》):半夏 黄芩 干姜 人参 甘草 黄连 大枣

半硫丸(《太平惠民和剂局方》):半夏 硫黄

加减葳蕤汤(《通俗伤寒论》):玉竹 生葱白 桔梗 白薇 淡豆豉 薄荷 炙甘草 大枣

瓜蒂散(《伤寒论》):瓜蒂 赤小豆

瓜蒌薤白白酒汤(《金匮要略》):瓜蒌实 薤白 白酒

六画

地黄饮子(《宣明论》):熟地黄 巴戟天 山茱萸 石斛 肉苁蓉 五味子 肉桂 茯苓 麦冬 炮附子 石菖蒲 远志 薄荷 生姜 大枣

芍药汤(《素问病机气宜保命集》):芍药 当归 黄连 槟榔 木香 甘草 大黄 黄芩 肉桂

芍药甘草汤(《伤寒论》):芍药 甘草

芎芷石膏汤(《医宗金鉴》):川芎 白芷 石膏 菊花 藁本 羌活

耳聋左慈丸加减(《全国中药成药处方集》):生磁石 熟地 山药 山黄肉 丹皮 茯苓 泽泻 柴胡

托里消毒散(《医宗金鉴》):生黄芪 当归 金银花 皂角刺 白芷 川芎 白芍 桔梗 人参 白术 茯苓 甘草

至宝丹(《太平惠民和剂局方》):朱砂　安息香　金箔　银箔　犀角　冰片　牛黄　琥珀　雄黄　玳瑁　麝香

百合固金汤(《医方集解》):生地黄　熟地黄　麦冬　贝母　百合　当归　炒芍药　甘草　玄参　桔梗

百合地黄汤(《金匮要略》):百合　生地黄汁

当归龙荟丸(《丹溪心法》):当归　龙胆草　黄芩　黄连　黄柏　大黄　栀子　青黛　芦荟　木香　麝香

朱砂安神丸(《医学发明》):朱砂　黄连　炙甘草　生地黄　当归

血府逐瘀汤(《医林改错》):生地黄　赤芍药　枳壳　牛膝　柴胡　当归　川芎　桃仁　桔梗　甘草　红花

安宫牛黄丸(《温病条辨》):牛黄　郁金　犀角　黄连　黄芩　山栀　朱砂　雄黄　冰片　麝香　珍珠　金箔衣

安神定志丸(《医学心悟》):人参　龙齿　茯苓　茯神　石菖蒲　远志

交泰丸(《韩氏医通》):黄连　肉桂

冰硼散(《外科正宗》):冰片　硼砂　玄明粉　朱砂

导赤散(《小儿药证直诀》):生地黄　木通　生甘草　淡竹叶

导痰汤(《济生方》):制半夏　陈皮　茯苓　甘草　枳实　制南星

异功散(《小儿药证直诀》):人参　白术　茯苓　炙甘草　陈皮

阳和汤(《外科全生集》):鹿角胶　肉桂　姜炭　熟地　麻黄　白芥子　甘草

防风汤(《宣明论方》):防风　甘草　当归　赤茯苓　杏仁　肉桂　黄芩　秦艽　葛根　麻黄

竹叶石膏汤(《伤寒论》):竹叶　石膏　半夏　麦门冬　人参　甘草　粳米

七画

麦门冬汤(《金匮要略》):麦冬　人参　半夏　甘草　粳米　大枣

两地汤(《傅青主女科》):生地　玄参　地骨皮　麦冬　阿胶　白芍

杏苏散(《温病条辨》):杏仁　紫苏叶　橘皮　半夏　生姜　枳壳　桔梗　前胡　茯苓　甘草　大枣

苍术导痰丸(《叶天士女科诊治秘方》):茯苓　半夏　陈皮　甘草　苍术　香附　天南星　枳壳　生姜

苍耳子散(《济生方》):苍耳子　辛夷　白芷　川芎　黄芩　薄荷　贝母　淡豆豉　菊花　甘草

苏合香丸(《太平惠民和剂局方》):苏合香　乳香　白檀香　白术　青木香　犀角　香附　朱砂　诃子　安息香　沉香　麝香　丁香　冰片　荜茇

苏子降气汤(《太平惠民和剂局方》):苏子　法半夏　当归　前胡　肉桂　厚朴　炙甘草　生姜　陈皮　大枣

杞菊地黄丸(《医级》):枸杞子　菊花　熟地黄　山茱萸　山药　牡丹皮　泽泻　茯苓

牡蛎散(《太平惠民和剂局方》):煅牡蛎　黄芪　麻黄根　浮小麦

羌活胜湿汤(《内外伤辨惑论》):羌活　独活　川芎　蔓荆子　防风　藁本　炙甘草

沉香散(《金匮翼》):沉香　石韦　滑石　当归　陈皮　白芍　冬葵子　甘草　王不留行

沙参麦门冬汤(《温病条辨》):沙参　麦冬　玉竹　桑叶　甘草　天花粉　白扁豆

补中益气汤(《脾胃论》):黄芪　人参　白术　炙甘草　当归　陈皮　升麻　柴胡

补阳还五汤(《医林改错》):当归尾　川芎　黄芪　桃仁　红花　地龙　赤芍

补肺汤(《永类钤方》):人参　黄芪　熟地　五味子　桑白皮　紫菀

完带汤(《傅青主女科》):白术　山药　人参　白芍　苍术　甘草　陈皮　黑芥穗　柴胡　车前子

附子理中丸(《太平惠民和剂局方》):白术　炮附子　炮姜　炙甘草　人参

八画

青蒿鳖甲汤(《温病条辨》):青蒿　鳖甲　知母　丹皮　生地

青黛散(《验方》):青黛　石膏　滑石　黄柏

苓桂术甘汤(《金匮要略》):茯苓　桂枝　白术　甘草

苓甘五味姜辛汤(《金匮要略》):茯苓　甘草　干姜　细辛　五味子

固冲汤(《医学衷中参西录》):生黄芪　白术　海螵蛸　茜草　龙骨　牡蛎　山茱萸　生杭芍　棕边炭　五倍子

固本止崩汤(《傅青主女科》):熟地　白术　黄芪　当归　黑姜　人参

肥儿丸(《医宗金鉴》):人参　茯苓　白术　黄连　胡黄连　使君子　神曲　麦芽　山楂　芦荟　甘草

知柏地黄丸(《医宗金鉴》):知母　黄柏　熟地黄　山茱萸　淮山药　茯苓　泽泻　丹皮

金黄膏(《经验方》):金黄散配凡士林

金黄散(《外科正宗》):南星　苍术　甘草　白芷　天花粉　厚朴　陈皮　黄柏　姜黄　大黄

金锁固精丸(《医方集解》):沙苑蒺藜　芡实　莲须　龙骨　牡蛎　莲肉

金铃子散(《素问病机气宜保命集》):金铃子　元胡

《金匮》肾气丸(《金匮要略》):熟地黄　山茱萸　淮山药　茯苓　泽泻　丹皮　制附子　肉桂

参苏饮(《太平惠民和剂局方》):人参　苏叶　葛根　前胡　半夏　茯苓　陈皮　甘草　桔梗　枳壳　木香　生姜　大枣

参苓白术散(《太平惠民和剂局方》):人参　白术　茯苓　甘草　山药　桔梗　白扁豆　莲子肉　砂仁　薏苡仁　大枣

参附汤(《正体类要》):人参　熟附子

参附龙牡汤(《验方》):人参　附片　龙骨　牡蛎

参蛤散(《普济方》):人参　蛤蚧

实脾饮(《世医得效方》):附子　干姜　白术　厚朴　槟榔　木瓜　草果　木香　炙甘草　茯苓　大枣

泻青丸(《小儿药证直诀》):当归　龙脑　川芎　山栀　大黄　羌活　防风

泻白散(《小儿药证直诀》):桑白皮　地骨皮　生甘草　粳米

泻心汤(《金匮要略》):大黄　黄芩　黄连

泽泻汤(《金匮要略》):泽泻　白术

定痫丸(《医学心悟》):天麻　川贝母　姜半夏　茯苓　茯神　丹参　麦门冬　陈皮　远志　石菖蒲　僵蚕　胆南星　琥珀　全蝎　朱砂

竹沥　灯心草　姜汁

银翘散(《温病条辨》):银花　连翘　淡豆豉　牛蒡子　薄荷　荆芥穗　苦桔梗　甘草　竹叶　鲜芦根

猪苓汤(《伤寒论》):猪苓　茯苓　泽泻　阿胶　滑石

麻子仁丸(《伤寒论》):麻子仁　芍药　炙枳实　大黄　炙厚朴　杏仁

麻杏石甘汤(《伤寒论》):麻黄　杏仁　石膏　炙甘草

麻黄汤(《伤寒论》):麻黄　桂枝　杏仁　炙甘草

麻黄连翘赤小豆汤(《伤寒论》):麻黄　杏仁　桑白皮　连翘　赤小豆　甘草　生姜　大枣

麻黄加术汤(《金匮要略》):麻黄　桂枝　杏仁　甘草　白术

麻黄根散(《圣惠方》):麻黄根　附子　牡蛎

旋覆代赭汤(《伤寒论》):旋覆花　代赭石　人参　半夏　炙甘草　生姜　大枣

清骨散(《证治准绳》):银柴胡　胡黄连　秦艽　鳖甲　地骨皮　青蒿　知母　甘草

清带汤(《医学衷中参西录》):生山药　龙骨　牡蛎　海螵蛸　茜草

清热调经汤(《古今医鉴》):牡丹皮　黄连　生地　当归　白芍　川芎　红花　桃仁　莪术　香附　延胡索

清营汤(《温病条辨》):犀角　生地　元参　竹叶心　麦冬　丹参　黄连　银花　连翘

清经散(《傅青主女科》):丹皮　地骨皮　白芍　熟地　青蒿　黄柏　茯苓

清胃散(《兰室秘藏》):生地黄　当归　牡丹皮　黄连　升麻

清金化痰汤(《统旨方》):黄芩　山栀子　桔梗　麦冬　桑白皮　贝母　知母　瓜蒌皮　橘红　茯苓　甘草

清暑益气汤(《温热经纬》):西洋参　西瓜翠衣　黄连　石斛　麦冬　竹叶　知母　甘草　莲梗　粳米

清燥救肺汤(《医门法律》):桑叶　煅石膏　甘草　人参　胡麻仁　阿胶　麦门冬　杏仁　枇杷叶

羚角钩藤汤(《通俗伤寒论》):羚羊角　桑叶　川贝　生地黄　钩藤　菊花　白芍　生甘草　鲜竹茹　茯神

十二画

葛根芩连汤(《伤寒论》):葛根　黄芩　黄连　炙甘草

葛根汤(《伤寒论》):葛根　麻黄　桂枝　甘草　白芍　生姜　大枣

越婢加术汤(《金匮要略》):麻黄　石膏　白术　大枣　生姜　甘草

越鞠丸(《丹溪心法》):苍术　香附　川芎　神曲　栀子

黑锡丹(《太平惠民和剂局方》):黑锡　附子　肉桂　硫黄　阳起石　破故纸　葫芦巴　金铃子　木香　肉豆蔻　沉香　茴香

程氏草薢分清饮(《医学心悟》):川草薢　车前子　黄柏　茯苓　白术　石菖蒲　丹参　莲子心

痛泻要方(《景岳全书》):白术　炒陈皮　炒白芍　防风

普济消毒饮(《东垣十书》):黄芩　黄连　甘草　玄参　连翘　板蓝根　马勃　牛蒡子　薄荷　僵蚕　升麻　柴胡　桔梗　陈皮

温胆汤(《备急千金要方》):半夏　陈皮　枳实　竹茹　生姜　甘草　茯苓　大枣

温经汤(《妇人大全良方》):人参　当归　川芎　白芍　肉桂　莪术　丹皮　甘草　牛膝

温脾汤(《备急千金要方》):大黄　附子　干姜　人参　甘草

犀角地黄汤(《备急千金要方》):犀角　地黄　丹皮　芍药

犀角散(《备急千金要方》):犀角　黄连　升麻　栀子　茵陈

犀黄丸(《外科全生集》):牛黄　麝香　没药　乳香　黄米

疏凿饮子(《世医得效方》):商陆　泽泻　赤小豆　椒目　木通　茯苓皮　大腹皮　槟榔　羌活　秦艽　生姜

十三画

蒲黄散(《太平惠民和剂局方》):生蒲黄　干地黄　干荷叶　牡丹皮　炙甘草　延胡索

新加香薷饮(《温病条辨》):香薷　鲜扁豆花　厚朴　金银花　连翘

槐花散(《本事方》):槐花　柏叶　荆芥穗　枳壳

蒿芩清胆汤(《重订通俗伤寒论》):青蒿　黄芩　半夏　竹茹　滑石　甘草　青黛　枳壳　赤茯苓　陈皮

十四画

酸枣仁汤(《金匮要略》):酸枣仁　知母　茯苓　川芎　甘草

膈下逐瘀汤(《医林改错》):五灵脂　当归　川芎　桃仁　丹皮　赤芍药　乌药　延胡索　甘草　香附　红花　枳壳

膏淋汤(《医学衷中参西录》):党参　淮山药　芡实　龙骨　牡蛎　生地黄　白芍

十五画

增液汤(《温病条辨》):玄参　生地　麦冬

增液承气汤(《温病条辨》):玄参　麦冬　细生地　大黄　芒硝

镇肝息风汤(《医学衷中参西录》):淮牛膝　生龙骨　白芍　天冬　麦芽　代赭石　生牡蛎　玄参　川楝子　茵陈　甘草　生龟板

十六画

薏苡仁汤(《类证治裁》):薏苡仁　瓜蒌仁　川芎　当归　麻黄　桂枝　羌活　独活　防风　制川乌　甘草　苍术　生姜

十七画

黛蛤散(验方):青黛　海蛤壳

十九画

藿香正气散(《太平惠民和剂局方》):藿香　紫苏　白芷　桔梗　白术　厚朴　半夏曲　大腹皮　茯苓　陈皮　甘草　生姜　大枣

蟾酥丸(《外科正宗》):蟾酥　轻粉　枯矾　寒水石　铜绿　乳香　没药　胆矾　麝香　雄黄　蜗牛　朱砂

二十三画

蠲痹汤(《医学心悟》):羌活　独活　桂枝　秦艽　当归　川芎　甘草　海风藤　桑枝　木香　乳香　姜黄